中华影像鉴别诊断学

心血管分册

主　审　卢光明

主　编　郑敏文　赵世华

副主编　吕　滨　侯　阳　张龙江　王怡宁

人民卫生出版社

·北京·

图书在版编目（CIP）数据

中华影像鉴别诊断学. 心血管分册/郑敏文，赵世华主编. -- 北京：人民卫生出版社，2024. 10.
ISBN 978-7-117-36723-3

Ⅰ. R445

中国国家版本馆 CIP 数据核字第 20245J2B12 号

人卫智网　www.ipmph.com	医学教育、学术、考试、健康，购书智慧智能综合服务平台	
人卫官网　www.pmph.com	人卫官方资讯发布平台	

中华影像鉴别诊断学——
心血管分册
Zhonghua Yingxiang Jianbie Zhenduanxue——
Xinxueguan Fence

主　　编：郑敏文　赵世华
出版发行：人民卫生出版社（中继线 010-59780011）
地　　址：北京市朝阳区潘家园南里 19 号
邮　　编：100021
E - mail：pmph @ pmph. com
购书热线：010-59787592　010-59787584　010-65264830
印　　刷：北京华联印刷有限公司
经　　销：新华书店
开　　本：889×1194　1/16　印张：25
字　　数：774 千字
版　　次：2024 年 10 月第 1 版
印　　次：2024 年 10 月第 1 次印刷
标准书号：ISBN 978-7-117-36723-3
定　　价：218.00 元

打击盗版举报电话：010-59787491　E - mail：WQ @ pmph. com
质量问题联系电话：010-59787234　E - mail：zhiliang @ pmph. com
数字融合服务电话：4001118166　E - mail：zengzhi @ pmph. com

王　刚　兰州大学第一医院
王怡宁　中国医学科学院北京协和医院
王荣品　贵州省人民医院
王照谦　大连医科大学附属第一医院
王锡明　山东第一医科大学附属省立医院
史河水　华中科技大学同济医学院附属协和医院
邢　艳　新疆医科大学第一附属医院
成官迅　北京大学深圳医院
吕　滨　中国医学科学院阜外医院
朱　力　宁夏医科大学总医院
刘　敏　中日友好医院
刘　辉　广东省人民医院
刘　婷　中国医科大学附属第一医院
孙　凯　深圳市龙岗区第三人民医院
李　东　天津医科大学总医院
李小虎　安徽医科大学第一附属医院
李家一　空军军医大学西京医院
杨文洁　上海交通大学医学院附属瑞金医院
杨本强　中国人民解放军北部战区总医院
吴　江　山西省心血管病医院

吴连明　上海交通大学医学院附属仁济医院
张　同　哈尔滨医科大学附属第四医院
张　燕　贵州医科大学附属医院
张龙江　中国人民解放军东部战区总医院
张永高　郑州大学第一附属医院
张佳胤　上海市第一人民医院
陈秀玉　中国医学科学院阜外医院
周旭辉　中山大学附属第八医院
郑敏文　空军军医大学西京医院
赵世华　中国医学科学院阜外医院
胡红杰　浙江大学医学院附属邵逸夫医院
侯　阳　中国医科大学附属盛京医院
祝因苏　江苏省肿瘤医院
贺　毅　首都医科大学附属北京友谊医院
徐　磊　首都医科大学附属北京安贞医院
郭应坤　四川大学华西第二医院
龚良庚　南昌大学第二附属医院
彭礼清　四川大学华西医院
葛英辉　中国医学科学院阜外医院华中医院
程流泉　中国人民解放军总医院第六医学中心

编写秘书： 文娣娣（空军军医大学西京医院）

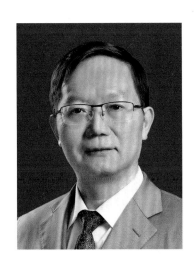

卢光明

南京大学医学院附属金陵医院（中国人民解放军东部战区总医院）主任医师、教授、博导，联勤保障部队医学重点专科（放射诊断科）主任。兼任中国医师协会放射医师分会副会长、中国认知科学学会脑成像分会理事长、白求恩公益基金会影像诊断专业委员会主任委员，科技部"变革性技术关键科学问题"重点专项总体专家组专家，《中华放射学杂志》等副主编。曾任南京军区南京总医院医学影像科主任，中华医学会放射学分会副主任委员、国际医学磁共振协会首任中国分会主席、国家重大科研仪器设备研制专项专家委员会委员。

长期致力于心血管病、肿瘤和中枢神经疾病的临床影像诊断和研究，医工结合，创建了多种重大疾病的精准影像诊断体系，并促进了相关诊疗技术显著进步，为治疗决策提供了理论和临床依据，学术造诣深。

以首席科学家获科技部 973 计划项目 1 项，以第一负责人获国家自然科学基金重点、重大项目 5 项；以第一、通信（共同通信）作者发表 SCI 论文 348 篇，总影响因子（IF）2 214，其中 IF>10 共 45 篇；成果被 20 部国外医学指南收录；主持 31 部中国专家共识的制定，发布 4 项行业标准；授权 36 项发明专利；主编著作 15 部；以第一研究者获国家科技进步奖二等奖、中华医学科技奖一等奖、江苏省科学技术奖一等奖 7 项科技奖。以通信作者身份获江苏省哲学社会科学优秀成果奖一等奖 1 项。获何梁何利基金科学与技术进步奖、中国医师奖、全国优秀科技工作者、军队杰出专业技术人才奖、江苏省杰出人才、白求恩公益基金会突出贡献奖等荣誉。培养长江学者特聘教授、青年长江学者、国家杰青、国家优青 8 人次。

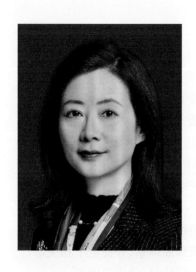

郑敏文

医学博士,主任医师、教授,博士研究生导师。空军军医大学西京医院放射科主任。现担任中华医学会放射学分会常务委员兼心胸学组组长,中国医师协会放射医师分会常务委员兼急诊工作组组长,陕西省医师协会放射治疗医师分会会长,陕西省医学会放射学专业委员会副主任委员、国际心血管 CT 协会中国分会副主任委员、《中华放射学杂志》编委及《实用放射学杂志》副主编等学术任职。

主要从事冠心病等各种心血管疾病的 CT/MR 临床诊断及教学科研工作。先后获陕西省科学技术奖二等奖 2 项,陕西省教学成果奖一等奖 1 项;承担科技部重点研发计划项目子课题 1 项、国家卫健委数据库项目 1 项、国家自然科学基金 4 项、省部级课题 10 余项。发表论文 300 余篇,其中以第一或通信作者发表 SCI 论文 40 余篇;申请获得国家级专利 8 项。主编国家级本科生教材 1 部、副主编教材及专著 4 部;参编教育部高校规划教材 3 部,参编/译其他教材专著 11 部。牵头中国专家共识 6 部;参与制定行业标准 2 部、中国指南/专家共识 9 部。

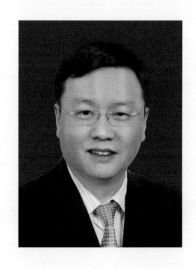

赵世华

中国医学科学院阜外医院博士生导师、主任医师,北京协和医学院长聘教授,我国心血管磁共振开拓者,现任中华医学会心血管病学分会常务委员兼影像学组组长。长期从事心肌纤维化研究,发现影像映射病理特征规律,实现"病理影像化"无创诊断,突破了长期以来依赖心肌活检的难题;创建了心肌纤维化磁共振诊断、预后与危险分层的评估新体系,获国家奖;发现了心律失常的特异调控因子,为心源性猝死的预防、治疗和药物研发等提供了新靶标。在国际上首创经导管"试封堵"评估先天性心脏病肺动脉高压可逆性,改变了国际临床诊疗范式。

累计发表研究论文 418 篇,包括 SCI 收录论文 186 篇,其中以第一或通信作者发表 112 篇;中文 232 篇,其中在《中华心血管病杂志》和《中华放射学杂志》以第一作者发表论文 40 篇,通信 50 篇,牵头制定专家共识 6 项。代表性研究成果(最后通信作者)发表在国际心血管领域顶级期刊 *Circulation*(2 篇)、*European Heart Journal* 和影像学顶级期刊 *Radiology* 等。作为第一完成人先后获国家和省部级成果奖 9 项,包括国家科技进步奖二等奖、教育部科技进步奖一等奖(2 项)、华夏医学科技奖一等奖,2022 年获北京医学科技奖特等奖等。作为项目首席专家承担"十四五"国家重点研发计划重点专项,主持 3 项国家自然科学基金重点和重点国合项目。

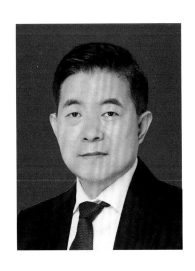

吕　滨

医学博士，主任医师，博士研究生导师，北京协和医学院长聘教授，协和学者特聘教授。现任中国医学科学院阜外医院放射影像科主任。主要学术兼职，包括中华医学会放射学分会心胸学组副组长，中国医师协会放射医师分会委员兼心血管学组组长，北京医学会放射学分会副主任委员兼心血管学组组长。国际心血管 CT 协会（SCCT）理事及中国区委员会主席；亚洲心血管影像协会（ASCI）前任主席；中国医学科学院学术委员会委员；国家心血管病中心专家委员会委员；国家心血管病临床医学研究中心主要研究者（PI）；阜外医院学术委员会、教育委员会委员。

曾先后获得"北京市科技新星""新世纪优秀人才支持计划""中国青年科技奖""百千万人才工程"国家级人选、国家卫生计生突出贡献中青年专家称号，享受国务院政府特殊津贴专家。牵头完成多项部级以上课题，包括国家"十一五科技支撑计划"项目、国家"重大慢性非传染性疾病防控研究"重点专项、国家自然科学基金等。目前共发表正式学术期刊论文近 300 篇，包括 SCI 论文 200 余篇。主编、参编专著 10 余部。获得部级以上科技成果奖 7 项，获得国家级专利 4 项。已培养研究生 20 名，博士后 5 名。多种国内外学术杂志的审稿专家。

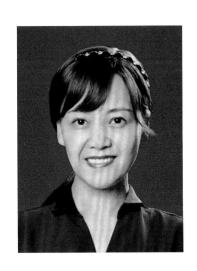

侯　阳

教授，主任医师，博士生导师，博士后合作导师，现任中国医科大学附属盛京医院放射影像教研室主任，放射科主任，国内知名心血管放射学专家。辽宁省优秀科技工作者，辽宁省青年名医，辽宁省普通高等学校本科教学名师，辽宁省最美退役军人，辽宁省首席科学传播专家，沈阳市人大代表。现任中华医学会放射学分会第十六届委员会委员及出版与宣传工作组组长、中国老年医学学会放射学分会第二届委员会副会长、辽宁省医学会放射学分会第十三届委员会主任委员、辽宁省医师协会医学影像医师分会第二届委员会副会长、辽宁省医学影像质量控制中心主任。在心血管、肺部疾病及小儿神经系统疾病影像诊断方面有较深造诣。先后承担国家级及省部级课题 14 项；获得 9 项省部级科技奖励；副主编及参编 7 部专著、教材，发表 181 余篇论文（其中 85 篇被 SCI 收录），先后参与 6 部各类影像中国专家指南（共识）的编撰。

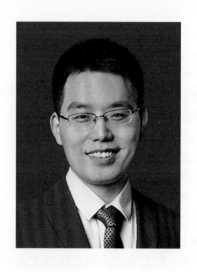

张龙江

　　主任医师、教授、博士研究生导师。中国人民解放军东部战区总医院放射诊断科主任、中华放射学会全国委员兼心胸学组副组长、江苏省放射学会副主任委员、《国际医学放射学杂志》副主编。长期致力于医学影像新技术的研发和临床转化工作，以第一或通信作者（含共同）在 *Lacet Digital Health*、*Nature Communications*、*Nature Genetics*、*Science Advances*、*Radiology* 等国际著名期刊发表论文，研究成果被写入多部国外医学指南、共识或科学声明。主持国家重点研发计划数字诊疗装备专项、国家自然科学基金重点项目等课题。获国家科技进步奖二等奖、江苏省科学技术奖一等奖、教育部首届青年科学奖等科技奖励。入选教育部长江学者奖励计划特聘教授、国家百千万人才工程国家级人选并被授予有突出贡献的中青年专家，国家优青、教育部新世纪优秀人才。

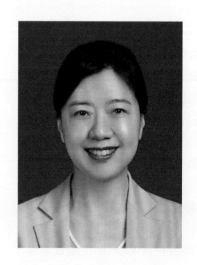

王怡宁

　　主任医师，博士生导师，现任中国医学科学院北京协和医院放射科副主任。专业方向为心血管影像及分子影像学。担任亚洲心血管影像学会（ASCI）执委会委员、北美放射学会（RSNA）中国区委员、中华医学会放射学分会青年学组副组长、质量控制工作委员会副主任、中国医师协会放射医师分会心血管学组委员、北京医学会放射学分会委员及心血管学组副组长等学术职务。担任 *European Journal Of Radiology* 编委、*Radiology Cardiothorac Imaging* 编辑顾问，以及《中华放射学杂志》等 5 个中文核心期刊编委。

　　国家杰出青年科学基金获得者。主持国家自然科学基金国合重点等国家级和省部级科研项目 10 项。以通信或第一作者在 *JACC Cardiovascular Imaging*、*ACS Applied Materials & Interfaces* 和 *European Radiology* 等发表论文 116 篇。执笔发表专家共识 4 篇。主编英文专著 1 部 *Cardiac CT Diagnostic Guide and cases*，主译专著 1 部《心血管系统及胸腹部影像学》，副主编及副主译专著 5 部。在 ASCI、国际心血管 CT 协会（SCCT）及中华放射学年会等做特邀报告 20 余次。授权发明专利 14 项（其中 PCT 国际专利 4 项），已转化 2 项。获国家级科技进步奖 1 项，省部级科技奖一等奖 3 项。

出版说明

医疗资源分布不均、区域不平衡是我国医疗卫生体系中长期存在的突出问题。2024年政府工作报告指出,提高基层医疗卫生服务能力和引导优质医疗资源下沉依然是政府保障和改善民生的工作重点。相信在今后较长的时期内,这项工作重点一直会是我们卫生健康行业需要解决的瓶颈问题,也自然是出版工作的使命所在。

正是基于以上的认识和思考,人民卫生出版社联合中华医学会放射学分会和中国医师协会放射医师分会启动了"中华影像鉴别诊断学丛书·中华临床影像征象库"的编写工作。

相对于既往医学影像类图书以疾病为单元的内容体系,"中华影像鉴别诊断学丛书·中华临床影像征象库"在编写思路方面进行了系统性的创新。丛书以临床所能见到的影像学基本病变/征象为编写切入点,直面"同病异征,同征异病"的临床实际问题,对人体疾病在身体各部位的影像学变化/征象进行了系统梳理,对临床上能见到的各种影像学基本变化相关疾病的鉴别诊断进行了全面总结。通过"逆向"的编写思路契合临床实践中"正向"的影像诊断思维,实现了编写思路的重大突破,更好地契合了影像科医师的实际需求。

在纸质书稿编写的同时,构建了"以影像学基本病变/征象为单元"的中华临床影像征象库。征象库汇集了纸质书中各种基本病变/征象所对应疾病的具体病例,对各病例影像学检查DICOM格式的影像资料进行了系统展示,以类似于"情景再现"的形式为读者呈现了影像科医师在临床工作中所能获取的病例资料,并由权威专家进行了全面解读。登录中华临床影像征象库,相当于随时随地进入165家大型三甲医院影像科的联合工作站,零距离跟着知名专家学习阅片。创新性地解决了医学影像从业人员业务能力提升中"百闻不如一见"的痛点,推动了优质医疗影像资源的扩容和下沉。

纸质书与征象库"目录相互对应""内容相互融合""纸质载体与数字载体(手机/电脑)互补运用",为读者呈现了从所见影像学变化/征象,到诊断思路解读,再到具体疾病的诊断与鉴别诊断,全流程"闭环"的知识体系。创新了出版形式,体现了理论总结、思路梳理与临床阅片场景再现的有机结合,进一步缩短了出版物中知识的抽象性与临床工作的实践性之间的距离,创新性地落实了优质医疗影像资源下沉的国家战略。

基于医学影像从业人员的亚专科分工,丛书共分为9个分册,征象库包括9个分库。汇集了全国165家大型三甲医院珍贵的病例资源和近千位专家丰富的临床智慧。中华医学会放射学分会和中国医师协会放射医师分会等学术组织的专家构成了编委的核心力量。

该丛书将于2024年下半年陆续出版,相应的征象库也将同步上线。

神经分册	主　审	陈　敏
	主　编	马　林、朱文珍
	副主编	张　辉、余永强、廖伟华、陈　峰
头颈分册	主　审	王振常
	主　编	鲜军舫、陶晓峰
	副主编	曹代荣、吴飞云、沙　炎、罗德红
胸部分册	主　审	郭佑民、陈起航
	主　编	伍建林、萧　毅
	副主编	胡春洪、赵绍宏、于　红
心血管分册	主　审	卢光明
	主　编	郑敏文、赵世华
	副主编	吕　滨、侯　阳、张龙江、王怡宁
消化分册	主　审	梁长虹、宋　彬
	主　编	严福华
	副主编	刘爱连、孙应实、刘再毅、孟晓春
泌尿生殖分册	主　审	洪　楠、张惠茅
	主　编	赵心明、居胜红
	副主编	高剑波、薛华丹、沈　君、辛　军
骨肌分册	主　审	孟悛非
	主　编	袁慧书
	副主编	程晓光、曾献军、王绍武、陈　爽
乳腺分册	主　审	王培军
	主　编	彭卫军
	副主编	顾雅佳、汪登斌、杨　帆
儿科分册	主　审	朱　铭
	主　编	邵剑波、李　欣
	副主编	钟玉敏、宁　刚、彭　芸、严志汉

前　言

目前各类影像学书籍繁多,但是这些著作基本上都是基于疾病描述影像学征象并进行诊断的传统模式。本系列丛书和本分册则是基于影像学征象展开诊断及鉴别诊断的思路分析,这与实际工作中的诊断思路一致,可以更好地帮助大家在"异病同征"中拓展思维,深刻认识同一或近似征象的多种疾病,全面提升对疾病的影像诊断和鉴别诊断能力。编写这样的心血管影像鉴别诊断书籍是第一次,需要编者具有丰富的临床诊断工作经验和深厚的学术功底。为此,我们组织了长期从事临床诊断和研究工作的全国著名心血管影像专家,包括部分心血管内科专家参与本分册的撰写,由于从无先例,大家在编写过程中都投入了更多的精力。

本分册的内容包含了各种常见心血管疾病的影像学征象,对一些罕/少见心血管疾病的征象也做了详细介绍,涉及冠状动脉、心肌、心腔、瓣膜、心包、主动脉、肺动脉和外周血管疾病。为了让读者能更好地从征象到疾病作出正确诊断,我们列出了 X 线、超声、CT、MRI 等大量典型征象图示,且针对每一征象都附有鉴别诊断的思维导图,以便更好地帮助读者理清思路。在纸质书稿编写的同时,还同步编写了影像征象库,征象库汇集了纸质书中各种基本病变/征象所对应疾病的具体病例,对各病例影像学检查 DICOM 格式的影像资料进行了系统展示,并进行了全面解读。

这是第一本从征象入手进行心血管疾病诊断和鉴别诊断分析的心血管影像书籍,内容翔实,贴近临床,对于提升放射医师的心血管疾病诊断能力具有重要的指导意义,对于超声、核医学及心血管内外科医师认识和理解心血管疾病影像也有裨益。

由于时间的限制,本书难免存在纰漏与错误,部分罕少见心血管疾病的征象配图也不全面,敬请广大读者理解和批评指正。

郑敏文　赵世华

2024 年 9 月

目　录

第一章　概论 ……………………………………………………………………………………………… 1

　第一节　心血管解剖、生理病理、疾病和影像特点 ………………………………………………… 1

　　一、解剖与生理 ………………………………………………………………………………… 1

　　二、病理与疾病发病特点 ……………………………………………………………………… 2

　　三、影像表现共性规律 ………………………………………………………………………… 3

　第二节　心血管影像技术 ………………………………………………………………………… 4

　　一、心血管影像学的发展 ……………………………………………………………………… 4

　　二、心血管影像学方法简介 …………………………………………………………………… 5

　　三、影像学技术的综合应用:规范合理与优势互补 ………………………………………… 7

第二章　临床相关症状和体征 …………………………………………………………………… 10

　第一节　心脏相关症状 …………………………………………………………………………… 10

　　一、胸痛和胸闷 ………………………………………………………………………………… 10

　　二、心悸和心慌 ………………………………………………………………………………… 12

　第二节　其他相关症状 …………………………………………………………………………… 12

　　一、气短和呼吸困难 …………………………………………………………………………… 12

　　二、头晕头疼及晕厥 …………………………………………………………………………… 14

　第三节　心脏相关体征 …………………………………………………………………………… 15

　　一、心前区隆起 ………………………………………………………………………………… 15

　　二、心界扩大 …………………………………………………………………………………… 15

　　三、心律不齐 …………………………………………………………………………………… 16

　　四、心脏杂音 …………………………………………………………………………………… 16

　　五、心包摩擦音 ………………………………………………………………………………… 17

　　六、心包积液 …………………………………………………………………………………… 17

　第四节　其他相关体征 …………………………………………………………………………… 18

　　一、紫绀 ………………………………………………………………………………………… 18

　　二、颈动脉搏动 ………………………………………………………………………………… 18

　　三、颈静脉怒张 ………………………………………………………………………………… 18

　　四、干/湿啰音 ………………………………………………………………………………… 19

　　五、肝脏肿大 …………………………………………………………………………………… 19

　　六、双下肢水肿 ………………………………………………………………………………… 19

　　七、胸水和腹水 ………………………………………………………………………………… 19

第三章　冠状动脉 ………………………………………………………………………………… 21

第一节　先天性冠状动脉异常 ………………………………………………………………… 21

　　一、冠状动脉开口异常 ……………………………………………………………………… 21

　　二、冠状动脉瘘 …………………………………………………………………………… 31

　　三、冠状动脉闭锁 ………………………………………………………………………… 34

第二节　冠状动脉管壁异常 ………………………………………………………………… 35

　　一、管壁增厚 ……………………………………………………………………………… 35

　　二、管壁钙化 ……………………………………………………………………………… 40

　　三、冠状动脉夹层 ………………………………………………………………………… 43

　　四、冠状动脉管壁与周围脂肪组织 ………………………………………………………… 45

第三节　冠状动脉管腔异常 ………………………………………………………………… 48

　　一、管腔狭窄 ……………………………………………………………………………… 48

　　二、管腔闭塞 ……………………………………………………………………………… 53

　　三、管腔扩张 ……………………………………………………………………………… 57

第四节　冠心病相关心肌改变 ……………………………………………………………… 60

　　一、心肌密度及信号改变 ………………………………………………………………… 60

　　二、心肌形态/心腔改变及心肌运动异常 ………………………………………………… 65

第四章　心肌 ………………………………………………………………………………… 70

第一节　心肌增厚或变薄 …………………………………………………………………… 70

　　一、心肌增厚 ……………………………………………………………………………… 70

　　二、室壁变薄 ……………………………………………………………………………… 77

第二节　心肌运动异常 ……………………………………………………………………… 82

　　一、收缩运动障碍 ………………………………………………………………………… 82

　　二、舒张运动障碍 ………………………………………………………………………… 87

第三节　心肌组织学异常 …………………………………………………………………… 91

　　一、心肌水肿 ……………………………………………………………………………… 91

　　二、心肌纤维化 …………………………………………………………………………… 94

　　三、脂肪浸润/脂质沉积 …………………………………………………………………… 99

第四节　心肌代谢异常 ……………………………………………………………………… 102

　　一、铁代谢异常 …………………………………………………………………………… 102

　　二、糖代谢异常 …………………………………………………………………………… 104

　　三、脂肪酸代谢异常 ……………………………………………………………………… 106

　　四、心肌能量代谢异常 …………………………………………………………………… 108

第五节　心肌肿块 …………………………………………………………………………… 109

　　心肌壁在性占位 …………………………………………………………………………… 109

第五章　心腔 ………………………………………………………………………………… 117

第一节　左心室增大 ………………………………………………………………………… 117

第二节　左心房增大 ………………………………………………………………………… 121

第三节　右心室增大 ………………………………………………………………………… 125

第四节　右心房增大 ………………………………………………………………………… 130

第五节　心腔异常沟通 ……………………………………………………………………… 133

　　一、房间隔缺损 …………………………………………………………………………… 133

　　二、室间隔缺损 …………………………………………………………………………… 135

　　　三、心内膜垫缺损 ·· 137

　第六节　心腔肿物 ·· 138

　　　一、血栓 ·· 138

　　　二、肿瘤 ·· 144

第六章　心包 ··· 150

　第一节　心包增厚 ·· 150

　第二节　心包积液 ·· 153

　第三节　心包缩窄 ·· 157

　第四节　心包钙化 ·· 161

　第五节　心包占位 ·· 163

　　　一、心包囊性占位 ·· 163

　　　二、心包囊实性占位 ··· 165

　　　三、心包实性占位 ·· 166

　　　四、心包含脂占位 ·· 168

　第六节　心包缺失 ·· 169

第七章　瓣膜 ··· 171

　第一节　二尖瓣异常 ··· 171

　　　一、二尖瓣狭窄 ·· 171

　　　二、二尖瓣关闭不全 ··· 174

　第二节　三尖瓣关闭不全 ··· 177

　第三节　主动脉瓣异常 ·· 183

　　　一、主动脉瓣狭窄 ·· 183

　　　二、主动脉瓣关闭不全 ·· 187

　第四节　肺动脉瓣异常 ·· 191

　　　一、肺动脉瓣狭窄 ·· 191

　　　二、肺动脉瓣关闭不全/反流 ·· 195

第八章　主动脉 ·· 201

　第一节　主动脉管壁异常 ··· 201

　　　一、管壁增厚 ··· 201

　　　二、管壁撕裂 ··· 225

　　　三、管壁破裂 ··· 237

　第二节　主动脉附壁异常 ··· 240

　　　一、主动脉附壁血栓 ··· 240

　　　二、主动脉漂浮血栓(附着管壁) ·· 242

　　　三、术后附壁异常 ·· 244

　第三节　主动脉管腔异常 ··· 251

　　　一、管腔扩张 ··· 251

　　　二、管腔狭窄 ··· 257

　　　三、管腔闭塞 ··· 257

第九章　肺动脉 ·· 262

　第一节　肺动脉管腔异常 ··· 262

一、管腔狭窄 ·· 262
二、管腔扩张（肺动脉高压） ·· 265
三、管腔充盈缺损 ·· 272
第二节　肺动脉管壁异常 ·· 280
一、肺动脉管壁增厚 ··· 280
二、肺动脉双腔征 ·· 283
第三节　肺静脉异常 ··· 284
一、肺静脉增粗 ·· 284
二、肺静脉狭窄 ·· 287
三、肺静脉形态及走行异常 ·· 291

第十章　外周血管 ··· 300
第一节　颈动脉 ·· 300
一、颈动脉粥样硬化 ··· 300
二、颈动脉狭窄 ·· 302
三、颈动脉夹层 ·· 306
四、颈动脉瘤样扩张 ··· 308
五、椎动脉夹层 ·· 310
六、椎动脉盗血综合征 ·· 312
七、颈静脉充盈缺损 ··· 314
第二节　上肢动脉 ··· 315
一、锁骨下动脉狭窄闭塞 ·· 315
二、动脉瘤样扩张 ·· 317
第三节　内脏动脉 ··· 320
一、肾动脉粥样硬化 ··· 320
二、纤维肌发育不良 ··· 323
三、夹层 ·· 324
四、结节性多动脉炎 ··· 327
五、动静脉瘘 ··· 329
六、压迫综合征 ·· 332
七、静脉充盈缺损 ·· 342
第四节　下肢血管 ··· 346
一、下肢动脉狭窄闭塞 ·· 346
二、下肢动脉瘤 ·· 348
三、囊性外膜病变 ·· 349
四、动静脉瘘 ··· 351

第十一章　静脉 ··· 356
第一节　肺静脉 ·· 356
一、肺静脉狭窄 ·· 356
二、肺动静脉沟通 ·· 357
第二节　腔静脉 ·· 359
一、上腔静脉狭窄闭塞 ·· 359
二、下腔静脉狭窄闭塞 ·· 362

第三节　外周静脉……………………………………………………………………………… 365

　　一、下肢静脉充盈缺损……………………………………………………………………… 365

　　二、髂静脉压迫综合征……………………………………………………………………… 368

中英文名词对照索引……………………………………………………………………… 373

登录中华临床影像征象库步骤………………………………………………………… 375

第一章　概论

第一节　心血管解剖、生理病理、疾病和影像特点

一、解剖与生理

心血管系统主要由心脏、心包和血管构成，血管包含动脉、静脉和毛细血管。

心包是包裹在心脏和出入心脏的大血管根部外表的一个纤维浆膜囊，有脏、壁两层，之间的间隙称为心包腔，内含少量浆液，可在心脏搏动时减少摩擦，滑润心脏。

心脏是一个四腔的肌性器官，人体的血液通过心腔流经肺部和整个身体。心脏由两个串联泵组成：右心室推动血液通过肺交换氧气和二氧化碳（肺循环）；左心室推动血液到身体的所有其他组织（体循环）。从左心室流出的总血流量称为心输出量。

心脏是运动的器官，有一个特殊的电传导系统，包括窦房结、结间束、房室结、房室束、左右束支和Purkinje纤维，为心脏收缩提供电刺激。心脏的节律性收缩是心脏的固有特性，其窦房结起搏器会自发地产生张性动作。这些动作电位以有序的方式通过心脏传播，以触发收缩并产生心电图能够检测到的电流。

房室间和心室大动脉间的瓣膜如同阀门一样确保血液在心血管内的单向流动。虽然心输出量是间歇性的，但心室收缩（收缩期）时主动脉及其分支的扩张和心室舒张（舒张期）时推动血液向前的大动脉壁的弹性后坐力使血液持续流向外周。血液在主动脉及其动脉分支中快速流动直至外周动脉，分支越来越细，管壁越来越薄，壁内弹性结构越来越肌肉化，直至肌肉层在外周小动脉壁中占主导。

大动脉中血液流动的摩擦阻力相对较小，而小动脉则对血流有中等程度的阻力，这种阻力在微动脉中达到最大。调节这些小血管的环状肌收缩程度可调节组织血流量，并有助于控制动脉血压。整个大动脉系统中主动脉的平均压力最大，之后动脉的压力急剧下降，并随着毛细血管的动脉端到静脉端压力持续下降。心血管系统正常运行的一个基本特征是大动脉内维持相对恒定的平均血压。平均动脉压与右心房压之间的差值为血流通过各组织血管阻力提供了动力。因此，当心血管系统处于稳定状态时，从心脏流出的血液总量，即心输出量等于回流到心脏的血液总量。尽管日常每个人的心输出量和外周阻力会因实际情况发生较大变化，但心血管系统，同时联合神经、肾脏和内分泌系统会将动脉压维持在一个相对恒定的水平。所以，维持动脉压是心血管系统的一个关键生理功能。

从每条外周小动脉中产生的许多毛细血管形成微循环。毛细血管床的总横截面积非常大，血液在毛细血管中的流动速度也因此变得相当缓慢。毛细血管的短管、薄壁、低流速的特点，成为血液和组织之间扩散物质交换的理想条件。毛细血管起到的主要作用是调节或维持局部环境的恒定，如调节体温、气体交换、排泄和输送激素等。血液从毛细血管返回心脏时，先经过压力高的小静脉，再经过逐渐变粗、压力逐渐降低的大静脉，最后到达腔静脉。随着靠近心脏，静脉数量减少，静脉壁厚度和组成发生变化，静脉通道总横截面积减小，血流速度增加。即血管的横截面积和血流速度是成反比的。全身血管系统的血容量在静脉和小静脉中是最多的，约占64%，其次是在主动脉、动脉和小动脉中，约占14%，毛细血管中的血容量仅有6%左右。但是，肺血管床的血容量在肺动脉和毛细血管之间大致相等。腔静脉的横截面积比主动脉大，因此血流速度比主动脉慢。

经右心房进入右心室的血液被泵入肺动脉系统，其平均压力约为全身动脉的1/7，然后血液通过肺内的毛细血管释放二氧化碳，吸收氧气。富含氧

气的血液通过4条肺静脉回流到左心房和左心室完成肺循环。因此，在正常的完整循环中，血液的总量是恒定的，一个区域血容量的增加必然伴随着另一个区域血容量的减少。

总之，基于心脏和血管的解剖结构，其内流动的血液循环的主要功能是将氧气和营养物质输送到身体的各个组织，并从这些组织中清除二氧化碳和废物；然后，血液将其他物质，如激素、白细胞和血小板等，从它们的产生点运送到它们的作用点；血液循环还有助于液体、溶质和热量的分布，维持体内平衡和恒定的内部环境。

二、病理与疾病发病特点

心血管疾病是一组心脏和血管出现异常的异质性疾病，其发展的根本原因是动脉粥样硬化，且逐渐演变，因而是一种慢性疾病，可长期没有症状。心血管疾病是目前全球范围内发病和死亡的主要原因。在欧洲，约45%的死亡由心血管疾病导致。动脉粥样硬化、冠状动脉疾病（coronary artery disease，CAD）和动脉高血压（高血压）是心血管疾病的主要原因。

（一）动脉粥样硬化和CAD

动脉粥样硬化是动脉壁的增厚和硬化，随着年龄的增长而逐步发生并进展。动脉粥样硬化是心血管相关死亡的主要病因，对心血管系统和其他各种疾病都有着主要的不利影响。

CAD是一种常见的心脏疾病，因冠状动脉的管壁内膜中斑块形成而引起管腔的狭窄或闭塞。斑块被定义为在内膜内生长的脂肪物质，并伴有严重的炎症，特别是慢性炎症。炎症可使斑块产生侵蚀或破裂，初始血栓形成，最终可致血管闭塞，从而引起心肌梗死、卒中、肢体缺血和死亡。

内皮功能障碍是动脉粥样硬化的最早标志，也是CAD的标志。血管内皮是位于上皮下面的一层细胞，是循环的血液和血管壁之间的边界，可维持血管稳态。血管内皮通过释放自分泌和旁分泌血管活性物质对物理和化学刺激作出反应，被认为是心血管功能和健康的重要指标。在动脉系统中，有一些部位（分支点、分叉和大曲度处）更容易发生动脉粥样硬化，这些部位的低剪切应力、湍流和振荡流动等都会影响内皮细胞并引发内皮功能障碍，虽不直接导致动脉粥样硬化，但为病变的开始和发展提供了基础。遗传因素也与内皮功能及功能障碍存在相关性。

此外，血浆胆固醇水平升高（>150mg/dL）是动脉粥样硬化发生的主要原因，炎症因子在粥样硬化的病理发展中也起着巨大的作用。动脉粥样硬化的特征是脂质和炎症细胞（如巨噬细胞、T淋巴细胞等）滞留在受损的管壁内膜中。修饰的脂质激活内膜中的炎症细胞产生趋化因子和细胞因子，并激活内皮表面的其他白细胞、内皮细胞和黏附分子，这些细胞又反过来招募其他炎症细胞。之后，巨噬细胞释放酶修饰脂蛋白并变成动脉粥样硬化斑块。

（二）动脉高血压

高血压是最常见的心血管疾病之一。动脉血压升高引起的症状很少或没有症状，但它是心肌梗死、卒中、肾功能衰竭和外周血管疾病的重要危险因素。根据指南，当患者在办公室或医院所测的收缩压为140mmHg和/或反复检查后的舒张压为90mmHg时，可诊断为高血压。

1. **基质金属蛋白酶与高血压** 当血压升高，相关的血管重构可能与几种基质金属蛋白酶及其组织抑制剂的参与有关。内源性基质金属蛋白酶及组织抑制剂在血管细胞外基质的重塑中起着至关重要的作用。此外，基质金属蛋白酶还参与高血压介导的血管、心脏和肾脏损伤的发展，导致器官衰竭和心血管并发症，组织抑制剂则可抑制血管细胞外基质的降解。

2. **免疫系统与高血压** 先天免疫细胞和适应性免疫细胞都参与了高血压的发展。大多数研究将高血压的存在与炎症标志物、细胞因子和抗体水平升高联系起来。研究表明，几种细胞因子与高血压之间存在关联：①C反应蛋白（C-reaction protein，CRP）被发现是内皮功能障碍、血管僵硬和血压升高的中介，与高血压风险密切相关。血浆CRP水平可以预测高血压的发展。②白细胞介素-10（IL-10）可抑制与高血压相关的血管紧张素Ⅱ的升压活性和血管功能障碍，同时也调节RhoA/Rho激酶途径。在高血压期间提高IL-10水平可能会增加常规治疗的获益。③巨噬细胞是先天免疫系统的主要效应细胞，大量研究明确了巨噬细胞在高血压发病机制中的作用，它还可介导高血压终末器官损伤。与血压正常者相比，高血压患者的单核细胞水平也升高。

3. **炎症与高血压** 人体和动物研究的证据均表明炎症与高血压之间存在强烈关联。抗原呈递细胞参与了高血压相关炎症的演变，NOD样受体热蛋白结构域相关蛋白3（NLRP3）炎性体参与了高血压的发展。越来越多的最新研究结果逐步增加了高血压是一种炎症性疾病的证据，这为高血压的治疗带来了新的可能性。

4. 氧化应激与高血压　氧化还原信号的破坏是在高血压中观察到的常见病理生理机制。氧化应激导致活性氧生成增强或抗氧化防御降低，与血压升高、内皮功能障碍和血管重塑相关。氧化应激和炎症反应在高血压的发病机制中协同作用。在血管系统中，活性氧的主要来源是还原型烟酰胺腺嘌呤二核苷酸磷酸氧化酶（NOX），其表达在高血压疾病中是增加的。各种研究也明确了 NOX 在高血压患者血管重构中的作用。

总之，炎症、活性氧和血压升高在高血压的病理生理中具有重要意义。

三、影像表现共性规律

（一）心肌疾病

无论是缺血还是非缺血性心肌病，心脏磁共振（cardiac magnetic resonance，CMR）都对其诊断、治疗策略和预后评估等整个临床管理起着越来越大的作用，被公认为是无创评估心脏结构与功能的"金标准"。

CMR 的 T_1 加权成像等序列可以观察心脏结构并测量心腔的大小与心肌的厚度。比如测量并评估左右心室的异常扩张是诊断扩张型心肌病、致心律失常性右心室心肌病等的重要诊断依据；基于 CMR 的心肌厚度测量及质量评估，则对肥厚型心肌病（HCM）的诊断和预后非常重要，尤其对于识别不常见的肥厚部位和根尖部肥厚较超声更为敏感。T_2 加权序列可检出高信号的心肌水肿，从而辅助诊断心肌炎，已被写入心肌炎的 CMR 共识标准（Lake Louise 标准）。CMR 的电影序列可动态评估心脏运动及功能异常。比如识别 HCM 的二尖瓣收缩前运动，使用速度编码成像测量左心室流出梯度，并评估二尖瓣反流；准确评估左右心室的功能异常。

心肌纤维化是众多心血管疾病不良结局的重要潜在机制。CMR 钆对比剂延迟强化（LGE）是检测心肌纤维化及瘢痕的"金标准"。不同的 LGE 特征可表征不同的心肌病变，如肥厚型心肌病的 LGE 主要累及增厚的室间隔基底部和中部，以及前游离壁，呈不均匀、不对称的片状高信号；而心肌炎如合并心内膜下分布的 LGE，则患者的临床表现较不伴心内膜下 LGE 的更加严重。心肌中 LGE 的模式还可以帮助确定心力衰竭的潜在病因。此外，LGE 的范围及严重程度已被广泛证实与多种心肌疾病发生致命性室性心律失常、心源性猝死等主要不良心血管事件密切相关。

CMR 的 T_1 mapping 技术能够提供定量 T_1 值，心肌水肿、浸润（如淀粉样变性）或心肌纤维化均可导致 T_1 值升高，而脂质沉积或含铁增加则可致 T_1 值降低（如 Fabry 病）。该项技术还可在像素层面推断特定心肌的细胞外间质容积（ECV），由于不依赖与正常心肌信号强度的对比，T_1 mapping 和 ECV 在检测并量化弥漫性或均质性病变方面独具优势。

组织标记 CMR（TT-CMR）和特征追踪 CMR（FT-CMR）可量化心脏的形变参数，计算心脏的纵向、周向和径向应变，早期发现心肌结构和功能的亚临床改变，已被证实对缺血性心肌病和原发性心肌病的及时诊断、准确管理和预后评估等至关重要。

（二）血管疾病

临床需要影像学检查的常见血管疾病涉及的动脉主要有主动脉、肺动脉、冠状动脉、头颈动脉、下肢动脉等，静脉成像相对少见。血管疾病的影像学表现可分为管壁异常和管腔异常。管壁异常有增厚、撕裂、溃疡及破裂等，管腔异常主要有扩张、狭窄（缩窄）和闭塞。

血管疾病进行初步非急诊评估时最常用的检查是经胸超声心动图（TTE）。TTE 在主动脉根和升主动脉成像，以及评估主动脉瓣解剖和功能方面具有重要价值，同时可评估主动脉疾病的并发症，包括主动脉瓣反流、左心室功能障碍和心脏压塞等。经食管超声心动图（TEE）则可高分辨观察胸主动脉，描述主动脉瓣的解剖和功能，并在术中指导主动脉疾病手术和血管内修复策略，以及在主动脉夹层修复前后立即评估真腔和假腔流量等。

在大血管疾病的影像学诊断中，CT 因扫描速度快、时间分辨率高而被广泛应用于心血管急症，可成像并精准测量管腔的大小和管壁的异常。比如急性主动脉综合征（主动脉夹层、壁内血肿、穿透性溃疡等）及外伤性主动脉损伤等，CT 可识别撕裂的内膜片、破口甚至冠状动脉的撕裂受累、分支血管的受累和心包积血等。肺动脉的异常扩张和管腔内的血栓也可以被准确识别。MRI 也可成像主/肺动脉及其分支血管，显示炎症等各种管壁的异常，并提供心室和瓣膜功能的生理评估，以及量化血流量，但因扫描时间长，MRI 不常用于疑似急性大血管疾病的患者，特别是当患者病情不稳定时。

外周血管疾病主要包括外周动脉疾病、慢性静脉功能不全和深静脉血栓等，全球血管疾病患病人数近 3 亿。外周动脉疾病常见于老年患者。超声是外周血管疾病的首选检查，可确认或排除下腹主动脉、骨盆、大腿、膝盖等部位的血管病变,但对小腿和足部血管的成像与诊断效果欠佳。CTA 和 MRA 均可显示并评估下肢动脉的管腔有无扩张、血栓和狭窄、闭塞等病变,CT 和 MRI 的三维重建图像还可全程显示下肢动脉及分支,比超声图像更直观地显示病变部位和累及范围等,有助于指导治疗。CT 较超声和 MRI 的优势是可以显示管壁的钙化,严重的钙化影响手术方式,并与不良预后相关。CTA 在确认或排除从腹主动脉到足部动脉的所有血管病变方面,与血管造影具有同样高的可靠性。

(三)瓣膜疾病

经皮瓣膜介入治疗在临床发展迅速,术前精准评估瓣膜异常和心室功能的检查需求也越来越多。超声心动图可以评估瓣叶的增厚、开放受限,以及反流和反流的严重程度等,是瓣膜疾病诊断和随访的一线检查,也是评估瓣膜狭窄程度等的"金标准"。

对于主动脉瓣疾病,超声心动图和 CT 均被推荐为经导管主动脉瓣置入术(TAVR)前评估主动脉瓣根部的主要影像学方法。目的主要有:①评估主动脉瓣狭窄:包括跨主动脉瓣血流速度、平均跨瓣压差及有效瓣口面积,并据此判断主动脉瓣狭窄的程度,尤其是重度主动脉瓣狭窄。如超声不能判断为重度主动脉瓣狭窄,则可结合 CT 钙化计分进行进一步评估。②测量主动脉瓣环的直径。③明确主动脉瓣叶的形态:是三叶式还是二叶式。④评估主动脉瓣叶钙化:包括钙化的程度和分布,以及瓣叶钙化是否累及冠状动脉开口或左心室流出道。⑤评估主动脉根部其他结构:如左心室流出道的形态和测量主动脉根部直径等。

近年来,随着新技术的不断涌现及临床应用,CMR 也开始用于瓣膜疾病的诊断与评估,并可以克服超声心动图测量数据不够精准、人为因素影响较大等限度。四维流相位对比 MRI(4D flow MRI)技术不仅可提供心腔及大血管的血流模式细节,还可对任意位置血流的方向、速度、模式、正反向流量、反流分数等常规血流动力学参数进行准确定量测量,评估跨瓣异常湍流动能、壁剪切应力等定量参数,并据此进行治疗决策和预测疾病的预后。

(郑敏文)

第二节 心血管影像技术

一、心血管影像学的发展

诊断是治疗的基础,医学影像学又是现代医学诊断不可或缺的重要组成部分。心脏位于胸腔,看不见摸不着,唯有通过影像技术才能揭示其全貌。自 20 世纪 70 年代中期以来,特别是近 20 年来,伴随着现代科学技术的发展,心血管影像诊断技术的发展可谓突飞猛进,从宏观到微观,从二维到三维,从结构到功能,从解剖到组织或分子,为相应疾病的精准评估及治疗奠定了基础。概括起来,超声心动图、放射性核素成像、计算机断层成像(CT)、磁共振成像(MRI)、数字减影血管造影(DSA)、X 线平片数字化,以及血管内超声(IVUS)和光学相干断层扫描(OCT)等影像学新技术的开发和应用,显著地改变了既往以 X 线平片和心血管造影为主体的心血管影像诊断模式。临床医生理应与时俱进,适时地更新概念,对日新月异的医学影像学技术有充分的认识和正确的理解。如能在临床实践中合理应用,无疑将对患者的临床诊治发挥重要的指导作用。

(一)历史回顾

1895 年,Roentgen 发现 X 射线,为放射诊断学奠定了基础。

1935 年,Seldinger 做了经皮动脉造影,1964 年,Dotter 做了首例经皮穿刺动脉成形术,1976 年,Wallace 提出介入放射学并逐步应用于临床。

1953 年,Edler 和 Hertz 建立了超声检查心脏的方法。20 世纪 60 和 70 年代,M 型及二维超声心动图相继应用于临床,随后多普勒超声的应用获取了血流动力学的信息。近年来,经食管超声心动图及三维超声心动图等新技术已广泛应用于临床。

1972 年,Hounsfield 和 Cormak 对 CT 的开发、应用,开创了体层成像与计算机图像重建的新阶段。近十几年来,以 64 层 CT 为代表的多排螺旋 CT(multi-detector row spiral CT,MDCT)已在临床广泛开展。

1972—1973 年,Lauterbur 应用磁共振重建图像,1980 年 MR 机问世,奠定了磁共振成像学。

20 世纪 50 年代,随着伽马相机的问世,核素显像技术应用于临床;60 年代心肌灌注显像问世;80 年代发射型计算机断层仪(SPECT)问世;近年来又出现了 SPECT/CT、PET/CT、PET/MRI,将核素显像与 CT 和 MRI 融合,弥补了核医学显示解剖结构的不足。

血管内超声和光学相干断层扫描能够识别冠状动脉斑块内纤维、脂质和钙化等成分,目前在临床的使用率逐渐增加,具有广泛的临床应用前景。

(二)各显其能的技术

总体说来,直至 20 世纪 70 年代,无论是国内还是国外,心血管影像技术的总体水平低下,基本上依赖于 X 线平片和并不成熟的心血管造影,因此临床应用十分有限。随着科学技术的发展,20 世纪后 25 年医学影像学发展迅猛,由过去单一的 X 线成像技术发展成为与计算机、电子学和医学生物工程相结合的由多种成像技术组成的综合诊断体系。

超声、CT、MRI、SPECT、PET 等以体层成像方式突破了传统投影成像方法的局限。最具代表性的是 CT 的开发和应用,使医学成像进入了一个以计算机图像重建为基础的新时代。

20 世纪 80 年代,CT 已在全身其他系统得到广泛应用,然而,由于扫描速度的限制,直到多排螺旋 CT 的崛起,才真正实现了心血管系统的临床应用。近 20 年来,随着 64 层、双源 CT,以及后 64 层 CT 的不断完善和发展,CT 血管成像已在冠状动脉、肺动脉和主动脉疾患中发挥着重要的诊断作用,实现了动脉造影的无创化。

20 世纪 80 年代中期,MR 扫描仪开始进入临床应用,从最初的永磁到目前广泛应用的超导体,磁场强度从 0.5T 到 1.5T,直至目前广泛应用的 3.0T,心血管磁共振已经在临床中得到广泛应用。由于磁共振无与伦比的优势,如无辐射性、高度的软组织分辨率和任意层面扫描的特点,使它们在评估心脏结构和功能、心肌灌注、组织特征等方面发挥着重要作用,并且在斑块成像、冠状动脉成像等领域具有巨大的开发潜力。

20 世纪 90 年代中后期,计算机 X 线摄影(computed radiography,CR)进入了临床应用,实现了普通 X 线摄影数字化。既解决了长期以来困扰人们的图像存储问题,又降低了 X 线摄影的辐射剂量。较 CR 更为先进的数字化 X 线摄影(digital radiography,DR)则进一步完善了平片影像的数字化,具备操作便利、射线防护、网络沟通、图像优秀等特点。

总之,随着现代科学技术的发展,心血管影像学诊断在经历了解剖学成像、功能学和组织学成像等阶段后,正逐步向分子成像等微观成像,以及数字化、智能化方向发展。在二维图像的基础上发展起来的三维和四维图像更加直观和全面;而源于新技术的组织和分子影像学不仅在诊断,而且在预后判断和危险分层方面也发挥着重要的临床指导作用。

(三)困境中崛起的中国心血管造影术

新中国成立以来以来,我国心血管造影术的发展历程经历了起步、停顿、改革开放后的迅猛发展,以及与国际同步发展四个阶段。

1953 年,黄宛等在国内首先开展了心导管检查;20 世纪 50 年代中后期,以北京刘玉清、上海郭德文和徐惊伯、武汉郭俊渊和颜小琼等为代表的老一辈放射学家在全国各地相继开展了心血管造影工作。但是当时的设备、技术、方法等十分落后,由于缺乏高性能 X 线设备及与之相配套的换片机、高压注射器等,有时甚至只能采用人工或半自动换片和手推对比剂,因此影像质量无法保证。早期应用最广的方法是经静脉安置大口径的注射器造影,然后逐步过渡到与右心导管结合进行的右心选择性造影术,以及自外周动脉插管的左心导管造影术。在此期间,还有人尝试腹主动脉穿刺造影和直接法左心穿刺,以及全麻下作气管内加压等方式提高图像质量,但终因技术复杂和危险性大而被放弃。此外,导管材料及对比剂的毒副作用也大大制约了心血管造影的发展。然而,值得一提的是,我国最早开展的左心导管造影术基本与国外同步,遗憾的是,到了 20 世纪 60 年代中期,刚刚发展起来的心血管造影术因各种原因又不得不搁浅。

随着中国的改革开放,20 世纪 70 年代末,心血管造影技术在全国各地相继恢复。经皮穿刺股动脉导管造影术和穿刺或切开肱动脉的造影术,逐步发展成为最常用的导管径路和方法。20 世纪 80 年代中期,随着心血管造影机的设备更新,如双向影像增强器、电影技术等的发展,我国心血管放射学得到了飞速发展。选择性冠脉造影的开展,极大地提高了冠心病的诊断正确率,同时促进了冠状动脉搭桥术及其介入治疗的发展。

20 世纪 90 年代前后,心血管造影技术在我国逐渐成熟,而且通过协作、交流和培训,基本上在全国各地得到普及和发展。分门别类的优质导管、非离子型低渗对比剂的开发和应用,以及导管技术的日臻完善,充分保证了心血管造影术的安全性和有效性,不仅有力地推动了我国心脏外科的发展,而且为介入治疗技术奠定了基础。如今我国拥有的高端心血管造影设备和心导管及其造影技术可与国际顶尖水平比肩。

二、心血管影像学方法简介

从传统的 X 线平片到 CT 和 MRI,从心血管造影到血管内超声和光学相干断层扫描,各种心血管影像学技术在心血管疾病的诊断中竞相生辉、各显神通。然而,各种检查方法都有其优缺点,因此充分了解各种成像方法的特点并在实践中合理应用至关重要。

(一)胸部X线平片

传统的X线平片(胸片)仍然是心血管疾病最基本的检查方法,X线平片的数字化如CR和DR则实现了医学影像的无胶片存贮、传播、查询和无纸化阅片。就诊断价值而言,X线平片最大的优势是"心肺兼顾",不仅可以显示心脏轮廓和大小,而且能够全面反映肺循环的状态,这是任何其他影像学方法都无法替代的。但是X线平片无法显示心内结构,因此只能作为初步的筛查。此外,由于心脏和大血管在胸片上的投影彼此重叠,需结合不同的投照体位才能大致地将各个房室和大血管的边缘显示出来,进而判断其大小变化。后前位是最常见的投照体位,根据病情需要,可进一步选择侧位或斜位等。胸部透视具有X线平片的特点,并可灵活地调整角度,但无法保留记录成像结果为其弊端。

概括起来,在临床实践过程中,X线平片具有阳性预测值高,阴性预测值低的特点,因此一旦有阳性发现,便意味着病变的存在。现阶段应用X线平片可以甄别肺血多少、肺淤血和肺水肿,因此结合临床不仅可以对常见的先天性心脏病如房间隔缺损、室间隔缺损、动脉导管未闭和肺动脉瓣狭窄等进行准确诊断,还能够对风湿性心脏病二尖瓣狭窄和心衰导致的肺水肿进行判断。上述特点使得X线平片不仅在先天性心脏病封堵术和瓣膜病成型术中发挥重要的指导作用,而且在门急诊和心脏病术后恢复中不可或缺。

(二)心血管造影

X线平片仅能显示心脏各房室和大血管的大致轮廓,不能观察到其内部结构,因此要充分了解心内结构,以及房室和大血管的连接关系,需借助心血管造影。心血管造影是借助心导管技术将对比剂快速注入心腔和血管腔内,以显示心脏和血管腔的形态和血流动力学的改变。近年来,由于超声心动图、CT、MRI的应用和推广,心血管造影的临床适应证范围已经缩小,但其对于先天性心脏病复杂畸形和冠心病的诊断仍然是不可或缺的。常见的方法是穿刺左或右侧股动脉或静脉,右侧多见;亦可穿刺左或右侧肱(桡)动脉、贵要静脉或颈静脉等。

(三)超声心动图

超声心动图简便快捷,能够对心内结构及室壁运动进行实时动态观察,而且不受心率和心律的影响,是心脏功能和形态学检查的首选方法。但是,空间分辨率低、受声窗和扫描视野等限制、具有明显的操作者依赖性为其不足之处。

M型超声、二维和多普勒超声是三种常用的超声检查。

M型超声应用最早,是其他心脏超声检查的基础,M型与二维超声的区别为线与面的关系,M型超声旨在显示局部细微快速的活动、准确测定活动幅度、速率等,两者可互为补充。

二维超声心动图应用最广,可以直接显示心脏大血管断面,故又称断面或切面超声心动图检查(cross-sectional echocardiography),在先天性心脏病和瓣膜病诊断中具有重要价值。

彩色多普勒血流成像以色彩显示血流方向、速度、性质、时相和途径等二维血流信息,尤其在瓣膜病的诊断中能够发挥重要作用。

近年来发展起来的三维超声心动图在空间分辨率上不及二维,其临床应用价值尚在探讨之中。

(四)核素心血管显像

核素心血管显像可以评价血流灌注、代谢等功能性信息,与CT、MRI等解剖、形态学检查相结合,可以对心血管疾病进行更全面的评价。目前国内常用的核素心血管显像技术包括心肌灌注显像、心肌葡萄糖代谢显像、肺灌注/通气显像。随着PET/CT技术的普及和推广,核素显像在心血管炎症、感染、肿瘤等方面的应用逐渐增加。

1. 单光子发射计算机体层成像(single photon emission computed tomography,SPECT) SPECT主要用于心肌灌注显像,评估心肌缺血。在我国,目前绝大多数医院应用的心肌灌注显像剂是$^{99}Tc^m$(锝)标记的2-甲基异丁基异腈($^{99}Tc^m$-MIBI)。通常先行负荷试验显像,次日再行静息显像。如负荷试验显像结果正常,则一般不需再做静息显像。SPECT探测心肌缺血的灵敏度为80%~90%,特异度为60%~85%。

2. 正电子发射体层成像(positron emission tomography,PET) ^{18}氟-脱氧葡萄糖(^{18}F-FDG)心肌葡萄糖代谢成像被公认为无创性检测存活心肌的"金标准"。在冠状动脉狭窄或阻塞患者,若心肌血流灌注减低,而^{18}F-FDG摄取正常或相对增加即灌注-代谢不匹配时,表明心肌缺血但仍然存活;若血流灌注缺损、^{18}F-FDG亦无摄取即灌注-代谢匹配时,表明心肌细胞不再存活。

3. 肺通气和灌注成像 肺通气和灌注成像在肺动脉栓塞诊断中具有重要的临床价值,具有和CT肺动脉造影相似的诊断效能。由于其辐射剂量低,无对比剂过敏及肾损伤等副作用,尤其适用于年轻女性、婴幼儿、哺乳期妇女,是诊断慢性血栓栓塞性肺动脉高压的首选。

（五）CT

常规胸部CT扫描,能够显示心脏大血管轮廓、纵隔内器官和组织的毗邻关系,因此对显示心包积液、增厚、钙化有一定帮助。但要全面准确地评估心脏和冠状动脉,则需应用多排螺旋CT(multi-detector row spiral CT,MDCT)。基于MDCT的无创性冠状动脉CT血管造影目前已经在临床广泛应用。冠状动脉CT血管造影(coronary CT angiography,CCTA)可多视角观察冠状动脉的起源和走行途径,显示管腔及管壁结构,能够准确地判断冠状动脉狭窄程度、畸形,以及冠状动脉旁路血管移植术后桥血管通畅性。大量的临床实践表明,CCTA阴性预测值高,故CCTA未见异常者,能较可靠地除外冠状动脉狭窄,无须实施X线选择性冠状动脉造影。但是CCTA阳性预测值低,特别是严重钙化会显著影响狭窄程度的判断,并且受运动伪影、心率、心律和观察者间变异性等因素影响较大,因此选择性冠状动脉造影仍然有不可替代的作用。另外,MDCT对“胸痛三联征”(心绞痛、肺动脉血栓、主动脉夹层)的鉴别诊断价值也非常大。近年来,心脏CTA正逐步向多元化发展,对斑块成分的分析能够更好地识别高危斑块并进行临床预后评估,以CT-FFR和CT心肌灌注为代表的功能影像学正在不断发展与完善中。

（六）MRI

MRI扫描既具有类似超声的任意选择层面的特点,又具有类似CT等计算机重建图像的能力,加上其多样的成像序列、高度的软组织分辨力,以及不断呈现的新方法、新技术,可对心脏形态、功能、心肌灌注、血管造影、组织特性及分子成像等进行“一站式”检查。现阶段CMR的临床应用价值重点体现在两个方面:其一,CMR是评估心脏结构和功能的“金标准”;其二,钆对比剂延迟强化(late gadolinium enhancement,LGE)在心血管病疾患预后判断和危险分层中发挥重要的指导作用。

值得一提的是,以多参数成像为代表的无创、无害磁共振检查技术能够通过不同的成像序列实现对心脏疾患的全面判断,除了心脏结构、功能与组织外,还能够对冠状动脉、血流和心肌应力等进行评估。不仅在宏观上,还在微观上对临床前期病变进行大尺度显示,真正发挥影像引领临床的价值。

（七）血管内超声

血管内超声(intravascular ultrasound,IVUS)是在导管的顶端嵌有小型高频的超声换能器(即超声探头),经动脉内导管逆行插入冠状动脉,直接显示冠状动脉管腔的断面图像,其突出优点是能够同时显示管腔和管壁的病变,尤其是对斑块负荷的评估。IVUS与冠状动脉介入技术的结合能够优化治疗效果。

（八）光学相干断层扫描

光学相干断层扫描(optical coherence tomography,OCT)与IVUS有些类似,但成像导管是由单一光导纤维组成。OCT利用近红外线从组织反射回来的不同光学特征进行组织分析成像,其最大优势在于它的高分辨率,达10μm,比IVUS的分辨率高10倍,可以从组织水平清楚显示血管壁的结构。虽然其穿透性不及IVUS,但特别适合评估各种冠状动脉硬化斑块的特征。对比IVUS,OCT显示内膜增殖等细微结构能力,以及区分脂质斑块、纤维斑块和钙化斑块的能力更胜一筹,有望成为评价不稳定斑块、评价支架治疗效果的理想手段。

三、影像学技术的综合应用:规范合理与优势互补

随着科学技术的进步,心血管影像学发展迅速,高端设备不断推出,面对百花齐放,争奇斗艳的局面,既不能因循守旧,熟视无睹,又不能盲目遂从。X线平片百年不衰,自有其存在价值;PET/MRI技术先进,但自有其自身的局限性。因此,充分认识每一种影像学检查方法的特点,了解其优点和不足,把握由简单到复杂,由无创、少创到有创的检查原则,并在实践中考虑到各种影像技术的效价比、侵袭性和优势互补等至关重要。

常规的“X线-心电图-超声心动图”三结合为心血管疾病最基本的检查方法。X线平片“心肺兼顾”,尤其是对肺循环的判断,包括左向右分流先天性心脏病(肺充血)、风湿性心脏病(肺淤血)、肺动脉狭窄(肺血少),以及各种原因所致的急性左心功能不全(肺水肿)等,是目前其他任何影像学方法都无法替代的。

超声心动图实时快捷,不受心率和心律的限制,是评估心脏结构和功能的首选检查方法,其正朝着小型化方向发展,如掌上超声。不仅能实时动态地观察心脏大血管的运动,而且能够从任意角度观察心内结构、室壁厚度和心脏大血管的连接关系,特别是观察心脏瓣膜结构和功能为其优势。但成像受声窗、视野和空间分辨率等限制,并具有操作者依赖性

为其不足。

通常在完成 X 线平片和超声心动图检查后,需进一步结合临床再分门别类,有针对性地实施 CT、MRI、核医学和造影等检查。

在先天性心脏病中,X 线平片能够对单发畸形和一些具有特征性征象的复杂畸形作出初步的定性诊断,如房间隔缺损、室间隔缺损、动脉导管未闭、肺动脉瓣狭窄和法洛四联症等。超声心动图则在各种心血管畸形中发挥重要的诊断和鉴别诊断作用,但对某些解剖细节或伴发的心外畸形的判断仍显不足。如肺动脉闭锁或其他先天性复杂畸形常合并体肺侧支或肺内动脉发育不良,仍需常规心血管造影。一方面,常规心血管造影能够实时动态并全面地显示心内畸形,特别是肺血管和侧支血管异常;另一方面,结合心导管检查可准确测定心腔及血管压力、血氧饱和度、计算全肺阻力等,以决定手术或介入治疗适应证。因此目前在复杂先天性心脏病诊断中,超声心动图为首选的检查方法,但常规心血管造影仍然是不可或缺的。MRI 和 CT 检查则能在某些细节上予以补充,旨在弥补解剖结构重叠等不足。

心肌病种类繁多,临床表现及常规检查均无特异性。超声心动图仍为首选的诊断方法,但观察左心室前壁、下壁,特别是心尖部受限较大。因时间分辨率低和辐射损害等不足,CT 不适合心肌病的检查。现阶段对心肌病最具诊断价值的方法当属MRI。MRI 具有类似超声的特点,如显示心腔大小、室壁运动和瓣膜活动等,但其扫描视野大、软组织分辨率高、对操作者依赖性小等优点则是超声所不具备的。CMR 之所以能够在心肌病的诊断和鉴别诊断中发挥重要的指导价值,主要是基于以下两点:CMR 是评估心脏结构和功能的"金标准";钆对比剂延迟强化(LGE)在心肌疾患的预后判断和危险分层中的价值。

大血管病主要是指主动脉夹层、壁内血肿及主动脉瘤等,CT 血管成像(CTA)及磁共振血管成像(MRA)已经基本取代常规心血管造影,成为首选的检查方法,心血管造影一般仅在实施介入治疗时应用。主动脉夹层及壁内血肿往往以胸背部剧烈疼痛就诊,由于 CT 成像时间短、扫描层面薄、空间分辨率更高,而且不受 MRI 非兼容性材料的限制,故为急诊首选的检查方法。慢性血管疾患或主动脉瘤可考虑优先选择 MRA,能够避免 X 线损害。外周血管病包括动脉粥样硬化、大动脉炎及其他病因所致的头

臂动脉或下肢动脉狭窄、阻塞性改变,CTA 和 MRA 不仅能够全面显示管腔狭窄或扩张,而且能够显示管壁结构。此外,通过三维重建还能任意角度观察病变的部位和程度,避免 DSA 所致的解剖结构重叠。最新的研究结果还显示,PET/CT 对于血管壁的炎症等有重要的价值。

随着 CT 及 MRI 技术的进步,肺动脉血栓栓塞的检出率大为提高,CT 肺动脉造影对肺段以上的血栓均能够清楚显示。虽然 MRA 的空间分辨率不及CT,但亦具有类似的价值,并在肺灌注中具有发展潜力。目前,除非外科手术或介入治疗需要,常规血管造影已不再用于肺栓塞的诊断。既往以放射性核素肺通气、灌注成像诊断肺动脉血栓栓塞的临床应用因此受到挑战,但对仅累及亚段以远的外围肺动脉栓塞疗效判断及预后评估仍有其优势。

冠心病影像学诊断主要围绕冠状动脉狭窄-阻塞和心肌缺血梗死两个方面进行评估。虽然选择性冠状动脉造影术仍是诊断冠心病的"金标准",但冠状动脉 CT 血管造影(CCTA)良好的阴性预测值使部分患者有效地规避了有创性的冠状动脉造影,但CCTA 阳性预测值低使其无法完全取代冠状动脉造影。因此在临床实践中,在实施 CCTA 检查后,如果遇到钙化明显或者图像质量无法保证,又有冠心病倾向的患者,应进一步实施负荷核素心肌灌注显像,再酌情考虑选择性冠状动脉造影。对于高危患者应直接实施冠状动脉造影,尽可能地简化流程,减少CCTA 不必要的滥用。当患者发生心肌梗死后,则应选择 CMR 在体反映冠心病的病理学状态。CMR 在冠心病诊断中的价值同样也是基于以下两点:CMR是评估心脏结构和功能的"金标准";钆对比剂延迟强化(LGE)能够全面勾画梗死心肌的范围、大小和程度。核素心肌代谢显像(PET)仍然是评估存活心肌的"金标准",因此与磁共振对比剂延迟强化构成了有机互补,后者旨在识别瘢痕组织。新近推出的设备 PET/MRI 则是对存活心肌和瘢痕组织一体化判断的最优组合。

随着 CCTA 成像技术的进步,目前通过低密度斑块、正性重构、点状钙化和"餐巾环"征等影像征象可有效、无创地识别高危斑块。但血管内超声和光学相干断层扫描仍为评价斑块性质的参考标准,是评估支架治疗效果的理想手段。受限于技术本身,现阶段 CMR 评估冠状动脉在临床应用中仍受到较大限制。

总之,影像学诊断是现代医学中不可或缺的重

要环节。在实际工作中,应当充分发挥各类影像学方法优势互补的作用,重视影像学技术规范合理的应用。

(赵世华)

参 考 文 献

1. Heatley JJ. Cardiovascular anatomy,physiology,and disease of rodents and small exotic mammals[J]. Vet Clin North Am Exot Anim Pract,2009,12(1):99-113.

2. Frąk W,Wojtasińska A,Lisińska W,et al. Pathophysiology of cardiovascular diseases:new insights into molecular mechanisms of atherosclerosis,arterial hypertension,and coronary artery disease[J]. Biomedicines,2022,10(8):1938-1954.

3. Murphy DJ,Aghayev A,Steigner ML. Vascular CT and MRI:a practical guide to imaging protocols[J]. Insights Imaging,2018,9(2):215-236.

4. Patel AR,Kramer CM. Role of Cardiac Magnetic Resonance in the Diagnosis and Prognosis of Nonischemic Cardiomyopathy [J]. JACC Cardiovasc Imaging,2017,10(10 Pt A):1180-1193.

5. Malahfji M,Shah DJ. Cardiac Magnetic Resonance in Valvular Heart Disease:Assessment of Severity and Myocardial Remodeling[J]. Methodist Debakey Cardiovasc J,2020,16(2):106-113.

6. 刘玉清. 心血管病影像诊断学[M].合肥:安徽科学技术出版社,2000.

7. 戴汝平. 心血管病 CT 诊断学[M].北京:人民卫生出版社,2013.

8. 赵世华. 心血管病磁共振诊断学[M].北京:人民军医出版社,2011.

9. 王跃涛,杨敏福. 核心脏病学图谱:Braunwald 心脏病学影像姊妹篇[M].天津:天津科技翻译出版有限公司,2018.

10. 赵世华,蒋世良. 我国心血管系统影像学的发展历程与展望[J].中华放射学杂志,2003,37(ZK):44-46.

11. 赵世华. 心脏 CT 和 MRI 如何选择[J].放射学实践,2014,29(7):763-765.

第二章 临床相关症状和体征

第一节 心脏相关症状

一、胸痛和胸闷

胸痛或胸闷是心脏病患者最常见的症状，也是患者因此就诊的原因。阐明胸痛的原因是心内科医生的关键性工作之一，详细询问病史则是辨别胸痛症状病因的最重要方法。对于胸痛症状首先应了解以下相关内容：起始情况、疼痛部位、放射区域、疼痛性质、严重程度、持续时间、诱发因素（如体力负荷、精神紧张、进食等）、缓解因素（如休息、体位改变等），以及是否伴背痛、上腹痛、牙痛、恶心、出汗、濒死感等。虽然胸痛或胸闷是心肌缺血最重要的临床症状，但引起胸痛或胸闷的病因众多，不仅可来源于心血管疾病，也可来源于其他系统疾病（鉴别诊断见表2-1-1）。任何胸部不适都应该进行详尽的评价，以明确其来源。其中可出现严重胸痛症状的心血管疾病主要有4种：缺血性心肌病、肺栓塞、主动脉夹层及急性心肌、心包炎。

（一）缺血性心肌病

缺血性心肌病的胸痛症状包括急性冠脉综合征和稳定型心绞痛，是因冠状动脉粥样硬化斑块致冠状动脉管腔狭窄或冠状动脉痉挛引起心肌缺血，或冠状动脉闭塞、斑块破裂或出血所致。心血管专科医师对患者的胸痛症状应认真耐心地询问，以判明是稳定型心绞痛还是急性冠脉综合征。

1. 心绞痛 典型稳定型心绞痛的特点可归纳如下：疼痛部位为胸骨下段后（患者在描述其症状时常以手握拳置于胸骨区），疼痛可放射，主要向左肩及左臂尺侧放射；疼痛性质多为压榨感、紧缩感，有时为憋闷感；疼痛持续时间大多为3~5分钟。因为心绞痛是一种化学性疼痛，是缺血缺氧产生的酸性代谢产物堆积作用于化学感受器的结果，所以持续

表 2-1-1 胸痛的相关疾病

Ⅰ. 心血管疾病

  1. 心绞痛/心肌梗死

  2. 其他缺血可能性大的原因

    （1）主动脉瓣狭窄

    （2）肥厚型心肌病

    （3）主动脉瓣反流

    （4）重度高血压

    （5）重度贫血/低氧血症

  3. 非缺血性

    （1）主动脉夹层

    （2）心肌、心包炎

    （3）二尖瓣脱垂

Ⅱ. 胃肠道疾病

  1. 食管痉挛

  2. 食管反流

  3. 食管破裂

Ⅲ. 精神性

  1. 焦虑

  2. 抑郁

Ⅳ. 神经肌肉疾病

  1. 胸出口综合征

  2. 颈/胸椎退行性关节病

  3. 肋软骨炎(Tietze 综合征)

  4. 带状疱疹

  5. 胸壁疼痛和压痛

Ⅴ. 肺部疾病

  1. 肺栓塞伴或不伴肺梗死

  2. 气胸

  3. 肺炎累及胸膜

Ⅵ. 胸膜疾病

时间也是代谢产物从堆积到消散所需的时间;伴随症状最常见的是胸闷和出汗,严重时还可伴随恶心和濒死感。疼痛常因劳力负荷诱发,特别是在寒冷时或进餐后,休息或含服硝酸甘油可使疼痛缓解。值得一提的是,心绞痛发作时患者通常会本能地停下活动或动作,直到疼痛缓解。心绞痛除上述典型表现外,临床上尚有较多不典型的表现,有时甚至十分离奇,如心绞痛的部位在骶部、大腿或身体的某一处瘢痕。疼痛性质不典型及发作无规律的现象更为多见。

2. **急性冠脉综合征** 包括不稳定型心绞痛、ST段抬高心肌梗死和非 ST 段抬高心肌梗死。不稳定型心绞痛可由稳定型心绞痛发展而来,也可直接出现或在急性心肌梗死之前发生。除疼痛性质与典型心绞痛相似外,一般程度更严重,与劳力负荷可无关系,静息状态下也可发生,持续时间较长,但一般短于 20 分钟。ST 段抬高心肌梗死表现为突然发生的、持久而剧烈的胸痛,诱因多不明显,且常发生于安静时,持续时间可长达 30 分钟或更长,休息或含服硝酸甘油不能使疼痛缓解。患者常有濒死感伴呼吸困难、大汗、乏力、恶心和呕吐,同时心电图示 ST段明显抬高,血清心肌坏死标志物浓度升高并有动态变化。非 ST 段抬高心肌梗死是指具有典型的缺血性胸痛症状,持续时间超过 20 分钟,血清心肌坏死标志物浓度升高并有动态演变,但心电图无典型的 ST 段抬高,而是表现为 ST 段压低、T 波异常或ST-T 正常等非特异性改变的一类心肌梗死,其胸痛症状与 ST 段抬高心肌梗死不尽相同。

当患者具有冠心病的危险因素,且主诉为典型的劳力性胸骨后疼痛时,诊断为心绞痛的准确率是较高的。如果没有明显的冠心病危险因素,胸痛也不典型,则心绞痛的可能性不大。具有明显冠心病危险因素者,即使胸痛不典型也不能轻易否定心绞痛的诊断。冠心病的危险因素如高龄、男性、高血压、血脂异常、糖尿病、吸烟史及冠心病家族史等均与冠心病发病有一定关系,在病史中均应注意询问。

还有一点也很重要,即既往没有冠心病的年轻人有时也可以出现心肌缺血性胸痛,这种情况多见于严重贫血、阵发性心动过速且心率极快时、主动脉瓣病变、肥厚型心肌病等,如有怀疑,应对相关的病史进行仔细询问。

(二)急性心包炎

急性心包炎的胸痛主要是由于壁层心包受炎症侵犯所致,或炎症侵及邻近的胸膜。疼痛部位较局限,通常位于胸骨及胸骨旁区,可放射至颈、背或上腹部,由于左侧横膈胸膜受侵犯,疼痛可放射至左肩部,但很少波及左上臂。疼痛性质多为锐痛,但其程度差异甚大,一般持续数小时至数天,可在吞咽、深呼吸及仰卧位时加剧。当前倾坐位时疼痛可缓解,应用止痛消炎药物也可使疼痛减轻。发病前有上呼吸道感染病史,有助于诊断。若体检听到心包摩擦音,可以诊断。

(三)肺栓塞

大面积的肺栓塞其疼痛性质、部位与不稳定型心绞痛或急性心肌梗死十分类似,但一般更为剧烈,放射更为广泛,可在呼吸时加剧。含服硝酸甘油不能使疼痛缓解,常伴有呼吸困难、咳嗽、咯血、心动过速及低血压,严重者可出现休克及猝死。产生疼痛症状可能是由于右心室压力突然增高,使冠状动脉血流量减少,而氧耗量反而增高,导致心肌缺氧所致。有人认为肺动脉扩张可能也是引起疼痛的因素之一,这一机制也常用以解释肺动脉高压时的胸痛。巨大肺栓塞时,患者常有胸膜性胸痛和少量咯血等症状。

(四)急性主动脉夹层

主动脉夹层疼痛常突然发生,持续而异常剧烈。其疼痛部位依主动脉壁内膜撕裂的部位不同而异。主动脉夹层最常累及主动脉弓和降主动脉,此时疼痛多局限于前胸,并放射至背部,有时以背部疼痛为主,而放射至腹部、颈部或手臂。如果主动脉夹层在数小时或数天内继续延伸,则疼痛将扩展至腹部、腰部和下肢。对于慢性高血压患者、妊娠妇女及马方综合征(Marfan syndrome)的患者应多考虑这种可能性。少数患者疼痛不十分剧烈,而以突发呼吸困难及晕厥为主要表现。

(五)其他原因引起的胸痛

除了上述引起胸痛的疾病外,还有一些心源性和非心源性疾病可引起胸痛。在鉴别诊断时应予以考虑。比较常见的有:

1. 扩张型心肌病和二尖瓣脱垂患者常诉胸痛,其机制不明。疼痛性质可类似典型心绞痛,也可类似功能性胸痛。

2. 肋软骨炎或肌炎引起的胸壁疼痛,这类胸痛常伴有肋软骨或肌肉的局部压痛。身体活动或咳嗽时可使疼痛加重。

3. 左侧胸部带状疱疹,在出疹前其胸痛有时可误诊为心肌梗死,但随之出现的疱疹可立即明确诊断。

4. 功能性或精神性胸痛，焦虑抑郁症的患者也可有胸痛，常同时伴有叹息样呼吸、过度换气、手足发麻，称为心血管神经症。这种胸痛常局限于心尖部，持续性钝痛，长达数小时或十数小时，伴有心悸，兼有针刺样短暂锐痛。心前区常有压痛。胸痛发作间期常有神经衰弱、疲倦无力等症状。情绪不稳定，止痛药不能使疼痛完全缓解，但休息或活动或镇静剂，甚至安慰剂可使疼痛部分缓解。

胸腔内其他脏器或组织的疾病，上腹部脏器的疾病有不少也有胸痛症状。值得一提的是，食管痉挛及反流性食管炎引起的胸痛症状极易与心绞痛混淆。尽管有不少检查手段有助于鉴别不同原因的胸痛，但毫无疑问询问病史是最重要、最有价值的方法，特别是对胸痛性质及其伴随症状的综合分析常可得到重要的鉴别诊断线索。

二、心悸和心慌

心悸是一种自觉心脏跳动的不适感，是心血管病的主要症状之一，也是患者就诊的常见原因。患者描述心悸的感觉各有不同，如心慌、心脏下沉感、心脏振动感、撞击感、停顿感及心跳不规则等。心悸的轻重很大程度上取决于患者的敏感性。对这一主诉应进一步询问其诱发或加重因素，诸如运动、进食、情绪激动、饮酒及服用药物的影响等。

（一）不伴有心律失常的心悸

这种心悸十分常见。有些只是对正常心搏的感知，特别是在左侧卧位时更明显，多见于紧张和敏感的正常人。情绪易激动者常有窦性心动过速使之感到心慌，并多伴有焦虑、呼吸深大、手足发麻、颤抖等。与阵发性心动过速不同，窦性心动过速起始和终止都是逐渐而隐袭的。心率一般为 100~140 次/min。

正常人在剧烈运动时出现的心悸是由于窦性心动过速及高动力循环状态所致。

（二）心律失常所致的心悸

心悸是心律失常患者的常见症状，心悸时心率可快可慢，心律亦可不规则。各种类型的期前收缩、快速性心律失常、缓慢性心律失常或心律不规则均可引起心悸，但有心律失常不一定都有心悸症状。

根据长程心电图的监测，心脏正常的人群，大多有偶发的房性期前收缩或室性期前收缩，但不一定都有心悸症状。因室性期前收缩而有心悸者随年龄增高而增加。各种类型的器质性心脏病均可伴发期前收缩，但临床上功能性期前收缩更为多见。有期前收缩者常主诉有心搏脱漏或停顿感，有时描写为心脏冲向喉部或下沉的感觉，少数患者感到有连跳。

阵发性室上性心动过速时，其心慌的症状呈突发突止的特点，心率一般超过 160 次/min；心律规则，持续时间可长达数小时，也可能仅数分钟。颈动脉窦按摩、Valsalva 动作、作呕或呕吐等刺激迷走神经的动作一般可使心慌症状终止。

阵发性心房颤动发作时心慌更为严重，心跳快且极不规则，伴有脉搏短绌是其特点。心房扑动在临床上较为少见，心率常为 150 次/min，可以规则也可以不规则，心率成倍增加或突然减半是其特征。

室性心动过速发作时，心室率增快可引起心悸，且常伴有晕厥或晕厥前症状，可能还会发生猝死。

心率缓慢时，也可出现心悸，多由房室传导阻滞或窦房结病变引起。

由于伴随于心律失常的心悸症状大多数情况下不是持久性的，所以当患者就诊时往往不是正值心律失常发作之际。请患者描述心悸的感觉，发作心悸时心跳的节律和速率，有时有助于判断心律失常的性质。常规心电图及长程心电图对心律失常的诊断价值最高。心脏电生理检查对阵发性心动过速的诱发复制率极高，确诊率可达 90% 左右。

（三）血流动力学改变所致的心悸

由于每搏血量增加，心肌收缩力增强，可使患者经常存在心悸感，特别是在二尖瓣或主动脉瓣关闭不全，心内、心外有分流，或心动过缓时心悸常较明显。此外，高动力循环状态，如妊娠、甲亢及嗜铬细胞瘤时均可有此症状。

由于心功能不全，每搏血量减少，心率代偿性增快，常表现为轻度活动后即出现心悸。

（吕 滨 李家一）

第二节 其他相关症状

一、气短和呼吸困难

呼吸困难（dyspnea）是指患者主观上感到空气不足、呼吸费力，常被描述为"气短""气促"；客观表现为呼吸运动用力，严重时可出现张口呼吸、鼻翼扇动、端坐呼吸，甚至发绀、呼吸辅助肌参与呼吸运动，并伴呼吸频率、深度、节律的改变。引起呼吸困难的原因繁多，主要为呼吸系统和循环系统疾病。由于健康人在重体力负荷时也可出现呼吸困难，所以只有在安静状态或一般情况下不引起呼吸困难的体力活动时出现的呼吸困难方属病理性呼吸困难。呼吸困难是一种主观症状,各人的耐受性有较大的差别,在呼吸功能受限程度相同的情况下,有些患者几乎完全不能活动,而另一些患者却可坚持相对正常的活动。

肺源性呼吸困难主要是呼吸系统疾病引起的通气、换气功能障碍导致缺氧和/或二氧化碳潴留,临床上常分为吸气性呼吸困难、呼气性呼吸困难和混合性呼吸困难,主要表现为吸气、呼气或同时出现吸气和呼气费力,常为深慢呼吸。心源性呼吸困难主要是由于左心和/或右心衰竭,尤其是左心衰竭时呼吸困难更为明显,其主要病理生理基础是左心衰或二尖瓣病变引起的肺静脉和毛细血管内压力升高。由于肺内血液或肺间质内液体量增加,而肺内空气含量相对减少,使肺的顺应性下降,从而增加了呼吸肌的负荷,患者感到呼吸费力,肺血管内压力增加所引起的反射性呼吸加快也增加了呼吸困难的程度。这类因肺淤血而引起的心源性呼吸困难,一般表现为呼吸浅表而快,与肺源性呼吸困难相反。此外,心源性呼吸困难除非伴发肺水肿,一般情况下,动脉血气分析无变化,而肺源性呼吸困难患者的血气分析结果大多异常。详细的病史和体格检查是鉴别上述两类呼吸困难最主要的依据。

心源性呼吸困难又因疾病性质或程度不同,主要分为以下几种类型:

(一)劳力性呼吸困难

劳力性呼吸困难是左心衰或二尖瓣病变时最早和最常见的症状,其呼吸困难的程度与体力负荷的轻重有关。在询问病史时应了解患者在何种程度的体力负荷下出现呼吸困难,如上楼、爬山、负重行走或跑步等。在评定呼吸困难程度时,还应注意结合患者的精神状态及其耐受性。如有些明显二尖瓣狭窄的患者,主诉仅有轻度呼吸困难,其原因部分是由于在病情逐渐发展的长期过程中,患者已不自觉地将自身的体力活动限制在可耐受的范围内,因而不致出现明显的呼吸困难。

少数情况下,短暂发作性劳力性呼吸困难实际上相当于心绞痛发作。这是由于劳力负荷造成严重的心肌缺血,导致左心室功能暂时下降,从而使呼吸困难的症状比胸痛的症状更明显。此类患者诉说呼吸困难的部位常与心绞痛的部位一致。

(二)端坐呼吸

端坐呼吸指患者在安静休息时即有呼吸困难,平卧时呼吸困难加重,患者为减轻这一症状常自发取坐位或高枕卧位,这样可使静脉回心血量减少,继之可使肺淤血减轻。端坐呼吸表明此时患者已出现明显的左心功能不全,或有严重的二尖瓣狭窄。

(三)急性心源性呼吸困难

这类呼吸困难常发生于急性左心衰或急性心律失常时,是左、右心排血量之间急剧失衡所致。右心排血量维持不变或有所增加,而左心又不能将其所接纳的血液全部排出,这样就使血液淤滞在肺中。呼吸困难常骤然发生,或夜间出现(夜间阵发性呼吸困难),或白天发生,均可发展至肺水肿。急性肺水肿的病理生理机制是急性静脉淤血而有渗液进入肺实质。其表现有三种常见的临床类型:

1. 夜间阵发性呼吸困难 夜间阵发性呼吸困难见于左心衰已较明显时,仅在夜间出现。一般在入睡后 1～2 小时发生,患者常常因憋气而突然惊醒,伴窒息感,常被迫坐起甚至走到窗口以便吸入更多空气,有时这种呼吸困难伴有咳嗽或喘鸣。这是由肺淤血挤压了小支气管使之狭窄所致。有时还伴有心悸、眩晕或压榨样胸骨后疼痛,持续 10～30 分钟,之后症状消失,患者重新上床,一般可安静入睡至天明。当呼吸困难发作时,患者面色苍白或轻微发绀,皮肤湿冷。严重者可发展至肺水肿。

从原则上说,夜间阵发性呼吸困难的发生机制与其他的心源性急性呼吸困难相似。夜间发作的特征性机制,尚未充分明确。除了夜间平卧睡眠时肺内血容量增加外,睡眠时肾上腺素活力下降、左心室收缩力减弱,夜间迷走神经张力增加、小支气管收缩、平卧时横膈高位、肺活量减少和夜间呼吸中枢处于抑制状态等也是影响因素。

2. 心源性哮喘 心源性哮喘可以是劳力性呼吸困难、端坐呼吸和夜间阵发性呼吸困难的表现形式,当小支气管壁高度充血时,即可出现哮喘样发作。有时与支气管哮喘难以鉴别。如果自幼即有哮喘发作史则多为支气管哮喘。中年首次发作哮喘则首先考虑为心源性,但是慢性支气管哮喘的患者也可同时有心脏疾病,也就是同一患者既有呼吸系统疾病又有左心衰,这必须依靠详细地询问病史及体格检查。对有些病情复杂的病例,甚至需要进行血气分析、肺功能测定或心导管检查等,方能确定是心源性还是支气管性哮喘。

3. 急性肺水肿 这是心源性呼吸困难中最为严重的一种类型,是急性重度左心衰的表现,常伴发于急性心肌梗死、高血压危象、二尖瓣腱索或乳头肌断裂时。此外,重度二尖瓣狭窄的患者劳力负荷过重时,由于肺静脉压突然增高,也可出现肺水肿。快速心房颤动心室率过快时,左心室充盈受限,也可导致肺水肿。慢性心力衰竭的患者由于保护性机制,使肺内小动脉发生组织学改变,可防止在心力衰竭加重时血管内液体向肺泡内渗出。所以左心衰及二尖瓣病变早期比晚期更容易发生肺水肿。肺水肿的严重程度可有所不同,但所有肺水肿的患者均有呼吸困难。如果水肿仅限于肺间质内,听诊可无水泡音,而X线平片可资证明。最严重的肺水肿时,患者似骤然被自己的呼吸道分泌物所淹溺,处于极度痛苦的状态下,自己可以听到胸内如壶中开水沸腾,并不断有白色或粉红色泡沫状痰从口、鼻中涌出。患者面色苍白并有发绀,皮肤湿冷。症状持续时间长短不一。这样的危急情况,需采取紧急抢救措施。

(四)潮式呼吸

1818年,Cheyne首先描述了潮式(Cheyne-Stokes)呼吸这种节律异常的呼吸。呼吸暂停十数秒钟后,出现慢而微弱的呼吸,继之逐渐加深加快,然后再逐渐减慢以至停止,如此周而复始。这种潮式呼吸是脑部受损的一种表现,也可出现于严重的左心功能不全时,缺血性与高血压性心脏损害患者更为多见,而这类患者通常也合并脑血管病变。但脑源性与心源性潮式呼吸的病理生理基础不尽相同,心源性潮式呼吸主要是由于血液从左心室至脑的循环时间延长,因而干扰了呼吸的反馈调节机制。此外,颈动脉窦反射异常和低氧血症也参与了作用。

(五)其他的心源性呼吸困难

有些特殊心脏病的呼吸困难机制尚不十分清楚,如左向右分流量较大的先天性心脏病(室间隔或房间隔缺损、动脉导管未闭等),其呼吸困难是由于肺内血流量增多,还可能有反射性机制参与。右向左分流的发绀型先天性心脏病的呼吸困难,可能是低氧血症引起的反射性呼吸加快。右心衰时,可能有胸水、腹水压迫或同时存在的左心衰及肺部疾患等因素参与。

左心房黏液瘤或左心房内球形血栓常可使患者在坐位或某一特殊体位时,突发呼吸困难,卧位时可减轻。这是由于坐位或某一特殊体位时,黏液瘤或球形血栓恰好堵塞在二尖瓣口,使左心房血流至左心室受阻。法洛四联症的呼吸困难可在蹲踞位时减轻,是由于这一体位可增加体循环阻力,使右向左的

分流量减少。

肺栓塞也属于心血管病急症之一,其呼吸困难的发生更为突然,呼吸困难程度与劳力负荷无关,常伴有惊恐、心悸、胸痛和咯血。由于肺栓塞大多数情况下并无器质性心脏病基础,栓子多来自下腔静脉系统,临床诊断较困难,很易被误诊为急性心肌梗死。

二、头晕头疼及晕厥

心源性头晕头疼常与脑血流减少有关,突然而严重的大脑血流灌注减少可引起昏晕或晕厥,且伴自主体位丧失,轻度大脑血流减少则可引起头晕头疼,可伴心慌、胸闷、气短、乏力、面色苍白、出汗、站立不稳、视物模糊、听力下降及消化道症状,称为晕厥先兆。因此,出现的症状与大脑血供减少的程度和速度有关。其供血不足的病理生理基础主要是心脏泵血不足或周围血管异常反应引起的血管扩张或血容量相对不足,又或者两者兼而有之。从治疗及预后的角度来看,心源性晕厥尤为重要。某些心血管功能异常可产生暂时性大脑缺血,引起眩晕等症状,如房室传导阻滞(伴心室率过慢)、高度窦性心动过缓或窦房传导阻滞、颈动脉窦过敏、阵发性心动过速和心排血量突然降低等。高度房室传导阻滞或心室颤动所引起的心源性脑缺氧综合征为大脑血供暂时停顿最突出的临床表现。此外,重度主动脉瓣狭窄也是引起晕厥的原因之一,原发性肺动脉高压也可发生晕厥。心源性晕厥一般发生极为突然,无头昏不适等前驱症状,持续时间甚短,可有外伤及大小便失禁。意识恢复后,除原有心脏病症状外,常无其他明显症状。无明确心血管疾病而出现的晕厥多数是血管迷走性晕厥,诊断的方法是直立倾斜试验(head up tilt table test)。

晕厥的病因多种多样,对晕厥的诊断,首先要判断是否确有意识丧失,如对外界刺激的感知,是否有摔倒、受伤及二便失禁等。经过详细询问病史,包括诱发因素、前驱症状、晕厥持续时间、恢复过程、意识恢复后的心率、自我感觉,以及伴随症状等,常可提供诊断线索。病史结合体格检查一般可对晕厥的原因作出初步判断。进一步明确诊断常需做特殊检查,特别是疑为心律失常所致的晕厥,一般除心电图及超声心动图之外,还需做长程心电图,甚至心脏电生理检查。对疑为血管神经性晕厥者,应行直立倾斜试验。

(吕 滨)

第三节 心脏相关体征

一、心前区隆起

心前区隆起指心脏增大引起心前区局部隆起的征象。

【病因】

1. **生理性原因** 新生儿出生后胸骨发育不全所致,常随着生长发育而逐渐完善,无须特殊治疗。

2. **病理性原因** 妊娠期受病毒感染、服用药物不当或受到射线辐射等原因,造成胎儿心脏发育异常,形成先天性心脏病,导致心脏肥大,在儿童生长发育完成前影响胸廓正常发育而形成。如法洛四联症、肺动脉瓣狭窄等导致的右心室肥大;少数情况见于儿童期风湿性心瓣膜病的二尖瓣狭窄所致的右心室肥大或伴有大量渗出液的儿童期慢性心包炎。

【相关体征】

常见胸骨下段及胸骨左缘第3、4、5肋间的局部隆起。

【临床意义】

1. 心脏增大,患有器质性心脏病,特别是儿童时期心脏显著增大时,由于胸部骨骼尚在发育中,可因前胸壁受压而向外隆起;儿童时期器质性心脏病多为先天性心脏病、风湿性心瓣膜病和心肌炎后心肌病。

2. 鸡胸(keeled chest)和漏斗胸畸形伴有心前区隆起者,常合并先天性心脏病。大量心包积液时,心前区外观显得饱满。漏斗胸是指胸骨向后移位,可见于马方综合征及部分二尖瓣脱垂患者。

二、心界扩大

正常心脏近似于握紧的拳头,外形似桃子,位于胸骨后方的纵隔(两肺之间的腔隙)之内,2/3偏在身体正中线左侧,其所在位置相当于第2至第6肋间或第5~8胸椎之间。心脏浊音界指查体叩诊时,由清音变成浊音而发生的改变称为浊音界。浊音界包括相对浊音界和绝对浊音界,相对浊音界反映心脏实际的大小,所以在临床上通常需要叩诊的是相对浊音界。心界超过正常,即心界扩大。(表2-3-1)

见于先天性心脏病、心脏瓣膜病、心肌病、充血性心力衰竭、冠心病、高血压、心肌炎等。

(一)球形心

全心增大,也称普大型,心影圆球形扩张。

表 2-3-1 正常心浊音界及其组成

右界/cm	肋间	左界/cm	
2~3	II	2~3	升主动脉,腔静脉 / 肺动脉段
2~3	III	3.5~4.5	右心房 / 左心耳
3~4	IV	5~6	
	V	7~9	左心室

【病因】

见于全心衰竭、心肌炎、心包积液、扩张型心肌病(DCM)等,常伴随系列重要体征。

【相关体征】

心尖搏动弥散,心尖最强搏动点向左外侧移位,心界向两侧扩大,P2亢进,心室率加快,奔马律,继发性瓣膜反流所致杂音。左心衰、肺淤血体征:呼吸频率加快,呼吸运动增强;口唇发绀,端坐呼吸。胸部触觉语颤减弱,叩诊浊音,吸气相湿啰音,心源性哮喘者可闻及干啰音、哮鸣音。右心衰、体循环淤血体征:颈静脉怒张,肝颈静脉回流征阳性,肝脏增大,腹水,下肢可有凹陷性水肿等。

【临床意义】

提示心肌损害和/或心肌负荷加重导致心脏扩大,慢性心力衰竭。

(二)梨形心

【病因】

见于风湿性、非风湿性二尖瓣狭窄、二尖瓣关闭不全、二尖瓣脱垂、高血压病、心房心肌病、房性心动过速、心房扑动、心房颤动、肺动脉高压等。

【相关体征】

叩诊可见胸骨左缘第2~3肋间心界增大。由风湿性二尖瓣狭窄所致者,合并如下重要体征:二尖瓣面容:皮肤环形红斑;口唇发绀,颈静脉充盈或怒张,肝颈静脉回流征阳性;心界向左扩大,心室率快,房颤多见(心律绝对不齐,S1强弱不等,脉搏短绌),二尖瓣听诊区(心尖)可闻及递增型舒张中、晚期隆隆样杂音,可局限,无明显传导,P2亢进,严重者可触及震颤,合并二尖瓣关闭不全亦较常见,此时,二尖瓣听诊区可闻及收缩期吹风样杂音,向左腋下或左肩胛下角传导,P2亢进;肺部淤血、水肿、胸腔积液体征:呼吸运动增强、频率加快,肋间隙增宽,触觉语颤减弱,叩诊浊音(积液明显区域,常为身体低垂部位,多见于肺底),听诊呼吸音减弱及吸气相湿啰音;肝脏肿大,慢性病程者可有淤血性肝硬化,此时肝脏可能缩小,腹壁静脉曲张,严重者合并腹水亦较常见;下肢可凹陷性水肿。

【临床意义】

提示心脏瓣膜病、高血压病、心肌病、心律失常等疾病所致左心房增大。

（三）靴型心

【病因】

见于高血压病、主动脉瓣狭窄（AS）和/或主动脉瓣关闭不全（AR）等。

【相关体征】

叩诊心界向左下增大，常见左心衰、肺淤血、水肿体征；肺部触觉语颤减弱，叩诊浊音，听诊可闻及湿啰音，身体低垂部位按压后可凹陷性水肿。

【临床意义】

提示左心室增大，需积极寻找病因，治疗原发病、延缓心衰进程、酌情手术治疗。

（四）烧瓶心

【病因】

见于心力衰竭、低蛋白血症、尿毒症、肝衰竭、肿瘤、病毒性心包炎、结核性心包炎、自身免疫疾病等。

【相关体征】

心包积液致心脏舒张受限，静脉回流受阻，进而出现体循环静脉淤血、肺循环淤血体征；颜面部水肿、颈静脉怒张，肺部触觉语颤减弱，叩诊浊音，听诊可闻及湿啰音，肝脏淤血性肿大、下肢水肿等。

【临床意义】

提示中到大量心包积液，需积极寻找病因，必要时心包穿刺放液减压，行积液定性检查，预防心脏压塞。

三、心律不齐

心脏跳动的节律，称为心律。正常人心律基本规则，部分青年人可出现随呼吸改变的心律，吸气时心率增快，呼气时减慢，称窦性心律不齐（sinus arrhythmia），一般无临床意义。期前收缩（premature beat）、紊乱性房速、下传比例不固定的心房扑动、心房颤动（atrial fibrillation）等，心室节律不规则，为器质性心律不齐，有临床意义。

（一）期前收缩

指在规则心律的基础上，突然提前出现一次心搏，简称"早搏"，其后有一较长间歇。如期前收缩规律出现，可形成联律。根据异位起搏点的部位，可将早搏分为室性、房性和房室交界性三种，以室性早搏常见，房性早搏次之。

【病因】

正常人情绪激动、过劳、酗酒、饮浓茶过多、大量吸烟、喝咖啡等可以引起早搏。常继发于电解质紊乱、酸碱失衡、心肌缺血缺氧、甲状腺功能亢进、药物或毒素中毒、心力衰竭等。各种心导管检查等亦可引起早搏。过早搏动亦见于植物神经功能失调。二联律、三联律则常见于心肌疾病及强心苷中毒。

【相关体征】

主要为心脏听诊节律不齐，原来整齐的心律中突然提前出现一次心脏搏动，继之有一较长的代偿间歇，且第一心音明显增强，第二心音大多减弱。

【临床意义】

心律失常需积极寻找病因，监测血压、心功能等血流动力学指标，酌情给予抗心律失常药或射频消融术治疗。

（二）心房颤动

心房颤动（atrial fibrillation，AF）简称房颤，是一种常见的心律失常，是指规则有序的心房电活动丧失，代之以快速无序的颤动波，是严重的心房电活动紊乱。

【病因】

房颤的常见病因有风湿性及非风湿性二尖瓣狭窄和/或二尖瓣关闭不全、二尖瓣脱垂、高血压病、冠心病、甲状腺功能亢进症、心房心肌病、酒精中毒、心肌病等。少数原因不明，称特发性房颤，偶见于无器质性心脏病者。

【相关体征】

心脏听诊第一心音强弱不等，心律绝对不规则。当心室率快时可发生脉搏短绌，原因是许多心室搏动过弱以致未能开启主动脉瓣，或因动脉血压波太小，未能传导至外周动脉。颈静脉搏动 a 波消失。

【临床意义】

房颤需积极寻找病因，评估左心耳血栓形成及动脉栓塞风险、心脏功能、心室率负荷、房室瓣反流量等，需酌情采取抗凝、控制心室率、维持心脏功能、射频消融术或左心耳封堵术。

四、心脏杂音

心脏杂音（heart murmur）指心音、额外心音以外的异常声音，来自心壁、血管壁的震动，特点是持续时间长，可遮盖心音，对疾病诊断有重要意义。

【发病机制】

1. 血流加速、湍流 各种液体有一个临界速度（常数 Re），超过这一速度时，液体就变为湍流。雷诺常数 Re = RDV/γ。R 表示血管半径;V 表示血流速度;D 表示密度;γ 表示黏度系数。血流加速,Re 升高,产生湍流。液体黏度越低,越容易形成湍流。

2. 瓣膜或通道狭窄 血流通过狭窄的(或相对狭窄)瓣膜、通道而产生杂音;血流经过时,在狭窄前后形成湍流。

3. 关闭不全 原理同狭窄。

4. 异常通道 血流通过心腔内或大血管的异常通道时,形成湍流。

5. 血管扩张 血液湍流。

【病因】

先天性心血管疾病,如房间隔缺损(ASD)、室间隔缺损(VSD)、动脉导管未闭(PDA)。后天性心血管疾病,如主动脉夹层、冠状动脉窦瘤、心房黏液瘤等。

【相关体征】

1. 杂音时相 包括收缩期杂音(systolic murmur,SM),舒张期杂音(diastolic murmur,DM),连续性杂音(continuous murmur)。前两者又分为早、中、晚期。

二尖瓣关闭不全(mitral insufficiency,MR):心尖部,全收缩期。

二尖瓣狭窄(mitral stenosis,MS):心尖部,舒张中、晚期。

主动脉瓣关闭不全(aortic insufficiency,AR):主动脉瓣区,舒张早期。

主动脉瓣狭窄(aortic stenosis,AS):主动脉瓣区,收缩中期。

动脉导管未闭(patent ductus arteriosus,PDA):胸骨左缘2、3肋间,连续性。

2. 杂音性质 指杂音的频率不同而表现的音色、音调不同。不同病变有不同的杂音性质,不同性质的杂音具有不同的临床意义。按照柔和/粗糙程度分为杂音粗糙、杂音柔和;按照人们共知的声音来形容,分为吹风样、雷鸣样、叹气样、机器样等。杂音性质粗糙常为器质性杂音,而性质柔和常为功能性杂音。不同时期、性质的杂音反映不同的疾病。

二尖瓣关闭不全(mitral insufficiency,MR):心尖部,全收缩期,吹风样。

二尖瓣狭窄(mitral stenosis,MS):心尖部,舒张中、晚期,雷鸣样(隆隆样)。

主动脉瓣关闭不全(aortic insufficiency,AR):主动脉瓣区,舒张早期,叹气样(泼水样)。

动脉导管未闭(patent ductus arteriosus,PDA):

胸骨左缘2、3肋间,连续性,粗糙的机器样。

【临床意义】

心脏提示结构性心脏病,需行心脏超声检查明确性质,维持心脏功能、适时手术治疗。

五、心包摩擦音

心包摩擦音(pericardial friction rub)是由于炎症等原因导致心包内纤维蛋白沉着,使脏层与壁层心包表面粗糙,于心脏搏动时发生摩擦而出现的声音。典型者由三相声音组成:心房收缩-心室收缩-心室舒张。

【病因】

常见于各种心包炎,如病毒、结核菌等微生物感染,亦可见于尿毒症、自身免疫、风湿、肿瘤、外伤、急性心肌梗死等。

【相关体征】

听诊可闻及音质粗糙,呈抓刮样,与心搏一致,心脏收缩及舒张期均可出现,与呼吸无关,屏气时摩擦音仍存在,心前区均可闻及,以胸骨左缘3、4肋间最响,坐位前倾及呼气末更明显。

【临床意义】

常提示心包感染及非感染性炎症、心包纤维蛋白渗出导致心包脏层、壁层产生摩擦,如病毒、结核菌等微生物感染,需积极针对性抗感染治疗,继发于尿毒症、自身免疫、风湿、肿瘤、外伤、急性心肌梗死者,需积极治疗原发病。如心包渗出液增多,需警惕心脏压塞,必要时需急诊心包穿刺引流减压。

六、心包积液

心包腔内生理性液体量为 20~30mL,一般不超过 50mL,超出 50mL,称心包积液(pericardial effusion),致心包压力大于 10mmHg 时,会发生心脏压塞。心包积液导致心脏舒张功能受限,上、下腔静脉回流受阻,静脉压升高,心排血量减少。

【病因】

感染性:结核、病毒、化脓性等;非感染性:风湿性、肿瘤转移、出血、尿毒症、心包淋巴回流受阻、心脏创伤或动脉瘤破裂所致的心包积血、心脏术后等。

【相关体征】

视诊:可见心尖搏动减弱,颈静脉怒张,吸气时明显(Kussmaul 征);触诊:心尖搏动减弱,奇脉;叩诊:心脏向两侧扩大,心界随体位变化,心包积液征(Ewart 征);听诊:心音遥远、低钝,心率快,心包叩击音;收缩压降低,舒张压变化不大,脉压变小;静脉回流受阻征象：颈静脉怒张、肝肿大、腹水及下肢水肿。Ewart 征：左肩胛下区触觉语颤增强、叩诊浊音、闻及支气管呼吸音。影像学可见心脏增大，肺淤血水肿，浆膜腔积液、静脉增宽等改变。

【临床意义】

正常心包内液体量对血流动力学无明显影响，对血液循环的影响取决于：①心包积液速度：快速积液，积液量相对较少（100~250mL）也可引起心脏压塞。②积液量：积液增加速度缓慢，积液大于1 000mL 可不发生心脏压塞。心脏压塞属于临床急危重症，可见颈静脉怒张；窦性心动过速，血压下降、脉压差变小；奇脉：吸气时动脉收缩压下降 10mmHg 或更多，伴有动脉搏动减弱或消失；大量心包积液体；Beck 三联征：血压突然下降或休克、颈静脉显著怒张、心音低弱、遥远；Kussmaul 征：吸气时颈静脉充盈更明显。此时，需紧急心包穿刺放液减压，改善血流动力学。

（孙 凯）

第四节 其他相关体征

一、紫绀

紫绀是指皮肤和黏膜呈现青紫色，又称发绀，一般由血液中还原血红蛋白过多或含有异常血红蛋白衍生物所致。紫绀通常见于口唇、指（趾）、甲床等皮肤表皮偏薄、色素沉着偏少且毛细血管较为丰富的部位。

临床上，血液中还原血红蛋白增加所致的紫绀一般称为真性紫绀，分为中心性紫绀、周围性紫绀和混合性紫绀。

中心性紫绀为全身性紫绀，可累及面部、四肢和躯干，受累部位皮肤温暖，大多由心、肺疾病所致的呼吸功能衰竭和通-换气功能障碍引起，导致肺循环氧合作用不足、体循环血氧饱和度降低。中心性紫绀包括肺源性紫绀和心源性紫绀。前者常见于慢性阻塞性肺疾病、弥漫性肺间质纤维化、肺动脉栓塞、原发性肺动脉高压、肺炎、急性呼吸窘迫综合征等严重呼吸系统疾病；后者常见于法洛四联症、Eisenmenger 综合征等先天性心脏病。由于存在异常的右向左分流，部分未经肺氧合作用的静脉血液进入体循环并导致紫绀。

周围性紫绀由周围循环血流障碍所致，常见于四肢末端，受累部位皮肤偏凉。周围性紫绀分为淤

血性周围性紫绀和缺血性周围性紫绀，前者常见于右心衰竭、心包炎（渗出性或缩窄性）、血栓性静脉炎及下肢静脉曲张等引起体循环回流障碍的疾病，后者常见于严重休克、血栓闭塞性动脉炎及雷诺（Raynaud）病等引起心输出量降低和局部血流障碍性疾病。

混合性紫绀是指中心性紫绀与周围性紫绀并存，见于心力衰竭等。

血液中含有异常血红蛋白衍生物（高铁血红蛋白或硫化血红蛋白）也可导致紫绀。

高铁血红蛋白血症分为先天性和获得性，前者出现紫绀早，自幼可出现，一般有家族史且身体一般状况良好，后者一般是由于某些化学物质或药物如苯胺、硝基苯、亚硝酸盐和磺胺类等中毒引起血红蛋白分子中的二价铁被三价铁取代，导致血红蛋白失去与氧结合的能力，其临床特点是紫绀迅速出现且氧疗不能改善，静脉注射亚甲蓝或大量维生素 C 后紫绀可消退。硫化血红蛋白血症为获得性，一般因服用某些含硫药物或化学品导致血液中出现硫化血红蛋白，含量达 5g/L 时可出现紫绀，紫绀持续时间较长（可达数月）。

二、颈动脉搏动

颈动脉搏动分为生理性和病理性，前者多见于正常人剧烈活动等所致心输出量增加的情况下，后者在静息状态下即可出现，多见于主动脉瓣重度反流、主动脉窦瘤破裂、重度贫血、甲状腺功能亢进和高血压患者。

在主动脉瓣重度反流患者，升主动脉血液在左心室舒张期大量反流入左心室，动脉脉压差增大引起颈动脉异常搏动。主动脉窦瘤破裂多见于右冠状窦，因冠状窦壁局部发育不良而向外膨出并最终破裂，升主动脉血液由窦瘤破裂口回流入左心室，引起颈动脉异常搏动。甲状腺功能亢进患者通常有心动过速，动脉收缩压升高且脉压差增大，可引起颈动脉异常搏动。重度贫血患者的血液中血红蛋白含量过低，相应自我调节机制启动，心脏每搏输出量增加可引起颈动脉异常搏动增强。高血压患者尤其是收缩压明显增高时，脉压差增大可引起颈动脉异常搏动。

三、颈静脉怒张

在立位或坐位时，正常人的颈外静脉一般不显现，平卧位时可略充盈，充盈水平限于锁骨上缘至下颌角距离的中下段。当坐位或半坐位时，颈外静脉

充盈高度超过正常情况时被称为颈静脉怒张,提示颈静脉压升高。颈静脉怒张常见于右心衰竭、缩窄性心包炎、心包大量积液、上腔静脉阻塞综合征和限制型心肌病等。

在右心衰竭患者,由于体循环血液回流至右心室受阻并导致体循环静脉淤血,颈静脉压升高导致颈静脉怒张。缩窄性心包炎导致心脏舒张受限,体循环和肺循环障碍并导致颈静脉怒张。心包大量积液时,心脏受压,心脏舒张功能受限,体循环回流障碍并出现颈静脉怒张。限制型心肌病患者心室舒张功能减低,心室充盈受限,体循环回流障碍并出现颈静脉怒张。

四、干/湿啰音

啰音是指呼吸音之外的附加音,正常时不存在啰音。啰音分为干啰音和湿啰音。干啰音是因气管或分支部分性阻塞致使呼吸时形成湍流所产生的声音。气管或其分支部分阻塞多见于支气管炎症(黏膜充血水肿且分泌物增多,管壁平滑肌痉挛),其他少见原因包括支气管肿瘤、支气管异物或支气管被肿大淋巴结或肿瘤压迫等。干啰音持续时间一般较长,音调偏高,呼气和吸气时均可闻及,且以呼气时更显著,干啰音大小和音调多变。气管或主支气管的干啰音也称为喘鸣。干啰音依音调高低分为高调干啰音和低调干啰音。高调干啰音大多发生于相对细小的支气管,一般呼气时更响亮;低调干啰音又称鼾音,多发生于气管或主支气管,通常由于黏液积聚所致,可在咳痰后消失。双侧广泛性干啰音常见于慢性阻塞性肺疾病、支气管哮喘等。局限性干啰音一般是由于支气管内膜结核或肿瘤等引起局部支气管狭窄所致。

湿啰音一般短暂且连续出现,吸气时相对显著,部位和音调变化相对较小,咳嗽后湿啰音可减轻或消失。湿啰音是因吸气时气体通过支气管内分泌物(如渗出液、痰液、血液和黏液等)形成的水泡破裂所产生的声音(又称水泡音),或因管壁分泌物黏着而闭塞的小支气管在吸气时突然开通所产生的爆裂音。湿啰音可分为响亮性和非响亮性。前者是由于支气管周围存在实变等优良传导介质或因空洞的共鸣作用,多见于肺炎、肺脓肿和空洞型肺结核,后者是由于支气管周围较多正常肺泡组织导致声波在传导过程中逐步衰减。另外,湿啰音依支气管粗细和管腔内分泌物多少分为粗湿啰音(又称大水泡音,发生在吸气早期的响亮水泡音,多见于支气管扩张、肺

结核或肺脓肿空洞等)、中湿啰音(又称中水泡音,发生在吸气中期且音调偏低,多见于支气管炎或支气管肺炎等)、细湿啰音(又称小水泡音,发生在吸气晚期、音调偏高且不连续,多见于细支气管炎、支气管肺炎、肺淤血或肺梗死等)和捻发音(多见于细支气管和肺泡炎症,以及肺淤血或肺炎早期等)。局限性湿啰音多见于肺炎、肺结核或支气管扩张等局部病变。双侧肺底湿啰音多见于心力衰竭所致的肺淤血和支气管肺炎等。双侧广泛性湿啰音多见于急性肺水肿和严重支气管肺炎。

五、肝脏肿大

肝脏在正常成年人的肋缘下一般不能触及,瘦长体型者在深吸气时可在肋缘下触及肝脏下缘。在正常成年人剑突下常可触及肝脏下缘,尤其以瘦长体型者明显。若肝脏下缘达剑突根部至脐距离的1/3以上,触及的肝脏质地柔软、平滑且无压痛时,通过叩诊确认肝上界下移,肝上界与肝下缘的距离正常,提示肝脏下移,通常是由于肺气肿、右侧胸腔大量积液等引起膈肌下降所致。若肝上界与肝下缘的距离增大,提示肝脏肿大。

肝脏肿大依其程度分为轻、中和重度。轻度肝肿大:在肋缘下可触及肝脏下缘,或肝脏下缘在剑突根部与脐部连线的中点以上,以及在锁骨中线肋缘下3cm以内;中度肝肿大:肝脏下缘在剑突根部与脐部连线的中点以下;重度肝肿大:肝脏下缘达脐部与髂嵴连线中点水平线以下。

肝脏肿大也分为局限性和弥漫性。局限性肝脏肿大多见于巨大肝囊肿或血管瘤、肝脓肿和肝癌等。弥漫性肝脏肿大多见于病毒性肝炎、肝淤血(例如布-加综合征)、早期肝硬化和血吸虫病等。

六、双下肢水肿

双下肢水肿是由于双下肢组织间隙有过多的液体积聚所致,表现为双下肢组织肿胀。双下肢水肿多由心脏、肝脏或肾脏功能衰竭所致。心脏功能衰竭时,体循环回流减少,双下肢血液淤积而出现双下肢水肿;肝脏功能衰竭时,肝脏合成的蛋白减少并引起低蛋白血症,双下肢出现水肿;肾脏功能衰竭时,肾脏排水作用减弱或消失,双下肢出现水肿。导致双下肢水肿的其他因素也不容忽视,例如下肢静脉血栓、下肢静脉曲张和淋巴回流障碍等。

七、胸水和腹水

胸水(又称胸腔积液)是因多种原因所致的胸膜

腔液体产生过多。例如,心脏功能衰竭等导致胸膜毛细血管血液压力增高,肝硬化或肾病综合征等所致低蛋白血症引起胸膜毛细血管血液渗透压降低,肺炎、肺结核或胸膜肿瘤等导致胸膜毛细血管壁通透性增加,胸膜淋巴引流障碍等亦可引起胸水。胸水性质依其病因可分为漏出液和渗出液。另外,外伤或主动脉夹层等亦可引起胸腔积血。

少量胸水时,多无明显体征。中-大量胸水时,呼吸加快且变浅,患侧胸廓呼吸动度减弱,心尖搏动向健侧偏移,胸水积存区域在叩诊时呈浊音。大量胸水或伴胸膜增厚粘连时,局部叩诊可为实音。胸水积存区域的呼吸音,以及语音震颤或共振减弱甚或消失,其上方有时可闻及支气管呼吸音。

腹水(又称腹腔积液)是因多种原因所致的腹膜腔液体产生过多。腹腔内有较多液体时,液体因重力作用多积存于腹腔低处。腹水常见于肝硬化、肝癌或肾病综合征,其所致低蛋白血症引起腹膜毛细血管血液渗透压降低。腹膜炎、腹膜肿瘤和卵巢肿瘤等也可引起腹膜毛细血管壁通透性增加并导致腹水。

腹水患者在仰卧时,腹部中央区域的含气肠管在腹水中浮起,叩诊时呈鼓音,腹部两侧区域因腹水聚积,叩诊时呈浊音。腹水患者在左侧卧位与右侧卧位转换时,腹部两侧区域的鼓音与浊音也随之发生转换,这种现象被称为移动性浊音。腹水达1 000mL 以上时大多可发现移动性浊音。少量腹水患者在站立位时,腹水液面以下的下腹部在叩诊时呈浊音,腹水液面以上的中腹部在叩诊时呈鼓音。

(王照谦)

参 考 文 献

1. 杨跃进,华伟. 阜外心血管内科手册[M]. 北京:人民卫生出版社,2006.
2. 曹林生,廖玉华. 心脏病学[M]. 3 版. 北京:人民卫生出版社,2010.
3. 万学红,卢雪峰. 诊断学[M]. 9 版. 北京:人民卫生出版社,2018.
4. 葛均波,徐永健,王辰. 内科学[M]. 9 版. 北京:人民卫生出版社,2018.

第三章 冠状动脉

第一节 先天性冠状动脉异常

一、冠状动脉开口异常

（一）高位冠状动脉开口

【定义】

高位冠状动脉开口是指左或右冠状动脉开口于主动脉窦管交界上方升主动脉。文献中使用了许多标准来定义,最常用的标准是一根或两根冠状动脉出现在窦管交界上方的任何高度。也有定义为开口起源于瓣上嵴上方≥5mm处,或窦管交界上方≥10mm以上。一般认为距离窦管交界≥10mm的冠状动脉高位开口具有临床意义。一项荟萃研究发现,普通人群中冠状动脉高位开口患病率为26/12 899(0.202%)。

【病理基础】

在胚胎发育过程中,冠状动脉在心外膜房室沟和室间沟中发育,然后在发育后期连接到主动脉窦。通常冠状动脉开口位于左、右冠状动脉窦前侧中上部,但也可以出现在冠状窦的任何位置。当冠脉开口位于冠状窦管交界上方的升主动脉壁时,称为高位冠状动脉开口。

【征象描述】

1. **X线表现** 对高位冠状动脉开口诊断价值有限,不作为常规检查应用。

2. **超声表现** 正常人超声心动图大动脉短轴切面可探查到左冠状动脉从左冠窦发出,右冠状动脉从右冠窦发出,可明确显示冠状动脉起源,当发现冠状动脉从窦管交界上方发出时,可明确诊断。

3. **CT表现** 为临床常规检查方法,可直接显示冠状动脉起源。正常左、右冠状动脉由升主动脉起始部的主动脉窦前侧中上部发出(图3-1-1)。当冠状动脉开口位于主动脉窦管交界区以上的升主动脉壁时(图3-1-2、图3-1-3),无论是否位于相应冠状动脉窦上,都称为高位冠状动脉开口。

4. **MRI表现** 冠状动脉MR血管成像是一种安全有效的无创冠状动脉成像技术,已逐步应用于临床,因其无电离辐射、不需要注射对比剂成像的优势,使其在冠状动脉起源及发育异常的诊断中具有独到价值,冠状动脉MR血管成像可显示冠状动脉的起源及走行,明确诊断高位冠状动脉起源。但其成像技术的复杂性限制了其临床应用。

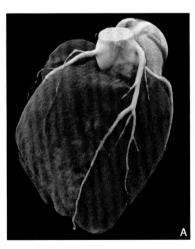 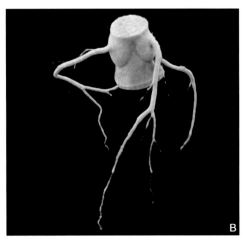

A   B

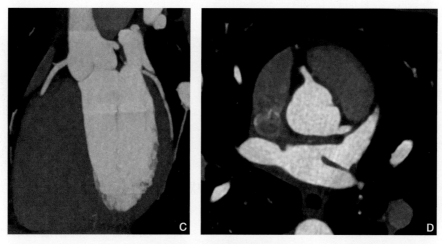

图 3-1-1　正常冠状动脉开口

A~D. 冠状动脉 VR 重建(A、B),冠状动脉开口 MIP(C、D),左、右冠状动脉由升主动脉起始部的主动脉窦前侧中上部发出。右冠状动脉由右冠状窦发出后,在肺动脉起始部和右心耳之间,沿冠状沟向右行;左冠状动脉由左冠状窦发出后,左主干较短,在肺动脉起始部与左心耳之间向左行一段短距,随即分为前降支和回旋支

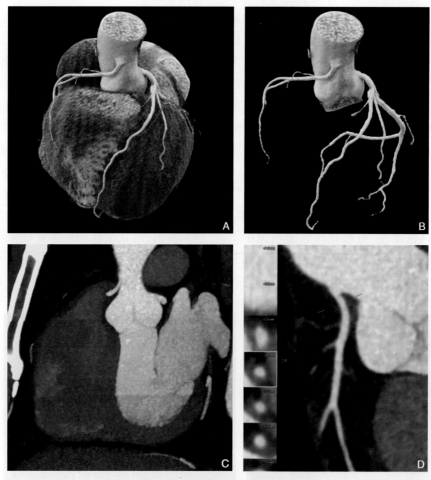

图 3-1-2　右冠状动脉高位开口

A~D. 冠状动脉 VR(A、B),冠状动脉开口 MIP(C),冠状动脉 CPR(D),右冠状动脉高位起源,右冠状动脉开口位于窦管交界上约 10mm 处,开口未见狭窄

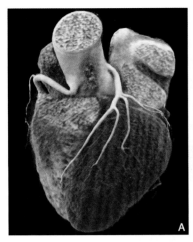
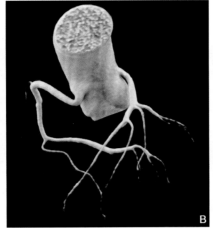
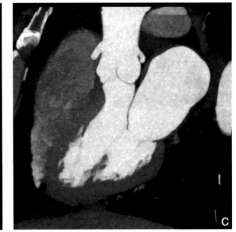
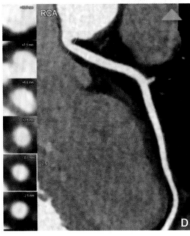
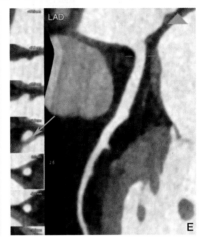

图 3-1-3　双侧冠状动脉高位开口
A~E. 冠状动脉 VR(A、B),冠状动脉开口 MIP(C),冠状动脉 CPR(D、E),左、右冠状动脉高位起源,双冠状动脉开口位于窦管交界上约 5mm 处,RCA 开口未见受压,LM 开口受压呈卵圆形(蓝箭)

5. DSA 表现　冠状动脉造影发现冠状动脉开口位于主动脉窦管交界上方即可明确诊断。

【相关疾病】

高位冠状动脉开口管腔通常粗大,一般没有血流动力学异常,很少产生临床症状,但也有少量冠状动脉高位起源引起血流动力学障碍甚至猝死的个案报道,主要原因是冠状动脉与主动脉开口角度较小,在运动负荷增加时,开口处出现类似瓣膜的机制,引起短暂的血流障碍。此外,冠状动脉高位开口的位置越高,冠状动脉灌注不足的风险就越高。高位冠状动脉开口可引起冠状动脉造影时插管困难,尤其是右冠状动脉位于左冠状窦之上时。术前识别高位冠状动脉开口对于接受主动脉切开术(主动脉瓣手术或升主动脉置换术)的患者很重要。交叉夹闭高位冠状动脉下方的主动脉可能会导致诱导心脏停跳失败。文献报道中的右冠状动脉高位开口比左冠状动脉高位开口更常见,占比约 84.46%。另外,高位冠状动脉开口在二瓣主动脉瓣患者中发病率相对较高,因此,在二瓣主动脉瓣患者换瓣术前筛查高位冠状动脉开口很有必要。

【分析思路】

第一,认识这个征象。参考定义,当左或右冠状动脉开口于主动脉窦管交界区上方升主动脉时,排除手术等其他因素,即可明确诊断,不需要与其他疾病相鉴别。

第二,分析这个征象。明确诊断后,要重点观察高位开口与窦管交界的距离,以及其与升主动脉开口的角度,这可能与患者的临床症状相关。

第三,紧密结合临床。当患者出现心肌缺血相关的临床症状时,要观察开口的位置及形态,分析其相关性。当患者出现明显的冠状动脉粥样硬化病变、瓣膜病变及升主动脉病变可能需要冠脉造影或主动脉切开术时,应明确告知临床医生,为手术计划做好准备。

【疾病鉴别】

发现冠状动脉开口于主动脉窦管交界区上方升主动脉即可明确诊断,若患者无冠状动脉搭桥病史,不需要与其他疾病相鉴别。

（二）冠状动脉异常主动脉起源

【定义】

冠状动脉异常主动脉起源是源自主动脉的冠状动脉起源或走行的先天性异常，较为罕见，在冠状动脉造影中的检出率约0.44%，尸检中的检查率约0.17%。

【病理基础】

冠状动脉异常主动脉起源多属偶然发现，大部分没有显著的临床症状，其中约20%可能存在冠状动脉缺血导致心肌梗死、心律失常和心脏性猝死。血流动力学显著异常者也称为恶性冠状动脉异常主动脉起源，与心肌缺血或心源性猝死有关。冠状动脉异常走行于主动脉及肺动脉间的患者最常出现心肌缺血或心源性猝死，相关的病理、生理机制尚不十分明确。理论上推测与冠状动脉开口异常及近段走行异常相关。患者冠状动脉开口常呈裂隙样狭窄，发出后与主动脉壁呈锐角，剧烈运动后主动脉壁扩张牵拉，造成狭窄的开口进一步变窄，甚至发生扭结和闭塞，导致心肌缺血和猝死。一般来说，冠状动脉开口角度越小，缺血及猝死的风险越大。心肌缺血与心源性猝死还与冠脉走行于大动脉间隙甚至走行于主动脉壁内相关，剧烈运动后扩张的主动脉和肺动脉挤压两者间走行的冠状动脉致其管腔狭窄引起缺血。另外还有学者提出血管内皮损伤或血管行程增加导致冠状动脉痉挛，引起心肌缺血和心源性猝死。因此，目前对这些患者进行风险分层具有挑战性。

【征象描述】

1. **X线表现** 对冠状动脉异常主动脉起源诊断价值有限，不作为常规检查应用。

2. **超声表现** 正常人超声心动图大动脉短轴切面可探查到左冠状动脉从左冠状动脉窦发出，右冠状动脉从右冠状动脉窦发出。冠状动脉异常主动脉起源患者，病变冠状动脉未从其对应的主动脉窦发出，多数患者可探及异常起源的冠状动脉开口，并能显示其近段是否在主动脉壁内走行、冠状动脉开口有无狭窄等情况。超声心动图可明确显示冠状动脉起源及近段走行，可用于冠状动脉异常主动脉起源的初始筛查，优势在于便捷、快速和无创，并有助于评估心功能和其他合并畸形。其对分辨壁内走行的冠状动脉段有较高的准确性，高于CT和冠状动脉造影，对于低龄患者，超声心动图是冠状动脉异常主动脉起源优先选择的诊断方法。

3. **CT表现** 冠状动脉CTA是该异常优先选择的诊断方法。根据定义，冠状动脉异常主动脉起源包括冠状动脉起源异常及走行异常。按照异常冠状动脉的起源位置，可以分为左冠状动脉异常起源于右冠状动脉窦（图3-1-4）、右冠状动脉异常起源于左冠状动脉窦（图3-1-5）、冠状动脉起源于无冠窦（图3-1-6）和回旋支异常主动脉起源（图3-1-7）。右冠状动脉异常起源于左冠状动脉窦的患病率为0.06%~0.9%，左冠状动脉异常起源于右冠状动脉窦的患病率为0.02%~0.1%，回旋支异常主动脉起源的患病率为0.02%~0.06%，单只冠状动脉异常起源于"无冠窦"极其罕见，仅有少量个案报道，左冠状动脉异常起源于右冠状动脉窦与右冠状动脉异常起源于左冠状动脉窦的发病率之比大约为1:6，但左冠状动脉异常起源于右冠状动脉窦在猝死人群中更为常见。

异常冠状动脉从异常开口位置到其灌注区有5种潜在的"路径"。

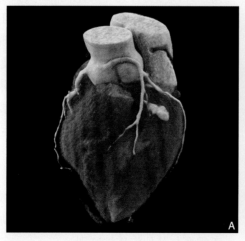
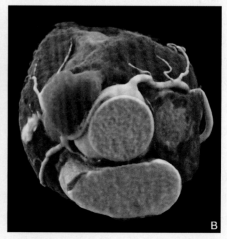

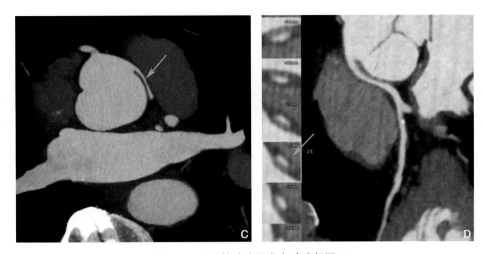

图 3-1-4 冠状动脉异常主动脉起源

A~D. 冠状动脉 VR(A、B),冠状动脉开口 MIP(C),冠状动脉 CPR(D),左冠状动脉主干起
自右冠状动脉窦,经主动脉、肺动脉间走行,起始部受压呈狭缝样改变(蓝箭)

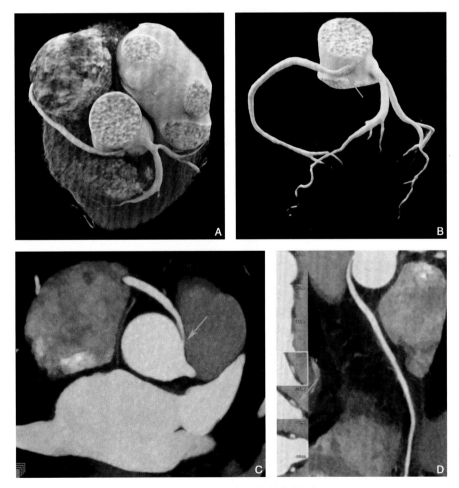

图 3-1-5 冠状动脉异常主动脉起源

A~D. 冠状动脉 VR(A、B),冠状动脉开口 MIP(C),冠状动脉 CPR(D),右冠状动脉起
自左冠状动脉窦,经主动脉、肺动脉间走行,起始部受压呈狭缝样改变(蓝箭)

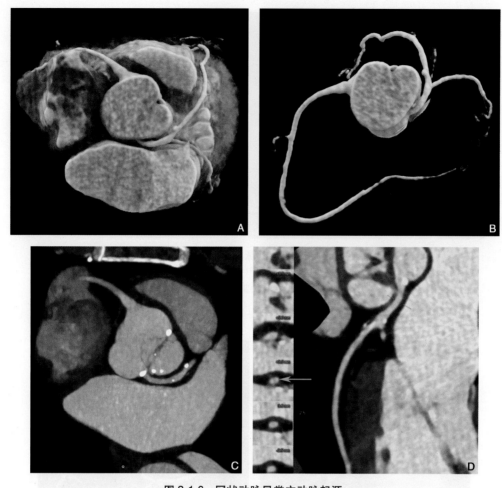

图 3-1-6 冠状动脉异常主动脉起源

A~D. 冠状动脉 VR(A、B),冠状动脉开口 MIP(C),冠状动脉 CPR(D),左冠状动脉起自无冠窦,经主动脉后走行,起始部截面呈卵圆形(蓝箭)

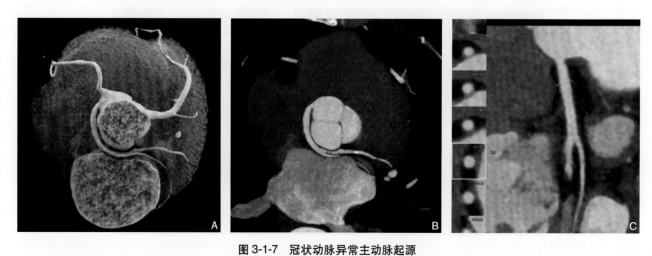

图 3-1-7 冠状动脉异常主动脉起源

A~C. 冠状动脉 VR(A),冠状动脉开口 MIP(B),冠状动脉 CPR(C),左冠状动脉回旋支起自右冠状动脉窦,经主动脉后走行,起始部管腔未见狭窄

（1）大动脉间型：冠状动脉于主动脉和肺动脉之间走行（图3-1-4、图3-1-5）；这种变异属于高危变异，可引起心肌灌注减低，与不良预后和猝死风险增加有关。原因尚不清楚，一种假说认为运动导致主动脉根部和肺动脉干扩张，这可能会增加冠状动脉开口的角度，压迫冠脉近端使其管腔直径减小。另一种假说是血管在主动脉壁内走行，伴有主动脉壁发育不良，主动脉壁内有脊样结构压迫冠状动脉使其狭窄。然而，在这些患者中，静息心电图通常是正常的，负荷试验有时仍然为阴性。

（2）主动脉后型：冠状动脉于主动脉根部后方走行，穿过无冠窦和房间隔之间的间隙（图3-1-6、图3-1-7），此处通常没有血管结构，通常不伴血液动力学异常，但其存在可能会使瓣膜手术复杂化。这种异常通常累及发自右冠状动脉或右冠状动脉窦的左主干或左回旋支。

（3）肺动脉前型：冠状动脉经右心室流出道前方走行（图3-1-8），本型通常不伴血流动力学异常，在少数病例中可能与心绞痛有关。

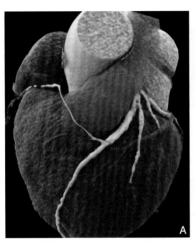
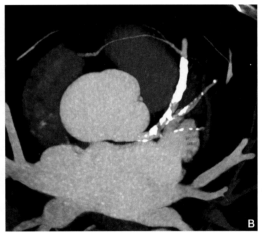

图3-1-8 冠状动脉异常主动脉起源
A、B. 冠状动脉 VR（A），冠状动脉 MIP（B），右冠状动脉异位开口于前降支近段，经肺动脉圆锥前走行，管腔未见受压、变形

（4）经室间隔型：冠状动脉经肺动脉下走行，向前向下穿过室间隔心肌转出进入心外膜处（图3-1-9）；最常累及的动脉为左前降支或回旋支。有时这一分型与大动脉间型鉴别困难，鉴别要点是本型位置较低，经室间隔心肌斜行向下走行，起始部未见明显受压、变窄，不伴椭圆形或狭缝状开口。

（5）心脏后型：在这种情况下，异常冠状动脉经过二尖瓣和三尖瓣后走行，位于房室后沟；这种异常的临床意义尚不清楚，可能具有潜在的导致冠状动脉粥样硬化的倾向。

冠状动脉走行于主动脉、肺动脉间的冠状动脉主动脉起源异常最常出现心肌缺血和心源性猝死，冠状动脉 CTA 评估异常血管的精确解剖结构和走行非常重要，尤其要关注与缺血及猝死相关的解剖结构（开口的角度、开口的形状及近段走行）。开口的角度测量，从孔口线的中点沿冠状动脉中心绘制5mm长的线，两条线交汇处的角度为冠状动脉开口角。开口的形状可根据开口横断面的最小径与最大径比值分为三类：正常或圆形（最小径约等于最大径）、椭圆形（最小径与最大径的比值为50%~

90%）、狭缝状（最小径与最大径的比值小于50%）。异常冠状动脉近段走行重点关注冠状动脉走行于主动脉壁内的长度，以及走行于主动脉-肺动脉间的长度。

4. **MRI 表现** 冠状动脉 MR 血管成像是一种安全有效的无创冠状动脉成像技术，已逐步应用于临床，因其无电离辐射、不需要注射对比剂成像的优势，使其在冠状动脉起源及发育异常的诊断中具有独到价值。冠状动脉 MR 血管成像可显示冠状动脉起源及走行、明确诊断冠状动脉主动脉起源异常，但其成像技术的复杂性限制了其临床应用，罕见文献报道。

5. **DSA 表现** 冠状动脉造影发现冠状动脉开口位于主动脉窦管交界上方即可明确诊断。

【相关疾病】

冠状动脉异常主动脉起源患者可能长期无临床症状，多属偶然发现，其中约20%可能存在冠状动脉缺血，出现的症状包括劳累或剧烈运动后的胸痛、晕厥。多达38%~66%的冠状动脉异常主动脉起源患者猝死前从未出现过相关症状。大动脉间走行的冠

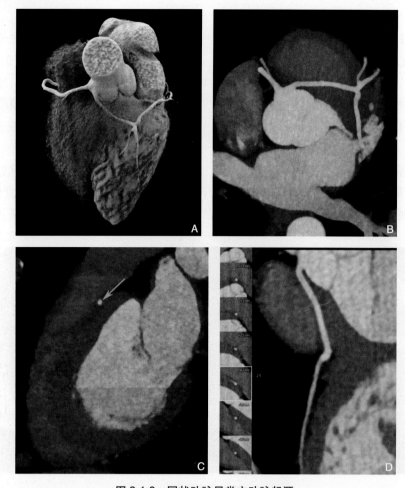

图 3-1-9 冠状动脉异常主动脉起源

A～D. 冠状动脉 VR(A),冠状动脉开口 MIP(B),冠状动脉 MPR(C),冠状动脉 CPR(D),左冠状动脉异位开口于右冠状动脉窦,经肺动脉下走行,向前和向下穿过室间隔心肌转出进入心外膜处,管腔未见受压、变形(蓝箭),注意与主动脉、肺动脉间型水平走行不同

状动脉异常主动脉起源中,左冠状动脉异常起源于右冠状动脉窦的猝死发生率高于右冠状动脉异常起源于左冠状动脉窦,为 1.8～4.7 倍。目前冠状动脉异常主动脉起源引起缺血和心搏骤停的机制仍不清楚,增加缺血和心搏骤停风险的临床和解剖学特征尚未完全确定,但多模态成像和功能成像可能会提供更多有用价值。尽管手术适应证和益处尚不清楚,但冠状动脉手术修复已用于预防或解决心搏骤停和心肌缺血。冠状动脉异常主动脉起源手术方式包括冠状动脉去顶术、冠状动脉开孔术和肺动脉干移位等,具体手术方式的选择取决于冠状动脉形态和开口的位置。

【分析思路】

第一,认识这个征象。参考定义,当左或右冠状动脉开口不在正常位置时,即可明确诊断,不需要与其他疾病鉴别。冠状动脉 CTA 是冠状动脉异常主动脉起源最重要的检查手段,可以完整展示冠状动脉的起始、走行、角度、狭窄,以及与大动脉、心肌的关系,在绝大多数情况下能够明确诊断。然而 CT 在分辨冠状动脉起始段壁内走行时存在困难,尤其是对于低龄患者,需要与超声相互补充。

第二,分析这个征象。明确诊断后,要重点观察异常冠状动脉开口的解剖学特征及其走行,明确其走行分类,判断其是否能引起血流动力学改变。一般来说,肺动脉前、肺动脉下或主动脉后走行的冠状动脉不引起血流动力学改变。大动脉间走行的冠状动脉属于高危异常起源,需要测量冠状动脉开口的角度、形状及冠状动脉异常行程的范围等参数。这些细节对于治疗决策和手术计划有非常大的价值,并且可能影响患者的远期预后。

第三,紧密结合临床。当患者出现与运动相关的心肌缺血临床症状,又伴有冠状动脉异常主动脉起源时,或者负荷心肌灌注出现异常,要高度怀疑由冠状动脉异常主动脉起源引起的。冠状动脉异常主动脉起源患者术后应常规随访,复查心电图和超声心动图检查,如果显示冠状动脉血流良好,无缺血表现,可逐步恢复正常的体育运动。未行手术的冠状动脉异常主动脉起源患者应终身随访,包括关注心肌缺血的相关症状,并定期行心电图和超声心动图检查。所有左冠状动脉异常起源于右冠状动脉窦类型的患者即便不进行手术治疗,也应避免参加剧烈竞技运动。

【疾病鉴别】

发现冠状动脉开口异常即可明确诊断,不需要与其他疾病鉴别。

(三) 冠状动脉异常起源于肺动脉

【定义】

冠状动脉异常起源于肺动脉是指右冠状动脉、左冠状动脉或其主要分支起源于肺动脉主干或分支肺动脉近端,共有 4 种分型:①左冠状动脉异常起源于肺动脉;②右冠状动脉异常起源于肺动脉;③两条冠状动脉均异常起源于肺动脉;④左冠状动脉某一分支异常起源于肺动脉。在这些变异中,以左冠状动脉或其分支异常起源于肺动脉最多见,又称 Bland-White-Garland 综合征,约占 90%。其发生率高可能与胚胎发育时左冠状动脉芽更靠近肺动脉窦相关。右冠状动脉异常起源于肺动脉相对少见,文献多为病例报告,人群发病率约为 0.002%,其临床症状和心肌缺血相对较轻,这与右心室的需氧量低于左心室有关。双冠状动脉均起源于肺动脉在临床极其罕见,大多因心肌缺血,出生后即死亡。

【病理基础】

左冠状动脉异常起源于肺动脉可分为婴儿型和成人型。婴儿型发病早,在新生儿期,由于肺动脉的高压力可以维持冠状动脉灌注,患者可无心肌缺血的表现。出生 6~8 周后,随着肺动脉阻力逐渐下降到正常水平,体循环和肺循环之间出现压力差,会导致“冠状动脉窃血”现象,引起左向右分流。更重要的是,此时如果没有足够的侧支循环形成,将导致心肌缺血和梗死。早期表现为气促、喘鸣、喂养困难等,患者活动或者喂养后易出现面色苍白、多汗,严重者可出现短暂晕厥。如不及时治疗,90% 的患儿在 1 岁内死亡。极少数患儿冠状动脉发育良好,可能会无症状,可存活至成年。成人型偶有胸闷、气促、胸痛等不典型表现,主要原因为左、右冠状动脉之间存在大量代偿侧支,但仍存在不同程度的心肌缺血,80%~90% 的患者存在猝死风险。随着非侵入性心脏成像(CT 和 MRI)的临床应用越来越广泛,成人型检出率也逐渐增高。左冠状动脉异常起源于肺动脉大多单独存在,少数患者合并其他心脏畸形,如室间隔缺损、法洛四联症、主-肺动脉窗等。

【征象描述】

1. X 线表现 表现为心脏增大,无诊断特异性,易被误诊为心肌病。

2. 超声表现 超声心动图是左冠状动脉异常起源于肺动脉的首选诊断方法。直接征象为左冠状动脉窦无冠状动脉发出,肺动脉瓣上探及由两分支冠状动脉汇合而成的异常左冠状动脉开口。左冠状动脉主干及分支不宽或轻度增宽,伴或不伴右冠状动脉增宽。彩色多普勒显示左冠状动脉内血流为逆向灌注、双向灌注甚至几乎完全由肺动脉灌注;如存在逆向灌注,异常左冠状动脉开口处可见射入肺动脉内分流。婴儿型左冠状动脉异常起源于肺动脉超声可见左心室明显增大和活动减弱,左心室舒张末期容积明显增加,冠状动脉间的侧支循环不易被发现。成人型左冠状动脉异常起源于肺动脉,二维超声在胸骨旁大动脉短轴切面不能显示左冠窦发出左冠状动脉,相反,在肺动脉瓣上可探及异常血管开口,且该血管走行不远即分叉,右冠状动脉起自右冠状动脉窦,主干迂曲扩张。彩色多普勒左冠状动脉异常开口于肺动脉处可见舒张期为主的连续分流束进入肺动脉腔内,心肌表面、心肌内(特别是室间隔内)冠状动脉侧支血流丰富,二尖瓣反流、左心室收缩功能减低,部分成人型左冠状动脉异常起源于肺动脉患者的超声心动图检查左心室整体射血分数可以正常,但存在节段性的运动异常。对于超声心动图不能排除左冠状动脉异常起源于肺动脉的情况,建议加做冠脉 CTA 明确诊断。

3. CT 表现 冠状动脉 CTA 发现左冠状动脉窦无左冠状动脉发出,冠状动脉异常起源于肺动脉瓣或肺动脉上可明确诊断,冠状动脉 CTA 是诊断冠状动脉异常起源于肺动脉的首选方法,可以明确冠状动脉起源、走行、直径及侧支情况(图 3-1-10、图 3-1-11),表现为冠状动脉扩张,冠状动脉间丰富的侧支循环,甚至能发现支气管与冠状动脉间的异常侧支;有时也能显示冠脉内的逆向血流,部分患者可见左心室轻度扩大、心肌肥厚等。

4. MRI 表现 对于就诊年龄偏大的儿童或成人,可采用心脏磁共振扫描精确测定心室功能,并且显示心肌灌注情况和心肌纤维化程度,评估存活心肌的范围。冠状动脉 MR 血管成像因其成像技术的复杂性限制了其临床应用,罕见文献报道。

5. DSA 表现 如果超声心动图和 CT 不能明确诊断,可以考虑心导管和造影。通常选择在主动脉根部或者对侧冠状动脉注射对比剂,发现冠状动脉

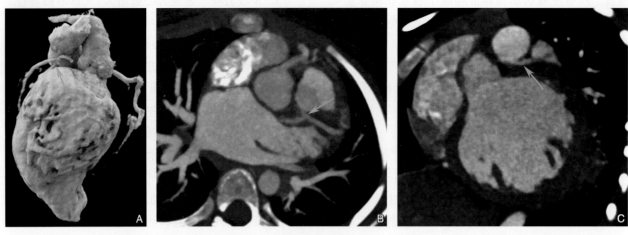

图 3-1-10 冠状动脉异常起源于肺动脉

A~C.冠状动脉 VR(A),冠状动脉开口 MIP(B),冠状动脉开口 MPR(C),婴儿型左冠状动脉异常起源于肺动脉,左冠状动脉主干起自肺动脉主干(蓝箭),左心室明显扩张

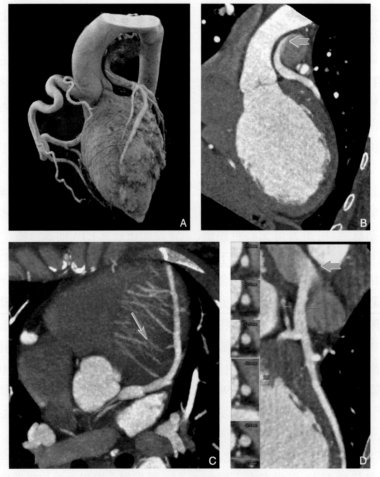

图 3-1-11 冠状动脉异常起源于肺动脉

A~D.冠状动脉 VR(A),冠状动脉开口 MIP(B),前降支 MIP(C),冠状动脉开口 CPR(D),成人型左冠状动脉异常起源于肺动脉,左冠状动脉主干起自肺动脉主干,左、右冠状动脉迂曲扩张,室间隔见弥漫侧支血管(蓝箭),前降支保持正常形态,由近心端到远心端管腔逐渐变细,管腔内见逆向血流,表现为前降支高密度对比剂逆流进入肺动脉(蓝尾箭)

开口于肺动脉即可明确诊断。

【相关疾病】

婴儿型左冠状动脉异常起源于肺动脉因心脏增大、收缩功能下降，易被误诊为心肌病，因此对于婴幼儿不明原因的左心室显著扩大、收缩功能降低、二尖瓣反流等，应常规筛查冠状动脉起源。左冠状动脉异常起源于肺动脉的死亡率高，90%未经治疗的病例在出生后第一年内死于充血性心力衰竭和扩张型心肌病，因此该病一经确诊，原则上均应尽早手术，重建冠状动脉，恢复双冠状动脉循环。冠脉 CTA 在术前计划及术后随访中发挥着关键作用。

【分析思路】

第一，认识这个征象。参考定义，当左或右冠状动脉异位开口位于肺动脉时，即可明确诊断。超声及冠状动脉 CTA 均可直接看到这一征象。

第二，分析这个征象。明确诊断后，要重点观察异常冠状动脉的走行、管腔是否扩张及侧支情况，为手术重建冠状动脉提供参考。

第三，紧密结合临床。婴儿型左冠状动脉异常

起源于肺动脉常常早期出现心脏增大、收缩功能下降、二尖瓣反流等症状，应常规超声筛查冠状动脉起源；成人型左冠状动脉异常起源于肺动脉的临床表现缺乏特异性，主要依靠影像学检查。

【疾病鉴别】

冠状动脉异常起源于肺动脉需与冠状动脉肺动脉瘘及冠状动脉闭锁相鉴别。冠状动脉肺动脉瘘患者左右冠状动脉起源于左右冠状动脉窦，其分支常走行迂曲，管腔粗细不均，缺乏冠状动脉起始部至远端局部变细的形态。冠状动脉异常起源于肺动脉患者的冠状动脉窦上无冠状动脉发出，肺动脉窦或肺动脉根部可见相应冠状动脉发出，且保持自肺动脉端至远端管腔由粗变细的形态。成人型冠状动脉异常起源于肺动脉能见到左右冠状动脉间的粗大侧支血管。左冠状动脉闭锁与左冠状动脉异常起源于肺动脉相鉴别，两者均可出现右冠状动脉扩张及左向右侧支循环形成，区别在于冠状动脉闭锁起始部为盲端。

冠状动脉与肺动脉相交通诊断思维导图见图 3-1-12。

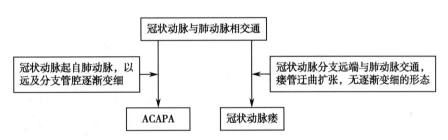

图 3-1-12　冠状动脉与肺动脉相交通诊断思维导图

二、冠状动脉瘘

【定义】

冠状动脉与心腔、冠状窦、上腔静脉或靠近心脏的肺动脉或肺静脉之间存在连接。

【发生原因】

冠状动脉瘘的发生原因包括先天性与获得性。90%以上的冠状动脉瘘是先天形成的。在胎儿早期的发育过程中，血窦滋养原始心肌，与原始管状心脏相连；成年后，血窦通常会退化。持续的不能退化血窦可导致冠状动脉和心腔之间的瘘管连接，即冠状动脉心腔瘘。另外，冠状动脉与其他靠近心脏的血管（如支气管动脉）或上腔静脉之间的残余原始连接也可能会导致冠状动脉瘘。获得性冠状动脉瘘多由医源性事件引起，如冠状动脉支架置入、冠状动脉旁路手术、胸部创伤等；部分疾病（如冠状动脉炎、心肌梗死等）在其疾病进程中也可导致冠状动

脉瘘。

【病理基础】

冠状动脉瘘的基本机制是冠状动脉内血流绕过心肌小动脉和毛细血管，通过瘘管进入静脉回路（右心系统）或回到体循环（左心系统）。冠状动脉瘘分流量根据瘘口大小、冠状动脉和引流部位之间的压力差来确定。多数情况下分流量小，多无影响；如果瘘口大、压力差大（如注入右心系统），则分流量大，可产生明显的血流动力学改变。经瘘管分流的血液较多时，流至瘘管以远正常冠脉的血流减少，从而出现窃血现象，该现象会在运动或其他增加需氧量的活动中导致心肌缺血。瘘管的分流量对于左向右分流的患者，冠状动脉瘘使右心、肺循环和左心的血流量增加，可导致肺动脉高压和左右心的容量负荷增加；对于左向左分流的患者，即冠状动脉瘘瘘入左心或肺静脉，左心容量负荷增加，心脏容量负荷增加可导致心腔扩大、心肌肥厚。冠状动脉瘘可使近端冠

状动脉血流增加,内膜损伤概率增加,进而诱发冠状动脉粥样硬化、冠状动脉扩张、冠状动脉瘤、细菌性心内膜炎等。

【征象描述】

1. **X线表现**　对冠状动脉瘘诊断价值有限,不作为常规检查应用。

2. **超声表现**　超声心动图是冠状动脉瘘重要的诊断方法。直接征象为病变冠状动脉明显扩张,这是因为瘘的冠状动脉比正常冠状动脉血流量明显增加所致;彩色多普勒在瘘口的心腔或肺动脉内显示为异常血流信号,异常血流信号起始部宽度相当于瘘口直径;瘘口的部位不同,其血流频谱也不同,漏入右心系统或左心房的患者,瘘口处收缩期、舒张期均见连续性血流频谱;漏入左心室者,收缩期无血流分流情况,舒张期呈湍流样血流频谱。无论冠状动脉瘘至哪个心腔,均显示左心房、左心室和主动脉根部内径增大,这是因为冠状动脉的分流属于动脉系统分流,无论瘘到哪个心腔,都使左心系统容量增加所致。

3. **CT表现**

(1) 冠状动脉扩张,是冠状动脉瘘的间接征象。分流量大的患者常常出现瘘管近端冠状动脉及瘘管较长节段的管腔扩张(图3-1-13A),局部可形成动脉瘤(图3-1-13B),较大的动脉瘤内易形成血栓。部分冠状动脉瘘患者可无冠状动脉扩张。

(2) 冠状动脉异常汇入口,即瘘口,是诊断冠状动脉瘘的直接征象。瘘口分布的常见部位有右心室(41%)、右心房(26%)(图3-1-13)、肺动脉(17%)(图3-1-14)、冠状窦(7%)、左心房(5%)、左心室(3%)(图3-1-15)和上腔静脉(1%)。

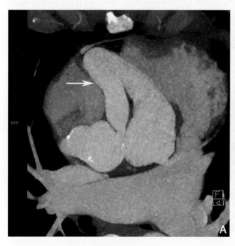
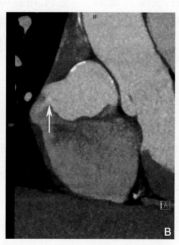
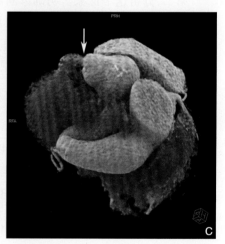

图 3-1-13　右冠状动脉-右心房瘘

A~C.斜轴位MIP重建图像(A)显示右冠状动脉近、中段扩张,中段发出一迂曲粗大分支(白箭),该分支粗细不均,管壁见钙化斑块;冠状位薄层MIP重建图像(B)显示右冠状动脉分支与右心房相交通,对比剂经瘘口(白箭)由冠状动脉分支进入右心房;VR重建图像(C)显示瘘管全程及瘘口(白箭)

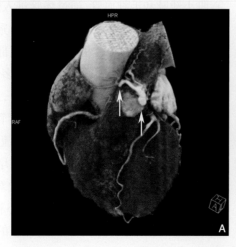
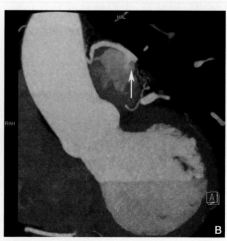

图 3-1-14　左、右冠状动脉-肺动脉干瘘

A、B.VR重建图像(A)显示右冠状动脉近段、左冠状动脉前降支近段各发出一迂曲纤细分支,走行于升主动脉前方、肺动脉干前方及左旁,两分支相交通,交通支局部管腔增宽、瘤样扩张(白箭);斜冠状位MIP重建图像(B)显示对比剂经瘘口(白箭)由冠状动脉交通支进入肺动脉干

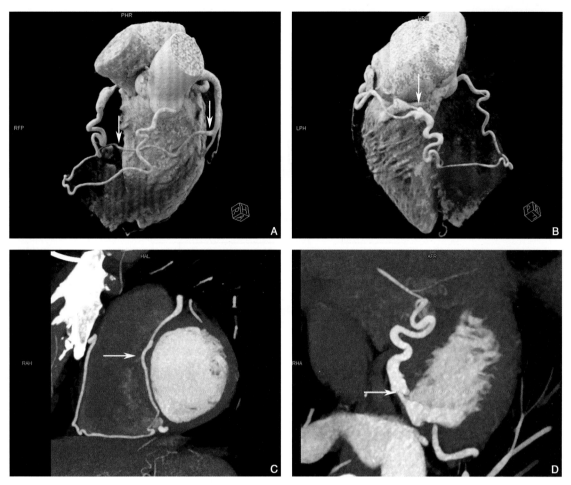

图 3-1-15 左、右冠状动脉-左心室瘘

A～D. VR 重建图像（A）显示右冠状动脉圆锥支增粗,远端与左冠状动脉前降支穿室间隔走行的分支（白箭）
汇合;VR 重建图像（B）显示汇合支沿后室间沟迂曲向上走行,与左冠状动脉回旋支远端相交通,回旋支局部
管腔扩张,中远段局部与左心室相交通（白箭）;斜冠位 MIP 重建图像（C）显示左冠状动脉前降支穿室间隔走
行的分支（白箭）;斜轴位 MIP 重建图像（D）显示汇合支与左冠状动脉回旋支远端相交通,回旋支局部管腔扩
张,中远段局部与左心室相交通（白箭）

4. MRI 表现 冠状动脉 MR 血管成像因其成像技术的复杂性限制了其临床应用,罕见文献报道。

5. DSA 表现 选择性的冠状动脉造影可以显示冠状动脉和瘘管走行、瘘口位置、与侧支的关系。心导管造影检查可以通过计算 Qp/Qs 评估分流量的大小。适合的病例可同期行介入治疗。

【相关疾病】

冠状动脉瘘左向右分流及窃血,可引起心绞痛、心肌梗死等心肌缺血性疾病,以及肺动脉高压、充血性心力衰竭等疾病。冠状动脉瘘患者感染性心内膜炎的患病率为 3%～12%,故对于冠状动脉瘘患者建议使用药物预防心内膜炎。该病也与各种类型的传导异常有关,包括房颤和室性快速心律失常等。

【分析思路】

第一,认识这个征象。正常成人冠状动脉管径为 3.5～5.5mm,冠状动脉走行于房室沟、室间沟及心脏表面,多平直(右冠状动脉、左冠状动脉回旋支

有时较弯曲),因此在 CTA 轴位图像上发现冠状动脉管腔扩张或局部管腔走行迂曲时,需要考虑到冠状动脉瘘的可能,并需要考虑其他可引起冠状动脉管腔扩张的疾病。观察时,除轴位图像外,还应结合曲面重组、容积重建等后处理图像,对于冠状动脉扩张的部位、范围更易作出判断。

第二,分析这个征象。在轴位图像上查看扩张的冠状动脉全程,仔细观察冠状动脉远端是否存在异常汇入口(即瘘口),如果发现瘘口,即可确诊冠状动脉瘘;如果冠状动脉远段逐渐变细,远端没有异常汇入口,则需要考虑其他疾病,比如冠状动脉粥样硬化、血管炎等。瘘口对于冠状动脉瘘的诊断十分关键,对于冠状动脉扩张的患者,如果存在冠状动脉瘘,瘘口通常较明显;部分冠状动脉瘘患者瘘口较小,分流量较少,可不出现冠状动脉扩张,但其冠状动脉通常会发出迂曲走行的瘘管,需要在轴位图像上仔细观察。需要注意的是,常规的冠状动脉后

处理软件显示 VR 图像时,通常会自动去除肺动、静脉等心脏周围血管结构,不利于观察冠状动脉与心脏周围血管之间的瘘管,此时我们需要将相应图像使用普通血管后处理程序进行显示,更容易观察瘘管。

第三,紧密结合临床。对于无明显冠心病、冠状动脉炎病史而出现心肌缺血症状的患者,需考虑冠状动脉瘘的可能。

【疾病鉴别】

冠状动脉扩张征象诊断思维导图见图 3-1-16。

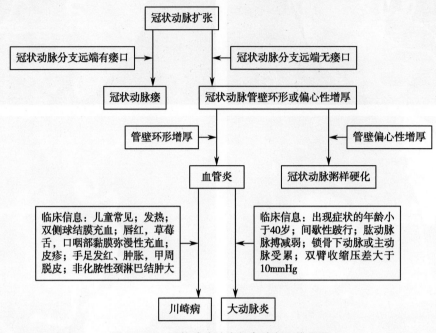

图 3-1-16　冠状动脉扩张征象诊断思维导图

三、冠状动脉闭锁

【定义】

冠状动脉闭锁是一种极为罕见的先天性心脏病,冠状动脉局部未发育,闭锁冠以远血管床由对侧侧支循环供血,以左冠状动脉主干闭锁多见。

【病理基础】

左冠状动脉主干闭锁者左冠窦无冠状动脉开口,左冠状动脉前降支、回旋支均在各自位置,其血供来自右冠状动脉的侧支循环;但侧支循环的血供常常难以满足左心的需要,患者多出现心肌缺血的症状。另外,患者可出现二尖瓣关闭不全,因为牵拉二尖瓣的腱索及乳头肌长期缺血出现纤维化,其功能减退。偶有右冠状动脉、左冠状动脉回旋支闭锁者。

【征象描述】

1. X 线表现　胸部 X 线片检查多为心脏扩大,肺充血。

2. 超声表现　超声心动图是先天性冠状动脉异常的重要检查手段,二维超声心动图显示心脏扩大、室壁瘤、心功能减低、二尖瓣中度以上反流,不能清晰显示左冠状动脉,以及存在较多冠状动脉侧支循环等均提示有先天性冠状动脉异常的可能。彩色多普勒超声显示左冠状动脉内异常往返血流,是提示本病的重要超声征象,为右冠状动脉血流经侧支逆灌入左冠状动脉主干,自盲端反流造成。

3. CT 表现

(1) 未与左冠状动脉窦连接的发育不良的冠状动脉。幼儿冠状动脉多较细,需排除心脏搏动伪影的影响,仔细观察轴位图像,明确冠状动脉未显示的管腔确为缺失;成人冠状动脉通常显示较清楚,需排除病变段是否由冠状动脉粥样硬化斑块致管腔闭塞,或急性血栓致管腔堵塞,这两种情况仍可观察到冠状动脉管腔的存在。

(2) 侧支循环形成。左冠状动脉主干闭锁患者,左冠状动脉前降支、回旋支的血供来自右冠状动脉的侧支循环,故前降支、回旋支内为逆向血流。这一点是与单支冠状动脉患者冠脉管腔内正向血流的显著区别。

4. MRI 表现　冠状动脉 MR 血管成像因其成像技术的复杂性限制了其临床应用,罕见文献报道。

5. DSA 表现　主动脉根部造影或选择性右冠状动脉造影检查是本病诊断的“金标准”。左冠状动脉的形态及显影顺序是诊断要点,右冠状动脉经侧支逆灌左冠状动脉的分支,左冠状动脉主干最后显影并呈盲端,且左主干发育不良。

【相关疾病】

左冠状动脉主干闭锁患者中儿童常常症状明显,可出现胸痛、晕厥、心力衰竭甚至猝死;部分成人患者早年可无症状,后期亦可出现心绞痛、心力衰竭、猝死等表现。据文献报道,成人患者的平均确诊年龄在50岁。

【分析思路】

第一,认识这个征象。通常左、右冠状动脉由主动脉窦部发出,走行于房室沟、室间沟,因此冠状动脉局部管腔未见显示,通常不难发现。需要注意的是,应排除成像质量不佳所致伪影的干扰,确认冠状动脉管腔缺失的部位、范围等。

第二,分析这个征象。发现冠状动脉局部管腔缺失,需要首先排除冠状动脉粥样硬化性心脏病引起局部管腔闭塞的可能,注意观察冠状动脉各分支、主动脉管壁是否存在粥样硬化斑块,闭锁患者基本没有粥样硬化斑块;在轴位图像上查看病变冠状动脉远端是否与对侧冠状动脉分支存在较明显的交通,如果发现侧支循环形成,可以确认逆向血流的存在,则考虑存在闭锁;如果未发现侧支循环,则需要观察是否存在单支冠状动脉、冠状动脉起自肺动脉等情况。

第三,紧密结合临床。左冠状动脉主干闭锁患儿常常心肌缺血症状明显;部分成人患者早年可无症状,后期亦可出现心肌缺血症状,且患者冠状动脉粥样硬化程度较轻,需考虑闭锁的可能。

【疾病鉴别】

冠状动脉闭锁要与其他先天冠状动脉畸形如单根右冠状动脉和左冠状动脉异常起源于肺动脉相鉴别,单根右冠状动脉也为右冠状动脉供应所有心脏循环,但往往冠状动脉闭锁有心肌缺血表现而单冠状动脉畸形没有,造影检查是区分二者最好的方法。左冠状动脉异常起源于肺动脉的临床主要表现与冠状动脉闭锁相近,在超声检查中,左冠窦处不能显示左冠状动脉发出,左冠状动脉由肺动脉窦或肺动脉根部发出。由于左冠状动脉异常起源于肺动脉,肺动脉压力较低,造成右冠状动脉窃血相对严重,右冠状动脉扩张更加明显。主动脉根部造影或选择性右冠状动脉造影及CTA可鉴别诊断。冠状动脉闭锁还应与左冠状动脉的继发阻塞相区别。在成人患者要注意与冠状动脉粥样硬化引起的左主干完全闭塞相鉴别,二者均有右冠状动脉侧支向左冠状动脉供血,但前者左主干先天发育不良,后者虽然冠状动脉闭塞,但解剖形态和其内径正常。在婴幼儿和儿童要注意除外川崎病、大动脉炎等导致的冠状动脉闭塞。

冠状动脉局部管腔未见显示征象诊断思维导图见图 3-1-17。

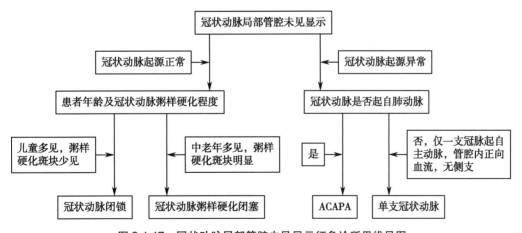

图 3-1-17　冠状动脉局部管腔未见显示征象诊断思维导图

（王锡明）

第二节　冠状动脉管壁异常

一、管壁增厚

冠状动脉管壁增厚分为管壁不规则增厚与管壁环形增厚。

（一）管壁不规则增厚
【定义】

冠状动脉管壁不规则增厚,是指冠状动脉管壁出现偏心性、局灶性、节段性或弥漫性不均匀增厚。

【病理基础】

冠状动脉管壁不规则增厚常见于冠状动脉粥样硬化,主要病理变化是多种因素导致血管内皮损伤,损伤的内皮细胞分泌化学诱导因子,吸引血液循环中的单核细胞聚集、黏附内皮,并迁入到内皮下间隙,形成巨噬细胞并吞噬脂质,巨噬细胞吞噬脂质而成为泡沫细胞,并浸润沉积于冠状动脉壁内膜形成脂质条纹,泡沫细胞在坏死过程中形成脂核、发生坏死,从而形成冠脉管壁粥样斑块。不稳定的斑块会导致纤维帽破裂,暴露出脂质核心中的动脉粥样硬化物质,与血流中的凝血物质结合形成可逐渐长大的血栓,从而引发心脏缺血事件发生。

【征象描述】

1. **X 线表现** 胸部 X 线图像对显示冠状动脉管壁不规则增厚无价值。

2. **超声表现** 超声心动图图像对直接显示冠状动脉管壁不规则增厚无价值。

3. **CT 表现** 冠状动脉 CT 血管造影(coronary computed tomography angiography,CCTA)可以非侵入性地对冠状动脉管壁粥样硬化斑块进行定性和定量分析。文献报道,正常冠状动脉近段管壁厚度为

0.7mm±0.3mm。冠状动脉不规则增厚时,形态上多表现为管壁偏心性增厚,导致局部管腔不同程度狭窄(图 3-2-1)。在定性分析方面,根据斑块内有无钙化(钙化定义 CT 值>300HU),将斑块分为非钙化斑块、钙化斑块和混合斑块;在定量分析方面,根据斑块分布长度将其分为局限性(<1cm)、节段性(1~2cm)及弥漫性(>2cm)斑块。观察冠状动脉管壁时,需结合多平面重组(MPR)、曲面重组(CPR)及血管探针后处理技术进行多角度分析,全面评估病变累及的部位、范围,以及管腔狭窄程度、有无闭塞和扩张等。

4. **MRI 表现** 冠状动脉 MR 管壁成像:目前有少数研究表明,采用黑血冠状动脉管壁 MR 成像技术,可以探测冠状动脉管壁的增厚及重构情况。与正常管壁相比,增厚处冠状动脉斑块负荷明显增加,这表明利用黑血 MR 技术可以在形态学上检测冠状动脉粥样硬化斑块的存在。随着斑块成像的信噪比和对比度噪声比提升,可以为进一步的斑块成分分

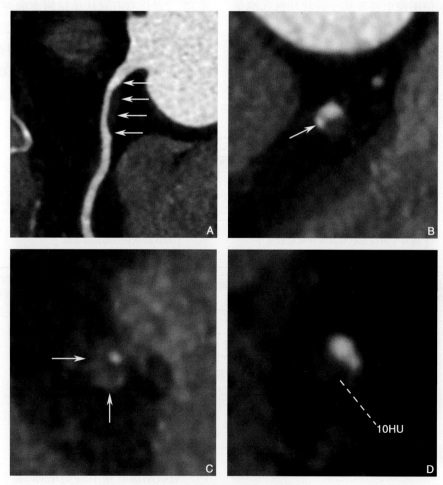

图 3-2-1 高危斑块 CCTA 特征

A. 正性重构:曲面重组图像显示冠状动脉管壁节段性偏心性增厚,体积最大处的血管壁向外凸起(白箭);B. 经过斑块短轴切面图像显示斑块内点状钙化(白箭);C. 餐巾环征:邻近管腔的低密度区(即脂质核心),被较高密度组织(纤维组织,白箭)包绕;D. 斑块内低密度征:局部 CT 值<30HU

析提供更多的依据。新近研发的 MRI 冠脉斑块特征成像技术——三维全心冠状动脉定性成像技术，其亮血序列能够评估冠状动脉解剖异常及管腔狭窄严重程度，黑血序列为重 T_1 加权图像，冠状动脉高危斑块在图像上表现为高亮信号，还可以采用增强的方法观察管壁炎性活动。然而，目前 MRI 冠状动脉管壁在体成像仍存在较大挑战，如检查时间长、空间分辨率不足、呼吸及心跳等运动影响成像质量等问题，因此尚未能在临床广泛开展应用。

5. 血管内超声（intravascular ultrasound，IVUS）表现 IVUS 是一种能够通过导管内超声成像清晰显示和评估病变血管壁特征的方法。它可以提供血管壁厚度、斑块形态、长度、范围和狭窄程度等信息。

6. 光学相干断层扫描（optical coherence tomography，OCT）表现 OCT 是一种分辨率极高的导管内成像技术，其轴向分辨率可达 $10\mu m$。与 IVUS 相比，OCT 能够更清晰地显示冠状动脉血管壁及管腔，在检测粥样硬化斑块成分，特别是识别非钙化、富含脂质或纤维斑块方面更优。但两者均为有创性检查，难以用于常规筛查。

【相关疾病】

冠状动脉管壁不规则增厚最常见于动脉粥样硬化。引起动脉粥样硬化的病因复杂，包括常见的高血压、糖尿病、高血脂、吸烟、肥胖、老年人等，年轻人动脉粥样硬化则需考虑家族性高胆固醇血症。此外，其他系统性疾病亦可导致或加重冠状动脉粥样硬化的发生、发展进程，例如高尿酸血症、炎症性疾病（例如风湿性关节炎、系统性红斑狼疮）及慢性肾病等。

【分析思路】

第一，认识这个征象。正常冠状动脉管壁极薄，厚薄均匀且光滑，在 CCTA 图像上很难显示。若 CCTA 图像上显示管壁厚薄不均匀，则高度提示显示较厚处为管壁增厚。若冠状动脉图像上出现高密度钙化，强烈提示局部管壁存在粥样硬化斑块。

第二，分析这个征象。看到管壁不规则增厚，首先要考虑动脉粥样硬化。其次，正如征象描述中所提到的，CCTA 可对斑块进行定性和定量分析以评估斑块负荷及稳定性。斑块稳定性的判断对患者预后至关重要，因此放射科医师有必要认识高危斑块的影像学特征。在 CCTA 图像上，具有以下两个或以上特征可定义为高危斑块：①管腔正性重构：斑块体积最大处的血管壁向外重构。用最大狭窄或斑块部

位的血管横截面积除以近端和远端参考节段的平均横截面积来计算血管重构，并使用≥指数 1.1 来定义正性重构。②点状钙化：是持续炎症的标志，钙化斑块的横截面所有方向直径均小于 3mm。③餐巾环征：斑块中心区域邻近冠脉管腔为富含脂质的核心（CT 低密度），周围环绕着血管壁的纤维组织边缘（CT 高密度）。④低密度斑块：平均密度<30HU 的非钙化斑块（图 3-2-1）。

第三，紧密结合临床。冠状动脉粥样硬化严重程度评估，需紧密结合患者的年龄、性别、症状、体征、实验室检查及既往病史等分析，如发现年轻患者冠状动脉管壁粥样硬化严重，应寻找促进动脉粥样硬化的危险因素，排查潜在的病因。对于不典型的管壁增厚，需结合临床病史，作鉴别诊断。

【疾病鉴别】

冠状动脉管壁偏心、不规则增厚常见动脉粥样硬化，需要与冠状动脉壁内血肿、血栓、血管炎等鉴别。壁内血肿多发生于育龄期妇女，突发心绞痛，增厚管壁密度较均匀，内壁较光滑，外壁边界较清晰（详见本节第三部分）；冠状动脉管壁血栓多继发于斑块破损，形态上与斑块类似，CCTA 和冠状动脉造影难以鉴别两者，腔内影像学（IVUS、OCT）有助于判断管壁增厚成分及检测微小血栓、小血栓。血管炎累及冠脉常导致管壁环形增厚。鉴别流程图见图 3-2-2。

（二）管壁环形增厚

【定义】

冠状动脉管壁环形增厚是指血管横断面图像上冠状动脉管壁呈环形增厚，多表现为均匀增厚。

【病理基础】

冠状动脉管壁环形增厚的病理基础是冠状动脉管壁全层炎性和/或动脉周围炎。前者常见于大动脉炎（Takayasu 动脉炎）和巨细胞动脉炎，主要病理改变为冠状动脉内膜增生、肉芽肿性动脉炎，以及加速进展的动脉粥样硬化；后者则多见于 IgG4 相关性疾病，病理表现为冠状动脉周围 IgG4[+] 淋巴细胞、浆细胞浸润伴席纹状纤维化。随着疾病进展至晚期，不同病因引起的冠状动脉炎的病理表现相似，通常以慢性炎症、瘢痕组织、坏死和狭窄形式存在，甚至可形成动脉瘤、夹层及管腔内血栓，从而继发心肌缺血事件。

【征象描述】

1. X 线表现 胸部 X 线图像对显示冠状动脉管壁环形增厚无价值。

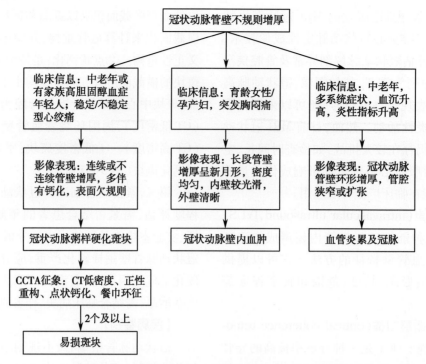

图 3-2-2　冠状动脉管壁不规则增厚征象诊断思维导图

2. 超声表现　超声心动图图像对直接显示冠状动脉管壁环形增厚无价值。

3. CT表现　据文献报道，冠状动脉近段管壁厚度范围是0.7mm±0.3mm；当高密度的管腔周缘出现累及整个管壁呈环形且厚度均匀>1mm的低密度影时，提示管壁存在环形增厚，可伴有或不伴有管腔向心性狭窄。管壁环形增厚多提示冠状动脉管壁存在炎症。活动期冠状动脉炎的特点包括以下三点：管壁增厚明显；增强扫描示增厚的管壁强化；部分病例可见增厚管壁周围冠周脂肪密度增高。活动期的判定对于治疗决策和疗效至关重要，该期治疗效果好。早期管壁增厚时管腔可正常或仅轻微狭窄，而晚期管腔常发生狭窄甚至闭塞，以向心性狭窄多见；少数晚期还可出现管壁钙化或瘤样扩张。CCTA还可提供多种后处理重组技术，这些技术对于评估受累血管的范围至关重要。（图3-2-3）

4. MRI表现　冠状动脉MR管壁成像见上文（冠状动脉不规则增厚）。

5. PET/CT表现　^{18}F-FDG摄取可在一定程度上反映大血管（主动脉和一级分支）炎症活动程度，但对中、小血管炎的灵敏度较差。若发现冠状动脉区域代谢活动增加，提示存在冠状动脉炎，可以用于评估炎症的治疗反应。

6. IVUS表现　IVUS可提供冠状动脉的横面影像，帮助医师准确评估管腔大小、管壁增厚程度及性质。当管壁三层结构环形增厚、模糊，管壁周围呈低回声，提示管壁有炎性改变。IVUS的局限性主要在于其为侵入性检查，且价格昂贵。

【相关疾病】

冠状动脉管壁环形增厚最常见于血管炎性病变，可以继发于自身免疫性疾病，也可以与其他诱发因素如药物、感染或恶性肿瘤有关。表现为冠状动脉管壁环形增厚的血管炎性疾病最常见于大动脉炎（Takayasu动脉炎）和巨细胞动脉炎（其诊断标准详细见主动脉病变章节）。其他已知的冠状动脉炎还包括IgG4相关血管炎、抗中性粒细胞胞质抗体（ANCA）相关血管炎、肉芽肿性多血管炎、梅毒性冠状动脉炎等。（表3-2-1）

【分析思路】

第一，认识这个征象。正常冠状动脉的管壁极薄，厚薄均匀且光滑，在CCTA图像上很难显示。观察时，除轴位图像外，还应结合多平面重组、曲面重组图及血管探针技术进行多角度分析，全面评估病变部位、形态、范围，以及相应节段血管有无狭窄、狭窄程度、有无闭塞和扩张等。强烈建议在血管短轴切面（血管探针技术）观察管壁是环形增厚还是偏心增厚，对于判断增厚病因十分有帮助。

第二，分析这个征象。看到冠状动脉管壁规则环形增厚，首先，应想到是管壁全层出现了炎症，因为只有全层炎症才能累及整个管壁，形成环形且均匀的增厚，这与粥样硬化斑块、壁内血肿等造成的管壁增厚有所不同。其次，还要观察冠周脂肪密度的

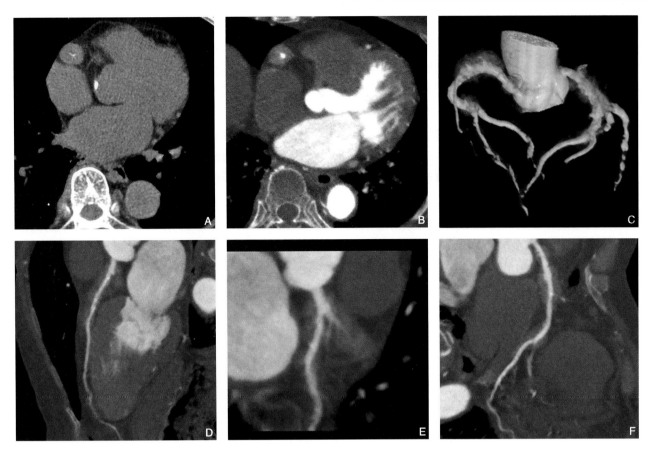

图 3-2-3 IgG4 相关性疾病累及冠状动脉

老年男性,反复胸痛,血清 IgG4 升高(2 330mg/L)。A. 冠状动脉 CT 平扫可见右冠状动脉(RCA)管壁环形增厚,伴管壁钙化;B. 血管成像(CCTA)示 RCA 管壁局部未见狭窄,增厚的管壁可见强化;C. 冠状动脉树重组图像显示右冠状动脉左前降支(LAD)和 RCA 近中段管壁周围包绕环形软组织影;D~F. LAD、LCX 及 RCA 三支血管曲面重组,显示环形增厚血管段相应管腔欠规则,内壁欠光滑,RCA 近端管腔轻度扩张

表 3-2-1 冠状动脉血管炎相关疾病的诊断要点

疾病名称	累及动脉大小	估计每年发病率	典型临床表现	实验室检查	冠脉累及概率	冠脉累及病理基础	冠脉影像征象
大动脉炎	大动脉(++)中动脉(+)	1~2/10 万	发病年龄<40 岁肱动脉脉搏减弱双臂收缩压差>10mmHg	↑ESR,CRP	10%~30%	内膜增生及肉芽肿性动脉炎	冠脉开口/近端管壁环形增厚,管腔狭窄
巨细胞动脉炎	大动脉(++)中动脉(+)	10~30/10 万	年龄>50 岁新发的局部头痛颞动脉压痛或脉搏减弱	↑ESR,CRP	少见报道	内弹性层内的跨壁单核细胞浸润	跳跃性管壁环形增厚,边缘光滑,管腔锥形狭窄
IgG4 相关性疾病	多变	0.3~1.0/10 万	年龄>50 岁泪腺/唾液腺肿胀腹膜后纤维化自身免疫性胰腺炎	↑IgG4	1%~3%	冠状动脉周围 IgG4+ 的淋巴细胞、浆细胞浸润伴席纹状纤维化	近中段管壁外环形软组织肿块影(榭寄生征),管腔轻度狭窄或扩张

改变,正常情况下冠周脂肪密度较低且清亮,当有血管壁炎症时,可累及冠周脂肪,表现为脂肪密度增高,边界不清。再次,还需进一步明确这个征象是哪种血管炎导致的,冠状动脉血管炎通常由系统性血管炎累及,例如大动脉炎通常出现在大动脉及其一级分支,累及冠状动脉时多造成冠状动脉开口及近段的管壁增厚、管腔狭窄及闭塞。巨细胞动脉炎则主要累及颈动脉颅外分支的颞动脉,故也称颞动脉

炎,累及冠脉时可造成局部管腔锥形平滑变窄,可呈多段跳跃式分布。IgG4 相关性疾病累及冠状动脉的典型影像表现为受累血管壁周围见环形包绕不规则肿物,局部管腔轻度狭窄,国外学者将这种冠状动脉受累影像表现命名为"槲寄生征"(mistletoe sign),并认为它是 IgG4 相关性疾病累及冠状动脉的特异影像表现。梅毒导致的冠状动脉炎症常累及冠状动脉开口,表现为左、右冠状动脉开口鸟嘴样狭窄。另外,如冠状动脉血管炎的诊断确定,如果可能的话,报告中还应进一步明确是活动期还是非活动期,这将有助于治疗方案的选择,进而改善预后。处于炎症活动期的冠状动脉管壁通常增厚较为显著,可达3~7mm 甚至以上,且因管壁肉芽组织中滋养血管增多,会出现延迟性强化。由于处于急性期,管壁病变

对管腔的影响小,管腔通常显示正常或仅有轻微狭窄;而非活动期的管壁环形增厚相对较薄,增强扫描没有延迟强化,此时的管壁因纤维化而僵硬、回缩、顺应性下降,管腔可呈现不同程度的狭窄、狭窄后扩张甚至闭塞等。

第三,紧密结合临床。临床信息对于冠状动脉血管炎的病因诊断是至关重要的,特别是判断有无合并全身系统性疾病及炎性指标升高,如 ESR、CRP升高等。在分析影像学征象的基础上,需紧密结合患者的年龄、性别、症状、体征和实验室检查等,找寻符合诊断的相关标准,综合作出诊断。

【疾病鉴别】

冠状动脉管壁环形增厚征象诊断思维导图见图3-2-4。

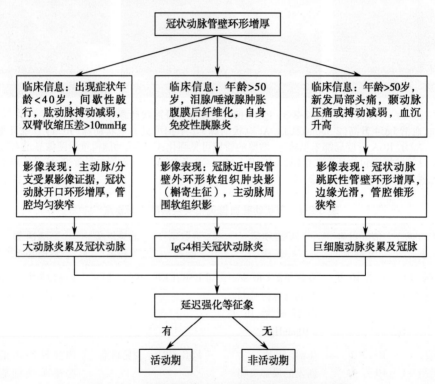

图 3-2-4　冠状动脉管壁环形增厚征象诊断思维导图

二、管壁钙化

【定义】

冠状动脉管壁钙化是指冠状动脉管壁中出现钙盐沉积,且在 CT 上表现为平均 CT 值>130HU 的高密度灶。根据钙化的大小可分为点状钙化(直径≤3mm)与弥漫型钙化(直径>3mm)。

【病理基础】

冠状动脉钙化是钙盐物质在冠状动脉管壁的病理性沉积,早期表现为病理性增厚内膜上的微

钙化,而后逐渐聚集形成斑点状、弥漫状钙化。冠状动脉钙化与动脉粥样硬化密切相关,是一个高度动态和严格调控的过程,涉及细胞迁移、凋亡、骨形成和内膜钙化。钙化过程一方面可视为对强烈的炎症和免疫活动的愈合反应,另一方面也能刺激巨噬细胞浸润,产生促炎介质,使炎症持续存在。

【征象描述】

1. X 线表现　胸部 X 线图像对显示冠状动脉管壁钙化不敏感,严重的冠状动脉钙化会在冠脉走

行区显示高密度影。

2. **超声表现** 超声心动图图像对直接显示冠状动脉管壁钙化无价值。

3. **CT 表现** 在 CCTA 检查中,钙化表现为高密度影像,形态上可呈点状或弥漫性。CCTA 检查钙化具有较高的灵敏度和特异度。平扫易于观察高密度钙化病变的位置、形态、面积等(图 3-2-5A),通过智能化软件计算冠状动脉钙化积分以评估钙化的严重程度;增强扫描后,结合多平面重组和最大密度投影等重组技术,除了可以显示钙化外,还可观察管壁的非钙化成分(图 3-2-5B~F)、血管的狭窄程度及远端的血供情况等(图 3-2-5D~F)。钙化单独存在时称为钙化斑块;与非钙化成分同时存在时称为混合斑块。病变冠状动脉管壁可增厚、僵硬,并可继发血栓形成,严重者致使管腔狭窄或闭塞(图 3-2-5B~F),心肌出现缺血症状。

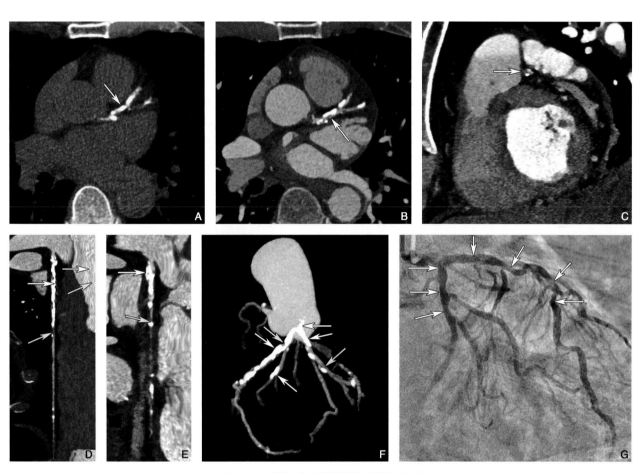

图 3-2-5 冠状动脉粥样硬化 CCTA 表现

A~G 为同一患者,男性,80 岁,胸痛 3 个月余,高血压病史 20 年。A. 轴位示左主干、左前降支近中段、左旋支和第一对角支近段见条状高密度影(白箭),其中左前降支显著,为弥漫性钙化。其直径约 5mm,CT 值约 625HU。B、C. 分别为增强检查轴位和冠状位,钙化病变附近见少量点状、条状低密度影(白箭),为非钙化斑块,因此该病变为混合斑块。D. 增强后左前降支曲面重组图,近中段可见弥漫性钙化(白箭),伴非钙化(黄箭)成分,血管壁不同程度增厚,部分管腔的狭窄程度无法准确定量评估。E. 左旋支曲面重组图,近段可见钙化(白箭),伴非钙化(黄箭)成分,血管壁增厚、僵硬,部分管腔的狭窄程度无法准确定量评价,远段显影欠佳。F. 最大密度投影图,可清晰反映左主干、左前降支近中段、左旋支和第一对角支近段钙化(白箭)和非钙化(黄箭)成分分布范围,直观、立体地显示冠状动脉的解剖、走行。G. 该患者冠状动脉造影图像,可见左前降支近中段、左旋支近段血管管腔重度狭窄,管壁僵硬、不规则,左前降支呈"串珠状"重度狭窄改变(白箭)

4. **MRI 表现** MRI 显示钙化不理想,对直接显示冠状动脉管壁钙化无价值。

5. **冠状动脉造影** 冠状动脉造影是通过 X 线在注射对比剂之前对冠状动脉进行多角度透视,将沿血管走行的密度不均的高密度影像视为冠状动脉钙化。密度高表示其钙化程度高,反之,钙化程度低。注射对比剂之后,钙化病变可致血管管腔狭窄或完全阻塞,管壁变得不规则,出现不光滑或颗粒状的外观,可呈"串珠状"改变;钙化病变远端血管显影正常(侧支循环丰富)或显影不足。

6. **IVUS 表现** 血管内超声是诊断冠状动脉钙化的"金标准"。行血管内超声检查时,冠状动脉钙化的典型表现为病变表面出现明亮、白色强回声,而病变后方伴有黑色声影,常伴多重反射。其诊断冠状动脉钙化的灵敏度为90%,特异度为100%,分辨率可达100~200μm。

7. OCT 表现 光学相干断层扫描空间分辨率高达10~20μm,钙化病变表现为边缘锐利的低信号或不均匀区域,其诊断钙化病变的灵敏度为96%,特异度为97%。

8. 正电子发射断层扫描计算机断层扫描 ^{18}F-NaF 被认为是钙化活性过程中最敏感的标志,与代谢活性较高的钙化病变密切相关。^{18}F-NaF 会追踪钙化分子,从而使钙化病变呈高信号。

【相关疾病】

冠状动脉粥样硬化 表现为冠状动脉发生动脉粥样硬化斑块而引起血管腔狭窄或阻塞,斑块由脂质、胆固醇、纤维组织和钙盐等沉积物组成。根据斑块成分分成3类:非钙化斑块、钙化斑块及混合斑块。

【分析思路】

第一,认识这个征象。正常冠状动脉的管壁极薄,厚薄均匀且光滑,在CCTA图像上很难显示。一旦管壁出现高密度灶,且在CT影像上平均CT值>130HU时,通常不难诊断钙化病变。当钙化直径≤3mm时,考虑为点状钙化;当钙化直径>3mm时,考虑为弥漫型钙化。

第二,分析这个征象。看到管壁钙化,首先要考虑冠状动脉粥样硬化。对于钙化病变,为准确评估钙化范围与管腔狭窄程度,观察时除轴位图像外,还应结合多平面重组、曲面重组及血管探针等多种后处理重组技术进行多角度分析,全面评估病变累及的部位、范围和狭窄程度等。此外,还需进一步分析钙化是否合并非钙化成分,若钙化未合并非钙化成分,则病灶考虑为钙化斑块;若钙化合并非钙化成分,则病灶考虑为混合斑块。

第三,紧密结合临床。临床信息对于冠状动脉粥样硬化的诊断、治疗及预后评估至关重要,需紧密结合患者的年龄、性别、症状、体征、实验室检查(如低密度脂蛋白胆固醇、C反应蛋白等)及既往病史(如高血压、糖尿病)等分析,寻找促进动脉粥样硬化的危险因素,排查潜在的病因,以制定个体化的治疗方案。

【疾病鉴别】

冠状动脉粥样硬化与冠状动脉炎症鉴别见表3-2-2,冠状动脉管壁钙化诊断思维导图见图3-2-6。

表 3-2-2 冠状动脉粥样硬化与冠状动脉炎症鉴别

疾病名称	机制	病程	钙化大小	钙化形态特征	钙化密度	位置特征
冠状动脉粥样硬化	胆固醇和脂质积聚	长	点状钙化或弥漫型钙化	斑点状、斑块状或线状,形态多样	高密度或合并等、低密度斑块	冠状动脉主干和分支
冠状动脉炎症	免疫系统异常或感染史	短	通常为点状钙化	斑点状、线状	一般为高密度	炎症部位发生

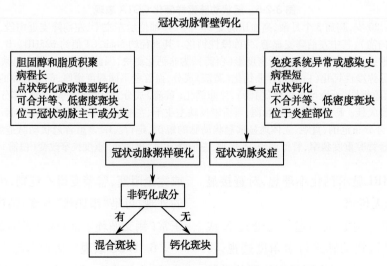

图 3-2-6 冠状动脉管壁钙化诊断思维导图

三、冠状动脉夹层

【定义】

冠状动脉管壁撕裂及分离,把冠状动脉管腔分为真腔及假腔,假腔可不同程度地压迫真腔,导致冠状动脉血流减少甚至完全阻塞。

【病理基础】

冠状动脉夹层形成的特点是假腔形成,假腔可发生在内膜、中膜和外膜之间,通常在中膜外 1/3 形成假腔。假腔形成的主要原因有两种可能的机制(图 3-2-7):①"自内向外"假说,即内膜"撕裂"使血液通过内膜并聚集在中膜内,形成冠状动脉夹层 Ⅰ型;②"自外而内"假说,即壁内微血管自发性破裂,导致出血直接进入中膜,发病初步阶段管壁内形成轻度局灶性血肿,随着范围扩大形成弥漫性血肿,血肿可压迫管腔导致狭窄,甚至闭塞,部分血肿合并内膜撕裂,管腔受压缓解,形成冠状动脉夹层 Ⅱ~Ⅳ型。动脉壁内微血管自发性破裂出血形成壁内血肿,最终发展成典型夹层可能是最主要的机制。(图 3-2-7)

病理组织学上,由于冠状动脉壁内血肿富含纤维蛋白成分,且可见中性粒细胞浸润至中膜。冠状动脉外膜周围炎症通常可见嗜酸性粒细胞浸润,由嗜酸性粒细胞释放的致细胞毒性和溶解胶原蛋白的物质可能会破坏内膜,进而导致冠状动脉夹层。近年有研究表明,纤维肌发育不良(fibromuscular dysplasia,FMD)是冠状动脉夹层最常见的相关因素,冠状动脉 FMD 可能是夹层的主要病因之一。

【征象描述】

1. X 线表现 胸部 X 线图像对直接显示冠状

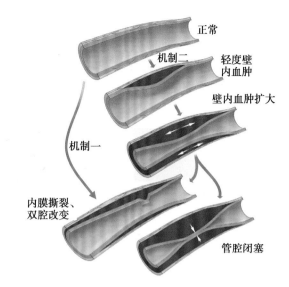

图 3-2-7 冠状动脉夹层形成的病理机制

机制一,内膜"撕裂"使血液通过内膜并聚集在中膜内;机制二,冠状动脉壁内微血管自发性破裂形成壁内血肿,壁内血肿扩大导致血管闭塞,也可导致继发性内膜撕裂

动脉夹层无价值。

2. 超声表现 常规超声心动图图像可显示冠状动脉开口处夹层,表现为冠状动脉管腔内见线状强回声,并可显示由于冠状动脉夹层所致的室壁运动异常。

3. CCTA 表现 典型冠状动脉夹层在 CCTA 图像中表现为平行于管腔或螺旋状低密度内膜片影或"双腔征"(由撕裂或完整的内膜把管腔分隔为真腔及假腔)(图 3-2-8)。非典型冠状动脉夹层的 CCTA 图像可以表现为局限性或弥漫性管腔狭窄、密度较均匀的血管壁增厚(代表壁内血肿)和不同程度的冠状动脉扩张,与动脉粥样硬化难以区分,需要进一步

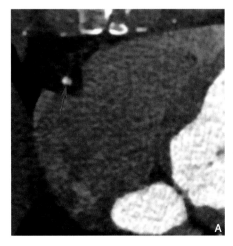
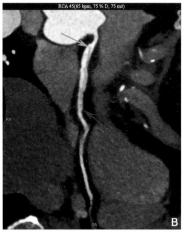

图 3-2-8 冠状动脉夹层 CT 表现

A. CT 轴位图,可见移位的内膜片影(红箭),冠状动脉管腔呈"双腔"改变,真腔大于假腔;B. CPR 图,可见右冠状动脉管径增粗(红箭),近中段呈"双腔"改变,右冠脉近端可见破口(蓝箭),远端显影尚可

进行冠状动脉造影及腔内影像学检查来确诊。由于CCTA对于冠状动脉夹层的识别及诊断能力有限，因此不作为诊断冠状动脉夹层的首选方法，仅作为导管造影等有创检查的补充诊断手段。CCTA的独特优势是可以无创、动态观察采用保守治疗的冠状动脉夹层患者的病情变化及预后。

4. 冠状动脉造影 美国心脏协会将冠状动脉夹层的造影特征类型分为四型（图3-2-9）。

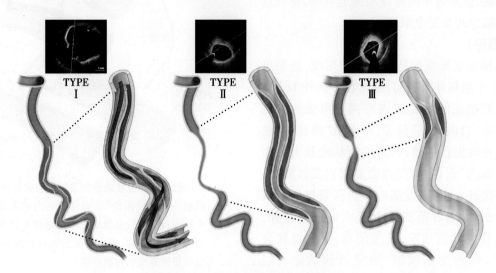

图3-2-9 冠状动脉夹层造影分型示意图
type Ⅰ典型双腔改变，type Ⅱ冠状动脉管壁弥漫性狭窄，type Ⅲ冠状动脉管壁局限性狭窄

（1）Ⅰ型：冠状动脉腔内出现薄而透明的内膜片显影，或呈"螺旋样双腔"改变，占29%~48%。

（2）Ⅱ型：假腔无对比剂充盈或延迟充盈，冠状动脉造影表现为真腔不同程度的弥漫性狭窄（通常>20mm），是造影上最常见的类型，占52%~67%。根据冠状动脉夹层纵向累及的范围又分为：①2A型，冠状动脉狭窄的近段为正常血管，但血管远段仍可见正常血管显影；②2B型，冠状动脉弥漫性狭窄累及血管的远段，多伴有冠状动脉发育细小、迂曲病变等。

（3）Ⅲ型：冠状动脉出现长度<20mm的局部狭窄，占0~3.9%。此类造影改变与动脉粥样硬化相似，单独造影检查无法区分二者，需要进一步腔内影像学检查明确冠状动脉夹层。

（4）Ⅳ型：冠状动脉呈完全闭塞，这一类型无法通过造影诊断，同样需要腔内影像学进一步检查。冠状动脉造影难以鉴别冠状动脉夹层与动脉粥样硬化斑块破裂继发夹层、冠状动脉痉挛和Takotsubo综合征等。

5. IVUS表现 IVUS显示撕裂内膜片呈纤薄、片状高回声，可具有搏动性，内膜片与真腔外侧壁的内层相连，高回声内膜结构也可见于没有血栓形成的假腔。IVUS检查中是否出现壁内血肿或假腔是通过识别内膜片来判断的。IVUS中冠状动脉夹层真腔和假腔的识别可以通过以下要点来进行区分：血管真腔外侧壁表现为具有高回声带的内膜、无回声或低回声的中膜、"洋葱皮样"高回声的外膜三层超声结构，血管假腔的外侧壁表现为仅显示一层高回声外膜结构。IVUS操作过程无须注射对比剂，可避免夹层纵向进展是其独特优势，并且IVUS的纵向强穿透力可使其很好地评估壁内血肿的深度及范围。但IVUS的空间分辨率相对较低（100~150μm），难以检测是否存在细小的内膜破裂，且超声探头的导管直径较大，不适合中、远段冠状动脉夹层，因而IVUS显示小血管壁细节的能力和应用范围有限。

6. OCT表现 OCT又称"光学活检"，其可显示近似组织学检查的超高分辨率图像，可用于清晰显示血管内部情况。在OCT图像中，冠状动脉夹层的典型影像征象是内膜、中膜分离，出现真腔和假腔或形成壁内血肿。对于导管造影难以明确诊断的冠状动脉夹层（尤其是Ⅲ型和Ⅳ型），如患者生命体征稳定，则推荐应用OCT检查来明确是否存在壁内血肿及有无内膜撕裂。OCT可用于定性描述冠状动脉夹层的血管特征，包括明确真腔和假腔，假腔的大小、形态和性质，以及假腔与冠状动脉侧"开窗"支的关系。同时，OCT还可进一步提供精准的定量数据，包括内膜片厚度和被压迫管腔的真实直径。

【相关疾病】

冠状动脉夹层的相关疾病目前尚未明确,可能与处于围产期、应激因素合并结缔组织疾病、血管炎、多囊肾、可卡因滥用和使用口服避孕药等情况有关。另外,有研究认为纤维肌发育不良可能是冠状动脉夹层的主要原因。既往对于冠状动脉夹层的关注人群主要为青年女性,但随着认识程度的提升及腔内影像学的发展,冠状动脉夹层的检出率逐渐增高,发病年龄及性别也并非局限于青年女性。因此,冠状动脉夹层相关疾病的诊断需要密切结合临床病史及相关实验室检查进行诊断。

【分析思路】

第一,认识这个征象。正常冠状动脉的管壁较薄,CCTA 几乎不可见,但 CCTA 显示管腔清楚,从开口往远处逐渐变细,有且只有一个管腔。当 CT 影像上出现平行于管腔或螺旋状的低密度内膜撕裂片影或"双腔征"(由完整的或撕裂的内膜隔开的真腔和假腔),则可明确诊断冠状动脉夹层。需要注意的是,造影显示的冠状动脉夹层 Ⅱ～Ⅳ 型不会表现为典型的双腔改变,仅表现为管壁局限或弥漫性增厚,管腔不同程度狭窄甚至闭塞。

第二,分析这个征象。看到冠状动脉呈双腔改变及撕裂内膜,首先想到的是冠状动脉夹层的特异性征象,具体是什么原因导致了夹层,则需要综合相关影像(比如 IVUS、OCT 等)及临床知识方可明确。如果只是发现冠状动脉管壁局限增厚,一般优先考虑冠状动脉粥样硬化,除非临床提示有夹层,才能去考虑夹层的可能性。但当冠状动脉 CT 表现为弥漫性增厚或管腔闭塞时,需要想到有壁内血肿(冠状动脉夹层亚型之一)的可能性,尤其对于年轻患者,当某一冠状动脉发生局灶性或弥漫性病变,而其余冠状动脉基本正常时,应注意排除壁内血肿可能,如果临床高度怀疑冠状动脉夹层,在患者身体状态允许的情况下可进一步进行有创冠状动脉造影的诊疗操作,有条件的可以进一步行冠状动脉腔内成像技术如 OCT 及 IVUS,能提供更多关于冠状动脉形态及解剖细节特征的独特成像,包括撕裂入口、内膜破口瓣、真腔和假腔的形态、壁内血肿和相关血栓等。

第三,紧密结合临床。临床信息对于冠状动脉夹层的诊断是至关重要的。在分析影像学征象的基础上,需紧密结合患者的年龄、性别、症状、体征和实验室检查等,找寻引起冠状动脉夹层的可能病因,准确作出诊断,不遗漏冠状动脉壁内血肿的诊断。

【疾病鉴别】

冠状动脉管壁异常征象诊断思维导图见图 3-2-10。

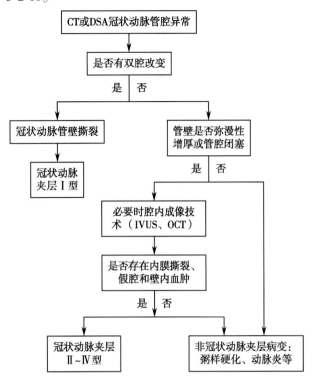

图 3-2-10 冠状动脉管壁异常征象诊断思维导图

四、冠状动脉管壁与周围脂肪组织

【定义】

脂肪衰减指数(fat attenuation index,FAI)是一种新型的无创性生物学标志。将冠脉 CTA 图像上的脂肪体素密度范围预设在 -190～-30HU 区间内,FAI 定义为冠状动脉周围感兴趣区域脂肪组织的标准化平均密度。然而,冠状动脉周围脂肪组织与心外膜脂肪组织之间缺乏清晰的解剖边界。一系列组织学和基因表达研究发现,由于血管壁-冠状动脉周围脂肪之间复杂的旁分泌相互作用,脂肪组织的表型随着离血管壁距离的增加而改变,因此目前比较认可的冠状动脉周围感兴趣区域定义为冠状动脉外壁周围与血管平均直径相当的径向外扩距离内的脂肪组织。

【病理基础】

与任何脂肪组织一样,冠状动脉周围脂肪组织由脂肪细胞、巨噬细胞、成纤维细胞、神经组织、间质血管细胞和处于不同发育阶段的前脂肪细胞和基质组成,并由微血管供血。冠状动脉周围脂肪组织与心肌和血管之间无筋膜结构分离,因此可通过细胞因子和趋化因子发挥旁分泌或血管分泌效应。在健康状况下,冠状动脉周围脂肪对心血管具有保护功能,包括防止低体温、机械保护、对心肌的能量供应、通过分泌脂联素等保护冠状动脉循环,改善内皮功能,减轻氧化应激,间接降低白细胞介素-6(IL-6)和 C 反应蛋白(CRP)水平。然而,在特定的情况下,如肥胖、代谢综合征或糖尿病,冠状动脉周围脂肪细胞增生和/或肥大,逐渐出现功能障碍和凋亡,随后炎症细胞浸润,毛细血管稀疏,最终导致脂肪组织纤维化。此时脂肪细胞表型的保护特性被破坏,转变为一种有害的组织,通过产生促炎、促氧化和促纤维化脂肪因子(如瘦素、抵抗素和内脂素),在粥样硬化等心血管疾病的发生发展中起着重要作用。

冠状动脉周围脂肪组织与血管壁之间的作用并非单向,其本身也可能作为冠状动脉炎症的"传感器"。动脉壁释放的促炎症细胞因子直接弥散到冠状动脉周围脂肪组织,并以旁分泌的方式抑制脂肪细胞的基因表达、脂质积累和发育水平。心脏外科手术患者右冠状动脉周围径向距离 20mm 内的冠状动脉周围脂肪和 20mm 外的心外膜脂肪组织配对取样活检定量分析表明,PPAR-γ、CEBPA 和 FABP4 等提示脂肪前体细胞增殖分化程度的基因表达水平和脂肪细胞大小在冠脉周围存在明显的梯度改变。具体表现为,在冠脉血管壁炎症刺激的作用下,越靠近冠脉的脂肪细胞,分化为大的、富含脂质的细胞的能力越受阻,取而代之的是体积减小、脂质堆积和分化状态差的细胞,细胞内的成分从亲脂性成分较多转变为含水量较多。

【征象描述】

1. **X 线表现** 胸部 X 线图像对显示冠状动脉周围脂肪无价值。

2. **超声表现** 超声心动图图像对显示冠状动脉周围脂肪无价值。

3. **CCTA 表现** 作为冠状动脉炎症的"传感器",冠状动脉周围脂肪组织的表型改变在临床上难以通过组织病理活检及基因检测确认,冠状动脉 CTA 检查是目前冠状动脉周围脂肪炎性表型改变最主要的无创性检查手段。在冠状动脉炎症存在的情况下,促炎介质从血管壁释放到周围脂肪,阻碍了血管周围前脂肪细胞分化为成熟的、负载脂质的脂肪细胞。在冠心病患者中,冠状动脉周围脂质积聚出现梯度性的改变,越靠近冠脉,脂肪细胞体积越小,亲脂质成分越少,含水越大。这种脂肪细胞大小和脂质含量的梯度可通过冠状动脉 CTA 上相关区域的密度改变识别,具体表现为与冠状动脉周围 CT 测

量的 X 线衰减的梯度改变,远离血管壁的区域密度更低,靠近血管壁的区域密度相对更高。

通过三维图像分析软件可以将常规冠状动脉 CTA 图像上自动冠脉周围区域的 FAI 以伪彩图的形式表现出来。理论上,任何冠脉血管区域周围的 FAI 都可通过后处理软件测量出来,最具有代表性的测量节段为右冠状动脉近段离冠脉开口 10～50mm 的节段,该区域分支少,脂肪组织丰富,与左前降支近端和左旋支周围的测量值有很强的相关性,常在各大研究中被用作冠状动脉整体炎症的代表性生物标志物。(图 3-2-11)

FAI 可帮助早期发现亚临床 CAD,尤其是传统冠状动脉 CTA 中无明显肉眼可见冠状动脉病变的高危人群。在已确诊 CAD 的患者中,FAI 有助于评估炎症负荷,识别高危斑块、犯罪斑块、急性冠脉事件风险较高的人群,以及可能从更积极的医疗干预中获益的人群等。然而,目前 FAI 尚无广泛认可的最佳阈值。有部分研究指出,FAI≥-70.1HU 与心源性死亡率、全因死亡率及心肌梗死风险增加相关。另一个研究发现,基线 FAI≥-75HU 是非钙化斑块负荷进展的独立预测因素。

【相关疾病】

冠状动脉粥样硬化 冠状动脉血管发生动脉粥样硬化斑块而引起血管管腔狭窄或阻塞。

【分析思路】

第一,认识 FAI。冠状动脉管壁周围脂肪组织是血管壁炎症的"传感器",正常情况下脂肪组织分化良好时 FAI 值应较低,一旦 FAI 值增高,我们应想到冠状动脉管壁存在炎症的可能,需要重点注意斑块进展及患者不良心血管事件的潜在风险。测量时可重点观察右冠状动脉近段离开口 10～50mm 区域 FAI 的测量值,并结合左前降支近段、左旋支近段乃至斑块周围 FAI,全面评估冠状动脉炎症状态。

第二,分析 FAI。首先,观察整个冠脉树走行及形态,了解有无冠脉变异,寻找犯罪斑块。其次,使用后处理工作站进一步测量冠状动脉周围脂肪的 FAI,重点放在右冠状动脉近段及斑块周围区域。

第三,紧密结合临床。临床信息对于 FAI 的评估是至关重要的。在分析影像学征象的基础上,需紧密结合患者的临床病史、临床特征与评估目的。对于急性心肌梗死的患者,特定斑块周围的 FAI 明显高于其他斑块时,结合梗死的区域及临床症状等

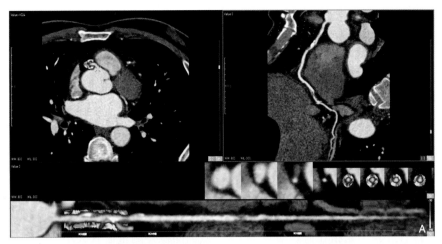

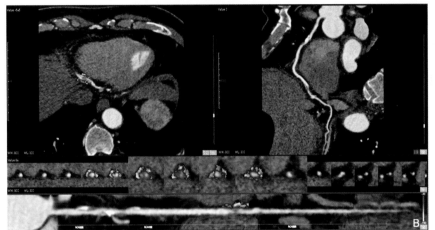

图 3-2-11　冠状动脉周围脂肪

A~C 为同一患者冠状动脉 CTA 冠脉周围脂肪 FAI 的测量值,男性,61 岁,无明显诱因间歇性胸闷 3 年余,运动时加重,休息后可自行缓解。A. 曲面重组图像示右冠状动脉远段混合型斑块,管腔重度狭窄。伪彩图示右冠状动脉(RCA)近段离开口 10~50mm 处 FAI 测量情况,平均值为 -76HU。该患者同时测量了 LAD 和 LCX 近段开口 0~40mm 处 FAI 的平均值,分别为 -83HU 和 -76HU。B. 伪彩图示 RCA 远段病变斑块周围 FAI 测量情况,平均值为 -64HU。C. 显示各个测量区域的平均 FAI 值,由后处理分析软件自动提供

相关信息,应考虑到犯罪斑块的可能。对于稳定型冠心病患者,右冠状动脉近端的 FAI 或特定斑块周围的 FAI 明显高于其他斑块时,我们需要怀疑患者未来斑块负荷进展或出现不良心血管事件的可能性。

【疾病鉴别】

冠状动脉周围 FAI 升高可能提示的信息见表 3-2-3,冠状动脉周围 FAI 升高征象诊断思维导图见图 3-2-12。

表 3-2-3　冠状动脉周围 FAI 升高可能提示的信息

稳定型冠心病患者	急性心肌梗死患者
辅助确认高危斑块	辅助确认犯罪斑块
预测斑块负荷进展	预测 PCI 术后支架内再狭窄
预测未来发生心梗风险	
预测心源性死亡及全因死亡	

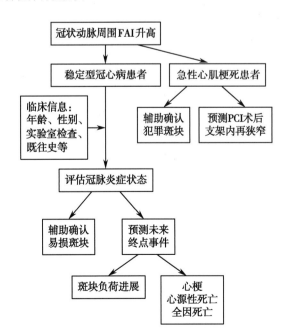

图 3-2-12　冠状动脉周围 FAI 升高征象诊断思维导图

（刘　辉）

第三节 冠状动脉管腔异常

一、管腔狭窄

管腔狭窄分为动脉粥样硬化性管腔狭窄和非动脉粥样硬化性管腔狭窄。其中非动脉粥样硬化性管腔狭窄又可分为心肌桥和冠状动脉夹层。

（一）动脉粥样硬化性管腔狭窄

【定义】

动脉粥样硬化性管腔狭窄是指在冠状动脉多平面重组图像中，由于管壁斑块性病变致血管管腔的直径较近端正常管腔减小。

【病理基础】

冠状动脉管腔狭窄的病理基础是冠状动脉粥样硬化改变。早期的病理改变主要为脂纹的形成，在病灶处的内膜下可有大量泡沫细胞聚集，动脉中膜的平滑肌细胞迁入内膜并增生，结合低密度脂蛋白及极低密度脂蛋白，成为肌源性泡沫细胞，是此时期泡沫细胞的主要来源；脂纹进而发展为纤维斑块，在病灶表面形成一层纤维帽，纤维帽之下可见数量不等的泡沫细胞、平滑肌细胞等；当纤维斑块深层细胞坏死、进一步发展后形成粥样斑块，斑块既可向内膜表面隆起，又向深部压迫中膜。由于冠状动脉的解剖学结构及相应力学特点，斑块性病变多发生于血管的心壁侧，在横切面上呈新月形、偏心性改变，管腔表现为不同程度的狭窄。

【征象描述】

1. **X 线表现**　胸部 X 线图像对显示冠状动脉管腔狭窄无价值。

2. **超声表现**　血管内超声可对冠状动脉和冠状动脉粥样硬化进行更准确的解剖学评估。当冠脉造影出现中度狭窄、结果不确切时，可进一步结合血管内超声图片，精确显示动脉粥样硬化斑块、确定管腔截面面积并测量血管大小。同时可通过血流储备分数（fractional flow reserve，FFR）对狭窄进行功能评估。

3. **CT 表现**　在冠脉 CTA 多平面重组图像中，正常冠状动脉表现为管壁光滑，管腔内密度均匀，无明显狭窄与扩张。冠脉 CTA 诊断冠状动脉管腔狭窄的标准是将管腔最狭窄处与最接近病变处的非病变动脉段的动脉直径进行比较，其狭窄程度分为轻微（狭窄率<25%）（图 3-3-1A）、轻度（狭窄率 25%～49%）（图 3-3-1B）、中度（狭窄率 50%～69%）（图 3-3-1C）、重度（70%～99%）（图 3-3-1D）。血管长轴位上，病变长度<10mm 为局限性病变，长度 10～20mm 为节段性病变，长度>20mm 为弥漫性病变。由于冠脉 CTA 的空间和时间分辨率有限，目前不能评估冠脉远端直径<2mm 的血管。

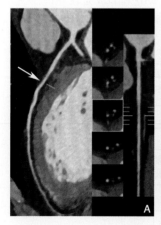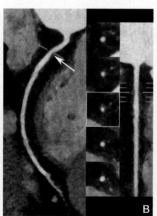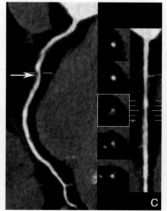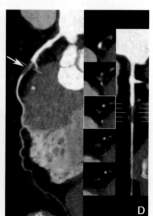

图 3-3-1　冠状动脉粥样硬化 CTA 表现
A. 冠脉 CTA 示左前降支近段管壁见非钙化斑块，管腔轻微狭窄（狭窄率约 15%）（白箭）；B. 右冠状动脉近段管壁见非钙化斑块，管腔轻度狭窄（狭窄率约 40%）（白箭）；C. 右冠状动脉中段管壁见非钙化斑块，管腔中度狭窄（狭窄率约 60%）（白箭）；D. 左前降支近段管壁见非钙化斑块，管腔重度狭窄（狭窄率约 90%）（白箭）

4. **MRI 表现**　冠状动脉 MR 造影是无创、无辐射评估冠状动脉成像的新方法。冠状动脉 MR 造影 MIP 图像显示管腔狭窄部位呈局限性、条状低信号影，但由于空间分辨率较低，目前冠状动脉 MRA 尚不能对管腔狭窄程度进行定量分析。注入钆对比剂可提高血液对比度，增加冠状动脉疾病的检出率。

由于心脏 MR 成像对评估心室壁运动、心肌缺血和心肌活性具有独特优势，冠状动脉 MR 造影成像联合心脏 MR 成像可更全面、综合、客观地评估冠状动脉粥样硬化疾病。

5. **选择性 X 线冠状动脉造影（coronary angiography，CAG）表现**　是诊断冠状动脉管腔病变和血流的"金标准",也是经皮冠状动脉介入治疗(percutaneous coronary intervention,PCI)的首要影像学导向工具(图 3-3-2)。观察 LAD 和对角支时,最佳体位为俯视位。管腔狭窄主要表现为偏心性充盈缺损。在线定量冠状动脉造影可对狭窄比例作出更准确的分析。冠状动脉造影只能显示管腔,对斑块的评估效果欠佳,需借助冠脉 CTA 检查和血管内超声对斑块进一步评估。

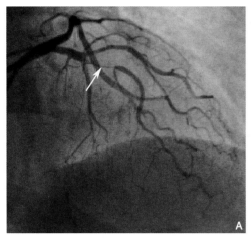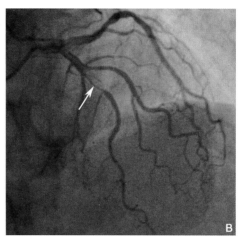

图 3-3-2　冠状动脉粥样硬化 DSA 表现
A、B. 管腔狭窄:DSA 示左前降支近段管腔呈局限性向心性重度狭窄(白箭)

【相关疾病】

由冠状动脉发生粥样硬化引起管腔狭窄导致心肌缺血缺氧而引起的心脏病,被称为缺血性心肌病。当冠状动脉管腔存在显著狭窄时(>50%~75%),安静时尚可代偿,当冠状动脉管腔狭窄进行性加重时,运动、心动过速、情绪激动等通过改变冠脉管腔直径而诱发心肌供氧及需氧间的不平衡,可引起稳定型心绞痛。其特点主要为阵发性的前胸压榨性疼痛或憋闷,常发生于劳力负荷增加时,持续数分钟,休息或服用硝酸酯制剂后疼痛可消失,诊断标准见表 3-3-1。对于稳定型心绞痛的患者,除常规血常规、心电图检查外,应进行冠脉 CTA 检查,用于判断冠脉管腔狭窄程度及管壁钙化情况。当管腔狭窄程度无法判断时,结合临床表现,可进行有创性冠脉造影检查。

表 3-3-1　缺血性心肌病的诊断标准

疾病名称	诊断标准	诊断依据
稳定型心绞痛	年龄通常>50 岁 发作性的胸部不适 持续 2~5min 放射痛至一侧肩膀及两只手臂 发作时心电图 ST-T 段改变,症状消失后 ST-T 段改变逐渐恢复 冠脉 CTA 显示单支或多支冠脉病变	根据典型心绞痛的发作特点,结合年龄和心血管危险因素,除外其他原因所致的心绞痛,可建立诊断
不稳定型心绞痛	胸部不适于静息下或轻度活动时发生 持续时间>10min 常规休息或舌下含服硝酸甘油仅能暂时甚至不能完全缓解症状 胸痛发作时有一过性 ST 段抬高或降低、T 波改变,随着心绞痛缓解可完全或部分消失 冠脉 CTA 存在多支或单支冠脉病变	根据典型心绞痛症状、缺血性心电图改变及心肌损伤标志物,可作出 UA 诊断

不稳定型心绞痛(unstable angina,UA)的疼痛部位、性质及发作时的心电图表现与稳定型心绞痛相似,但至少还应存在下列 3 种情况之一:静息下或仅轻度活动发生,通常持续时间>10 分钟;疼痛程度较重且为近期发生(比如 4~6 周内);症状呈进行性加重,包括疼痛更严重、疼痛时间更久、疼痛频率增加等,诊断标准见表 3-3-1。当不稳定型心绞痛患者被证实存在心肌坏死,且心肌标志物水平升高时,即诊断为非 ST 段抬高心肌梗死(详见本节第二部分)。对于在长期稳定型心绞痛的基础上出

现 UA 的患者,常存在多支冠状动脉管腔狭窄等病变,部分新发作的静息心绞痛患者可能只存在单支冠脉病变。部分冠状动脉管腔正常或无阻塞病变的 UA 患者,其胸痛可能是由于冠脉痉挛、微循环灌注障碍所致。

【分析思路】

第一,认识这个征象。为了能更准确地判断冠状动脉管腔狭窄的程度,需要使用多平面重组图像和三维 VR 图像,对多个冠状动脉的每个节段进行仔细评估。对于存在钙化斑块的情况,需及时调整窗宽窗位,减少伪影对管腔评估的干扰。对后处理图像评估血管狭窄程度后,还需在对应的 CTA 轴位图像上进行验证,特别是由非钙化斑块所致管腔狭窄的情况,需仔细进行辨认,除外噪声、运动伪影等原因对管腔狭窄的错误判读。当一段血管中出现两个以上的病变时,应该报告最严重的病变。

第二,分析这个征象。对于冠状动脉狭窄程度的评估,需先确定优势冠状动脉,对于部分左优势型的右冠状动脉,不能将正常管腔变细误判为管腔狭窄。在确定优势冠脉后,通过 MPR 多角度旋转发现病变,确定管腔狭窄的位置,分析狭窄的原因。存在斑块病变时,当狭窄程度>50%时,应考虑斑块对血流可能或已存在对血流的限制性狭窄。对于存在正性重构的血管,判断其狭窄程度需注意评估对比剂填充的血管管腔与邻近正常参考血管管腔的对比结果,不能仅依靠斑块壁与血管壁的对比结果。需要注意的是,由于 CT 图像二维平面的局限性,部分钙化斑块在轴位图及血管长轴图像中表现为斑块直径大于血管直径,此时需注意对管腔狭窄程度的评估,不能错误地认为管腔完全闭塞,需在影像报告中提示管腔狭窄程度无法评估,向临床说明必要时进一步行 DSA 检查,以明确管腔狭窄程度。

第三,紧密结合临床。临床信息和其他检查手段对于冠状动脉粥样硬化性心脏病的诊断是十分重要的。在结合影像学手段的基础上,需紧密结合患者的年龄、性别、症状、体征、心电图、实验室检查,找寻符合诊断的相关标准,综合作出诊断。

【疾病鉴别】

动脉粥样硬化性管腔狭窄征象诊断思维导图见图 3-3-3。

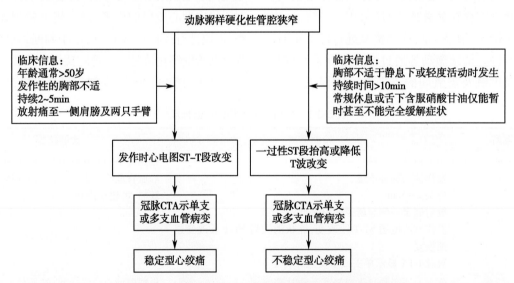

图 3-3-3　动脉粥样硬化性管腔狭窄征象诊断思维导图

(二)心肌桥

【定义】

冠状动脉的主干或分支中的一段,被浅层心肌所掩盖,称该段动脉为壁冠状动脉,这段浅层心肌被称为心肌桥,是常见的冠状动脉先天性发育异常。

【病生基础】

壁冠状动脉好发于前降支,长度一般为 2～50mm,其表面心肌桥的厚度不一。心肌桥可造成壁冠状动脉的解剖结构呈机械性狭窄,并易导致冠脉近端动脉硬化,其可能的机制有:①心肌桥的收缩,导致相应的壁冠状动脉管腔变窄,其近段血管内压力增高,血液产生湍流而导致内皮细胞容易受损,从而引发动脉粥样硬化斑块形成;②由于心肌桥的压迫,壁冠状动脉的血管内膜血流剪切力持续增高,血流对于动脉内膜的作用力持续增大,释放大量的血管活性物质,进而促进动脉粥样硬化斑块形成,出现心肌缺血等表现。

【征象描述】

1. **X 线表现** 胸部 X 线图像对显示冠状动脉心肌桥无价值。

2. **超声表现** 血管内超声测定的 FFR 可反映冠脉病变的生理学改变,可对壁冠状动脉的狭窄程度进行评估。

3. **CT 表现** 冠脉 CTA 短轴位及曲面 MPR 图像中,壁冠状动脉表现为走行于心肌表面或心肌内的节段性冠状动脉。Noble 等根据冠状动脉收缩期壁冠状动脉的狭窄程度,将心肌桥分成三个等级:Ⅰ度狭窄为收缩期狭窄直径<50%,Ⅱ度狭窄介于50%～70%之间,Ⅲ度狭窄>70%。冠脉 CTA 对于心肌桥的显示具有独特的优势,不仅能准确定位心肌桥的位置,同时可显示心肌桥与冠状动脉粥样硬化斑块的关系,定量分析并准确测量心肌桥的长度和深度,对临床相关治疗及术前可起指导作用(图 3-3-4)。

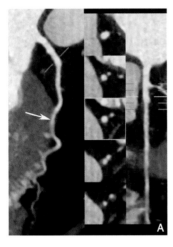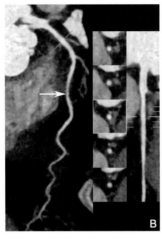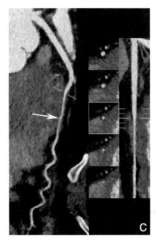

图 3-3-4 心肌桥 CTA 表现
A～C.冠脉 CTA 示左前降支中段局部管腔走行与心肌关系密切,管腔变细,分别呈Ⅰ度狭窄(A)、Ⅱ度狭窄(B)及Ⅲ度狭窄(C)(白箭)

4. **MRI 表现** 冠状动脉 MR 造影图像可显示壁冠状动脉节段性走行于心肌浅层或心肌内,由于冠状动脉体积较小,心动周期时的运动迅速且复杂,因此通过磁共振冠脉成像诊断心肌桥时,需注意排除图像伪影的干扰。

5. **选择性 X 线冠状动脉造影(CAG)表现** 心肌桥在冠脉造影中可能会被误认为是严重的狭窄,由于一部分血管被埋在心包膜表面以下,并伸入心肌层中,当心室收缩期存在明显的管腔狭窄,在舒张期管腔直径显著恢复或基本正常时,称为"挤奶效应"。

【相关疾病】

大部分具有心肌桥变异的临床患者无明显的临床症状。根据 Noble 等人的分级标准,心肌桥Ⅰ度狭窄一般没有明显的心脏缺血的临床表现;Ⅱ度狭窄的患者由于心脏局部缺血导致乳酸堆积,进而出现心肌缺血的特异性临床表现;Ⅲ度狭窄的患者局部心肌乳酸代谢明显增加,当壁冠状动脉受压严重时,可出现心绞痛、心律失常甚至心肌梗死等表现,这可能与心肌桥引起的复杂血流动力学模型的变化有关。

【分析思路】

第一,认识这个征象。心肌桥的诊断需借助冠脉 CTA 三维后处理和重建图像评估。心肌桥最常见于 LAD,部分壁冠状动脉走行被心肌遮盖,需仔细分辨是否存在真性狭窄。对于存在钙化斑块的情况,需及时调整窗宽窗位,减少伪影对管腔评估的干扰。

第二,分析这个征象。目前随着冠脉 CTA 的广泛应用,心肌桥的检出率逐渐增高,但由于心肌桥是一种常见的先天性的走行异常表现,部分影像报告中对心肌桥的描述不够清楚。首先,应在血管曲面重组图中仔细观察三支主要血管的走行,同时关注直径较大的对角支血管等,判断存在心肌桥的血管数。确定心肌桥存在后,需判断壁冠状动脉走行位置,对伸入心肌走行的壁冠状动脉,需通过重建图像工具,准确测量心肌桥长度、深度等,通过与邻近正常管腔直径对比后,对壁冠状动脉的狭窄程度进行评估。

第三,紧密结合临床。评估心肌桥的狭窄程度需紧密结合临床表现,对无临床症状的患者可观察随访。对出现心肌缺血表现但无斑块性病变及其他心血管危险因素存在的患者,可通过影像学手段确定心肌桥的存在并评估其狭窄程度,为临床诊断及治疗提供更多信息。

【疾病鉴别】

心肌桥征象诊断思维导图见图3-3-5。

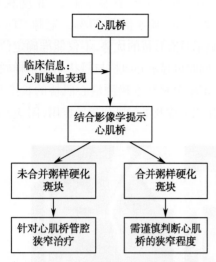

图 3-3-5 心肌桥征象诊断思维导图

（三）冠状动脉夹层

【定义】

冠状动脉夹层是由于自发性或继发性原因致冠状动脉夹层分离，进而形成壁内血肿压迫真腔，导致冠状动脉管腔狭窄甚至完全闭塞。

【病理基础】

冠状动脉夹层可以是自发性或继发性的。自发性冠状动脉夹层往往发生在年轻女性，特别是产后期；继发性可能发生在结缔组织疾病患者或由医源性损伤导致。针对冠状动脉夹层的病理机制尚不清楚，目前存在两种假说：①内膜层撕裂假说，内膜撕裂使血流通过破口处进入血管壁形成壁内血肿，逐渐形成夹层；②壁内自发出血假说，冠状动脉中膜滋养血管破裂，导致壁内血肿形成。

【征象描述】

1. **X线表现** 胸部X线图像对显示冠状动脉夹层无价值。

2. **超声表现** 血管内超声主要表现为内膜撕裂，伴大小不一的假腔、血肿形成。其中内膜撕裂表现为内膜片的连续性中断（内膜片为一层搏动性的高回声结构）；假腔的外侧壁仅表现为一层高回声结构（不同于真腔的"高-低-高"三层回声结构）；壁内血肿则常表现为内膜与中膜之间的均质新月形强回声结构。

3. **CT表现** 在冠脉CTA短轴位及曲面MPR图像中可观察到冠状动脉呈双腔改变，管腔中心可见偏心性低密度壁内血肿，并可见月牙形、弧形高密度影，真腔小，假腔大。部分血管内可见内膜片。

4. **MRI表现** 冠状动脉MR造影图像可显示位于冠状动脉近端或直径较大者的夹层表现，管腔内可见偏心性低信号影，真腔呈弧形、月牙形高信号影。由于MRI对小血管的分辨率较低，因此对于阴性结果需谨慎判读。

5. **选择性X线冠状动脉造影（CAG）表现** 目前冠状动脉造影仍然是诊断冠状动脉夹层的一线方法。典型的自发性冠状动脉夹层（spontaneous coronary artery dissection，SCAD）在冠状动脉造影下的表现是：冠状动脉内游离的内膜撕裂片形成薄而透亮的线样影，真腔和假腔均有对比剂充盈，假腔内对比剂排空延迟或滞留，真腔受压变窄或无改变。

【相关疾病】

自发性冠状动脉夹层是造成急性冠状动脉综合征的少见原因之一。冠状动脉夹层的临床表现与其他原因所致急性冠脉综合征（ACS）相似，根据血管夹层影响正常冠脉血流量的程度，可导致不同的临床表现，胸痛是最常见的症状。然而，针对自发性冠状动脉夹层的处理与ACS并不相同，因此需联合影像学手段，尤其对无冠心病史或心血管危险因素但发生急性心肌梗死、心搏骤停的中青年女性患者，需早期作出临床诊断，尽早开展治疗，提高生存率。（表3-3-2）

表 3-3-2 自发性冠状动脉夹层的诊断标准

疾病名称	诊断标准	诊断依据
自发性冠状动脉夹层	中青年女性，尤其是妊娠或围产期女性胸痛、颈部或左肩放射痛 影像学检查提示冠脉夹层改变	临床表现结合影像学检查确诊

【分析思路】

第一，认识这个征象。冠状动脉夹层最重要的征象是"双腔征"，由于内膜撕裂，将管腔分隔为真腔和假腔，一般来说真腔小，假腔大，部分患者可表现为低密度的壁内血肿环绕管壁。由于冠状动脉管腔直径相对较小，CTA对撕裂的内膜检出尚不敏感。

第二，分析这个征象。Saw根据冠状动脉造影表现将SCAD分为三种类型：①Ⅰ型：动脉壁出现自发性冠脉夹层特有的对比剂显影且伴多个可透射线的管腔，伴或不伴对比剂滞留或清除缓慢。②Ⅱ型：弥漫性且光滑的狭窄病变（一般>20mm），狭窄严重程度可从轻度狭窄至完全阻塞；弥漫性狭窄病变常见于血管中远端，且与壁内血肿的程度相一致，其中狭窄远端为正常血管者归为Ⅱa型,而狭窄延伸到血管末端者归为Ⅱb型。③Ⅲ型:局灶性或管性动脉狭窄,与动脉粥样硬化表现相似。对于Ⅰ型,可根据造影结果直接作出诊断,但是对于合并Ⅰ型的其余两型病变,诊断时还需结合其他影像学检查。目前,可通过CT的多种后处理技术,比如多平面重组、曲面重组等方式,对夹层破口的定位、真腔和假腔的鉴别及夹层的范围为临床提供更多信息,同时,CTA

可对术后复查起到重要作用,通过图像对比评价治疗手段的成效。

第三,紧密结合临床。冠状动脉夹层需紧密结合临床信息及临床表现,尤其对妊娠期或围产期女性,当病史内未提示心血管相关危险因素时,结合胸痛等临床表现,需想到自发性冠状动脉夹层疾病的可能。

【疾病鉴别】

冠状动脉夹层征象诊断思维导图见图3-3-6。

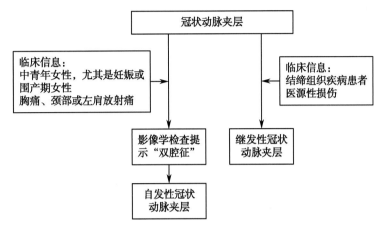

图 3-3-6 冠状动脉夹层征象诊断思维导图

二、管腔闭塞

(一)冠状动脉急性完全性闭塞

【定义】

冠状动脉急性完全性闭塞指冠状动脉粥样硬化时,由于斑块破裂或血栓形成引起血管突然闭塞致远端血流完全消失。

【病理基础】

冠状动脉急性完全性闭塞是在纤维斑块和粥样斑块的基础上发生斑块内出血、斑块破裂糜烂、血小板聚集、急性血栓形成,造成冠状动脉管腔完全堵塞、血流突然中断,导致急性或亚急性心肌供氧减少和缺血加重。

【征象描述】

1. X 线表现　胸部 X 线图像对显示冠状动脉管腔闭塞无价值。

2. CT 表现　冠状动脉完全性闭塞可结合冠脉CTA 心脏横断面、曲面重组图像、容积再现技术及血管管腔的截面图像,多角度多方位观察管腔情况,完全性闭塞表现为局部管腔内对比剂"充盈缺损",阻塞段低密度,未见血流通过(图 3-3-7)。

3. MRI 表现　MR 冠状动脉成像临床应用不如多层螺旋 CT。严重狭窄时,冠状动脉 MRA 呈"线样"高信号影,闭塞时可完全不显示。自旋回波黑血

序列可以更好地显示冠状动脉管壁增厚程度,其信号由斑块的性质决定,斑块破裂出血时,破裂斑块的内部信号随出血时间不断变化。钆对比剂延迟强化可提高坏死心肌与正常心肌间的对比度,增加缺血性冠状动脉疾病的检出率。

4. 选择性 X 线冠状动脉造影(CAG)表现　CAG 对血栓本身不能显示,可以间接显示管腔狭窄,为杯口状或鼠尾状充盈缺损(图 3-3-8)。但 CAG 属于有创检查,对血管壁的显示不佳,对斑块的评估需结合血管内超声等其他影像学手段。

5. 血管内超声(IVUS)表现　可以显示管腔的形态、结构和管壁病变的性质。冠状动脉急性完全性闭塞发生斑块破裂时,可表现为纤维帽出现破口,斑块内部血流灌注,斑块中脂质外渗,留下纤维帽而成空腔。血栓形成可以在 IVUS 上被观察到,主要为管腔内团状物,相对为低回声区域。

【相关疾病】

冠状动脉完全性闭塞可发生急性心肌梗死,主要包括非 ST 段抬高心肌梗死和 ST 段抬高心肌梗死。常见的临床表现为突发胸痛,诊断标准见表3-3-3。当发生大面积透壁性心肌梗死后,冠状动脉出现梗死后纤维化,可使局部心肌收缩功能消失,形成室壁瘤。除了粥样斑块,冠状动脉完全性闭塞还可发生于 PCI 术后并发症、血栓栓塞、气栓滞留等。

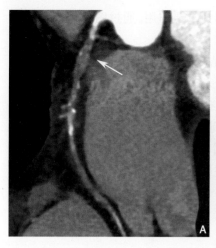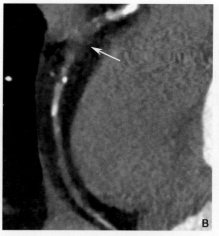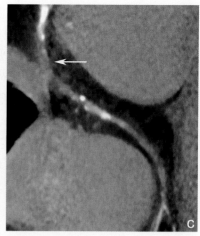

图 3-3-7 急性完全性闭塞冠脉 CTA 图像

A~C.冠状动脉曲面重组示右侧冠状动脉(RCA)管腔内对比剂充盈缺损,未见血流通过(白箭)。邻近的管腔内可见多发钙化斑块及混合斑块,阻塞段以远管腔全程显影浅淡

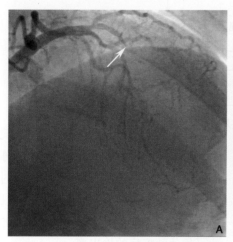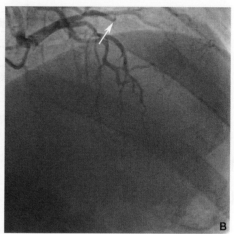

图 3-3-8 急性完全性闭塞 CAG 表现

A、B.冠状动脉造影示左前降支(LAD)近段充盈缺损,呈"鼠尾"征(白箭),远端未见对比剂填充

表 3-3-3 急性心肌梗死的诊断标准

疾病名称	诊断标准	诊断依据
非 ST 段抬高心肌梗死	典型的心绞痛症状(呈放射状,休息或舌下含服硝酸甘油只能暂时但不能完全缓解症状) 典型的缺血性心电图改变(新发或一过性 ST 段压低≥0.1mV,或 t 波倒置≥0.2mV) 心肌损伤标志物(cTnT、cTnI 或 CK-MB)	根据胸痛的特点,结合心电图的典型表现及相关实验室心肌损伤标志物可确诊
ST 段抬高心肌梗死	典型的临床表现(常有先兆,后出现不能缓解的心绞痛、发热、心动过速、胃肠道症状、心律失常、低血压及休克、心力衰竭等) 特征性心电图改变(ST 段弓背向上抬高、宽而深的 Q 波、T 波倒置) 实验室检查(血象异常,心肌损伤标志物水平增高)	通过心电图典型 ST 段改变,结合患者胸痛等临床症状、实验室检查可确诊

【分析思路】

第一,认识这个征象。首先熟练掌握正常冠状动脉的解剖结构及走行特点,冠脉 CTA 图像心脏横断面中正常的冠状动脉管腔内显影均匀,管腔走行连续,因此出现显影中断、未显影的冠状动脉需要高度重视。需要注意的是,如果冠状动脉周围模糊不清,应考虑是否存在呼吸伪影;而扫描中存在阶段伪影时,图像常出现"错层",即连续层面冠状动脉出现显影中断,这时需要注意同层面其余血管是否出现同样的情况,以及上下层面管腔是否连续,以上两种

伪影也可通过选择绝对时相进行心电编辑,还需结合曲面重组图像、容积再现技术及血管管腔的截面图像来更准确地识别冠状动脉完全性闭塞。

第二,分析这个征象。冠脉 CTA 心脏横断面观察到有显影中断或未显影的冠状动脉时,应高度怀疑冠状动脉管闭塞,当斑块数量较多且成分复杂时,需针对不同的斑块调整窗宽窗位,以达到最佳的对比效果,并逐一观察,分析是否出现多处闭塞。此外,在处理好的曲面重组图像找出对应位置,多角度观察,测量管腔狭窄程度、闭塞的长度,最后结合血管截面图像,明确判断重度狭窄与闭塞。在判断PCI 术后支架内闭塞时,高密度支架同样会产生浮散伪影,需要先调整窗宽窗位将支架周围伪影的对比度尽量调小,或使用骨函数图像,如果还是无法观察,不能确定管腔狭窄程度,应结合其他冠状动脉检查。

第三,紧密结合临床。临床信息和其他检查手段对于诊断是十分重要的。在结合影像学手段的基础上,需紧密结合患者的年龄、性别、症状、体征、心电图、实验室检查,找寻符合诊断的相关标准,综合作出诊断。

【疾病鉴别】

冠状动脉急性完全性闭塞征象诊断思维导图见图 3-3-9。

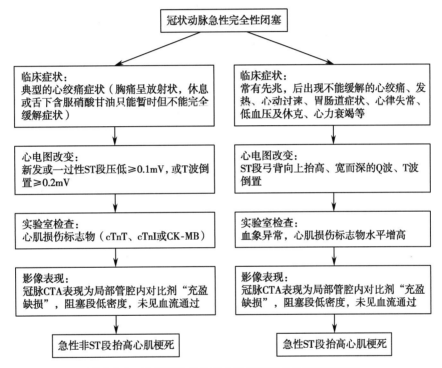

图 3-3-9　冠状动脉急性完全性闭塞征象诊断思维导图

(二) 冠状动脉慢性完全性闭塞

【定义】

经冠状动脉造影显示病变血管前向血流完全消失,无血栓、近端纤维帽未染色、有成熟的侧支循环且病程≥3 个月被称为冠状动脉慢性完全性闭塞(chronic total occlusion,CTO)。

【病理基础】

CTO 的病理基础是冠状动脉粥样硬化改变。长期冠状动脉粥样斑块累积生长或发生斑块破裂继发微血栓形成,造成冠状动脉管腔完全堵塞。由于冠状动脉血流中断,致供血区持续性和/或反复加重的缺血、缺氧,心肌纤维发生凝固性坏死、核固缩,心肌细胞间质发生不同程度地中性粒细胞浸润,随着病情进展,肉芽组织出现并机化形成瘢痕组织。慢性闭塞病变通过动脉生成和血管新生等机制,刺激冠状动脉侧支血管生长和成熟,远端的心肌供血几乎全部来自冠状动脉侧支循环,其中以对侧侧支供血尤为常见。

【征象描述】

1. **X 线表现**　胸部 X 线图像对显示冠状动脉慢性管腔闭塞无价值。

2. **CT 表现**　冠脉 CTA 可以观察病变的长度及走行、是否形成远端侧支循环、是否存在钙化、闭塞端是否有微通道或边支血管形成。除局部管腔内对比剂充盈缺损外,慢性完全性闭塞病变周围有较多侧支循环血管,与闭塞远端血管相通,远端可见对比剂充盈。(图 3-3-10)

3. **MRI 表现**　表现与上述冠状动脉急性完全

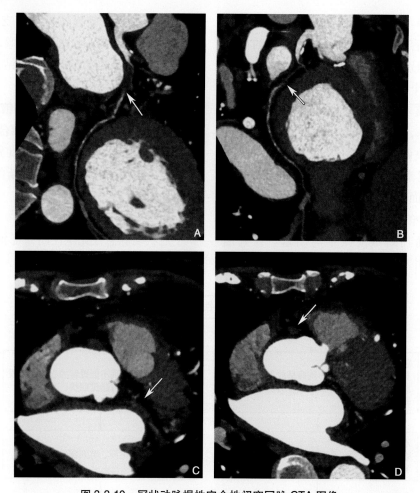

图 3-3-10　冠状动脉慢性完全性闭塞冠脉 CTA 图像

A、B. 冠状动脉曲面重组示左回旋支（LCX）优势供血，LCX 近端充盈缺损（白箭），堵塞段代偿性侧支循环形成，周围可见细小血管影，与闭塞段相通。C. 冠状动脉 CT 增强可见 LCX 近段未见对比剂填充（白箭）。D. 冠状动脉 CT 增强可见 RCA 近段未见对比剂填充（白箭）

性闭塞大致相同。自旋回波黑血序列中，引起血管慢性闭塞的纤维斑块和脂质斑块表现为等和高信号。MRI 的优点是诊断不受管壁钙化的影响，但是可能会夸大狭窄的程度。

4. 选择性 X 线冠状动脉造影（CAG）表现　主要表现为杯口状或鼠尾状充盈缺损。由于病变时间较长，机体代偿可使部分患者冠状动脉内和冠状动脉间侧支循环形成，在 CAG 上表现为多发细小血管影。

5. IVUS 表现　不仅用于 CTO 的诊断，对于指导经皮冠脉介入术（PCI）也有十分重要的作用。CTO 病变进行球囊扩张后常造成明显的内膜撕裂，需利用 IVUS 测量血管直径以指导支架选择。

【相关疾病】

冠状动脉慢性完全性闭塞是冠心病的常见类型，其病理发展过程尚不明确。然而，CTO 被认为是冠状动脉侧支循环形成的决定因素之一。根据 2021

版专家共识指出，CTO 应分为两类：确定的和可能的。确定的 CTO 是指冠状动脉造影可见病变处 TIMI（thrombolysis in myocardial infarction）血流 0 级、无血栓、近端纤维帽未染色、有成熟的侧支循环的典型表现，同时有明确证据表明闭塞时间≥3 个月。可能的 CTO 指仅存在典型表现。CTO 可导致心肌缺血，并进一步诱发心肌细胞数量减少、心肌坏死及心室重构等问题，影响患者的心肌收缩功能。CTO 病变的临床表现较复杂，大部分存在明显的稳定型或进展性心绞痛症状，但部分患者也可无心肌缺血症状或轻微症状（表 3-3-4）。介入治疗是 CTO 最重要的治疗手段，冠状动脉 CTO 成功开通可有效改善收缩功能，并可显著减少心绞痛发作次数。然而，X 线暴露时间过长、术中穿孔、出血等并发症发生率较高，严重影响了患者的预后及生存期。

对于部分功能性闭塞，即病变处存在严重狭窄，TIMI 前向血流 1 级，但还有管腔通畅，尽管冠脉造影不能清楚显示血管影，仍不能认为是 CTO。

表 3-3-4 冠状动脉慢性完全性闭塞的诊断标准

疾病名称	诊断标准	诊断依据
冠状动脉慢性完全性闭塞	典型的表现［冠状动脉造影可见病变处无前向血流（TIMI 0级）通过，无血栓、近端纤维帽未染色、有成熟的侧支循环］闭塞时间≥3个月	CTO需有两个关键特征可诊断：无前向血流通过闭塞病变处，推测或确定闭塞时间≥3个月

【分析思路】

分析思路与冠状动脉急性完全性闭塞相似。

第一，认识这个征象。对于 CTO 的诊断主要依靠冠状动脉造影。冠脉 CTA 图像出现显影中断、未显影的冠状动脉需要高度重视。由于慢性完全性闭塞病程较长，可在闭塞段远端观察到代偿形成的侧支循环。

第二，分析这个征象。当冠脉 CTA 图像中存在显影中断或未显影的冠状动脉时，需要结合病史，当病史超过 3 个月时，应高度怀疑 CTO，同时还需观察斑块的性质，逐一分析。

第三，紧密结合临床。临床信息和其他检查手段对于诊断是十分重要的。在结合影像学手段的基础上，需紧密结合患者的年龄、性别、症状、体征、心电图、实验室检查，找寻符合诊断的相关标准，综合作出诊断。

【疾病鉴别】

冠状动脉慢性完全性闭塞征象诊断思维导图见图 3-3-11。

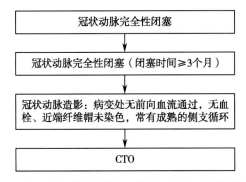

图 3-3-11 冠状动脉慢性完全性闭塞征象诊断思维导图

三、管腔扩张

【定义】

冠状动脉管腔扩张是指病变段的血管直径超过相邻正常血管直径均值的 1.5 倍。

【病理基础】

冠状动脉扩张的病理学特点与动脉粥样硬化相似，通常表现为扩张节段动脉壁增厚，内膜纤维化伴泡沫细胞组成的脂质沉积，动脉壁的内弹力层通常遭受破坏，导致中层弹性组织和胶原显著减少，这种弹性纤维组织减少引发的局部慢性炎症是导致冠状动脉扩张的主要原因。非动脉粥样硬化导致的冠状动脉扩张中，冠状动脉有完整的血管内膜，但动脉壁内存在广泛的变性，动脉中层有大量的透明化胶原蛋白取代正常的平滑肌组织，这种组织病理变化导致的慢性炎症可能是形成冠状动脉扩张的主要原因。

【征象描述】

1. X 线表现　胸部 X 线图像对显示冠状动脉管腔扩张无价值。

2. 超声表现　血管内超声从血管腔内显示血管的横断面，可以更好地展现血管壁结构轮廓和管腔成分，有助于区分真性冠状动脉瘤和假性冠状动脉瘤，真性冠状动脉瘤瘤壁与正常冠状动脉壁回声相似，瘤腔和两端正常冠状动脉腔相通；假性冠状动脉瘤瘤壁不完整，可见动脉破口，外侧可见类圆形或不规则形无回声，即假性动脉瘤瘤腔，伴发血栓形成时，瘤腔壁见厚薄不均的低或中等回声。血管内超声同时还可确定冠状动脉扩张程度及相邻血管狭窄程度，并可指导选择合适的支架治疗。

3. CT 表现　CTA 薄层轴位图像及重组图像均可显示冠状动脉管腔的扩张，诊断标准为病变段的血管内径超过相邻正常血管内径均值的 1.5 倍。CTA 可提供有关冠状动脉扩张的性质信息，如冠状动脉的最大直径、形状、形态、任何伴随狭窄的存在、斑块成分、钙化程度及其与周围血管系统的位置。扩张节段涉及血管总长度 1/3 以下为局限性扩张（图 3-3-12A），扩张节段超过血管总长度的 1/3 为弥漫性扩张（图 3-3-12B）。依据形态特点可分为囊状扩张（图 3-3-12C）和梭状扩张（图 3-3-12D），前者指病变处横径>病变长度，后者则反之。依据病变累及血管可分为 4 种类型：Ⅰ 型为弥漫性扩张累及 2~3 支冠状动脉血管；Ⅱ 型为弥漫性扩张累及 1 支血管，其他冠脉血管局限性扩张；Ⅲ 型为弥漫性扩张累及单支血管；Ⅳ 型为局部扩张病变节段性累及冠状动脉。依据血管壁组成分为真性冠状动脉瘤和假性冠状动脉瘤。真性冠状动脉瘤具有完整的动脉内、中、外三层膜结构，只是在冠状动脉壁较薄弱的位置出现局部膨出，常合并附壁血栓，增强后呈低密度；假性冠状动脉瘤没有动脉壁，瘤体多位于冠状动脉轮

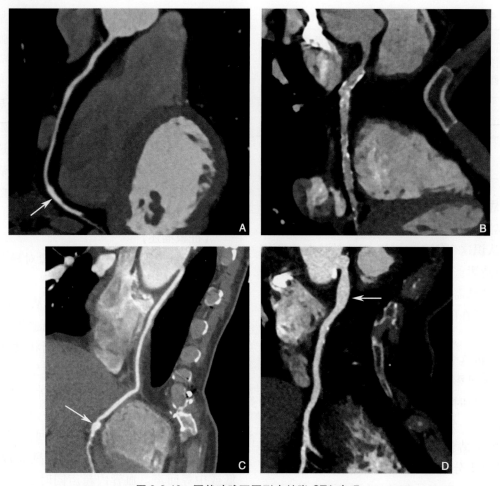

图 3-3-12 冠状动脉不同形态扩张 CTA 表现

冠状动脉 CT 血管造影可见：A. RCA 远段管腔局限性扩张（白箭）；B. RCA 管腔弥漫性扩张，管壁可见多发钙化斑块；C. CABG 术后患者，桥血管 AO-V-PDA 管腔局部囊状扩张（白箭）；D. RCA 近段管腔呈梭状扩张（白箭）

廓之外，常有与冠状动脉成角的"瘤颈"，为外穿的破口形成，瘤体内可见对比剂充盈，亦可见附壁血栓。

4. MRI 表现 可同时获得心脏解剖、心肌灌注、心室功能及冠状动脉成像的信息。冠状动脉 MR 造影可以无创、无辐射显示扩张的冠脉管腔，同时显示血流情况，对冠状动脉近端节段评估效果较好，但对成像较小的远端节段分辨率低，并难以识别钙化。冠状动脉瘤黑血序列瘤腔呈流空信号，电影动态观察若显示经瘤颈向瘤腔内喷射的血流信号，则提示假性冠状动脉瘤。

5. 选择性 X 线冠状动脉造影（CAG）表现 冠状动脉造影是诊断和评估冠状动脉扩张的"金标准"，冠脉造影不仅能直观地显示冠状动脉扩张的大小、形态、位置、数量、管腔内血栓、合并狭窄性病变程度、斑块破裂征象等信息（图 3-3-13），还可以发现流体内的异常血流（慢血流、后向血流和扩张管腔内对比剂滞留）及侧支动脉形成情况。

【相关疾病】

冠状动脉管腔扩张，可分为先天性和获得性。先天性冠脉扩张较少见，一般与其他先天性心脏畸形有关，主要包括先天性主动脉瓣二瓣化畸形、主动脉根部扩张等。获得性冠脉扩张占比更大，动脉粥样硬化是成人最常见的病因，川崎病是儿童最常见的病因，诊断标准见表 3-3-5。其他获得性病因有感染性疾病、结缔组织病、血管炎、医源性扩张、滥用可卡因、暴露于除草剂等。

【分析思路】

第一，认识这个征象。冠脉 CTA 及其多平面重组和三维重建图像全面观察可以更好地评估冠状动脉管腔情况。正常冠状动脉管腔显影均匀，并逐渐向远端分支变细，当管腔由细变粗时，通常不难发现，测量扩张处血管内径超过相邻正常血管内径均值 1.5 倍即为冠状动脉扩张。当冠状动脉全长扩张，管腔仍是逐渐向远端分支变细时，可能会被忽略，需以正常血管内径作为参照标准。

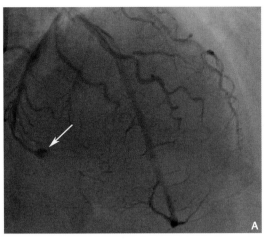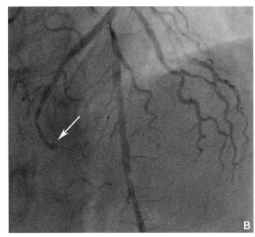

图 3-3-13 冠状动脉瘤样扩张造影图像
A、B. 冠状动脉造影示左回旋支动脉管腔局限性瘤样扩张(白箭)

表 3-3-5 相关疾病诊断标准

疾病名称	诊断标准	诊断依据
冠状动脉粥样硬化性心脏病	年龄通常>50 岁 阵发性的前胸压榨性疼痛或憋闷感觉 放射至心前区和左上肢尺侧 劳累或情绪应激可诱发 持续数分钟至十余分钟 休息和/或硝酸酯类药物治疗后数分钟内可缓解	根据典型心绞痛的发作特点,结合年龄和存在冠心病的危险因素,除外其他原因所致的心绞痛,一般即可建立诊断
川崎病	发热 主要临床特征: 双侧球结膜充血 口唇及口腔的变化:口唇干红,草莓舌,口咽部黏膜弥漫性充血 皮疹,包括单独出现的卡疤红肿 四肢末梢改变:急性期手足发红、肿胀,恢复期甲周脱皮 非化脓性颈部淋巴结肿大	发热并具有至少 4 项主要临床特征

第二,分析这个征象。发现冠状动脉管腔扩张,需依据病变长度与血管长度判断是局限性扩张或弥漫性扩张,依据病变处横径与长径大小可以判断是囊状扩张和梭状扩张。测量扩张血管内径,评估其扩张程度。确定冠脉扩张部位、累及血管数量有助于判断病因,动脉粥样硬化或血管炎导致的冠脉扩张通常累及多支冠状动脉,先天性、创伤性或夹层动脉瘤通常只存在于单支血管。动脉粥样硬化所致冠脉扩张伴有管腔狭窄和斑块,注意观察扩张管腔、相邻管腔即其他冠脉内是否存在斑块,评估斑块的稳定性,注意管壁周围是否有溃疡、出血或渗液。还需关注是否伴有其他动脉如肺动脉、主动脉管腔扩张,有助于诊断。

第三,紧密结合临床。临床信息对于判断冠状动脉扩张病因是至关重要的。在分析影像学征象的基础上,需紧密结合患者的年龄、性别、临床症状、体征、实验室检查、诊疗经过,缩小鉴别诊断范围,找寻符合诊断的相关标准,综合作出诊断。

【疾病鉴别】

冠状动脉管腔扩张征象诊断思维导图见图3-3-14。

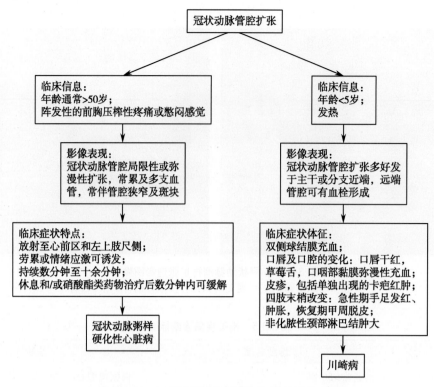

图 3-3-14　冠状动脉管腔扩张征象诊断思维导图

（刘　婷）

第四节　冠心病相关心肌改变

一、心肌密度及信号改变

【定义】

冠心病相关的心肌密度及信号改变,包括心肌 CT 密度和心肌 MR 信号异常。

心肌 CT 密度异常表现为:①在平扫或灌注图像上肉眼可观察到心肌密度较周围正常心肌组织发生减低,慢性心梗病例可伴钙化出现;②延迟增强图像中,病变组织较正常心肌组织呈高密度,缺血性心肌病延迟强化位于心内膜下,严重时可累及室壁全层,延迟强化区内出现的低密度无强化区域被认为是微循环阻塞的表现。

心肌 MR 信号异常表现为:①T_1WI 序列见心肌信号减低;②急性心肌梗死 T_2WI 信号增高,有时可伴有心肌内 T_2WI 低信号;③灌注扫描时可见与病变冠脉供血相对应的灌注减低、延迟、缺损;④延迟增强序列见心肌心内膜下呈高亮信号,严重时可累及室壁全层,高信号的梗死核心区内出现的低信号区域被认为是微循环阻塞的表现。

【病理基础】

当冠状动脉狭窄、堵塞时,供血区域心肌会发生缺血缺氧。当发生持续缺血时,心肌的损伤将变得不可逆。不可逆的缺血性损伤首先发生于最靠近心内膜的心肌,随着时间的延长,缺血性坏死可逐渐扩大到心壁全层。心肌梗死后,肌组织会发生一系列炎性变化:光镜常规染色切片上可以观察到梗死初期缺血坏死区域的肌纤维紊乱,呈波浪状松解;肌纤维之间由于水肿,留下较大的透明区。梗死后 2～3 天,出现大量中性粒细胞浸润,聚集成片。7～10 天时,梗死区可见大量巨噬细胞,坏死心肌纤维基本被吸收。梗死后 2 周左右,坏死区逐渐变成疏松结缔组织,出现大量新生毛细血管。再过数周,这一区域将被致密结缔组织取代,密集的胶原纤维形成瘢痕。心肌的水肿和纤维化都可以在 CT 上表现为密度减低,纤维化较水肿在 CT 上表现为更低密度,纤维化被脂肪替代后表现为脂肪密度。而心肌水肿导致的低密度区域在 CT 平扫上常很难辨别,通过灌注成像,可以将缺血水肿部分的心肌和周围的正常心肌区别开来;在 MRI 上,T_2WI 对于心肌的水肿改变比较敏感,所以 T_2WI 一般在急性心肌梗死时会有高信号的改变。急慢性心梗心肌出现延迟强化的机制有所不同,急性心肌梗死主要与细胞膜破裂、细胞坏死及水肿等有关,一般认为急性期延迟强化区包括梗死区和周围缺血区,随着时间的延长,外围可恢复的心肌缺血逐渐恢复,强化区域有所缩小,至瘢痕组织

形成时,范围进一步缩小,即所谓的梗死皱缩。而慢性期延迟强化主要认为和胶原纤维组织细胞间隙扩大有关。组织学对比研究证明,延迟强化的区域和纤维瘢痕相对应。急性心肌梗死时延迟强化是部分可逆的;慢性期延迟强化主要形成的是替代性纤维,延迟强化是不可逆的。

而心肌灌注是指单位时间内通过心肌微循环的血流量。灌注反映的是微血管床容积的大小,灌注减低意味着:第一,心脏血管的较大分支血管出现血供障碍、狭窄或完全阻塞,使得相应供血区域血流量减低或血流完全缺失。第二,微血管出现了功能障碍,此种情况的发生机制较复杂,可能与血管紧张素、自由基、内皮素等细胞因子改变了血管的反应性,从而使微血管发生痉挛有关。血管的痉挛进一步导致了微血栓的形成。正常情况下,当对比剂首次通过正常心肌时,心肌轻度强化且信号均匀。但当心肌病变发生微循环障碍时,对比剂进入病变区域受阻,局部心肌灌注减低,表现为心内膜卜的局部信号降低。通过腺苷类药物给予心肌负荷后,正常心肌区域冠状动脉微循环血流量增加,而病变区域冠状动脉扩张受限,加之正常心肌对缺血区域产生的"窃流"现象,微循环受损心肌在灌注影像上与正常心肌信号强度差异更为显著,能更准确地测量心肌病灶局部的灌注储备。

除导致心肌缺血、坏死外,心脏微血管的内皮细胞亦同时因缺血而发生凋亡、坏死,内皮细胞间紧密连接的稳定性被破坏,内皮细胞间隙扩大,血管通透性增加,进而造成微血管损伤。再灌注治疗后,原阻塞冠状动脉再通,血液中红细胞可经扩大的血管内皮细胞间隙及受损的内皮细胞膜漏出至心肌间质内,形成心肌内出血(intramyocardial haemorrhage,IMH)。红细胞含顺磁性血红蛋白分解产物,可缩短 T_2 弛豫时间,因此 IMH 在 T_2WI 序列上表现为高信号心肌水肿区内出现的低信号或无信号区域,该表现已得到病理学证实。

而微循环阻塞(microvascular obstruction,MVO)的形成,可能是由于冠脉阻塞后,微血管内残余的红细胞、炎症细胞(如中性粒细胞)、微血栓等阻塞微血管,以及微血管周围水肿、坏死心肌细胞及间质水肿压迫微血管所致。在发生 MVO 时,即使"肇事"血管再通,微循环功能和心肌灌注也不能恢复,这种现象也被称为"无复流"。MVO 被认为是无复流的重要原因之一。CMR 可以显示 MVO,表现为 LGE 图像上高信号的梗死核心区内出现无信号或低信号区域。也有报道认为,对比剂注射后 1~3 分钟进行早期增强扫描也可以检测 MVO,表现为低灌注/低信号区域。IMH 发生时往往都伴有 MVO,但有时需注意 MVO 不一定合并 IMH。

【征象描述】

1. CT 表现

(1)平扫:心内膜下或透壁心肌密度减低,急性心肌梗死病例中心肌密度减低,但仍为正值,在慢性心梗病例中更常见,可为脂肪密度,部分可伴有钙化。

(2)灌注:在急性和慢性心肌梗死时,常可见到不同程度的灌注减低、延迟、缺损,与病变冠脉供血相对应(图 3-4-1A~C、L~N)。

(3)延迟增强:在急性和慢性心肌梗死时,都可见到延迟强化的改变;延迟强化通常自心内膜下向心外膜下进展,且与冠状动脉分布区相对应。在急性心肌梗死患者中,延迟强化的范围通常大于真正梗死区域的范围,当边缘环形强化环绕中央低密度时,提示微循环阻塞 MVO,预后不良。

2. MRI 表现

(1)T_1WI:T_1WI 信号减低,在急性心肌梗死时主要是由于受心肌水肿及坏死导致,而在慢性心梗时主要是由于纤维成分较正常心肌细胞的 T_1 信号低导致;在 T_1 mapping 图像上可以定量测量 T_1 值的改变。

(2)T_2WI:在急性心肌梗死时 T_2WI 呈高信号,高信号范围一般大于梗死心肌范围;当合并心肌内出血 IMH 时,出血区域 T_2WI 呈低信号,除 T_2WI 序列外,利用 T_2 mapping、T_2^* mapping、T_1WI、磁敏感加权成像(SWI)也可以检测 IMH;在慢性心梗病例中心肌 T_2WI 信号一般正常或稍低,主要是由于纤维组织替代了正常心肌细胞所致;慢性心梗可能合并附壁血栓,平扫一般 T_2WI 呈低信号改变,易与心肌混淆,延迟增强可以帮助鉴别。

(3)灌注:在急性和慢性心肌梗死时,常可见到程度不同的灌注减低、延迟、缺损,与病变冠脉供血区域相对应。

(4)延迟增强:在急性和慢性心肌梗死时,都可见到延迟强化。延迟强化通常自心内膜下向心外膜下扩张,且与冠状动脉分布区相对应,延迟强化厚度超过心肌厚度1/2,称为透壁延迟强化。在急性心肌梗死患者中,延迟强化的范围通常大于真正梗死区域的范围,当边缘环形强化环绕中央低密度时,提示微循环障碍 MVO,但 MVO 有时需注意不一定合并 IMH,两者都提示预后不良(图 3-4-1E~K)。

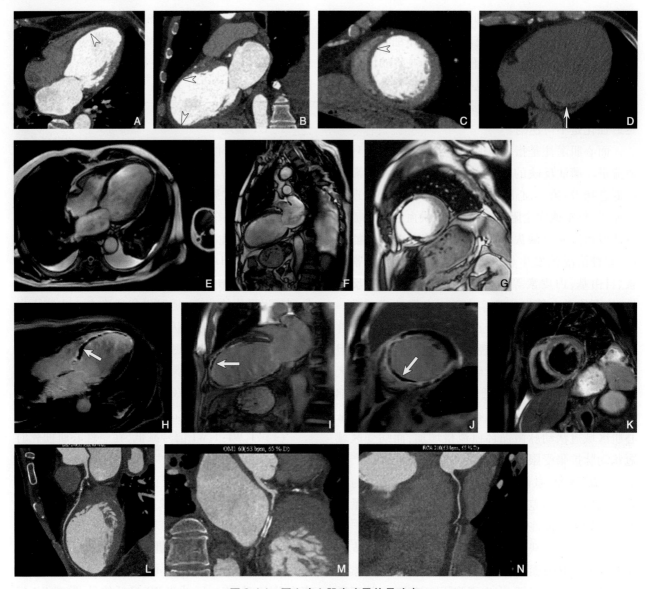

图 3-4-1　冠心病心肌密度及信号改变

A~D.冠状动脉 CTA 增强图像(A)、4CH 图像(B)、2CH 图像(C)短轴位图像示左心室间隔壁、前壁中间段心尖段、下壁心尖段及心尖部心肌变薄(白箭头),下壁心内膜下见线样样脂肪密度影(白箭);冠脉积分平扫(D)横断面图示左心室下壁侧壁基底段弧形脂肪密度影(白箭)。E~G.同一病例心脏 MR 电影图像(E)、4CH 图像(F)、2CH 图像(G)短轴位图像,可见相应部分心肌变薄,心腔扩大。H~K.同一病例心脏 MR 延迟增强图像(H)、4CH 图像(I)、2CH 图像(J)短轴位图像示左心室前壁、间隔壁及下壁弥漫透壁延迟强化,并且延迟强化区域内侧见无强化区(白粗箭),即无复流现象,提示微循环阻塞(MVO);短轴位 T₂WI+压脂图像(K),见下侧壁区域低信号影,提示心肌内出血。L~N.该病例的冠脉 CPR 重建图像(L)显示左前降支(M)、钝缘支(N)、右冠血管多发斑块及狭窄,钝缘支支架术后,但支架内膜增生、再狭窄改变

上述征象按节段分布,节段指的是按 2002 年 AHA 建议采用统一的标准左心室切面,将左心室分为 17 区:划分时首先将其分为四个部分(16 节段划分法只有三部分):基底段(二尖瓣水平)、中间段(乳头肌水平)、心尖段及心尖帽。基底段和中间段各划分为 6 个节段,心尖部划分为 4 个节段,再加上心尖帽,总共 17 个节段。17 区法最符合心脏的解剖结构,与冠状动脉呈对应关系,与临床超声和核素心肌灌注扫描等应用的方法也最为接近。

【相关疾病】

1. 冠心病　临床症状包括劳累或精神紧张时表现为胸骨后或心前区闷痛,或紧缩样疼痛,并向左肩、左上臂放射,活动后心慌、气短、疲劳等。心电图呈 T 波呈双向、低平或者倒置;ST 段下移或者上抬等。CT 和 MRI 中心肌的信号/密度异常皆呈与冠状动脉分布区域对应的节段分布。

2. 其他类似冠心病的造成心肌密度及信号改变的疾病

(1)急性心肌炎:典型表现为胸痛,心肌酶谱增高,心导管检查阴性。急性期心肌水肿比较明显,心肌灌注减低,MRI 表现为 T₂WI 高信号,但是不符合冠脉节段分布;延迟强化典型的表现为心外膜下的

强化,强化分布范围与冠状动脉分布节段不一致。

（2）心肌淀粉样变性：全身性疾病累及心肌,心肌细胞外淀粉样物质聚集,表现为心肌向心性增厚,右心室亦可受累。其中轻链型的淀粉样变性延迟强化表现为弥漫心内膜下的强化。此外,淀粉样物质会和对比剂螯合,导致血池清空加快,在延迟强化图像上心肌信号经常不均匀,难以完全抑制。

（3）扩张型心肌病：扩张型心肌病是各类疾病最后的转归,表现为心脏扩大,心肌变薄,心肌运动减弱,心功能不全;典型的扩张型心肌病,非缺血性增强的表现为局限在心室肌壁内的点片状或线性条纹状增强,多见于室间隔,不与任何冠状动脉的灌注区域相吻合;扩张型心肌病壁内增强与预后相关,一般来说,壁内强化的范围越大,预后越差。

（4）心肌内生理性脂肪浸润：正常人的心肌内也会出现一定量的脂肪沉积,好发部分右心室>左心室,心房肌>心室肌,心外膜>心内膜,心尖>其他节段;心肌厚度一般无明显增厚或变薄;心腔大小正常;心肌活动度/心功能正常;无血流动力学上狭窄或血流缓慢因素存在。通过以上几点可以和心梗后心内膜下的密度减低相鉴别。

（5）心肌脂肪瘤：可发生在心肌、心腔任何部位;边界清晰,可呈斑片状,甚至巨大肿块样;一般不影响心肌运动,病变较大时可产生梗阻症状。

（6）致心律失常性右心室心肌病：家族遗传,好发于年轻人;临床常表现为多源性室性心律失常;累及右心室多见,左、右心室均可累及;心肌自心外膜向心内膜发展的脂肪纤维替代;心肌厚度明显变薄;室壁轮廓呈不规则波浪状或多发小室壁瘤;心腔明显扩张（包括右心室流出道）;心肌活动度减弱,心功能下降。

【分析思路】

1. 平扫CT心肌密度异常

第一,认识这个征象。在CT上正常心肌呈现软组织密度,且密度较少发生改变。当心肌发生缺血、梗死时,受损心肌的水肿、炎症、纤维增生、替代,以及细胞外间隙的增大,会导致心肌密度减低,急性心肌梗死时平扫CT上心肌密度减低表现不明显。陈旧性梗死平扫CT密度减低,伴或不伴钙化。

第二,分析这个征象。心肌的水肿和纤维化都可在CT上表现为密度的减低,纤维化较水肿在CT上表现为更低密度,纤维化脂肪替代后表现为脂肪密度,而心肌水肿导致的低密度区域在CT平扫上常很难辨别。

在慢性心梗病例中,心肌密度减低更常见,且经常表现为脂肪密度,伴或不伴钙化,需要跟一些心肌内含脂病变相鉴别:最常见的是生理性脂肪浸润,在一定比例的正常人身上,心肌内也会看到脂肪密度影（好发部位右心室>左心室,心房肌>心室肌,心外膜>心内膜,心尖>其他节段;心肌厚度一般无明显增厚或变薄;心腔大小正常;心肌活动度/心功能正常;无血流动力学上狭窄或血流缓慢因素存在）。其他还包括心肌内的脂肪瘤（可发生在心肌、心腔任何部位;边界清晰,可呈斑片状、巨大肿块样,病变较小和生理性脂肪浸润难以区别;一般不影响心肌运动,病变较大时可产生梗阻症状）;致心律失常性右心室心肌病（家族遗传,好发于年轻人;临床常表现为多源性室性心律失常;累及右心室多见,左、右心室均可累及;心肌自心外膜向心内膜脂肪纤维替代;心肌厚度明显变薄;室壁轮廓呈不规则波浪状或多发小室壁瘤;包括右心室流出道的心腔明显扩张;心肌活动度减弱,心功能下降）等疾病。通过各自的临床特征和影像表现可以比较容易和心梗后心内膜下的密度减低相鉴别。

第三,紧密结合临床。临床信息对于缺血性心肌病的诊断至关重要。在分析影像学征象的基础上,需紧密结合患者的年龄、症状、体征、实验室检查等,找寻符合诊断的相关标准,综合作出诊断。

2. 平扫MR心肌信号异常

第一,认识这个征象。急性期阻塞的冠状动脉供血区心肌细胞往往由于三磷酸腺苷耗竭而快速出现细胞毒性水肿,这将使水肿区 T_1、T_2 延长,而 T_2WI 对水肿更为敏感,因此急性心肌梗死在 T_2WI 序列中呈现高信号,病变位于犯罪血管供血区,一般为透壁,部分可能为内膜下。慢性心梗期由于瘢痕区域血管密度减低,纤维成分较正常心肌细胞呈长 T_1 信号,因此 T_1WI 呈低信号改变,在 T_1 mapping 图像上可以定量测量 T_1 值的改变,通过增强前后 T_1 mapping 扫描可以计算出细胞外容积ECV,适用于评估弥漫性纤维化的病例。部分心梗后病例可以发生心肌内出血,T_2WI 呈低信号改变,且一般被 T_2WI 高信号的水肿区包绕。

第二,分析这个征象。急性心肌梗死时,T_2WI 高信号代表心肌水肿,但由于水肿较坏死更易发生,一般在梗死后早期心肌水肿范围将大于心肌坏死范围。除 T_2WI 外,亦可使用 T_1 mapping、T_2 mapping 进行观察,表现为水肿区 T_1、T_2 延长。缺血发生后心肌水肿可迅速出现,并在随访过程中逐渐消退。大部分患者在慢性期心肌水肿将完全消退，部分患者可能由于慢性炎症等因素而使病变区长期呈 T_2WI 高信号。

而 IMH 可在特定时间点使组织 T_1、T_2、T_2^* 缩短，使其能在相应序列中得到显示，其中最常用的序列为 T_2WI，表现为 T_2WI 低信号，且一般被 T_2WI 高信号的水肿区包绕。心肌内出血的定量评估则依赖于 T_2 mapping 及 T_2^* mapping，表现为 T_2、T_2^* 缩短，其中 T_2^* mapping 对心肌内出血相对更敏感，但受伪影干扰更大。T_1 mapping 序列中同样可观察到 T_1 缩短，但相对较少用于定量。IMH 范围随时间变化规律同样较复杂。通过 T_2 mapping 及 T_2^* mapping 进行评估时，早期范围逐渐增大，并在梗死后 3 天左右达到峰值，后逐渐吸收。至慢性期，部分患者的心肌内出血吸收后可能不明显，部分患者由于含铁血黄素沉积而长期阳性。值得注意的是，一般有 IMH 的患者均有 MVO，但有 MVO 的患者则不一定有 IMH。

第三，紧密结合临床。平扫 MR 心肌内的信号改变并不具有特异性，心肌损伤、水肿、炎症甚至纤维化、脂肪替代等都可导致心肌信号的改变，需要进一步结合临床病史、实验室检查和其他手段综合判断，除此之外，当心肌信号显示心肌内出血，提示不良预后时，更需紧密结合临床。

3. 灌注减低

第一，认识这个征象。表现为心肌内的低密度/信号区域，呈节段分布，可心内膜下或透壁。值得注意的是，CT 心肌灌注图像可能受到图像质量不佳和相对较差的信噪比的限制。此外还存在着一些伪影，如线束硬化伪影造成的假阳性灌注缺损，这通常发生在与增强的降主动脉相邻的基底部的下侧壁。临床实践中需注意鉴别。

第二，分析这个征象。在急性和慢性心肌梗死时，可见到程度不同的灌注减低、缺损、延迟强化，与病变冠脉供血区域相对应。急性心肌梗死患者主要是由于心肌缺血、水肿，而慢性心梗患者，其纤维瘢痕区域也会出现轻微的灌注缺损或延迟，这是因为瘢痕组织毛细血管密度低于正常心肌所致。急性心肌梗死时，灌注缺损范围可能与延迟强化范围不匹配，缺血区域不出现延迟强化的，即考虑顿抑心肌或冬眠心肌，这部分心肌在恢复血供以后心肌活性是可以恢复的，为后续决定治疗方案提供了依据。通过负荷和静息灌注，可鉴别心肌损伤是否可逆：可逆的仅在负荷、图像上存在灌注缺损，不可逆的在静息

和负荷图像上都存在灌注缺损并且相似，部分可逆的在负荷和静息图像上都存在灌注缺损，但静息图像只有不明显灌注缺损。心肌灌注异常应依据严重程度（轻度、中度和重度）、透壁与否和可逆性（可逆、部分可逆）来划分。

第三，紧密结合临床。除了缺血性心肌病，非缺血性心肌病也可以出现灌注减低、延迟、缺损，比如肥厚型心肌病、扩张型心肌病、心肌炎等，所以心肌灌注减低需要进一步结合临床特征、生化检查及其他影像特征。

4. 延迟增强

第一，认识这个征象。延迟期图像中的梗死心肌呈高密度/信号。

第二，分析这个征象。缺血性心肌病的延迟强化是非常有特点的，符合冠脉节段分布的特征，由心内膜下向透壁扩展，这一点可以和其他类型的心肌病相鉴别。延迟强化可直接显示梗死心肌的位置和范围，清晰显示其透壁程度，全面、准确评价梗死心肌的三维分布，全面评价心肌活性，从而合理筛选接受再血管化治疗的患者，有效预估再血管化治疗后心功能整体及局部的改善。LGE 的有无及程度能够有效判断缺血性心肌病患者的预后，并且出现无复流现象后，死亡率及主要心脏事件发生率较没有出现无复流现象病例显著增加。

值得注意的是，当延迟增强图像上高密度/信号的梗死核心区内出现低密度/低信号区域，一般认为是微循环阻塞 MVO 的标志。特别需要指出其需要和附壁血栓相鉴别，两者都可出现在缺血性心肌病中，都表现为无强化，主要鉴别点：①无复流局于心肌内，血栓多位于心腔内；②无复流多位于室间隔心内膜下，血栓多位于室壁瘤腔内，特别是心尖部；③无复流边缘规则，与周围心肌连续呈光滑弧形，血栓表面多不规则，体积大；④无复流仅见于急性或亚急性心肌梗死，血栓多发生在慢性心梗患者中。

第三，紧密结合临床和其他影像。缺血性心肌病心内膜下延迟强化的特征非常具有特征性，但仍需结合临床病史，通常会伴有冠脉检查的异常及其他心肌征象，例如病变区域运动减弱，心肌变薄，甚至是室壁瘤、附壁血栓等并发症的发生。

【疾病鉴别】

缺血性心肌病主要根据延迟强化的特征与其他类型的心肌病相鉴别见图 3-4-2。缺血性心肌病诊断思维导图见图 3-4-3。

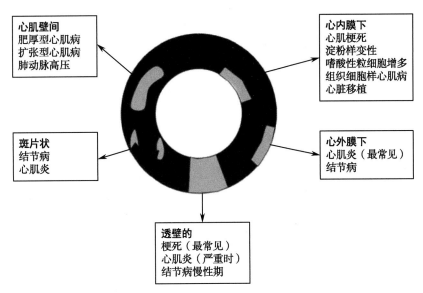

图 3-4-2　缺血性心肌病主要根据延迟强化的特征与其他类型的心肌病相鉴别

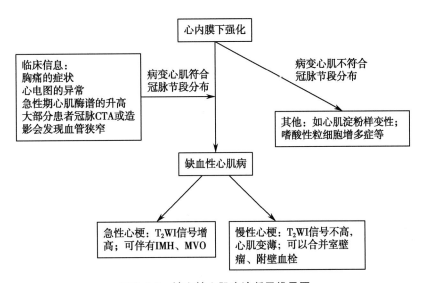

图 3-4-3　缺血性心肌病诊断思维导图

二、心肌形态/心腔改变及心肌运动异常

【定义】

心肌形态/心腔改变及心肌运动异常包括心肌节段运动减低、心肌矛盾/反常运动、心肌节段变薄、心腔扩大和附壁血栓。其中心肌节段运动减低、心肌矛盾/反常运动是指心肌发生节段运动减低、不运动、反常运动甚至室壁向外囊袋样膨出。心肌节段变薄是指心肌节段厚度变薄,与运动减低节段及冠脉分布节段相一致。心腔扩大是指心室腔容积扩大,可以局部膨出。附壁血栓是指心腔内出现无强化区域,通常发生在血流缓慢的区域,比如室壁瘤内。

【病理基础】

心肌坏死后,为了修复心肌组织,保证心脏功能,交感神经系统和肾素-血管紧张素-醛固酮系统

（RAAS）被激活。RAAS 分泌产生许多神经内分泌因子,刺激心肌的重构,并刺激残存的心肌细胞增生肥大。但增生的心肌蛋白属于"胚胎蛋白",收缩力差,也容易疲劳,而且肥大的心肌细胞还需要增加供血,可是心肌的血管并不增加,所以肥大的心肌细胞更容易缺血。另外,坏死心肌重构时,产生纤维组织和细胞基质来修复损伤,产生胶原的肌成纤维细胞促进渐进性替代纤维化的生成。但纤维组织并不具有正常心肌的功能,造成重构的心肌组织收缩力差、厚度变薄,被牵拉扩大。而心肌纤维拉伸和炎症的存在又是肌成纤维细胞激活的重要诱因。

几何变化是左心室重构的主要刺激因素,拉普拉斯定律解释了左心室重构的渐进性质。简单地说,室壁应力与左心室压力和半径直接相关,与左心室壁厚度成反比。在急性心肌梗死的早期阶段,先前存活的组织功能减低或失去活性,导致收缩功能

丧失,继发左心室容积增加,进而增加室壁应力和耗氧量。心肌梗死后数周至数月,随着心脏试图补偿较高的前负荷和后负荷,使心脏工作负荷增加,导致梗死后的心室壁变薄、室壁瘤形成,心脏扩大,心肌收缩力减弱。

【征象描述】

1. 心肌运动异常　MRI上冠心病心肌运动异常表现为病变节段心肌搏动减弱,不搏动,反常运动甚至囊袋状膨出即室壁瘤形成。

（1）X线表现:X线不用于诊断心肌的运动异常,但是对运动异常相关疾病合并的一些改变,如缩窄性心包炎心包的钙化,冠心病合并的心房心室增大等可以有一定的提示作用。

（2）超声表现:超声心动图检查为观察心肌运动的首选检查方法,对于心肌的运动异常非常敏感。

（3）CT表现:目前临床中很少通过CT进行心肌运动异常的判断。特殊情况下,可以对心脏CT扫描进行全期相重建,从而在工作站上观察心肌的运动,但CT受限于时间分辨率较低,这种观察是比较粗糙的。

（4）MRI表现:MR电影序列可以非常清晰地观察心肌的运动情况,常规扫描时会进行4CH、2CH、LOVT长轴位和短轴位的扫描,多角度去观察心肌的运动,且MR图像可以留存下来,方便放射科医生和临床医生去反复观察和对比,是非常好的检查手段。通过电影图像的后处理可以得到心脏射血分数及心肌质量的数值,较超声更为精准,重复性更高(图3-4-4A～C)。

2. 心肌形态异常　急性心肌梗死及小面积心梗心肌厚度改变不明显;慢性心梗受累段心肌变薄,邻近节段心肌可能会代偿性增厚。

（1）X线表现:X线不用于心肌形态异常的诊断。

（2）超声表现:超声心动图为观察心肌形态改变的推荐方法,对于心肌的形态异常非常敏感。

（3）CT表现:CT可以通过MPR来实现常见的心脏观察角度,从而观察心肌的形态变化,比较严重的心肌变薄在横断面图像中就可以观察到。

（4）MRI表现:MR电影序列、T_1WI/T_2WI序列、延迟增强序列都可以观察到心肌的形态,电影序列可以观察心肌在收缩-舒张整个周期的变化,并进行测量(图3-4-4A～E)。

3. 心腔形态改变　心腔不规则扩大,可以局部膨出,严重病例伴室壁瘤形成。

（1）X线表现:X线可以作为心腔扩大的辅助诊断。左心室增大在X线表现为左心缘延长及心尖向下延伸、左心缘膨隆、透视下显示左心缘相反搏动点上移。左心房中度至重度增大时,纵隔右缘可看到双房影,此外还可以通过右前斜位吞钡后观察对食管的压迫来判断左心房增大的程度。

（2）超声表现:超声心动图常用于观察心腔扩大,也可定量评估心腔的大小、射血分数,但不如MRI准确及重复性高。

（3）CT表现:CT可以通过MPR多角度观察心腔扩大的位置、形态、程度;需要定量评估心腔容积时,也可以对心脏CT进行全期相重建(必须是回顾性门控扫描),导入工作站后计算出心腔的容积、射血分数等参数。

（4）MRI表现:MRI可以非常清晰地观察到心腔,在亮血序列心腔呈高信号,与心肌的等信号形成非常大的反差,适于观察。MRI也可以通过后处理重建定量评估心腔大小、射血分数等参数(图3-4-4A～C)。

4. 附壁血栓　心腔内出现无强化区域,通常发生在血流缓慢的区域,比如室壁瘤内。

（1）X线表现:X线不用于附壁血栓的诊断。

（2）超声表现:大的血栓在超声上容易发现,但是小的血栓和发生在心尖部的血栓容易漏诊。受到伪影影响,超声有时还会出现假阳性,尤其在心尖部分,可以通过改变探头角度或超声造影等方式来甄别,必要时可以结合其他检查,例如MRI。

（3）CT表现:比较小的附壁血栓和乳头肌/腱索结构在平扫CT上易混淆,增强CT的诊断灵敏度更高,但非常小的、发生在心尖部或深陷在肌小梁中的血栓,缺乏经验的医生还是容易漏诊。

（4）MRI表现:MRI亮血序列及延迟扫描序列对附壁血栓的诊断灵敏度和特异度都非常高(图3-4-4F)。

【相关疾病】

1. 缺血性心肌病　造成的心肌运动/形态异常呈节段性分布。心肌活动减弱、反向运动。急性心肌梗死及小面积心梗的心肌厚度改变不明显;慢性心梗受累段心肌变薄,邻近节段心肌可能会代偿性增厚。急性心肌梗死及小面积心梗心腔形态无明显变化,慢性心梗心腔不规则扩大,可以局部膨出,严重病例伴室壁瘤形成。心梗患者可出现左心室内血栓。

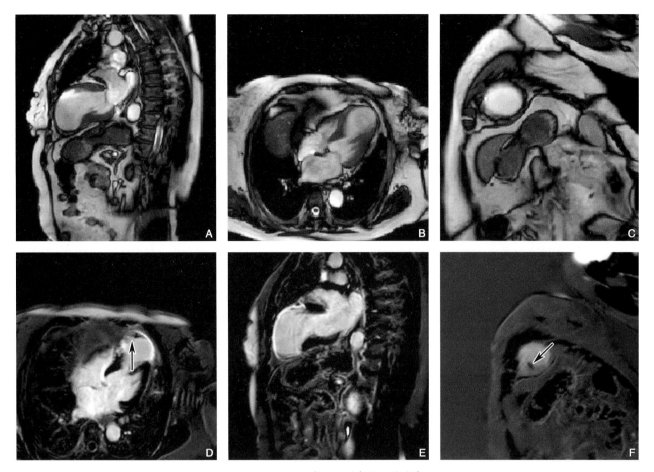

图 3-4-4 冠心病心肌形态及心腔改变
A～C. 心脏 MR 电影图像 4CH 图像（A）、2CH 图像（B）、短轴位图像（C）示左心室腔扩大，部分心肌变薄，心尖气球样扩大。
D～F. MR 延迟强化图像（D）、4CH 图像（E）、2CH 图像（F）短轴位图像示左心室弥漫前壁、间隔壁及下壁侧壁心尖段、心尖部透壁强化，心尖附壁血栓形成（黑箭）

2. 其他造成心肌形态/心腔改变（包含充盈缺损）及心肌运动异常的疾病

（1）应激性心肌病：又称 Tako-tsubo 心肌病，该病女性居多，主要特征包括严重的心理或生理创伤；急性胸痛伴心电图异常，一般在短期内可以恢复；选择性冠脉造影未见具有临床意义的狭窄；左心室大面积收缩功能异常，主要累及中远段，尤其是心尖部；心肌酶升高与左心室受累程度不符合；受累的左心室节段收缩功能可以恢复；对症治疗后预后良好。

（2）中段肥厚型心肌病：由于中段心肌肥厚梗阻，压力传导导致心尖段心肌发生梗死，常表现为透壁心梗，区别在于心肌通常是肥厚的，而缺血性心肌病心肌一般表现为正常或变薄。

（3）扩张型心肌病：扩张型心肌病是各类疾病最后的转归，心脏扩大，心肌变薄，心肌运动减弱，心功能不全；不同于冠心病心肌节段的运动异常，扩张型心肌病通常是整个心肌运动减弱。

【分析思路】

1. 心肌节段运动异常

第一，认识这个征象。观察心肌运动需在电影序列中仔细观察。左心室节段室壁运动异常主要指不同节段心肌运动幅度的改变，心肌运动幅度可以分为 5 级：正常→运动减弱→运动消失→矛盾运动→室壁瘤。

第二，分析这个征象。出现节段性室壁运动异常是心肌缺血尤其是心肌梗死后的特征性表现，但不代表节段性室壁运动异常等于缺血性心肌病，缺血性心肌病亦不一定会有节段性室壁运动异常。应激性心肌病和心梗的表现非常类似。另外，节段运动异常主要是指运动幅度的差异，而室壁运动不同步主要表现为不同室壁的运动有时间差，可以出现在扩张型心肌病、起搏器术后、房室传导阻滞等患者中。心包炎、容量负荷过重、压力负荷过重、纵隔移位、心包积液等情况下会造成心肌抖动。

第三，紧密结合临床。心肌节段运动异常是缺血性心肌病的特征性表现，但还有少部分的例外，需要进一步结合临床病史、查体及相关检查。

2. 心肌形态异常

第一，认识这个征象，需仔细观察心肌厚度。急性心肌梗死及小面积心梗的心肌厚度变化不明显;在慢性心梗患者中,梗死段心肌变薄。与冠脉供血节段相对应。

第二,分析这个征象。小面积心肌梗死或心内膜下心肌梗死时,受累节段及心脏各房室腔多无明显改变;反之,大面积透壁心梗时,随着心肌纤维化逐渐形成,梗死区心肌萎缩变薄,进一步发展还会有心肌重构,心肌收缩力减弱,左心功能减低等改变。

第三,紧密结合临床。心肌形态异常的诊断依赖影像,可为临床提供参考依据。

3. 心腔改变

第一,认识这个征象。左心室腔扩大,可以是局部的心腔扩大、膨出,亦可是全左心室的扩张。

第二,分析这个征象。左心室的扩大是左心重构的作用。在急性心肌梗死的早期阶段,先前存活的组织功能减低或失去活性,导致收缩功能丧失,继发左心室容积增加,进而增加室壁应力和耗氧量。心肌梗死后数周至数月,随着心脏试图补偿较高的前负荷和后负荷,心脏工作负荷增加,导致梗死后的心室壁变薄、心脏扩大,心肌收缩力减弱。且心梗中心腔的扩大是不均匀的,严重情况下会形成室壁瘤,极端情况下会发生破裂。室壁瘤可以分为真性室壁瘤和假性室壁瘤。真性室壁瘤的瘤壁以纤维瘢痕组织为主,瘤壁延迟强化,与正常左心室壁连续,无中断现象,瘤体与左心室相通,瘤口较大;假性室壁瘤是心室壁破裂后,被外面的心包粘连包裹所致,瘤壁与正常左心室壁连续性中断,瘤口较小,瘤壁无明显

延迟强化,瘤体内几乎均见附壁血栓。

第三,紧密结合临床。左心室心腔不均匀扩大高度提示冠心病改变,但也不是必然,比如应激性心肌病、中段肥厚型心肌病中也会发生心腔不均匀扩张,需要进一步结合临床。

4. 附壁血栓

第一,认识这个征象。附壁血栓是位于心腔内的无强化区域,其通常发生在血流缓慢的区域,比如室壁瘤内或室壁运动严重障碍的毗邻心肌内,尤其是心尖部或深陷在肌小梁中,CT和超声容易漏诊。在MR亮血序列及延迟强化扫描序列很容易发现。

第二,分析这个征象。左心室血栓的形成取决于Virchow三要素,即心肌梗死引起的内皮损伤,左心功能障碍引起的血流淤滞,炎症引发的高凝状态;值得一提的是,附壁血栓需要和无复流现象相鉴别,两者都可出现在缺血性心肌病中,都表现为无强化,主要鉴别点:①血栓多位于心腔内,无复流局限于心肌内;②血栓多位于室壁瘤腔内,特别是心尖部,无复流多位于室间隔心内膜下;③血栓表面多不规则,体积大,无复流边缘规则,与周围心肌连续呈光滑弧形;④血栓多发生在慢性心梗患者中,无复流仅见于急性或亚急性心肌梗死。

第三,紧密结合临床。血栓的诊断依赖影像,为临床治疗方案制定提供依据。

【疾病鉴别】

心肌变薄合并运动减低征象诊断思维导图见图3-4-5。

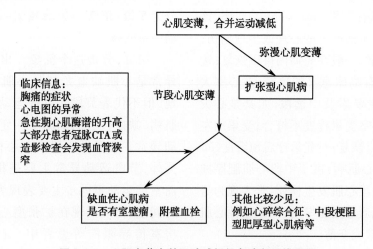

图 3-4-5 心肌变薄合并运动减低征象诊断思维导图

(杨文洁)

参 考 文 献

1. 安琪,李守军. 先天性心脏病外科治疗中国专家共识(十二):先天性冠状动脉异常[J]. 中国胸心血管外科临床杂志,2020,27(12):1375-1381.

2. D'Ascenzi F, Baggiano A, Cavigli L, et al. The role of cardiac computed tomography in sports cardiology:back to the future! [J]. Eur Heart J Cardiovasc Imaging, 2022, 23 (11):

e481-e493.

3. Agrawal H, Lamari-Fisher A, Hasbani K, et al. Decision making in anomalous aortic origin of a coronary artery［J］. Expert Rev Cardiovasc Ther, 2023, 21（3）:177-191.

4. Lawton JS, Tamis-Holland JE, Bangalore S, et al. 2021 ACC/AHA/SCAI Guideline for Coronary Artery Revascularization: Executive Summary: A Report of the American College of Cardiology/American Heart Association Joint Committee on Clinical Practice Guidelines［J］. Circulation, 2022, 145（3）: e4-e17.

5. Cury RC, Leipsic J, Abbara S, et al. CAD-RADS™ 2.0-2022 Coronary Artery Disease-Reporting and Data System: An Expert Consensus Document of the Society of Cardiovascular Computed Tomography（SCCT）, the American College of Cardiology（ACC）, the American College of Radiology（ACR）, and the North America Society of Cardiovascular Imaging（NASCI）［J］. J Cardiovasc Comput Tomogr, 2022, 16（6）: 536-557.

6. Gulati M, Levy PD, Mukherjee D, et al. 2021 AHA/ACC/ASE/CHEST/SAEM/SCCT/SCMR Guideline for the Evaluation and Diagnosis of Chest Pain: Executive Summary: A Report of the American College of Cardiology/American Heart Association Joint Committee on Clinical Practice Guidelines［J］. Circulation, 2021, 144（22）: e368-e454.

7. Ybarra LF, Rinfret S, Brilakis ES, et al. Definitions and Clinical Trial Design Principles for Coronary Artery Chronic Total Occlusion Therapies: CTO-ARC Consensus Recommendations［J］. Circulation, 2021, 143（5）: 479-500.

8. 中华医学会儿科学分会心血管学组, 中华医学会儿科学分会风湿学组, 中华医学会儿科学分会免疫学组, 等. 川崎病诊断和急性期治疗专家共识［J］. 中华儿科杂志, 2022, 60（1）: 6-13.

9. 祁荣兴, 黄胜, 胡春洪. CT 检测心肌延迟强化技术及临床应用进展［J］. 中华放射学杂志, 2020, 54（12）: 1229-1232.

10. 吴志坚, 陈明鲜, 胡庆旦, 等. 冠状动脉介入治疗术后的急性心肌梗死患者心肌内出血的研究进展［J］. 中华心血管病杂志, 2021, 49（3）: 293-297.

11. Camaj A, Fuster V, Giustino G, et al. Left Ventricular Thrombus Following Acute Myocardial Infarction: JACC State-of-the-Art Review［J］. Journal of the American College of Cardiology, 2022, 79（10）: 1010-1022.

12. 中国医师协会放射医师分会. 冠状动脉 CT 血管成像斑块分析和应用中国专家建议［J］. 中华放射学杂志, 2022, 56（6）: 595-607.

13. Di Fusco SA, Rossini R, Zilio F, et al. Spontaneous coronary artery dissection: overview of pathophysiology［J］. Trends Cardiovasc Med, 2022, 32（2）: 92-100.

14. 江京洲, 张龙江. 自发性冠状动脉夹层研究进展［J］. 中华心血管病杂志, 2022, 50（5）: 524-527.

第四章　心肌

第一节　心肌增厚或变薄

一、心肌增厚

（一）弥漫性/对称性肥厚

【定义】

室间隔与左心室游离壁较均匀一致的普遍增厚，程度可轻可重，室壁厚度多超过 12mm。

【病理基础】

左心室后负荷增加继发的心肌肥厚多为弥漫性/对称性肥厚，系因心脏泵血时所承受的压力或阻力增加，左心室为维持足够的室壁应力而适应性地增加心脏做功，心肌细胞随之出现代偿性体积增大、胶原沉积和间质性心肌纤维化增生，导致左心室壁厚度随着后负荷压力的增加而弥漫性增厚。

不同于肥厚型心肌病（hypertrophic cardiomyopathy，HCM），多为非对称性室间隔肥厚或心尖肥厚为主，肥厚型心肌病拟表型更容易表现为弥漫性或对称性肥厚，而病理机制各异。其中心肌淀粉样变是由于不溶性纤维原蛋白在心肌细胞外间隙沉积，且多聚集于心内膜下，引起心肌细胞外间隙扩大，进一步出现心肌细胞坏死和纤维化形成，心肌僵硬度增加。Fabry 病是由于先天性缺乏溶酶体水解酶 α-半乳糖苷酶 A（α-Gal A）来催化酰基鞘氨醇三己糖（Gb3）水解分裂。Gb3 是红细胞糖苷脂降解途径的中间产物，α-Gal A 活性降低或缺乏将导致 Gb3 在机体的多种组织器官中蓄积。Gb3 大量蓄积于心肌细胞会出现心室壁增厚、心肌僵硬和心肌纤维化。Danon 病是由编码溶酶体膜相关蛋白 2（LAMP2）基因突变导致 LAMP2 参与的细胞自噬障碍和糖原积累，表现为心肌细胞肥大伴空泡样变性，胞质内形成含有糖原颗粒的自噬小体。

【征象描述】

1. X 线表现　胸部 X 线图像对显示心肌肥厚无价值。

2. 超声表现　与后负荷增加相关的心肌肥厚，如高血压心脏病，早期心功能代偿阶段通常表现为室间隔及左心室壁各节段均匀对称性增厚，即向心性肥厚，相对室壁厚度（2×左心室后壁厚度/左心室舒张末期横径）大于 0.42，左心室质量指数正常或增加，舒张末期室壁增厚但常小于 15mm，左心室内径正常或偏小，收缩功能维持在正常范围或轻度增强，舒张功能正常或轻度减低；在晚期失代偿阶段则多表现为离心性肥厚，相对室壁厚度小于 0.42，但左心室质量指数增高，左心室腔多扩大，心功能及室壁增厚率减低。针对主动脉瓣病变所致心肌肥厚疾病，实时成像的超声心动图在准确评估瓣膜狭窄的病因及其严重程度时更有优势，可观察到增厚和钙化的瓣叶、减少的瓣叶收缩期位移和缩小的收缩期主动脉瓣开口等现象，瓣叶在收缩期靠拢呈"圆顶"状常提示为严重梗阻或二叶式主动脉瓣畸形；多普勒超声可以测定跨瓣压力梯度和瓣口面积，重度狭窄表现为瓣口面积 ≤1.0cm^2，主动脉瓣最大跨瓣流速为 ≥4.0m/s 和/或平均跨瓣压差 ≥40mmHg。

肥厚型心肌病及其常见拟表型也可出现普遍增厚的左心室壁，肥厚程度可轻可重，可伴有不同程度的心包积液。对称性增厚的肥厚型心肌病较为少见，左心室最大舒张末期室壁厚度大于 15mm，可伴有左心室流出道压差大于 30mmHg。心肌淀粉样变多为弥漫性或对称性肥厚，其室间隔厚度及左心室后壁厚度可大于 12mm，肥厚心肌散在闪烁样颗粒样回声。瓣膜、房间隔、右心室壁均可增厚，双房增大，下腔静脉内径增宽。心排量明显减低，早期即可出现舒张功能障碍，E/A<0.8，随着疾病进展，E/A 比值回到正常范围内，表现为假性正常，疾病的中晚期阶段，患者发生限制型充盈障碍，E/A>2，经二尖瓣口脉冲多普勒成像可观察到 DT 时间缩短，E/e'值常大于 15。超声对 Fabry 病和 Danon 病的诊断不具有特异性，均可表现为左心室壁普遍增厚，收缩功能可正常或减低，舒张功能减低，亦可伴有左心室流出道梗阻。

3. CT 表现　CT 能够直接显示心腔大小和室壁厚度，还可用于排查继发性高血压的病因（如肾动脉狭窄、肾上腺皮脂腺瘤、嗜铬细胞瘤等），以及主动脉瓣、主动脉病变（如主动脉瓣钙化、主动脉缩窄部位），冠状动脉 CTA 可进一步评估冠状动脉狭窄情况。

4. MRI 表现　电影序列多角度扫描可清楚显示左心室壁普遍增厚的全貌。后负荷增加相关性肥厚如高血压及主动脉瓣狭窄（图 4-1-1A、C），在早期心功能代偿阶段，左心室质量-容积比>1.15，左心室收缩功能正常；晚期失代偿时左心室腔扩大，左心室质量-容积比<1.15，左心室收缩功能减低。约一半的高血压心脏病患者及严重主动脉瓣狭窄患者在 LGE 序列上可出现心肌延迟强化，强化形式多样，强化模式无特异性，室间隔肌壁间条片状强化相对多

见（图 4-1-1B、D）。针对主动脉瓣病变，电影序列还可以直接显示主动脉瓣的厚度、形态，左心室流出道层面 2D 相位对比血流序列可见收缩期主动脉瓣上高速血流信号。进一步行垂直于主动脉瓣口血流序列扫描，能够直接观察主动脉瓣最大开放程度，并可进行开口面积测量。

在评估心肌肥厚的征象时，高分辨率、大视野扫描的磁共振电影图像具有显著的优势，可任意角度扫描，全面评估心肌的肥厚程度和特点。此外，心脏磁共振在鉴别肥厚型心肌病拟表型方面具有重要作用，尤其是延迟强化、T_1 mapping 及细胞外间质容积分数（ECV）序列。大部分心肌淀粉样变、Fabry 病及 Danon 病室壁呈弥漫性增厚（图 4-1-2A～C）。心肌淀粉样变的延迟强化较具特征性，其最常见的形式为与冠状动脉供血区不匹配的心内膜下或透壁性强化（图 4-1-2D），还可表现为见弥漫粉尘样强化及环形强化，心房及右心室亦可见强化；心肌平扫 T_1 值及 ECV 值多明显升高，其中 ECV 值>40% 为磁共振诊断心肌淀粉样变的标准之一。近一半的 Fabry 病

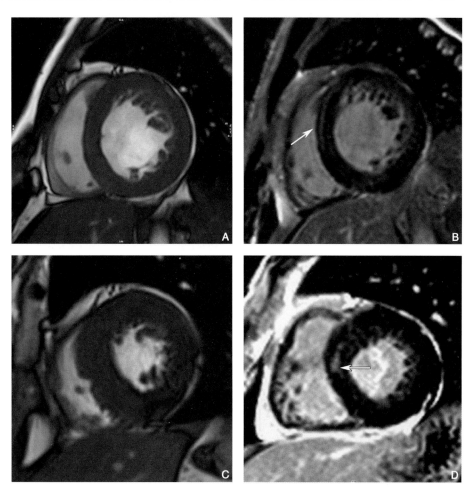

图 4-1-1　左心室后负荷增加相关性肥厚

A～D. 心脏舒张末期短轴电影图像示高血压（A）及主动脉瓣狭窄患者（C）的左心室壁呈对称性普遍增厚，左心室最大室壁厚度分别约为 15mm、21mm；相应同一层面延迟强化图像分别示室间隔近段肌壁间线状（B，白箭）及灶状（D，白箭）高信号

患者会出现 LGE,典型的延迟强化表现为左心室下侧壁基底段肌壁间强化(图 4-1-2E);此外,因糖鞘脂类在心肌细胞内聚积,心肌初始 T_1 值减低,但 ECV 值相对正常。Danon 病的肥厚程度在钆对比剂首过灌注序列可出现较广泛的心内膜下灌注减低,延迟强化的典型表现为室间隔近段较少受累,左心室侧壁、心尖部心内膜下及透壁性强化多见(图 4-1-2F),右心室壁亦可受累。

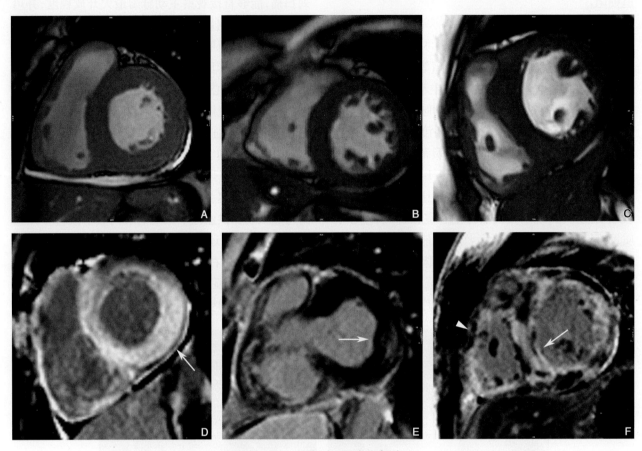

图 4-1-2　肥厚型心肌病拟表型

A~C. 心脏短轴舒张末期电影图像示心肌淀粉样变(A)、Fabry 病(B)和 Danon 病患者(C)的左心室壁均普遍增厚,左心室最大室壁厚度分别约为 24mm、16mm、20mm;D. 延迟强化短轴图像可见心肌淀粉样变呈左心室壁弥漫粉尘样强化(白箭);E. Fabry 病呈下侧壁基底段肌壁间强化(白箭);F. Danon 病呈左心室游离壁广泛心内膜下-透壁性强化,室间隔中段肌壁间强化,右心室壁亦有明显强化(白箭、白箭头)

【相关疾病】

引起心肌弥漫性/对称性肥厚的疾病很多,最常见于与后负荷增加相关的左心室壁继发性增厚,如高血压心脏病、主动脉瓣狭窄等。此外,肥厚型心肌病、心肌淀粉样变、Fabry 病和 Danon 病亦可表现为弥漫性室壁增厚,其中后三者也是常见的肥厚型心肌病拟表型。

弥漫性/对称性肥厚疾病的诊断要点见表 4-1-1。

【分析思路】

第一,认识这个征象。引起左心室壁对称性/弥漫性增厚的疾病有很多,需了解相关的心脏疾病谱。不同疾病的肥厚程度可轻可重,需掌握不同病因所致肥厚心肌的特点。与后负荷增加相关的左心室代偿性肥厚为继发性改变,其肥厚程度与血压变化水平、主动脉瓣狭窄程度相匹配。在血压得到有效控制后或主动脉瓣膜病变得到治疗后,左心室重构多不应继续恶化,甚至有所减轻。肥厚型心肌病拟表型通常与遗传、代谢异常有关,均为少见、罕见疾病,肥厚程度相对较重,左心室重构一般不会因治疗的改变而有明显好转。

第二,分析这个征象。继发性左心室肥厚是心肌细胞的代偿性肥大,细胞成分往往没有明显异常。然而,肥厚型心肌病拟表型通常是浸润性或代谢贮积性的心肌"假性"肥大,其因不同的病理组织学特征在磁共振成像中呈现不同的信号特点。延迟强化序列可以提供关键的线索,如淀粉样蛋白物质主要沉积于细胞外间隙,以心内膜侧为著,因此心肌淀粉样变的延迟强化信号以心内膜下为主,且 ECV 值显著升高。此外,对于难以鉴别的肥厚类型,磁共振的参数定量成像具有重要的参考价值,如 Fabry 病是

表 4-1-1　弥漫性/对称性肥厚性疾病的诊断要点

疾病名称	好发年龄	临床特点	其他器官系统受累	肥厚病因	室壁肥厚程度	延迟强化特点	初始 T_1 值	ECV 值
高血压继发性左心室肥厚	原发性高血压：中老年人；继发性高血压：多<40岁	血压升高病史较长（10年或以上），血压控制不佳，左心室高电压	高血压所致终末器官损害（如视网膜病变和肾病）	原发性或继发性的高血压长期负荷增加	>12mm，多较轻	非特异性，室间隔近段肌壁间条片状或带状强化多见	轻度升高	轻度升高
主动脉瓣狭窄继发性左心室肥厚	先天性病变<50岁，瓣膜退行性病变>50岁	收缩期喷射性杂音	—	主动脉瓣狭窄、瓣化畸形等主动脉瓣后负荷压力增加	>12mm，多较轻	非特异性，心内膜下或肌壁间强化	轻度升高	轻度升高
肥厚型心肌病	任意年龄发病，青壮年居多	HCM家族史、猝死家族史；晕厥；左心室高电压	—	编码心脏肌节的基因或相关基因结构的编码基因发生突变，导致细胞肥大、排列紊乱	≥15mm或≥13mm（有家族史或基因阳性），可明显肥厚	肥厚节段肌壁间斑片状、壮状强化，典型表现为室间隔右心室插入部状强化	中度升高	中度升高
心肌淀粉样变	中老年人多见	心电图提示肢导低电压；血流动力学表现为限制型，症状性低血压，多浆膜腔积液等。多系统受累还可表现为双侧腕管综合征，巨舌等	肾、神经、皮肤、消化道、肺等	淀粉样蛋白沉积于心肌细胞间隙	>12mm，轻中度肥厚	广泛心内膜下为主、透壁性强化，心房、房间隔及右心室亦可强化，"黑血池"	明显升高	明显升高
Fabry病	多在成年人发病，女性常晚于男性	心衰及心律失常表现，可多系统受累，如皮肤血管角质瘤、周围神经疼痛等；男性症状重于女性	神经、肾、眼、皮肤、胃肠道等	GLA基因突变致糖鞘脂在心肌细胞内沉积	可明显肥厚	左心室基底段下侧壁心外膜下或肌壁间强化	减低或正常	正常或升高
Danon病	男性多在未成年人发病，女性晚于男性	心衰及心律失常表现；可多系统受累，近端骨骼肌乏力、智力发育迟缓，左心室预激；男性症状重于女性	骨骼肌	LAMP2基因突变导致溶酶体糖原贮积于心肌细胞	可明显肥厚	左心室游离壁广泛心内膜下或透壁性强化，侧壁及心尖部多见，室间隔基底段常豁免，右心室亦可强化	轻度升高	正常或升高

糖鞘脂类物质贮积在细胞内,细胞外间隙往往不会受到明显影响,因此该病的初始 T_1 值减低,而 ECV 可表现为正常,但随着疾病进展,细胞外间质纤维化加重,T_1 值和 ECV 值会相应升高。需要注意的是,T_1、T_2 值应受到场强、序列及机器等影响,需要各单位来制定基于本中心的正常值参考范围,而 ECV 值因是一个比值,校正了这些因素,相对比较稳定,可参考已发布的参考值范围。

第三,紧密结合临床。排查左心室后负荷增加的心血管病因是鉴别左心室均匀肥厚病因的必要步骤。大约有 40% 的高血压患者可出现室壁增厚,详细了解患者的高血压病史和血压控制情况对于诊断高血压心脏病尤为重要,尤其是继发性高血压患者,需根据临床症状、实验室检查明确具体的病因,如肾性高血压、内分泌性高血压、妊娠高血压、血管性高血压(包括主动脉缩窄等)和药物性高血压等。主动脉瓣病变需结合超声心动图或有创心导管检查来准确评估。此外,肥厚型心肌病及其拟表型可出现相似的影像学表现,单凭影像征象很难相互鉴别,需掌握各个疾病的典型临床特点,结合病史、体征及家族史作出正确诊断。

【疾病鉴别】

弥漫性/对称性心肌肥厚征象鉴别诊断思维导图见图 4-1-3。

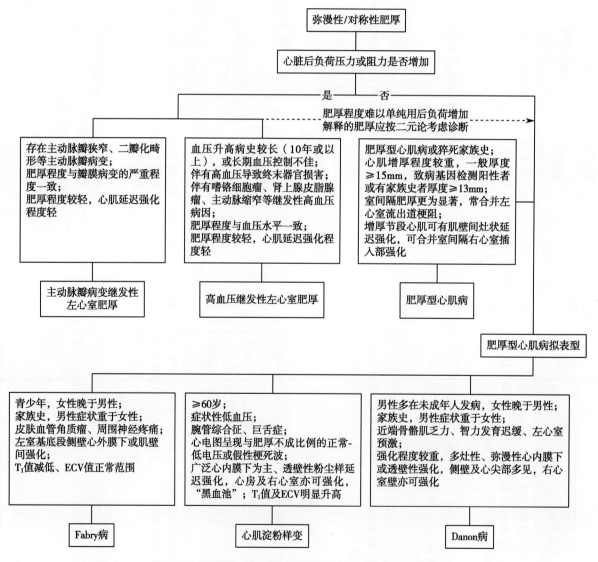

图 4-1-3　弥漫性/对称性心肌肥厚征象鉴别诊断思维导图

(二) 局部/非对称性肥厚

【定义】

节段性左心室壁增厚,可局限于一个节段,也可同时多个节段受累。

【病理基础】

肥厚型心肌病、心肌炎心肌水肿及心梗后非梗死心肌代偿性肥厚等均可导致心肌局部增厚。其中肥厚型心肌病的心肌细胞异常肥大,核大而浓染,心肌细胞排列紊乱,常呈漩涡状或缠绕成簇状,肌原纤维向各个方向互相交错排列。此外,紊乱排列的心肌细胞间可见不同程度的纤维化。急性心肌炎的病理改变包括心肌细胞水肿、坏死及淋巴细胞浸润,明显肿胀的心肌细胞及间质水肿会导致相应受累部位室壁增厚,而慢性心肌炎则以纤维瘢痕形成为主要组织学特征。

心肌梗死后非梗死区继发性肥厚是左心室适应性重构的表现。梗死区心肌细胞坏死、凋亡形成纤维瘢痕后,该节段运动功能明显减弱或消失,非梗死区心肌细胞为应对心脏的后负荷压力出现代偿性肥大,以减少室壁压力,这种非梗死区的室壁肥厚也与合并的高血压、心梗后肾素-血管紧张素-醛固酮系统的激活和细胞外基质胶原沉积增加有关。Sigmoid室间隔的病因尚不明确,缺乏相关病理组织学证据。大部分研究认为其与年龄的增加、高血压有关,也有研究提出主动脉根部扩张、升主动脉与左心室成角减小有关,部分学者亦推测Sigmoid室间隔是肥厚型心肌病的潜在表型。

【征象描述】

1. X线表现 胸部X线图像对诊断心肌肥厚无价值。

2. 超声表现 目前超声是诊断肥厚型心肌病的一线影像学方法,非对称性室间隔肥厚伴左心室流出道梗阻是其典型表现。成人患者左心室舒张末期任意部位室壁厚度≥15mm,或致病基因检测阳性者,或遗传受累家系成员检查发现左心室室壁厚度≥13mm,同时排除能够引起室壁肥厚的其他心血管疾病或者全身疾患,即可诊断肥厚型心肌病。此外,超声多普勒测量左心室流出道流速是目前临床评估左心室流出道是否梗阻的主要影像学方法,通过计算公式获得压差(4×峰值流速^2,峰值流速指左心室流出道最大流速,单位m/s),当静息或激发压差≥30mmHg,即可认为合并有左心室流出道梗阻。此外,超声还可以提示收缩期前向活动(systolic anterior motion,SAM)症,是左心室流出道较为特征的表现,可加重左心室流出道梗阻。Sigmoid室间隔尚无明确的诊断标准,目前认为孤立性室间隔基底段增厚且壁厚大于12~13mm,有时将近中段室间隔厚度与远段室间隔厚度比值≥1.3~1.5作为附加标准,可伴有轻度血流加速。心肌梗死后梗死区室壁节段性变薄伴运动消失或矛盾运动,未受累左心室节段可出现继发性代偿性增厚,厚度往往处于正常范围高限(如室间隔10~11mm,游离壁7~8mm),收缩运动可正常、增强或减弱,可伴有室壁瘤和血栓形成。超声对于心肌水肿的诊断无特异性。

3. CT表现 CT可以显示心腔大小和室壁厚度,还可以帮助明确是否存在冠状动脉病变,对于合并有心内膜下强化的非缺血性心肌病的鉴别诊断有帮助。

4. MRI表现 肥厚型心肌病以室间隔非对称性肥厚最为常见(图4-1-4A),肥厚也可局限于其他部位,最常见于左心室心尖部,增厚的心肌顺应性减低。左心室腔大小可正常或偏小,若出现失代偿改变,左心室腔可扩大。对于梗阻性肥厚型心肌病,左心室流出道电影图像可观察SAM现象,2D相位对比血流序列评估左心室流出道的高速血流信号,常伴有不同程度的二尖瓣关闭不全及继发性左心房增大。此外,大视野成像的心脏磁共振对于心尖肥厚型心肌病和心尖室壁瘤的识别较超声心动图更有优势。其中,约5%的HCM患者合并心尖室壁瘤,主要表现为左心室心尖部膨凸伴矛盾运动,瘤体近端可见肥厚心肌及梗阻征象。肥厚型心肌病的强化形式典型表现为局限于心肌肥厚区域的多发片状或灶状增强,以右心室游离壁与室间隔的连接处(室间隔右心室插入部)最典型(图4-1-4B),失代偿期最常表现为室间隔及毗邻左心室壁近透壁性强化,肥厚心肌较前变薄。

急性心肌炎心肌水肿所致的室壁增厚程度一般较轻(图4-1-4C),相应节段在T$_2$加权压脂图像上可见T$_2$高信号,T$_2$ mapping成像可以进一步提高识别水肿的灵敏度及特异度。多方位成像的电影序列在显示受累节段轻微的室壁运动异常时具有优势。心肌炎最常见、最具特征性的延迟强化模式是心外膜下/肌壁间强化(图4-1-4D),也可以表现为其他强化模式,如非冠脉节段性分布的心内膜下强化、透壁强化或无强化等。

心肌梗死后,梗死区室壁节段性变薄伴运动减弱、消失甚至矛盾运动(图4-1-4E),而非梗死区室壁可出现代偿性增厚,运动正常、增强或减弱。延迟强化表现为梗死节段心内膜下或透壁性延迟强化(图4-1-4F),与罪犯血管所支配的区域相匹配,相对增厚的室壁则无延迟强化信号(图4-1-4F)。

Sigmoid室间隔增厚的室壁仅局限于室间隔基底段,室壁增厚程度较轻(图4-1-4G),在左心室长轴四腔心、流出道及左心室近段短轴电影上可准确评估,增厚心肌运动可增强,多无或有少许延迟强化信号(图4-1-4H)。

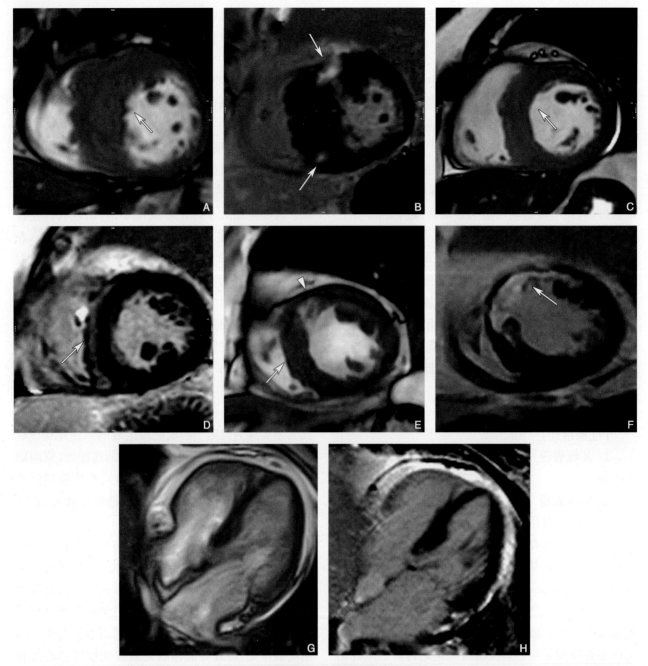

图 4-1-4　局部或非对称性增厚 MRI 表现

A~H. 心脏短轴舒张末期电影图像示肥厚型心肌病（A）、急性淋巴细胞性心肌炎（C）、陈旧性心肌梗死（E）和 Sigmoid 室间隔（G）患者的左心室壁均为局部或非对称性增厚。其中，肥厚型心肌病呈室间隔及毗邻左心室前壁明显增厚（A，白箭），最厚约 25mm，延迟强化短轴图像可见室间隔右心室插入部肌壁间灶状高信号（B，白箭）；活动期病毒性心肌炎的室间隔水肿增厚，最厚约 17mm，延迟强化短轴图像可见室间隔肌壁间条带状高信号，提示心肌坏死（D，白箭）；陈旧性心肌梗死呈前壁及毗邻前间隔明显变薄，最薄约 3mm（E，白箭头），延迟强化短轴图像可见以内膜下为主、局部透壁的高信号（F，白箭），强化范围符合左前降支供血区，而非梗死节段室壁偏厚，最厚处位于下间隔，约 15mm（E，白箭），无延迟强化信号（F）；Sigmoid 室间隔表现为室间隔基底段局部增厚，最厚约 13mm，其余节段厚度正常范围，延迟强化示心肌未见异常强化（H）

【相关疾病】

以局部/非对称性心肌肥厚为主要影像学表现的心脏疾病包括：肥厚型心肌病（室间隔增厚型、心尖肥厚型等非对称性肥厚分型）、活动期炎症性心肌病（急性心肌炎、结节病等）、心肌梗死后非梗死区代偿性肥厚和 Sigmoid 室间隔。（表 4-1-2）

【分析思路】

第一，认识这个征象。准确评估这个征象，勿遗漏其他异常征象。不同病因所致的左心室壁肥厚程度略有不同。针对非对称性心肌肥厚的疾病，最常见的是肥厚型心肌病，其最大室壁厚度一般≥15mm，室间隔肥厚最为多见，常规超声心动图检查即可发现。然而，针对比较局限的、肥厚程度较轻的早期心尖肥厚型心肌病，由于超声检查声窗局限和远场回声减弱，有可能会被漏诊。尽管磁共振大视野、高分辨率的电影图像评估局部肥厚具有明显优势，但单

表 4-1-2　局部/非对称性心肌肥厚疾病的诊断要点

疾病名称	好发年龄	临床特点	心肌肥厚的主要原因	左心室流出道梗阻	心肌肥厚特点	延迟强化特点
肥厚型心肌病	青壮年居多	HCM 家族史、猝死家族史；晕厥；心电图左心室高电压	编码心脏肌节的基因或肌节相关结构的编码基因发生突变，导致细胞肥大、排列紊乱	较常见，约70%存在流出道梗阻	≥15mm 或 ≥13mm（有家族史或基因阳性者），以非对称性室间隔增厚型最为常见	增厚心肌肌壁间斑片状、灶状强化，常合并室间隔右心室插入部强化
活动期炎症性心肌病	青壮年居多	存在感染性、自身免疫性、药物/毒性等因素；临床症状、心电图、心肌损伤、心功能、室壁增厚程度等指标呈动态变化	心肌细胞及间质水肿	—	增厚程度较轻，较少超过 15mm，增厚心肌通常可见 T_2 高信号或升高的 T_2 值（T_2 mapping）	多以室间隔肌壁间及游离壁心外膜下强化为主
心肌梗死后非梗死区继发肥厚	中老年	冠心病，心肌梗死病史	非梗死区心肌代偿性肥大	—	程度往往较轻（12～15mm），合并节段性室壁变薄，且运动减弱或消失	心内膜下或透壁性强化，与冠状动脉供血区相匹配，肥厚心肌多无强化
Sigmoid 室间隔	老年人多见，多≥60 岁	无明显临床症状，或活动后胸闷等，常合并高血压病史	尚不明确，可能与老年、高血压及主动脉及室间隔成角减小相关	可伴有轻度血流加速	增厚程度较轻（12～15mm），多局限于室间隔基底段	心肌无或有少许浅淡延迟强化信号

独凭肥厚程度及位置也难以将这些疾病准确区分，还需注意室壁增厚节段的其他磁共振特征予以鉴别，如病毒性心肌炎的肥厚节段可出现 T_2 高信号、节段性运动异常和心外膜下的延迟强化。

　　第二，分析这个征象。室间隔是多种非对称性心肌肥厚疾病常见的肥厚位置，程度可轻可重，针对这一类型的疾病，需要借助超声检查在静息或激发状态下评估是否出现左心室流出道梗阻，有明显梗阻更倾向于肥厚型心肌病的诊断。此外，左心室壁局限/非对称性增厚的征象均可出现于缺血性心肌病及非缺血性心肌病。对于磁共振延迟强化序列出现明显心内膜下受累的患者，需结合冠状动脉 CTA 或造影检查以排查心肌梗死的影响。

　　第三，紧密结合临床。对于局限性肥厚的心脏疾病，只凭影像学表现来诊断是不够的，还要结合发病年龄、症状，详细询问临床病史，如肥厚型心肌病家族史、晕厥史、病毒感染的前驱症状、心肌酶的变化水平、冠心病和高血压等情况。Sigmoid 室间隔在无明显临床症状的老年人及动脉型高血压的患者中并不少见，因此在明确诊断前一定要排查其肥厚型心肌病家族史，甚至基因检测情况。

【疾病鉴别】

局部/非对称性心肌肥厚征象鉴别诊断思维导图见图 4-1-5。

二、室壁变薄

（一）弥漫性室壁变薄

【定义】

弥漫性室壁变薄是指左心室壁普遍变薄，室壁厚度常小于 5mm（具体厚度需结合年龄、性别及体重），心肌节段性变薄的长度超过心室总周长的 5%。

【病理基础】

左心室心肌由心内膜、心肌层和心外膜构成，心肌层是构成心室壁的主要部分。当心肌发生缺血坏死或代谢异常时，心肌细胞发生广泛变性重构，最终引起弥漫性室壁变薄。电镜下可发现弥漫性心肌变性被纤维或脂肪取代，心肌细胞成束相互交织，排列不规则，失去螺旋肌层的结构特征。心肌细胞的变性以空泡变性最为常见，轻者仅见肌原纤维松散，而重者有心肌细胞完全空化甚至破裂。其中缺血坏死以心内膜下心肌最早受累，逐渐向心外膜蔓延，而心肌细胞炎性坏死分布范围多见于心室壁的外层或肌

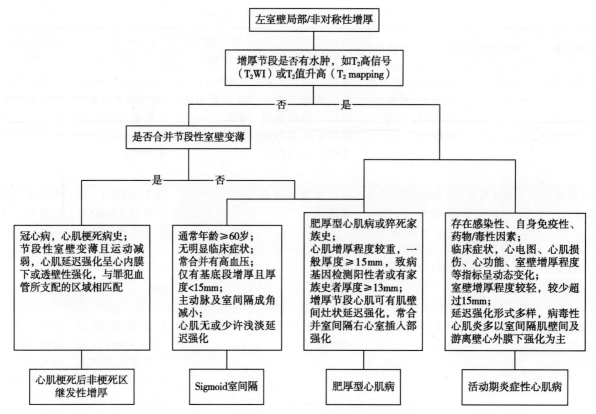

图 4-1-5　局部/非对称性心肌肥厚征象鉴别诊断思维导图

壁间,重者可遍及整个心肌层。变性的心肌往往伴有相应部分的间质性纤维化甚至纤维瘢痕。弥漫性室壁变薄会导致心肌收缩力减弱、心脏功能减退,进而引起全身组织的供血供氧不足。

【征象描述】

1. X 线表现　胸部 X 线图像对评估心肌变薄无价值。

2. 超声表现　超声可提示左心室壁弥漫性变薄,伴室壁运动减弱,对于进一步的病因诊断则不具有特异性。

3. CT 表现　增强 CT 可显示左心室壁弥漫性变薄,但无法评估运动功能。对于冠心病三支病变导致的弥漫性心肌梗死具有辅助价值。

4. MRI 表现　心脏 MRI 是评估心脏结构及功能的"金标准",其中短轴电影序列可准确测量 17 节段室壁厚度,并评估心肌运动功能,而延迟强化序列可进一步评价病因。对于扩张型心肌病主要表现为弥漫性室壁变薄伴运动减弱,以室间隔肌壁间线状强化最常见(图 4-1-6A~F)。而对于冠心病三支病变则表现为弥漫性心内膜下-透壁性强化(图 4-1-6G~L)。

【相关疾病】

弥漫性室壁变薄可见于缺血性或非缺血性心肌病,当心肌疾患不断恶化,心肌细胞广泛变性重构,均会导致左心室或右心室弥漫性室壁变薄。(表4-1-3)

表 4-1-3　弥漫性室壁变薄疾病的诊断要点

疾病名称	临床资料	病理生理机制	弥漫性室壁变薄特点	心脏 MRI 征象
扩张型心肌病	家族史、基因异常、充血性心力衰竭、心脏抬举性搏动	心肌代谢异常时,心肌细胞发生广泛变性重构,最终引起弥漫性室壁变薄	较均匀	1. 左心室或者双心室扩大 2. 室间隔肌壁间线状强化 3. 左室射血分数<45%
心肌梗死	胸痛、心脏标志物升高、冠状动脉造影阳性等	心肌缺血梗死,坏死心肌无法承受心室内压力,心肌细胞发生断裂,同时坏死心肌细胞不断被吞噬,造成心室壁拉伸变薄	不均匀	1. 心肌灌注减低、延迟或缺损 2. 延迟强化与冠脉供血区域相符 3. 心内膜下强化或透壁性强化

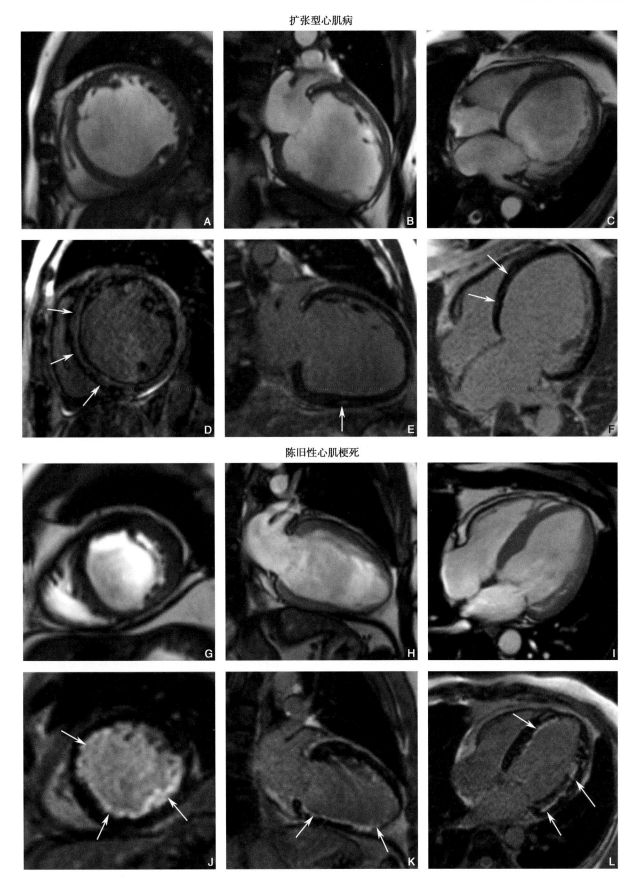

扩张型心肌病

陈旧性心肌梗死

图 4-1-6　扩张型心肌病和陈旧性心肌梗死 MRI 表现

A～C. 扩张型心肌病患者心脏电影短轴（A）、两腔（B）、四腔（C）图像示左心室明显增大，左右心室弥漫性室壁变薄，前间隔至前壁心尖部见异常走行肌束；D～F. 延迟强化短轴（D）、两腔（E）、四腔（F）图像示室间隔及毗邻下壁肌壁间线状强化，中段下壁及中远段下侧壁内膜线状强化（白箭）；G～I.陈旧性心肌梗死（冠脉三支病变）患者心脏电影短轴（G）、两腔（H）、四腔（I）图像示左心室轻度增大，左心室前壁中远段及毗邻前间隔、左心室心尖部弥漫性室壁变薄，收缩运动明显减弱，心尖部可见矛盾运动，左心室整体收缩功能减低；J～L. 延迟强化短轴（J）、两腔（K）、四腔（L）图像示中远段及毗邻前壁及心尖部、左心室下壁及左心室侧壁近段多发心内膜下强化，其中下壁远段局部呈透壁强化（白箭）

弥漫性室壁变薄常见于扩张型心肌病(dilated cardiomyopathy,DCM),这是50岁以下人群心力衰竭最常见的病因。临床表现多为充血性心力衰竭的相关症状和体征,其中以气短和下肢水肿最为常见,严重者可有夜间阵发性呼吸困难。患者常感乏力,体格检查心率可加快,心尖搏动向左下移位,可有抬举性搏动。心电图可有不同类型的心律失常、广泛ST-T改变、异常QRS波等。由于心肌纤维化可出现病理性Q波,各导联低电压。严重者还可发生晕厥、血栓栓塞甚至心源性猝死。

三支冠脉病变导致的陈旧性心肌梗死(myocardial infarction,MI)亦可出现不均匀的弥漫性室壁变薄。CMR结合钆对比剂延迟强化识别心肌梗死后的心肌纤维化,已成为在体检测心肌瘢痕的"金标准"。缺血性心肌梗死部位与肇事血管所支配的区域相对应,轻者表现为心内膜下强化,严重者则为透壁性强化。这种强化方式有别于其他心肌疾患的表现形式,通常扩张型心肌病表现为室间隔肌壁间线样强化;心肌炎则表现为弥漫性斑点状不规则强化;应激性心肌病则无明显强化;肥厚型心肌病强化主要发生在肥厚部位或室间隔与游离壁交界处。

【分析思路】

第一,认识这个征象。心脏磁共振成像是测量室壁厚度的可靠成像方案,临床诊断时,应全面观察左心室及右心室壁厚度,可结合短轴、两腔心、三腔心、四腔心图像,多角度分析,全面评估心肌变薄累及的部位、范围和程度,以及是否伴随心室收缩运动减弱等征象。超声的低灵敏度已被多个研究证实,但其简单易操作,仍为很多患者的首选检查。弥漫性室壁变薄是多种心肌疾患的共同病理改变,仅依靠磁共振电影序列不足以作出准确诊断,还需根据延迟强化等序列对心肌组织特性进行精准判断。

第二,分析这个征象。当观察到弥漫性室壁变薄时,首先应想到心肌病,包括扩张型心肌病、致心律失常性右心室型心肌病和肥厚型心肌病失偿期等,此时应寻找排除缺血性心肌病等其他心肌病变的证据。扩张型心肌病的主要征象为弥漫性室壁变薄伴随左心室或者双心室扩大,室壁变薄程度较重,除了测量室壁厚度,还需判断左心室室壁运动、心腔附壁血栓、心肌血流灌注等重要信息。此外,心脏磁共振还可以精确量化右心室和左心室功能,评估其他异常/并发症(即心包和/或胸腔积液、左心室和右心室血栓),以及表征心肌组织(即水肿、炎症、坏死/纤维化)。

第三,紧密结合临床。为了明确病因,需要在分析该征象的基础上,紧密结合患者的年龄、性别、症状、体征和实验室检查等,找寻符合诊断的相关标准,综合作出诊断。对于出现在DCM的弥漫性室壁变薄,还需排除有继发因素所致的心脏扩大及收缩功能减弱性疾患。

【疾病鉴别】

弥漫性室壁变薄征象鉴别诊断思维导图见图4-1-7。

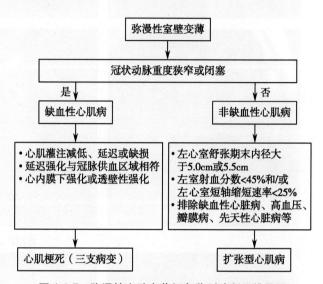

图4-1-7　弥漫性室壁变薄征象鉴别诊断思维导图

(二)节段性室壁变薄

【定义】

节段性室壁变薄是指节段/局部心肌的室壁变薄,厚度小于等于5.5mm(具体需结合年龄、性别等)。

【病理基础】

节段性室壁变薄的主要病理基础为血管狭窄或闭塞导致的心肌局部缺血梗死,随着缺血时间的延长,坏死破裂心肌的数量逐渐增加,而坏死心肌无法承受心室内压力,心肌细胞发生断裂,同时坏死心肌细胞不断被吞噬,造成局部心室壁拉伸变薄。随着成纤维细胞的出现,从周围开始形成肉芽组织并向心肌中心伸入,胶原纤维不断沉积形成瘢痕,瘢痕不断收缩使局部心室壁进一步变薄,而使心室发生重构,最终导致心室壁变薄。节段性室壁变薄可能形成局部心肌向外凸出,形成室壁瘤,而其他部位室壁的正常心肌细胞则发生增厚,造成二者之间的厚薄差别更加明显,可出现运动消失甚至反向运动。

【征象描述】

1. X线表现　胸部X线图像对评估心肌变薄

无价值。

2. 超声表现　超声可提示心肌节段性变薄,常伴随节段性室壁运动异常。

3. CT 表现　冠脉 CTA 成像可发现冠脉阻塞性病变,对于诊断心肌梗死具有指导价值。此外,CT增强图像可提示心肌局部变薄,当存在心肌梗死时,有可能观察到心内膜下低密度区,严重的节段性室

壁变薄可导致室壁瘤或室间隔穿孔。

4. MRI 表现　MRI 多平面电影序列可以依据17 节段测量心肌厚度,评估心肌变薄的范围和程度(图 4-1-8)。对于单支病变引起的心肌梗死,MRI 电影主要表现为罪犯血管供血区室壁变薄并收缩运动减弱,伴心内膜下-透壁性延迟强化,可以合并室壁瘤或附壁血栓形成。

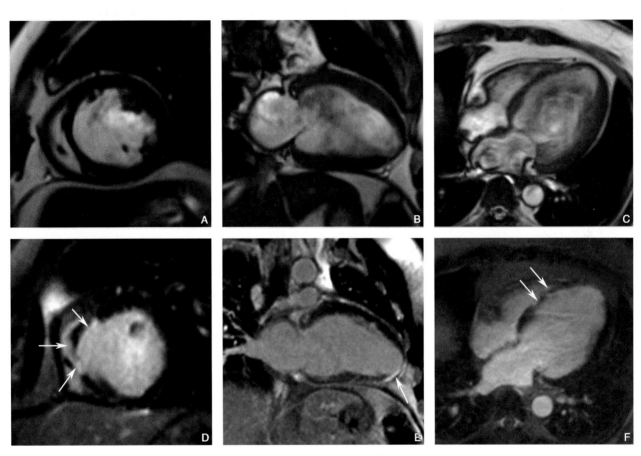

图 4-1-8　心肌梗死 MRI 表现

A~C.冠状动脉左前降支病变并心肌梗死患者心脏电影短轴(A)、两腔(B)、四腔(C)图像示左心室增大,室间隔中远段及毗邻左心室前壁、心尖部节段性室壁变薄,收缩运动明显减弱,心尖部略膨隆并可见轻度矛盾运动;D~F.延迟强化短轴(D)、两腔(E)、四腔(F)图像示前降支供血区心内膜下强化,左心室心尖部见透壁性强化,心尖部呈室壁瘤形成趋势(白箭)

【相关疾病】

节段性室壁变薄最常见于单支冠脉病变的缺血性心肌病。心内膜下心肌梗死或小面积心肌梗死时,受累节段和心脏各房室腔多无明显变化,而发生大面积透壁性心肌梗死时,随着心肌瘢痕化逐渐形成,梗死区心肌节段萎缩变薄。心肌梗死急性期由于水肿、炎症细胞浸润等原因,梗死心肌厚度多在正常范围甚至增厚。但随着时间的推移,无菌性炎症逐渐消退,至瘢痕组织逐渐形成并出现心肌重构,梗死区心肌萎缩变薄,室壁瘤形成,左心室腔渐进性扩大。此外,受累心肌常伴有不同程度的节段性运动异常,可引起急性左心功能不全。CMR 识别心肌梗死最有效的方法是钆对比剂延迟强化(LGE),因此

结合 T_2 加权和 LGE 图像可计算可挽救心肌指数。可挽救心肌指数是指可逆性损害心肌占总风险心肌的百分比,即可挽救心肌指数=(风险心肌-梗死心肌)/风险心肌。

【分析思路】

第一,认识这个征象。节段性室壁变薄需要在多平面多角度观察以避免漏诊,心脏 MRI 电影序列是测量室壁厚度的"金标准"。因 MRI 具有无创、无辐射、多参数的成像优势,且有较高的空间、时间和组织分辨率,一次成像能够同时评估心脏形态、功能和心肌灌注,在临床实践指南中,越来越多的证据支持心脏 MRI 用于心肌梗死的诊断和处理,结合钆对比剂延迟强化还可以识别伴随室壁变薄的纤维化瘢

痕等异常组织信息。

第二,分析这个征象。当观察到节段性室壁变薄时,首先应考虑缺血性心肌病,其主要特征为与冠状动脉供血范围一致的心内膜下或透壁性强化。同时,可通过 MRI 评估心肌梗死的严重程度,如收缩功能改变情况、水肿及坏死范围,急性心肌梗可表现为水肿异常信号影,梗死区还会出现灌注缺损,对应区域在钆对比剂延迟强化图像上呈现高信号强化,常表现为与冠状动脉支配区域对应的心内膜下强化或透壁性强化,可出现"无复流"现象。急性心肌梗死后 1 周是进行 MRI 的最佳检查时间,因为该时间点可以相对准确地在体评估心肌可逆性损害、梗死面积、微血管阻塞、心肌内出血等。此外,还需检测心肌梗死并发症,如心肌内出血、微血管阻塞、心腔内血栓、室壁瘤。

第三,紧密结合临床。急性心肌梗死患者冠状动脉造影可提供明确冠脉狭窄的病史,除了结合多个影像学检查的结果,还需紧密结合患者的临床症状、体征及实验室检查等,进而综合作出诊断。对于缺血性心肌病,胸痛、心脏标志物升高、冠状动脉造影阳性等信息是辅助确诊的关键。值得注意的是,急性心肌梗死患者存在再血管化治疗指征时,应优先进行再血管化治疗,待一般状况稳定后再行心脏 MRI 检查。

【疾病鉴别】

节段性室壁变薄征象鉴别诊断思维导图见图 4-1-9。

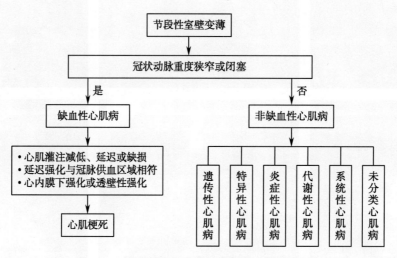

图 4-1-9 节段性室壁变薄征象鉴别诊断思维导图

(赵世华)

第二节 心肌运动异常

一、收缩运动障碍

(一)弥漫性收缩运动减弱

【定义】

弥漫性收缩运动减弱是指单位时间内心肌收缩的幅度和力度弥漫性降低。

【病理基础】

心脏通过周期性机械泵血来维持机体的血液循环,心肌细胞的收缩使心脏腔室的形状发生改变,产生了从心室向大动脉泵血所需的力。左心室心肌分内、中、外三层,即内、外层的螺旋形肌束和中层的环形肌束。当心肌纤维收缩蛋白磷酸化,肌节水平的肌球蛋白的桥梁与钙离子之间发生相互作用后,交

错分布的心肌纤维通过相互滑行和重新排列产生心脏运动。心脏运动基本包括纵向运动(长轴方向上的运动)、径向运动(短轴方向上的心肌厚度的变化)、圆周运动(短轴方向上的环形运动),以及旋转角度(心脏短轴方向上的旋转角度)。这四种运动共同组成心脏的收缩和舒张运动,通过对它们的观测,可客观评价局部及整体的心肌功能。左心室收缩功能是心脏功能最重要的组成部分,也是许多心脏疾病患者能否长期生存最关键的预后指标。当心肌因原发性或继发性病理因素出现发育异常、非缺血性或缺血变性时,会导致心肌细胞不同程度变性坏死,心肌细胞数量显著变少,心肌细胞明显拉长,心肌组织间质和周围的毛细血管有明显的纤维组织增生,心室出现显著的重构和形变,继而心肌收缩运动幅度降低。

【征象描述】

1. **X 线表现** 胸部 X 线图像对评估心肌弥漫

性收缩运动减弱无价值。

2. **超声表现**　超声可通过测量左室射血分数（left ventricular ejection fraction，LVEF）评估弥漫性收缩运动减弱的程度，但对于进一步病因诊断，价值有限。

3. **CT 表现**　CT 目前不用于临床常规评估心肌运动功能。冠脉 CT 成像可补充冠脉疾病信息，作为缺血性病因诊断的补充依据。

4. **MRI 表现**　MRI 电影表现为左心室各节段室壁运动幅度和增厚率弥漫性减弱，最直观的指标为 LVEF 降低，正常值大于 50%，40%～50% 为轻度减低，30%～40% 为中度减低，小于 30% 为重度减低。左心室的收缩功能还依赖于左心室的大小，尤其是舒张末期内径，当弥漫性收缩运动减弱时，往往伴随心室扩大。心脏短轴、两腔、三腔及四腔电影图像可直接清晰地显示心腔大小及心肌收缩运动情况（图 4-2-1）。通过在短轴电影图像上勾画舒张末期和收缩末期的心内膜，可以获得舒张末期及收缩末期容积，从而获得 LVEF。

【相关疾病】

弥漫性收缩运动减弱一般见于心功能不全的患者，在严重情况下，心肌收缩力减弱到不能维持外周重要脏器的血液供应，或者不能及时地将心房里的

血液泵射到主动脉内，最终引发心力衰竭。根据病因主要分为非缺血性和缺血性两种，其中非缺血性心肌病以扩张型心肌病最为典型，而缺血性心肌病则以冠脉三支病变心肌缺血/梗死最常见。

扩张型心肌病（dilated cardiomyopathy，DCM）的弥漫性收缩运动减弱常伴随着弥漫性室壁变薄，可见左心室或者双心室扩大。DCM 需除外所有继发因素所致的心脏扩大及收缩功能减弱性疾患，心脏 MRI 检查是其鉴别诊断的关键影像学工具，不同序列可为其提供不同的评估价值。DCM 的主要表现可以归纳为"腔大，壁薄，收缩运动减弱"。左心室增大常合并不同程度的左心房增大，伴/不伴右心房室扩张；不同于冠心病所致的冠状动脉供血区域对应的节段性室壁变薄，DCM 表现为左心室各节段普遍变薄；左心室收缩功能显著减低，受累各节段室壁运动明显减弱；DCM 患者的 LGE 好发于心肌壁内，以室间隔最为常见；T_1 mapping 及 ECV 亦可识别心肌纤维化，表现为 T_1 及 ECV 值异常增高；心肌脂肪沉积在 DCM 中亦常见，CMR 水脂分离序列可同时识别心肌纤维化及心肌脂肪替代；此外，DCM 患者还会伴有不同程度的左心室游离壁肌小梁增粗、增多，称为过度小梁化，需要与孤立性左心室致密化不全鉴别。DCM 晚期可继发右心室增大和功能障碍，心

扩张型心肌病

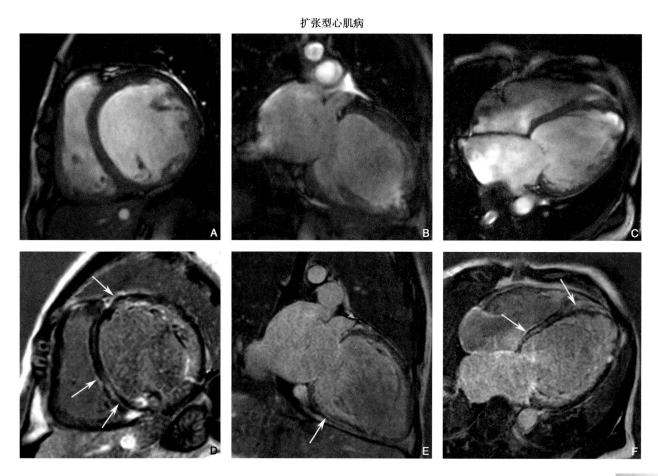

陈旧性心肌梗死

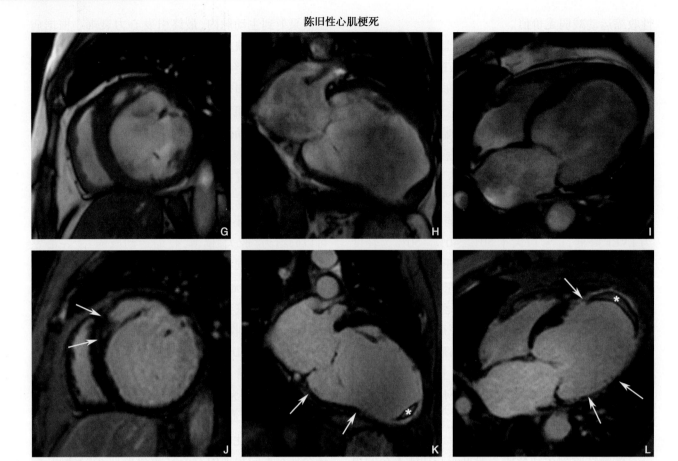

图 4-2-1　扩张型心肌病和陈旧性心肌梗死 MRI 表现

A~C.扩张型心肌病患者心脏电影短轴(A)、两腔(B)、四腔(C)图像示左心房、左心室明显增大,室壁厚度弥漫性变薄,左心室侧壁及心尖部肌小梁增多,左心室收缩运动弥漫性减弱。D~F.延迟强化短轴(D)、两腔(E)、四腔(F)图像示室间隔近中段肌壁间线样强化,左心室下侧壁近段局部透壁性强化,左心室游离壁肌小梁亦可见强化(白箭)。G~I.陈旧性心肌梗死冠脉三支病变,患者心脏电影短轴(G)、两腔(H)、四腔(I)图像示左心房、左心室增大,室间隔近中段偏厚,余左心室各节段普遍变薄,以侧壁及左心室心尖部为著,左心室收缩运动弥漫性减弱,左心室心尖部可见矛盾运动,心尖部心腔内见附壁血栓异常信号影。J~L.延迟强化短轴(J)、两腔(K)、四腔(L)图像示室壁广泛心内膜下强化,其中侧壁近中段局部及左心室心尖部呈透壁性强化,附壁血栓呈低信号(白箭、星号)

室扩张还会引起继发性二尖瓣、三尖瓣反流,进而双心房扩大,晚期全心增大。其他疾病如冠脉三支病变长期心肌缺血、酒精性心肌病、围生期心肌病、瓣膜病等,均可最终导致心脏扩大、弥漫性运动减弱,结合病史、冠脉成像等可作出相应诊断。

【分析思路】

第一,认识这个征象。其他影像学检查如 CT 和超声等只能通过测量 LVEF 粗略地反映心功能变化。MRI 良好的组织特异性和大视野、任意层面成像及丰富的检查序列,是评估弥漫性收缩运动减弱的最佳成像方案,也是最全面有效的无创性检查方法。通过对短轴电影图像进行后处理得到 LVEF,可对弥漫性收缩运动减弱的严重程度进行分级。

第二,分析这个征象。当观察到弥漫性收缩运动减弱时,首先应考虑到非缺血性心肌病,包括 DCM、致心律失常性心肌病双室受累、心肌淀粉样变等弥漫性心肌病变。其次要考虑到重度三支冠状动

脉病变的缺血性心肌病,此时应寻找支持缺血性心肌病的影像征象。DCM 与其他类型非缺血性心肌病的鉴别往往具有挑战性。除临床病史外,CMR 电影序列及 LGE 是鉴别不同类型非缺血性心肌病最重要的序列,尤其是根据 LGE 的位置及分布模式,可以对各种常见的非缺血性心肌病进行诊断与鉴别诊断。同时,结合 T_2 加权成像和 T_1/T_2 mapping 技术,有助于鉴别急、慢性心肌损伤,T_2^* 技术可定量评估血色素沉积患者的心肌内铁沉积,心肌应力评估等可进一步对某些特殊非缺血性心肌病进行鉴别诊断。

第三,紧密结合临床。鉴于弥漫性收缩运动减弱病因的复杂性和可变性,在实际工作中,还应结合病史、临床表现、心电图和实验室检查等进行综合判断。DCM 是排除性诊断,应除外所有继发因素所致的心脏扩大及收缩功能减弱性疾患,因此还需要注意排除高血压、瓣膜病或足以引起整体收缩功能损

害的冠状动脉疾病的临床病史。最新的国际共识提出,即使左心室或双室无明显扩张,但存在不能用负荷异常或冠状动脉疾病解释的左心室收缩功能下降,也应诊断为 DCM。

【疾病鉴别】

心肌弥漫性收缩运动减弱的鉴别诊断思维导图见图 4-2-2。

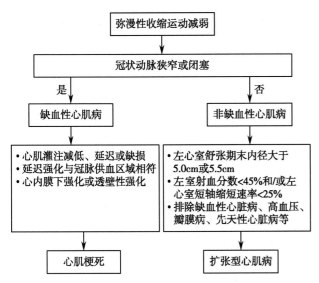

图 4-2-2　心肌弥漫性收缩运动减弱的鉴别诊断思维导图

(二) 节段性收缩运动减弱

【定义】

节段性收缩运动减弱是指单位时间内心肌节段收缩的幅度和力度降低。

【病理基础】

心肌电生理活动、机械收缩与舒张、瓣膜活动之间的协调配合对心脏的收缩和舒张功能起决定性作用。正常状态下,心脏的左、右心室除极时间基本相同,左心室运动较右心室略早,主动脉瓣较肺动脉瓣开放略早,左、右心室活动高度同步。当出现冠状动脉病变导致血流急剧减少或中断,病变段支配的心肌出现严重、持久的急性缺血,最终导致心肌缺血性坏死。心肌纤维由心内外膜的纵行肌束和中层的环形肌束组成,前者支配纵向运动,后者支配圆周运动。而局部心肌梗死或心律失常时,左、右心室除极顺序发生改变,心室束支及浦肯野纤维正常传导受限,室壁收缩运动不协调,继而引起节段性收缩运动减弱,最终可导致心室射血功能减低。

【征象描述】

1. X 线表现　胸部 X 线图像对评估心肌节段性收缩运动减弱无价值。

2. 超声表现　超声组织多普勒成像对于检测

节段性室壁运动及左心室收缩功能有较高灵敏度和准确性,表现为心肌节段运动幅度减小。此外,近年来发展的斑点追踪成像技术可通过连续观察左心室所有节段同步运动情况及心肌各个节段应变性,获取左心室实时全容积数据,从而整体评价患者的心肌收缩功能。斑点追踪成像技术可同时测量纵向、周向、径向三个方向的心肌应变。

3. CT 表现　CT 对节段性收缩运动减弱的诊断价值有限。

4. MRI 表现　MRI 诊断节段性收缩运动减弱的标准是在心脏电影图像上观察到心肌节段运动的幅度和力度降低。除了通过心脏短轴、两腔、三腔及四腔电影图像观察心肌收缩运动情况外,随着磁共振技术的不断发展,目前可以通过特征追踪(feature tracking)和组织追踪(tissue tracking)技术来准确测量心肌应变来反映心肌收缩功能,心肌节段应变参数可以定量反映节段性收缩运动减弱。MRI 还可同时观察受累心肌节段无运动或矛盾运动,分析是否与冠状动脉分布区域相对应,以及是否存在心肌纤维瘢痕的延迟强化高信号(图 4-2-3)。

【相关疾病】

节段性收缩运动减弱常见于单支或双支冠状动脉病变引起的心肌梗死。当存在冠状动脉狭窄时,首先表现为心内膜心肌供血不足,肌束收缩力下降,心肌纵向运动减弱,当缺血累及中层时,环形肌束收缩力减低,周向运动减弱,相应心肌节段应变参数随之降低。定性和定量评估节段性室壁运动异常和心室收缩功能情况,对于心肌梗死患者的诊断、预后及疗效观察等方面均有重要意义。

心脏 MRI 可以通过血管扩张剂药物负荷来评估潜在的心肌缺血。根据欧洲心脏协会和欧洲心胸外科协会联合颁布的指南,对中低危冠心病风险的患者,负荷磁共振心肌灌注扫描为 I 类推荐水平和 A 类证据。负荷磁共振心肌灌注首先应用血管扩张剂进行冠状动脉充血诱导,再对钆对比剂通过心肌时有无充盈缺损进行判断。负荷状态下首过灌注时缺血心肌呈低灌注区,表现为心肌信号强度减弱或峰值延迟。急性心肌梗死时,LGE 主要与细胞膜破裂有关;慢性心梗时,LGE 系纤维化导致细胞外容积增大所致。钆对比剂因缩短 T_1,导致梗死心肌区呈白色,正常心肌呈黑色。陈旧性心肌梗死时,缺血性心肌梗死部位与肇事血管所支配的区域相对应,轻者表现为心内膜下强化,严重者则为透壁性强化。这种强化方式有别于其他心肌疾患的表现形式,通

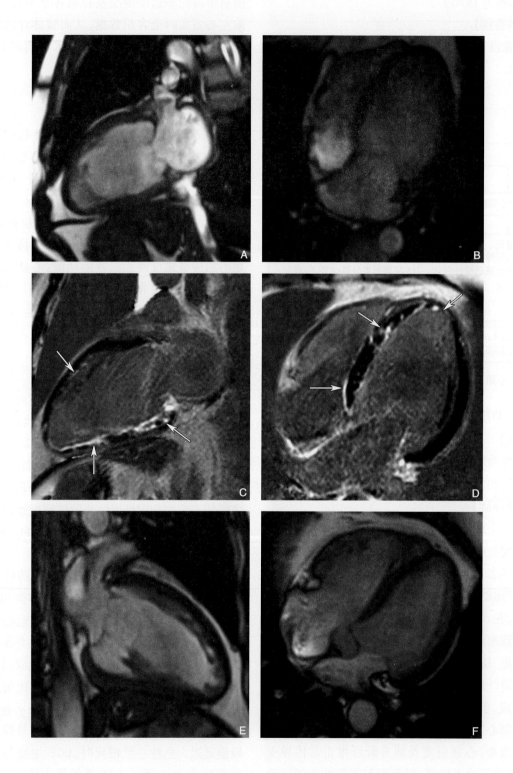

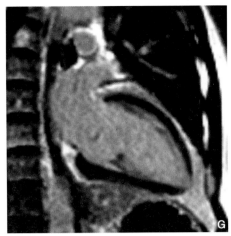
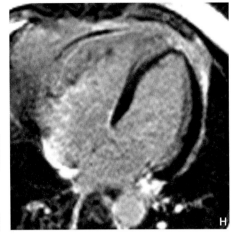

图 4-2-3　陈旧性心肌梗死和左束支传导阻滞相关心肌病的 MRI 表现

A、B. 陈旧性心肌梗死患者心脏电影两腔（A）、四腔（B）图像示左心房、左心室增大，心尖部过度小化改变，左心室下间隔及下壁收缩运动节段性减弱，心尖部可见轻度矛盾运动。C、D. 延迟强化两腔（C）、四腔（D）图像示下间隔大部及毗邻左心室下壁透壁性强化高信号，前间隔中远段及毗邻左心室前壁、左心室心尖可见心内膜下强化（白箭）。E、F. 左束支传导阻滞相关心肌病患者心脏电影两腔（E）、四腔（F）图像示房室内径正常，各节段心肌未见明显增厚或变薄，左心室侧壁肌小梁增多，左心室节段性收缩运动减弱，室间隔与左心室游离壁呈非同步运动。G、H. 延迟强化两腔（G）、四腔（H）图像未见明显强化

常扩张型心肌病表现为室间隔肌壁间线样强化；心肌炎则表现为室间隔肌壁间和/或左心室游离壁心外膜下强化；应激性心肌病的典型表现为左心室心尖部室壁瘤，但无明显强化；肥厚型心肌病强化主要发生在肥厚部位或室间隔上、下插入部。重要的是，无论纤维化的形式如何，LGE 的存在及程度均与不良心血管事件的发生密切相关。

【分析思路】

第一，认识这个征象。心血管磁共振是一种无创、无辐射的多参数成像模式，具有较高的空间、时间和组织分辨率，以及视野大、无死角、无声窗限制、无操作者依赖性和任意层面成像等优点。一次成像能够同时评估心脏形态、功能和心肌灌注，结合钆对比剂延迟强化，还可以识别瘢痕组织等。在临床实践指南中，越来越多的证据支持心脏 MRI 用于冠状动脉疾病的诊断和处理。通过斑点追踪成像或磁共振特征追踪成像，均可获取心肌节段纵向、周向、径向应变参数，以此准确定量评估心肌节段性收缩运动减弱。

第二，分析这个征象。当观察到节段性收缩运动减弱时，首先应考虑到单支或双支冠状动脉病变引起的心肌梗死，或心律失常如左束支传导阻滞引起的室壁收缩运动不协调。同时还需观察受累心肌节段是否存在矛盾运动，是否存在冠状动脉狭窄的征象，以及是否存在特征性心肌瘢痕。心肌梗死导致的节段性收缩运动减弱还需要与非缺血性心肌病进行鉴别，与缺血性心肌病鉴别的关键是心脏结构、功能及组织学改变是否与冠脉节段分布相关。缺血性心肌病表现为与冠脉节段分布相关运动异常，心肌灌注与延迟强化除了与运动相匹配外，还呈从心内膜向心外膜扩展的趋势。多支冠脉受累者或缺血性心肌病晚期发展至心力衰竭的患者，亦可表现为弥漫性运动功能减低，与 DCM 非常类似，但在心肌灌注与延迟强化序列上，缺血性心力衰竭表现为与冠脉分布相匹配的、从心内膜下向心外膜进展的特点，而 DCM 则以室间隔心肌壁内强化为特征。

第三，紧密结合临床。首先，在分析影像学表现的基础上，还需考虑收缩运动减弱的复杂病因。冠心病多发于中老年男性，且多伴心绞痛、高血压等病史。应激性心肌病通常有诱发性应激源。其次，对于其他临床检查，如基本体征和心电图检查等，对疾病诊断也有着重要意义。如应激性心肌病和缺血性心肌病鉴别的要点之一是前者心电图多缺乏明显的 ST 段抬高，并且心肌酶升高的程度与受累心肌不成比例。最后，需要结合多个影像学检查结果综合评估。缺血性心肌病在血管显影中可见阻塞性冠脉疾病或斑块的急性破裂，而应激性心肌病或肥厚型心肌病的受累心肌与冠脉分布不一致。

【疾病鉴别】

节段性室壁运动异常的鉴别诊断思维导图见图 4-2-4。

二、舒张运动障碍

【定义】

舒张运动障碍是指在心室舒张期，心肌松弛减

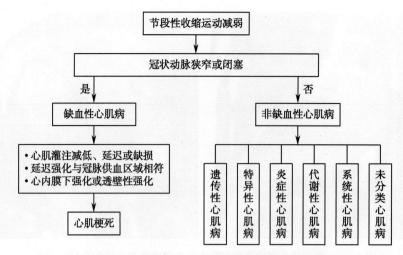

图 4-2-4　节段性室壁运动异常的鉴别诊断思维导图

慢和/或延迟,室壁僵硬度增加,顺应性减低,心室充盈受限。

【病理基础】

左心室舒张功能取决于左心室容积大小、室壁的厚度与物理特性,以及心肌松弛的过程。舒张功能障碍是指在静息或运动状态下,心室舒张充盈压(包括左心房压)异常增高,以维持足够的舒张末期容积及每搏输出量。随着晚期心脏充盈压的增加,心房和心室会逐渐增大,最终进入心力衰竭状态。其基本机制包括:①钙离子复位延缓及肌球-肌动蛋白复合体解离障碍,导致心肌松弛能力受损;②左心室重构(例如心肌肥厚、纤维化及细胞外间质改变)导致室壁僵硬度增加、顺应性减低;③左心室恢复力下降引起舒张期抽吸能力不足。此外,其他结构(心包、肺和右心室)施加的外力也是限制心室充盈的重要因素。

限制型心肌病(restrictive cardiomyopathy,RCM)以心肌自身异常或心内膜异常引起的心室壁僵硬度增加为主要特征。心室僵硬源于肌丝对钙的敏感性增加,Ⅲ型胶原过度沉积,以及突变蛋白在细胞内的积聚。在浸润性和贮积性疾病中,病理物质在细胞外或细胞内沉积,同时伴随心肌细胞肥大和间质和/或替代纤维化是心肌僵硬度增加的主要原因。由嗜酸性粒细胞增多症、放疗或药物等引起的心内膜纤维化也可能导致限制性病理生理学。不论病因如何,RCM 患者皆具有严重的舒张功能障碍,表现为限制性充盈。缩窄性心包炎亦是一类以舒张功能障碍、心室充盈受限为主要表现的疾病,其发生机制主要是由于各种原因(感染、放疗、手术、肿瘤、创伤等)所致的心包瘢痕形成、心包钙化、心包囊正常弹性丧失,进而限制心脏的舒张、收缩运动,心肌自身通常不受累。

【征象描述】

1. X 线表现　胸部 X 线图像对评估心肌舒张运动障碍无价值。

2. 超声心动图表现

(1) 二维超声:心室充盈明显受限,室壁舒张期运动受限,运动幅度明显减弱或消失,舒张末期心室容积正常或缩小,可见左心室肥厚,尽管舒张功能障碍在室壁厚度正常的患者中很常见,但室壁肥厚仍是引起舒张功能障碍的重要原因之一。左心房容积明显增大,反映充盈压在时间上的累积影响。二维超声测量的左心房容积指数(最大左心房容积与体表面积的比值)正常值上限为 $34mL/m^2$。

(2) 超声多普勒血流参数:组织多普勒瓣环速度包括收缩期峰(S),舒张早期峰(e')及舒张晚期峰(a')。继而可以计算二尖瓣口 E 波流速与组织多普勒 e' 之比,即 E/e'。

目前没有一个单一的非侵入性参数可以直接测量左心室舒张功能。然而,对于大多数患者而言,通过结合多个参数确定左心室舒张功能是否异常是可行的。2016 年,超声指南建议使用以下四个指标确定是否存在射血分数保留舒张功能障碍:①平均 E/e' 比值>14;②间隔 e'<7cm/s 或游离壁 e'<10cm/s;③三尖瓣反流(TR)速度>2.8m/s;④左心房容积指数>$34mL/m^2$。指南认为,满足三个及三个以上标准的患者可能存在舒张功能障碍。满足一个或无标准满足的患者不太可能存在舒张功能障碍。在满足两个标准的患者中,舒张功能障碍是否存在无法确定。

3. CT 表现　CT 可提供与舒张功能障碍相关的解剖学征象,主要包括左心房增大、下腔静脉扩张、肺充血及胸腔积液等,为疾病的诊断和鉴别诊断提供重要的辅助征象,尤其是识别心包增厚和钙化,是缩窄性心包炎的重要征象。

4. **MRI 表现** MRI 对于舒张功能障碍的病因诊断及鉴别诊断具有重要的价值,尤其是对于限制型心肌病与缩窄性心包炎的鉴别诊断具有独特价值(图 4-2-5)。

限制型心肌病

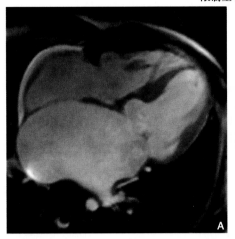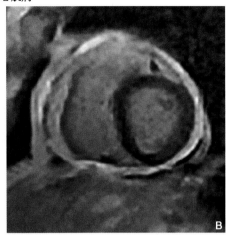

缩窄性心包炎

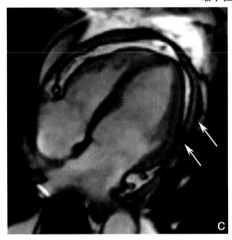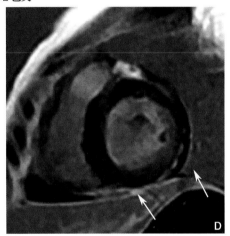

图 4-2-5 限制型心肌病与缩窄性心包炎的 MRI 表现

A. 限制型心肌病四腔心电影提示双房明显增大伴房室瓣反流,左心室腔无明显增大,室间隔偏厚,左心室收缩功能常保留或轻度减低,而舒张运动受限;B. 短轴 LGE 心肌未见异常强化,心包无增厚及强化;C. 缩窄性心包炎四腔心电影常提示心包普遍增厚(白箭),室间隔舒张期摆动;D. 短轴 LGE 心包可见线状强化(提示活动性炎症),心包腔内少量积液,心肌未见异常强化(白箭)

(1)黑血序列:用于评估心脏、心包和血管形态。可见心房增大,上、下腔静脉扩张、多浆膜腔积液。T_1 和 T_2 加权的黑血图像可提供心肌组织特征相关的信息。

(2)电影序列:用于评估心腔大小、室壁厚度及舒缩运动功能,可见室壁舒张期运动受限,舒张末期心室容积正常或缩小,而收缩运动保留或轻度减弱。室壁厚度正常或偏厚。双房明显增大。

(3)组织学成像:钆对比剂延迟强化可用于评估导致舒张功能障碍的潜在组织学改变。限制型心肌病常无特异性延迟强化,但当心肌纤维化、瘢痕、浸润等导致细胞外间隙增大时,常可见典型的心肌延迟强化征象,例如心肌淀粉样变表现为广泛心内膜下或透壁性粉尘样强化(详见本章节心肌纤维化内容),除此之外,还可以观察是否合并心包强化,对于诊断活动性心包炎具有重要价值。

【相关疾病】

心室舒张功能受限是 RCM 和缩窄性心包炎的共同血流动力学特征,临床表现极为相似,但治疗和预后迥异。此两种疾病的鉴别多依靠各种影像学手段,两者的鉴别要点见表 4-2-1。RCM 以心肌舒张功能障碍为特征,是由于心内膜和/或心肌病变导致心室充盈受限和舒张功能障碍,引起心室舒张末期压力增高、心房扩大,而舒张末期心室容积正常或轻度减低,室壁厚度及心室收缩功能正常或接近正常的一类非缺血性疾病。限制型心肌病的病因复杂多样,包括家族性、遗传性及获得性心肌疾病。缩窄性心包炎则是由于心包瘢痕形成、心包钙化、心包囊正常弹性丧失,导致心脏舒张及充盈受限,通常心肌并无受累。心包增厚、钙化及室间隔舒张期摆动是其区别于RCM的重要征象。

除上述两种疾病外,部分肥厚型心肌病患者也可出现类似RCM的临床表现和血流动力学特征,其与特发性RCM的不同点主要在于特发性RCM的室壁厚度多在正常范围内。此种亚型被命名为肥厚型

心肌病伴限制型表型,约占HCM患者的1.5%,预后极差。此外,射血分数保留型心力衰竭也是一种以舒张功能障碍为主要特征的特殊类型心力衰竭,其发病与多种危险因素有关,包括高血压、糖尿病、肥胖、贫血和房颤,以高血压最为常见。射血分数保留型心力衰竭患者的影像学表现可与RCM类似,但RCM通常不伴高危因素,其诊断需要排除其他所有可能的继发因素。

表 4-2-1　限制型心肌病与缩窄性心包炎的影像学鉴别

影像学征象	限制型心肌病	缩窄性心包炎
胸部 X 线		
心包钙化	罕见	+++
超声心动图		
室间隔摆动征	0	+++
左心房增大	+++	+
心包增厚	0	+++
二尖瓣血流随呼吸运动变化幅度	<15%	>25%
吸气时舒张期肝静脉回流	+	+++
二尖瓣环组织多普勒	e'<8cm/s,E/e'>15	E'>8cm/s,E/e'<15
长轴应变减低	++	0
心脏 CT/MRI		
心包增厚钙化(CT)	0	+++
左心房增大(CT/MRI)	+++	+
室间隔摆动征(CMR)	0	+++
长轴应变减低(CMR)	++	0

【分析思路】

第一,认识这个征象。评估患者是否存在可提示舒张功能异常的危险因素。在评估疑似存在舒张功能障碍的患者时,首先必须考虑其病史及心血管危险因素,同时应注意心率、心律、血压和其他重要的影像学参数,包括左心室容积、室壁厚度及射血分数,左心房容积,二尖瓣疾病的有无及严重程度。这些因素对于引起舒张功能障碍的潜在病因具有重要的提示作用:冠心病或高血压病史可增加患者左心室舒张功能障碍的可能性;年龄、肥胖、糖尿病和房颤等疾病也与左心室舒张功能障碍有关;某些特定疾病表型或病因(例如肥厚型心肌病限制性表型、缩窄性心包炎等)也是导致左心室舒张功能障碍的重要原因。此外,左心房增大、室壁肥厚、左心室长轴应变减低、局部心肌运动异常也可为舒张功能障碍的诊断提供支持。考虑到在某些特定病理条件下(例如房颤、肺动脉高压、肥厚型心肌病等),部分指标并不适用于进行舒张功能的评估,故上述因素对

于诊断指标及诊断流程的选择亦具有重要的参考价值。

第二,分析这个征象。多指标结合进行个体化评估,确定舒张功能障碍分级。目前临床中与舒张功能相关的指标的测量值范围在正常人与患者之间存在重叠,且单一指标可受到多种血流动力学因素的影响,故通常不单独以某一指标的异常作为舒张功能障碍的诊断依据。就单个患者而言,诊断舒张功能障碍依赖于至少两个异常指标之间的一致性,且对这些异常值的解释应充分结合临床资料及其他影像学表现。一般而言,可根据前述四个指标对舒张功能进行初步评估,结果显示存在舒张功能异常的患者应进一步评估其左心室充盈情况。对于射血分数减低的患者,根据二尖瓣口血流模式足以鉴别左心室充盈压是否升高。对于射血分数保留的患者,仍需要结合包括心脏常规解剖学及功能学在内的其他参数,综合作出诊断。例如,在排除贫血、房性心律失常和二尖瓣疾病的情况下,显著增大的左

心房高度提示左心室充盈压长期升高。然而,对于无心衰症状且其他检查不提示存在心脏疾病的患者,评估其充盈压是否升高可能会增加诊断的假阳性率。

第三,紧密结合临床。结合其他影像学征象,寻找引起舒张运动减弱的潜在病因。舒张功能障碍作为一种常见的病理生理学改变,与年龄、心血管危险因素密切相关,并广泛存在于多种心血管疾病中。多数情况下,舒张功能评估可反映心脏的功能状态和/或疾病的严重程度,但舒张功能障碍这一征象对于病因诊断的特异性并不强。对于以"舒张运动减弱、心室充盈受限"为主要影像学表型的疾病,需结合其他影像学表现予以鉴别。例如限制型心肌病与缩窄性心包炎可通过 CT 或 MRI 是否有心包增厚钙化这一征象进行鉴别;钆对比剂延迟强化及 T_1/T_2 参数序列有助于限制型心肌病的病因鉴别(特发性、浸润性及储积性等);对于心血管危险因素所致的射血分数保留型心力衰竭,则需要结合病史和其他影像学征象作出排除性诊断。

【疾病鉴别】

心肌舒张功能障碍的鉴别诊断思维导图见图4-2-6。

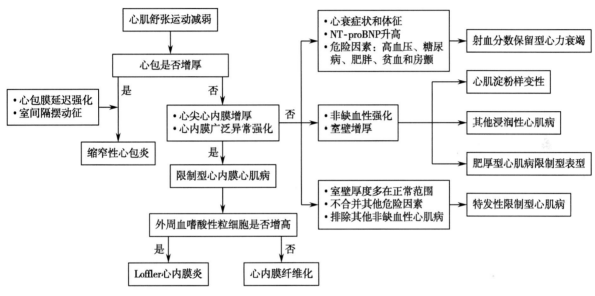

图 4-2-6　心肌舒张功能障碍的鉴别诊断思维导图

(张佳胤)

第三节　心肌组织学异常

一、心肌水肿

【定义】

心肌水肿指发生在心肌组织中的水肿,包括细胞肿胀、间质水分增加、基质成分改变,通常水肿区组织 T_2 横向弛豫时间延长,在 T_2WI 上表现为高信号。

【病理基础】

心肌水肿是心肌细胞急性损伤时最早出现的病理改变,是心肌细胞容积和胞质离子浓度调节机制的功能下降所致,是多种心肌疾患的共同病理改变。凡是能引起心肌细胞液体和离子内稳态变化的损害,都可导致心肌细胞水肿,包括缺血、缺氧、感染、神经内分泌异常等。组织水含量的增加可导致病变心肌组织 T_2 弛豫时间延长,在 T_2WI 上表现为高信号。

【征象描述】

1. X 线、超声和 CT 表现　胸部 X 线、超声及 CT 图像对评估心肌水肿无价值。

2. MRI 表现　随着 T_2WI STIR 序列的开发和 T_2 mapping 技术的迅速发展,心脏 MRI 在心肌水肿评估中的价值得到了显著提升。MRI 诊断心肌水肿主要依靠 T_2WI 上 T_2 信号的升高和 T_2 mapping 成像中 T_2 值的升高。急性或亚急性心肌梗死,心肌水肿在 T_2WI 上表现为高信号,但实际梗死面积小于 T_2WI 上高信号区域(图 4-3-1)。在心肌炎的急性期,T_2WI 也可表现为局灶性高信号,但通常要比延迟强化区域的面积小,主要反映心肌细胞的水肿,可以作为钆对比剂延迟强化的补充(图 4-3-2)。应激性心肌病患者以女性居多，其临床表现与急性心肌梗死非常相似，在 T$_2$ STIR 序列表现为高信号，以左心室中远段尤其是心尖部最易受累（图 4-3-3），基底段少见，可能与心尖部心肌对交感神经刺激反应更敏感、冠状动脉从基底到心尖部存在灌注梯度有关，典型表现为与室壁运动异常范围一致的弥漫性、透壁性分布的心肌水肿。

【相关疾病】

T$_2$ 信号升高/T$_2$ 值升高，提示心肌水肿，是多种疾病共同的影像学表现，最常见于急性心肌梗死、急性心肌炎和应激性心肌病（Takotsubo 心肌病）。在急性心肌梗死中，由于冠状动脉重度狭窄或急性闭塞，心肌氧供减少，细胞液体和离子内稳态受损，进而导致心肌细胞水肿，T$_2$WI 上 T$_2$

信号升高。心肌炎，又称炎症性心肌病，最常见的病因为病毒感染，急性或持续性病毒感染可直接导致心肌细胞损伤，也可通过免疫反应及多种炎症因子间接介导心肌损害和微血管损伤，急性期可出现心肌细胞水肿、坏死及淋巴细胞浸润，同样也可以在 T$_2$WI 上表现为局部或整体高信号。应激性心肌病，又称短暂性左心室心尖球状扩张，神经内分泌系统可能在该病的发生中起着重要作用，尤其是交感神经过度刺激及儿茶酚胺介导的心肌顿抑可能是其基础病因，临床表现与急性心肌梗死类似，急性期可出现心肌水肿，在 T$_2$WI 上表现为局灶性高信号，主要累及左心室中远段，尤其是心尖部。

心肌水肿的诊断要点见表 4-3-1。

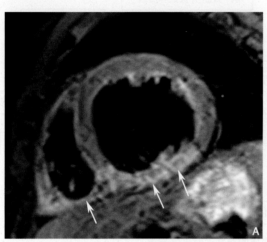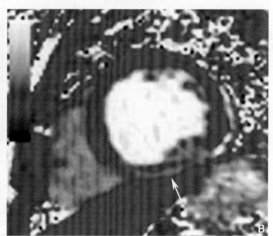

图 4-3-1　急性心肌梗死 MRI
A、B. 心脏 MRI 短轴图像，T$_2$ STIR（A）图像示左心室下壁近中段、右心室下壁及部分前壁表现为高信号（白箭），T$_2$ mapping（B）示对应区域 T$_2$ 值升高（白箭），提示心肌水肿

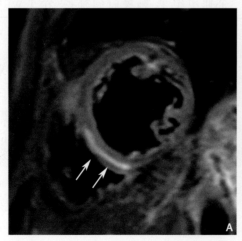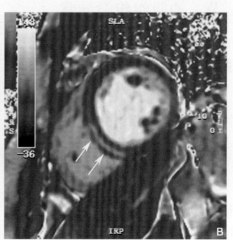

图 4-3-2　急性心肌炎 MRI
A、B. 心脏 MRI 短轴图像，T$_2$ STIR（A）图像示室间隔肌壁间线状高信号（白箭），T$_2$ mapping（B）示对应区域 T$_2$ 值升高（白箭），提示心肌水肿

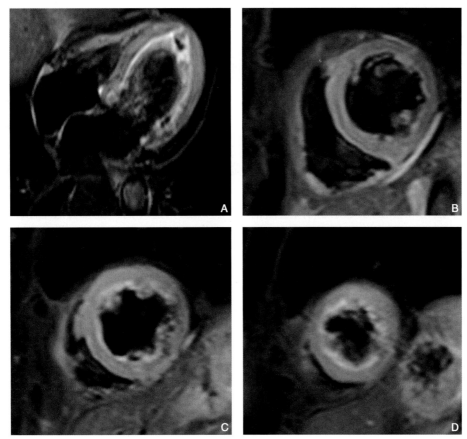

图 4-3-3　应激性心肌病 MRI

A～D. 心脏 MRI 四腔心及左心室短轴 T_2 STIR 图像，四腔心（A）、短轴基底层（B）、中段（C）、心尖段（D）T_2 STIR 图像示左心室中远段及心尖部心肌整体 T_2 信号较基底段升高，提示心肌水肿

表 4-3-1　心肌水肿的诊断要点

疾病名称	临床资料	病理生理机制	心脏 MRI 心肌水肿	心脏 MRI 延迟强化
急性心肌梗死	胸痛、ECG 异常、心脏标志物升高等 ACS 表现	冠状动脉重度狭窄或急性闭塞，心肌氧供减少，细胞液体和离子内稳态受损	与冠状动脉供血范围一致	与冠状动脉供血范围一致，心内膜下或透壁性强化
急性心肌炎	前驱感染史	急性或持续性病毒感染可直接导致心肌细胞损伤，也可通过免疫反应及多种炎症因子间接介导心肌损害和微血管损伤	肌壁间或心外膜下局灶性分布	心外膜下或灶状延迟强化
应激性心肌病	前驱应激事件	交感神经过度刺激及儿茶酚胺介导的心肌顿抑可能是其基础病因	与室壁运动异常范围一致的弥漫性、透壁性分布，主要累及左心室中远段，数周内可恢复	无明显延迟强化

【分析思路】

第一，认识这个征象。选择扫描序列，识别心肌水肿。作为软组织对比度最佳的无创影像学方法，心脏 MRI 在心肌水肿的评估中具有独特的作用。对于可能存在急性心肌梗死或急性心肌炎性改变的患者，应在行心脏 MRI 检查时及时加扫 T_2WI 成像序列，通过 T_2WI 上心肌局部或整体 T_2 信号的升高，识别心肌水肿的发生。此外，也可借助参数定量成像技术 T_2 mapping，通过心肌组织 T_2 值的升高反映心肌水肿。

第二，分析这个征象。序列交互参考，实现疾病鉴别。因心肌水肿是多种心肌疾患的共同病理改变，仅凭借 T_2WI 并不能实现疾病的鉴别诊断，此时，还应借助其他成像序列如钆对比剂延迟强化、心脏

MRI灌注成像等进行综合判断。急性心肌梗死除在T₂WI上表现为高信号外，梗死区还会出现灌注缺损，对应区域在钆对比剂延迟强化图像上呈现高信号强化，常表现为与冠状动脉支配区域对应的心内膜下强化或透壁性强化，可出现"无复流"现象；而急性心肌炎在钆对比剂延迟强化图像上主要表现为心外膜下点片状强化，以左心室游离壁受累最为多见，部分病例可见室间隔局灶性强化，慢性期主要表现为壁内强化，强化范围和形式具有动态变化的特点，在治疗过程中强化灶会在几天或几周内逐渐消散，并有可能在治愈后消失，大面积的强化在心肌炎临床治愈后仍然可见，表现为壁内的线样强化；应激性心肌病虽临床表现与急性心肌梗死类似，且亦可在T₂WI上出现高信号，但在其首过灌注图像上并不会出现灌注缺损，钆对比剂延迟强化图像上亦无明显强化或轻度延迟强化，与左心室受累程度并不相符。

第三，紧密结合临床。临床信息对于引起心肌水肿疾病的鉴别诊断至关重要。急性心肌梗死患者的冠状动脉造影多存在明确的冠脉狭窄，但不排除冠状动脉非阻塞型心肌梗死；急性心肌炎患者往往存在前驱感染史；应激性心肌病患者以女性居多，往往存在重度的心理或生理创伤，症状及体征可在短期内恢复，心肌酶学变化与左心室受累程度并不相符，适时的对症治疗往往预后良好。因此，在分析影像学表现的基础上，还需紧密结合患者的临床症状、体征及实验室检查等，进而综合作出诊断。

【疾病鉴别】

心肌水肿征象鉴别诊断思维导图见图4-3-4。

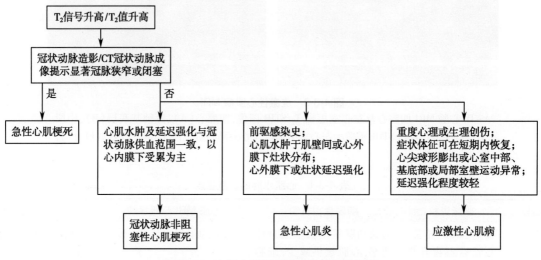

图4-3-4　心肌水肿征象鉴别诊断思维导图

二、心肌纤维化

【定义】

心肌纤维化是一种以细胞外基质中胶原蛋白过度沉积为主要特征的心肌病理改变，可由多种缺血及非缺血性诱因引发，如心肌梗死、炎症、负荷异常、遗传代谢异常等，是多种心肌疾病的共同组织学特征。根据病理分型的不同可分为局灶性纤维化、间质性纤维化及血管周围性纤维化。在钆对比剂延迟强化（late gadolinium enhancement，LGE）成像中，通常正常心肌组织信号被抑制，而发生心肌纤维化的心肌组织则呈现出高信号。

【病理基础】

心肌纤维化是多种心肌受累疾病共同的病理学特征，早期的纤维化是对于各种因素（例如炎症、缺血、前后负荷增加、基因突变等）所致的心肌损伤的一种修复性反应，过度纤维化则会增加心肌的僵硬度，引起舒张和收缩功能障碍，与心衰及心律失常等不良事件的发生密切相关。正常心肌组织由心肌细胞和细胞外基质组成。成纤维细胞通过不断合成和分解胶原蛋白，以保持细胞外基质成分的稳定，进而维持正常心肌组织的结构。当心肌损伤发生时，成纤维细胞在多种细胞因子和神经体液因素的介导下活化，并生成胶原蛋白沉积在细胞外间隙中，导致细胞外间隙增宽。由于心肌细胞几乎没有再生能力，当发生心肌坏死或凋亡时，胶原蛋白大量沉积形成瘢痕组织以维持心脏结构的完整性。这一机制是心肌纤维化过程中关键的病理改变，同时也是延迟强化的成像基础。钆对比剂进入组织后分布在细胞外间隙中，由于其在纤维化心肌的清除速度较正常心肌减慢,在对比剂注射后 10～15 分钟延迟强化扫描,由于病变区域对比剂积聚呈现高信号,与信号被抑制的正常心肌之间形成对比,故而可以通过 LGE 技术评价心肌纤维化的范围及严重程度。

【征象描述】

1. X 线表现　X 线图像对诊断心肌纤维化无价值。

2. 超声表现　超声不用于常规评估心肌纤维化。

3. CT 表现　CT 图像不用于常规评估心肌纤维化。

4. MRI 表现　根据强化类型及分布的不同,可以将延迟强化的征象主要分为两类:缺血性及非缺血性。在缺血性心肌病中,延迟强化主要表现为沿心内膜下分布的线状高信号(图 4-3-5A、B),随着心肌缺血时间的延长,强化逐渐从心内膜下向心肌中层发展,甚至发生透壁性强化;此外,如果强化区域与冠状动脉分布区域相对应,可提示该供血冠脉存在狭窄或阻塞。这种强化方式不同于非缺血性心肌损伤,后者主要表现为心外膜下和/或心肌中层延迟强化,其分布通常与疾病自身的病理生理机制相关,因而呈现出不同的表现形式:扩张型心肌病的典型表现为室间隔肌壁间线样强化(图 4-3-5C、D);肥厚型心肌病强化主要发生在肥厚节段或室间隔上、下插入部,多呈结节状、灶状或斑片状强化(图 4-3-5E、F);致心律失常性右心室心肌病强化多见右心室游离壁心外膜下/透壁性、室间隔肌壁间/右心室面(图 4-3-5G、H);心肌炎的典型表现为左心室侧壁心外膜下强化和/或室间隔肌壁间强化(图 4-3-5I、J);心肌淀粉样变性的特征性表现为"粉尘样"强化,常累及心内膜下,严重者可呈弥漫性、透壁性,右心室壁及心房壁、房间隔亦可见不同程度的强化(图 4-3-5K、L),但需要注意的是,此时 LGE 高信号产生的主要原因并非心肌坏死及纤维化,而是由于细胞外间隙淀粉样物质沉积。

【相关疾病】

心肌纤维化是发生心肌损伤时常见的病理学反应,故而能引起心肌损伤的疾病都具有引起心肌纤维化的可能,从而呈现延迟强化的征象。缺血性心肌病,即冠状动脉狭窄或闭塞引起的心肌梗死,是发生心肌纤维化最为典型的疾病类型之一,包括急性心肌梗死、陈旧性心肌梗死及其相关并发症。急性或慢性缺血引起的心肌细胞坏死或凋亡、胶原沉积及纤维瘢痕形成由心内膜下开始,并随着缺血时间的延长向心外膜扩展,故而形成典型的缺血性延迟强化模式。

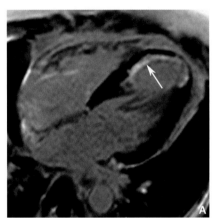
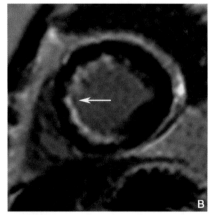

陈旧性心肌梗死

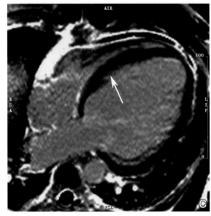
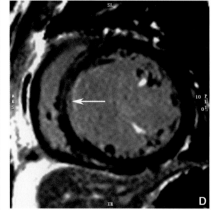

扩张型心肌病

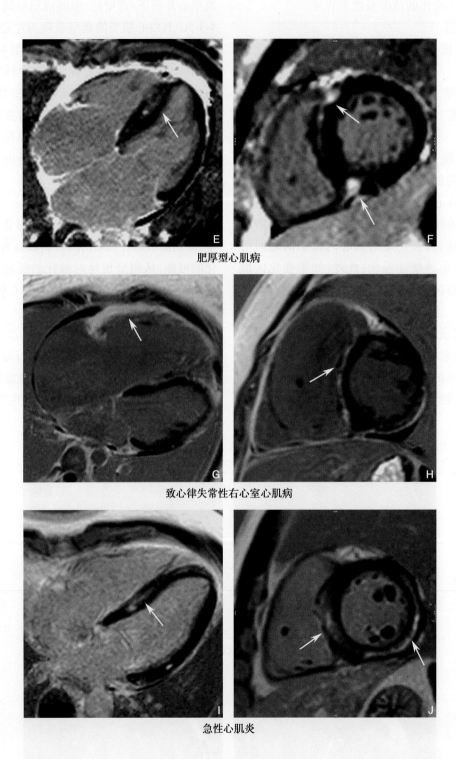

肥厚型心肌病

致心律失常性右心室心肌病

急性心肌炎

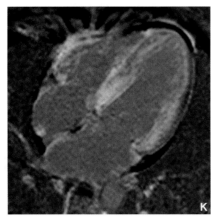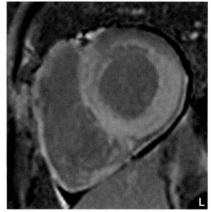

心肌淀粉样变

图 4-3-5　常见心肌受累疾患 LGE 表现

A、B. 陈旧性心肌梗死四腔心（A）及短轴（B）LGE 表现为室间隔中远段及毗邻左心室前壁、心尖部心内膜下线状强化（白箭）；C、D. 扩张型心肌病四腔心（C）和短轴（D）LGE 表现为室间隔肌壁间线状强化（白箭）；E、F. 肥厚型心肌病四腔心（E）和短轴（F）LGE 表现为室间隔上、下插入部灶状强化（白箭）；G、H. 致心律失常性右心室心肌病四腔心（G）和短轴（H）LGE 表现为右心室游离壁广泛透壁性强化及室间隔右心室面强化（白箭）；I、J. 急性心肌炎四腔心（I）和短轴（J）LGE 表现为室间隔肌壁间及左心室侧壁、下壁心外膜下线状强化（白箭）；K、L. 心肌淀粉样变四腔心（K）和短轴（L）LGE 表现为左、右心室壁广泛心内膜下-透壁性粉尘样强化

非缺血性心肌病则是强化模式有别于缺血性心肌病的多种疾病的集合，包括扩张型心肌病、肥厚型心肌病、限制型心肌病、致心律失常性心肌病、心肌过度小梁化、心肌炎、炎症性心肌病、浸润性心肌病等各种遗传或获得性心肌病。非缺血性心肌病总体以与冠脉供血区域不相匹配的心外膜下和/或肌壁间的延迟强化为特征。由于上述疾病之间的病理生理机制不同，延迟强化模式、分布和范围亦存在差异，常见的非缺血性心肌病的延迟强化特征也不尽相同，详见表 4-3-2。此外，以高血压心脏病及主动脉瓣狭窄为代表的一类疾病可影响心肌收缩的前后负荷，引起心室重构，心肌细胞可变性坏死并逐渐被纤维结缔组织取代，此时左心室心肌壁内也会出现线样或不规则性强化。

表 4-3-2　常见心肌疾病的 LGE 典型表现

疾病名称	LGE 典型表现	其他重要影像学表现
心肌梗死	心内膜下和/或透壁性 LGE 与冠脉罪犯血管供血区域相匹配	节段性室壁变薄并运动减弱 相应节段心肌灌注减低 可合并心肌水肿、缺血再灌注损伤 可合并室壁瘤及附壁血栓
扩张型心肌病	典型表现为室间隔肌壁间线样强化	左心室壁普遍变薄并运动弥漫性减弱 可继发肌小梁增生 可继发房室瓣关闭不全
肥厚型心肌病	典型表现为肥厚心肌肌壁间强化，以右心室插入部灶状强化最典型 心尖肥厚型常见心尖部心内膜下强化	室间隔非对称性肥厚伴左心室流出道梗阻；心尖肥厚伴心尖部收缩期闭塞
急性心肌炎	心外膜下和/或心肌中层强化 以左心室侧壁及室间隔多见	心肌水肿：T_2 STIR 高信号 心包积液
致心律失常性心肌病	心外膜下或透壁性强化，以右心室游离壁及室间隔右心室面多见	右心室壁变薄并与心外膜脂肪分界不清，右心室收缩功能减弱，并可见局部室壁运动异常，可表现为多发"瘤样"改变
心肌淀粉样变性	弥漫性"粉尘样"强化 心内膜下和/或透壁性 与冠状动脉分布区域不匹配	室壁增厚，可同时累及心室和心房 左、右心室舒张运动受限，双房增大 心肌 ECV 值升高，大于 40% 多浆膜腔积液

【分析思路】

第一，认识这个征象。控制图像质量，正确识别强化的有无、位置、模式和范围。良好的图像质量对于识别延迟强化信号是否存在至关重要。扫描过程中需要结合心电门控,对于存在严重心律失常的患者可以使用运动校正(motion correction),以降低心脏自身运动带来的伪影;此外,反转准备脉冲产生强T_1对比,并且选择在正常心肌纵向磁化矢量经过零点的时刻采集图像数据以抑制正常心肌信号,使得强化心肌与正常心肌形成良好的对比。当确认延迟强化存在时,应对强化的位置和模式予以客观全面的描述:强化位置的描述应根据美国心脏病协会17节段法将左心室心肌分为前壁、前侧壁、下侧壁、下壁、后间隔及前间隔,并由基底至心尖将左心室分为基底段、中段及心尖;强化模式则主要以心内膜下、肌壁间及心外膜下进行区分,并对其形态加以描述,如晕状、灶状、线状、粉尘样等,不同的强化类型是进行疾病诊断与鉴别诊断的基础。值得注意的是,某些呈现高信号的正常组织结构可对邻近心肌的强化识别造成干扰,应予以鉴别,例如心外膜下强化与心外膜脂肪的鉴别、心内膜下强化与室壁残留对比剂的鉴别(黑血序列有助于鉴别)。此外,可使用后处理软件计算强化心肌的范围,一般以质量(g)或所占心肌质量的百分比(%)进行表示,定量评估心肌纤维化范围对部分疾病的治疗及预后(如心肌梗死、肥厚型心肌病)具有指导意义。

第二,分析这个征象。熟悉不同疾病的强化特点,结合其他重要征象及临床资料综合分析。临床信息对于疾病诊断至关重要。不同疾病的强化模式与其病理生理机制紧密联系,可对需要考虑的一种或多种疾病予以提示,同时应综合分析其他异常影像学征象,结合患者的年龄、性别、症状、体征及实验室检查,找寻符合标准的诊断。对于特征性的强化,应谨记需

要联想和考虑的其他支持或不支持诊断的征象及临床信息。例如大面积的心内膜下强化,应仔细鉴别受累节段是否符合单支或多支冠状动脉的供血区域,以及是否合并室壁变薄和运动异常,同时评估患者是否行冠脉筛查和肌钙蛋白是否升高;右心室壁的强化则应观察是否同时合并右心室增大、心肌脂肪的浸润,以及评估患者是否存在室性心律失常。

第三,紧密结合临床。甄别"同病异影""异病同影"。不同病理机制引起的纤维化征象可共存,考虑到疾病的发展是一个动态演变的过程,且同一患者的心肌纤维化可能是由多种病理机制介导的。因此,即使对于单一疾病,也要考虑到不同的疾病亚型和进展程度的延迟强化模式是有差异的;不同疾病的患者也可能由于某些共同的病理机制而具有相同或相似模式的纤维化表现。例如肥厚型心肌病的典型表现为室间隔右心室插入部灶状强化,也可表现为肥厚心肌内的局灶性或斑片状强化。对于部分心尖 HCM 和左心室中部梗阻性 HCM,可出现左心室中远段及心尖部心内膜下强化,提示内膜下心肌缺血改变。若 HCM 出现失代偿改变,可表现为室间隔及毗邻左心室壁广泛透壁强化。急性心肌炎延迟强化的范围和模式具有动态变化的特点。炎症急性期表现为左心室侧壁心外膜下及室间隔的局灶性增强,在治疗过程中延迟强化灶可能会在几天或几周内逐渐消散,大面积的强化在心肌炎治愈之后可表现为肌壁间线样强化。

【疾病鉴别】

心肌纤维化/LGE 鉴别诊断思维导图见图 4-3-6。

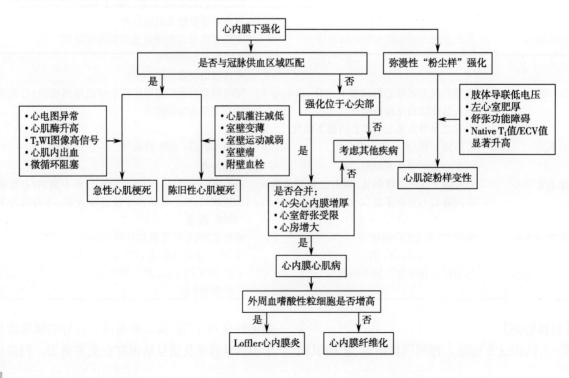

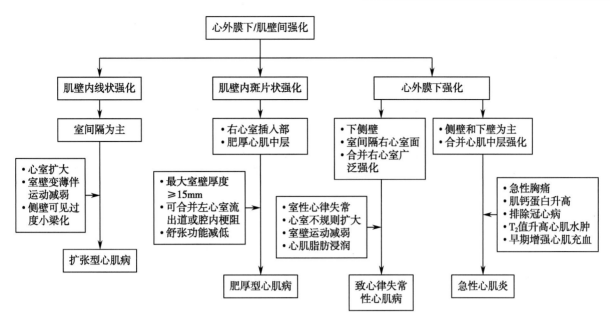

图 4-3-6　心肌纤维化/LGE 鉴别诊断思维导图

三、脂肪浸润/脂质沉积

【定义】

心肌脂肪浸润是指脂肪组织异常浸润或沉积到心肌组织,相较于周围正常心肌组织在 T_1WI 上表现为高信号,且信号强度可被脂肪抑制序列所抑制;心肌脂质沉积是指心肌细胞中脂质正常降解受阻,继而导致脂质在心肌组织内异常堆积,在疾病早期即可表现为心肌组织 T_1 值下降。

【病理基础】

正常情况下,左心室心肌组织中并不含有脂肪细胞,当各种生理或病理因素导致脂肪细胞异常进入心肌中时,称为脂肪浸润。生理性脂肪浸润常见于右心室流出道及游离壁,主要位于心外膜下和冠状动脉周围。病理性脂肪浸润可发生于左心室或右心室,脂肪组织可浸润到心内膜下或心外膜下,有时以脂滴形式存在,常伴有心肌细胞萎缩及丢失。心肌脂肪浸润在 T_1WI 上表现为高信号,且信号强度可被脂肪抑制序列抑制。脂质沉积则主要是由于细胞内脂质代谢异常,正常降解受阻,继而出现多器官组织的脂质异常堆积,心肌组织脂质沉积的早期表现为初始 T_1 值下降,是此类患者早期心脏受累的特异性指标。

【征象描述】

1. X 线表现　胸部 X 线图像对评估心肌脂肪浸润无价值。

2. 超声表现　超声心动图对评估心肌脂肪浸润无价值。

3. CT 表现　心肌脂肪浸润在 CT 平扫图像上表现为脂肪密度影,多见于陈旧性心肌梗死,呈点状或条状低密度影,可伴有室壁变薄及钙化,在 CT 增强图像上表现为强化减低区。

4. MRI 表现　无论在 T_1WI,还是 T_2WI 上,脂肪组织均表现为高信号,且信号强度可被脂肪抑制序列所抑制。利用 MR 水脂分离成像技术,陈旧性心肌梗死心肌脂肪浸润通常位于心内膜下,在脂相上表现为局灶性高信号,往往与肇事血管分布一致,在脂肪抑制序列上,该区域的信号则被抑制(图 4-3-7)。致心律失常性心肌病患者肌壁内可见源自心外膜下的脂肪浸润,往往以右心室游离壁及右心室流出道最明显,左心室壁脂肪浸润最常见的部位为心尖和侧后壁(图 4-3-8),通常在中等信号的右心室心肌和高信号的心外膜脂肪之间有一个明确的分界线。值得注意的是,正常人随着年龄的增长,心外膜下的脂肪增多,甚至在心肌内亦可出现少许灶性脂肪组织,应加以甄别。对于 Fabry 病患者,初始 T_1 值下降是早期心肌受累的特异性指标(图 4-3-9)。

【相关疾病】

心肌脂肪浸润可发生于左心室或右心室。生理性脂肪浸润大多发生于右心室,以老年人和女性居多,且与肥胖密切相关,浸润范围随年龄的增长而扩大,但一般浸润灶较小。病理学脂肪浸润可发生于左心室和右心室。对于发生在左心室的脂肪浸润,陈旧性心肌梗死是一种常见的原因,其发生机制可能与梗死部位局部巨噬细胞聚集有关。病理性右心室脂肪浸润是致心律失常性右心室心肌病的典型表现,近年来的研究发现,左心室受累亦很常见,故而致心律失常性心肌病的概念正逐渐被

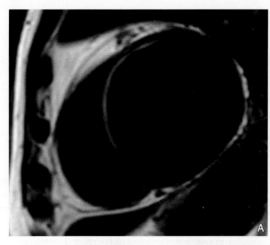
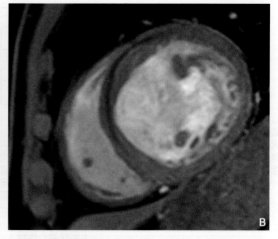

图 4-3-7　陈旧性心肌梗死 MRI 表现

A、B. 心脏 MRI 左心室短轴水脂分离(Dixon)图像,室间隔及毗邻左心室前壁内膜下/肌壁间线状脂肪浸润,脂肪相(A)上脂肪组织表现为高信号,而在水相(B)上,相应部位的脂肪组织呈低信号

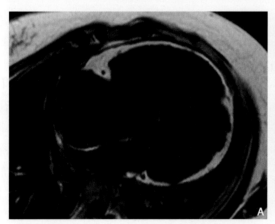
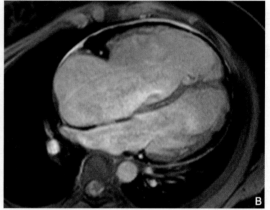

图 4-3-8　致心律失常性心肌病 MRI 表现

A、B. 心脏 MRI 四腔心水脂分离(Dixon)图像,右心室壁菲薄,与心外膜脂肪分界不清,左心室侧壁亦与心外膜脂肪分界欠清,脂肪相(A)上浸润脂肪组织表现为高信号,在水相(B)上,相应部位的脂肪组织呈低信号

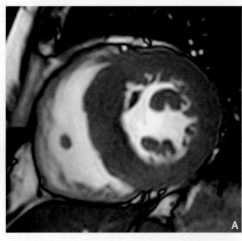
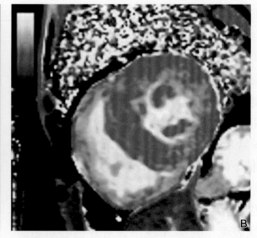

图 4-3-9　Fabry 病 MRI 表现

A、B. 心脏 MRI 左心室短轴位图像,短轴电影(A)示左心室壁普遍增厚,T_1 mapping 图像(B)提示室间隔心肌初始 T_1 值减低

接受。致心律失常性心肌病是一种以心肌组织进行性脂肪或纤维脂肪替代为主要病理特征的遗传性心肌病,以右心室形态与功能异常为主,临床表现包括室性心律失常和心源性猝死,目前纤维脂肪组织在心肌细胞损伤处聚集的机制尚未明确,可能与涉及构成桥粒的蛋白质相关基因突变有关。脂质沉积主要见于 Fabry 病,作为一种罕见的 X 连锁隐性遗传病,Fabry 病由编码溶酶体水解酶 α-半乳糖苷酶 A 的 GLA 基因突变引起,该酶不同程度活性缺失造成代谢底物三己糖酰基鞘脂醇及相关鞘糖脂正常降解受阻,继而在多器官组织的溶酶体中异常堆积,约 60% 的患者会出现不同程度的心脏症状。

常见脂肪浸润疾病的鉴别诊断见表 4-3-3。

表 4-3-3 常见脂肪浸润疾病的鉴别诊断

疾病名称	临床资料	病理生理基础	心脏 MRI 脂肪浸润/脂质沉积	心脏 MRI 延迟强化
生理性脂肪浸润	以老年人和女性居多,与肥胖关系密切	不详	多发生于右心室,浸润范围随年龄的增长而扩大,但一般浸润灶较小	无明显延迟强化
陈旧性心肌梗死	中老年人居多,冠心病相关病史,常伴有高血压、高血脂、糖尿病等心血管危险因素	可能与梗死部位局部巨噬细胞聚集有关	主要位于心内膜下,脂肪浸润区往往与心肌梗死范围(肇事血管)分布一致	与冠状动脉供血范围一致,心内膜下或透壁性强化
致心律失常性右心室心肌病	临床表现各异,包括心悸、晕厥、胸痛、呼吸困难,少数患者会发生 SCD	可能与涉及构成桥粒的蛋白质相关基因突变有关	多从心外膜向下浸润,早期可呈现跳跃性	以右心室心外膜下或透壁性强化为主,部分可累及左心室
Fabry 病	多系统受累,心脏受累表现以左心室肥厚为主	代谢底物三己糖酰基鞘脂醇及相关鞘糖脂正常降解受阻,继而在多器官组织的溶酶体中异常堆积	初始 T_1 值下降是早期心脏受累的特异性指标,当同时存在心肌纤维化时,初始 T_1 值可趋于正常	典型表现为左心室下侧壁基底段肌壁间强化

【分析思路】

第一,认识这个征象。脂肪组织在常规 T_1WI 及 T_2WI 上表现为高信号,MRI 具有的高度组织特异性是其他任何检查方法都无法比拟的。可通过脂肪抑制序列更准确地判断是否存在心肌脂肪浸润,目前常用的脂肪抑制序列包括频率选择饱和(SPIR)、短反转时间反转恢复(STIR)、频率衰减反转恢复(SPAIR)和 Dixon 技术。心肌脂肪浸润在 T_1WI 上表现为高信号,且信号强度可被脂肪抑制序列抑制。T_1 值是组织的固有属性,代表组织的纵向弛豫时间,当组织发生病变时,其 T_1 亦会产生相应的改变,因此通过观察组织的 T_1 和 T_2 值变化,能够在体反映病变的病理组织学特征。心脏磁共振参数定量技术 T_1 mapping 可实现对心肌组织 T_1 的在体定量测量,脂肪浸润或脂质沉积(如 Fabry 病、陈旧性心梗脂肪沉积、致心律失常性心肌病等)和铁沉积(心肌内出血、血色病、地中海贫血等)是导致 Native T_1 降低的两大原因。

第二,分析这个征象。心肌脂肪浸润或脂质沉积往往提示上文中提到的多种相关疾病,但不同疾病的脂肪浸润/脂质沉积模式往往存在差异。对于陈旧性心肌梗死患者,心肌脂肪浸润主要位于心内膜下,脂肪浸润区往往与肇事血管分布一致;而致心律失常性心肌病患者的心肌脂肪浸润多从心外膜向下浸润,或肌壁间,早期可呈现跳跃性,以右心室受累为主,部分患者亦可存在左心室受累;而 Fabry 病患者以心肌肥厚为主要表现,初始 T_1 值降低是脂质沉积的特异性表现。但需要注意的是,正常人随着年龄的增长,心外膜下脂肪沉积较多,甚至在心肌内亦可出现少许灶性脂肪组织,在临床工作中应注意甄别。此外,在应用 T_1 mapping 技术时,需明确所测得的初始 T_1 值是细胞和细胞间质的混合信号,因此某些同时含有使初始 T_1 值升高和降低成分的心肌病变,有可能出现 T_1 值相互抵消的现象,如 Fabry 病(可同时含有细胞内脂肪沉积和间质纤维化改变),此时需要结合其他技术如钆对比剂延迟强化、ECV

等综合鉴别。

第三，紧密结合临床。临床信息对于各类可出现心肌脂肪浸润/脂质沉积的心脏疾病的诊断具有重要参考价值。在分析各类影像学特征的基础上，还应紧密结合患者年龄、性别、临床症状、体征和实验室检查等多种临床资料，从而作出精确诊断。

【疾病鉴别】

脂肪浸润/脂质沉积征象鉴别诊断思维导图见图 4-3-10。

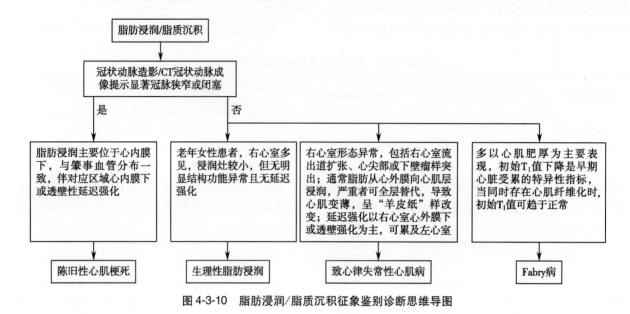

图 4-3-10　脂肪浸润/脂质沉积征象鉴别诊断思维导图

（陈秀玉）

第四节　心肌代谢异常

一、铁代谢异常

【定义】

心肌铁代谢异常主要指心肌铁过载的病理情况。铁过载是由于人体肠道吸收增加、胃肠外给药或者饮食摄入增加，导致体内的铁在不同器官积聚。当铁摄入和储存过多时，可对多种组织造成损伤，心脏、肝脏和内分泌腺是受过量铁积聚影响较大的器官，因此铁过载主要表现为心脏功能障碍和衰竭、肝功能障碍和肝硬化，以及内分泌异常，包括甲状腺功能减退、性腺功能减退和糖尿病等。

【病理基础】

用苏木精和伊红染色，铁过载的心肌细胞肿胀、细胞可发生溶解，普鲁士蓝铁染色显示大量的铁沉积在心肌细胞核和血管周围，电镜下心肌细胞中的线粒体排列紊乱、形状不规则。

【征象描述】

1. CT 表现　CT 平扫，铁过载的心肌密度较正常心肌稍增高；临床前研究和小样本临床试验证实双能量 CT 可用于心肌铁的定量评价。

2. MRI 表现　典型的心肌铁过载在 T_2WI 图像上表现为心肌信号弥漫性减低（图 4-4-1），心脏磁共振利用心肌 T_2^* 图像定量检测心肌铁过载。心肌 T_2^* 图像在 1.5T 或 3.0T MR 扫描仪的亮血或黑血梯度回波序列测得。不同场强下的铁过载标准与对应 T_2^* 值见表 4-4-1。T_2^* 值通过将不同回波时间的左心室感兴趣区心肌的信号强度拟合为指数方程获得。

表 4-4-1　不同磁场强度下心肌铁状态的 MRI 参考值

载铁分层	1.5T 磁共振		3.0T 磁共振	
	T_2^*/ms	$R2^*$/Hz	T_2^*/ms	$R2^*$/Hz
载铁正常	>20	<50	>12	<83
中度铁过载	10~20	50~100	5.5~12	83~181
严重铁过载	<10	>100	<5.5	>181

【相关疾病】

心肌铁代谢异常的相关疾病主要指铁过载型心肌病。铁过载型心肌病（iron overload cardiomyopathy）是一种继发性心肌病，主要由遗传决定的铁代谢紊乱或者因多次输血导致的心肌铁积聚所致。

导致心肌铁过载的常见原因有原发性血色素沉

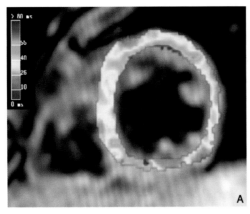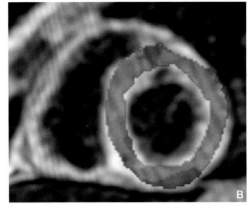

图 4-4-1　地中海贫血患者心肌 T_2^* 图像

A. 15 岁地中海贫血患者,左心室短轴中间层测得 T_2^* 值为 36.5ms;B. 9 岁地中海贫血患者,左心室短轴中间层测得 T_2^* 值为 13.7ms,为中等铁过载

着症,这是一种编码参与铁代谢的蛋白质基因突变引起的常染色体疾病。

导致心肌铁过载的另一主要原因是胃肠外铁给药,主要与输血依赖性遗传性或获得性贫血有关,如遗传性血红蛋白病、骨髓增生异常综合征、骨髓纤维化、再生障碍性贫血等。遗传性血红蛋白病以地中海贫血和镰状细胞病为主。

其他与继发性心肌铁过载相关的疾病包括:酒精性肝硬化、Friedreich 共济失调、迟发性皮肤卟啉病、终末期肾病的静脉铁剂治疗、极端饮食摄入、先天性无铁血症或铜蓝蛋白血症等。

【分析思路】

第一,认识这个征象。T_2^* 弛豫包含了 T_2 弛豫和因主磁场不均匀造成的弛豫,组织中铁含量越高,则主磁场的不均匀越明显,组织的 T_2^* 值就会越短,因此心肌 T_2^* 值可反映心肌含铁量。

第二,分析这个征象。心肌的 T_2^* 值随着铁含量的增加而下降,当 T_2^* 值减低时,左心室收缩功能将会进行性下降,并伴有左心室舒张末期容积指数和心肌质量的增加;当 T_2^* 值低于 10ms 时,常会出现心衰;对于有导致铁过载型心肌病基础疾病史的患者,在阅片时应留意心肌 T_2WI 图像的信号改变,对于心肌信号明显减低的患者,建议加扫 T_2^* 序列以定量评价心肌铁过载程度。

第三,紧密结合临床。患有原发性血色素沉着症、地中海贫血和镰状细胞病、胃肠外铁给药等情况的患者,应关注是否存在心肌铁过载,结合实验室检测及相关影像检查作出准确判断。

【疾病鉴别】

基于临床信息的鉴别诊断思维导图见图 4-4-2。

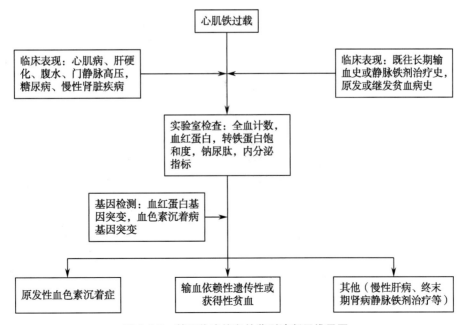

图 4-4-2　基于临床信息的鉴别诊断思维导图

二、糖代谢异常

【定义】

心肌糖代谢异常是指心肌细胞对葡萄糖的摄取、利用和代谢过程出现异常。正常情况下,其分子机制涉及葡萄糖摄取、糖原合成、糖原分解、糖酵解、三羧酸循环等多个步骤。糖代谢通过提供能量维持细胞功能,在心肌细胞中起关键作用。当心肌细胞的葡萄糖代谢受阻或紊乱时,可能导致能量供应不足,从而对心肌功能产生负面影响,如心功能受损或心肌细胞死亡。

【病理基础】

心脏需要三磷酸腺苷(adenosine triphosphate,ATP)持续供能来维持其正常的收缩功能。健康的心脏主要依赖于脂肪酸的氧化,在较小程度上依赖于碳水化合物的氧化磷酸化。一旦葡萄糖进入细胞,它通过胞质中的糖酵解产生丙酮酸,丙酮酸可以被还原成乳酸或运输到线粒体进入三羧酸循环进行氧化磷酸化生成 ATP。然而,当葡萄糖转移到非 ATP 生成途径,如多元醇途径、戊糖磷酸途径和己糖胺生物合成途径,可能产生毒性作用。这些通路的病理改变与离子和氧化还原稳态受损,以及心脏收缩功能障碍有关。当心肌缺血时,缺血心肌主要通过葡萄糖的无氧糖酵解提供能量,葡萄糖代谢增加是心肌缺血但存活的重要标志。

【征象描述】

1. PET 表现　^{18}F-氟代脱氧葡萄糖正电子发射断层扫描(^{18}F-fluorodeoxyglucose positron emission tomography,^{18}F-FDG PET)是最常用的心肌葡萄糖代谢显像剂,通常应用 PET 进行显像。^{18}F-FDG PET 可以用于检测心肌缺血、心肌梗死、心肌炎、心力衰竭等疾病的糖代谢。当心肌细胞受到损伤或缺血时,葡萄糖摄取增加,从而使^{18}F-FDG 在心肌细胞中聚集;当心肌梗死时,^{18}F-FDG 的摄取减低。^{18}F-FDG 心肌代谢显像是判断心肌细胞存活灵敏且准确的方法。存活心肌评价需要^{18}F-FDG 心肌代谢显像与心肌灌注显像结合应用。心肌灌注-代谢不匹配(心肌灌注减低/缺损区^{18}F-FDG 摄取正常或相对增加),表明心肌缺血但存活(图 4-4-3);心肌灌注-代谢匹配(心肌灌注缺损区无明显^{18}F-FDG 摄取),表明心肌细胞无活性(图 4-4-3)。根据心肌对^{18}F-FDG 的摄取率,可对心肌病变的严重程度进行分级:当摄取值为最大活性的 50% ~60% 时,提示为非透壁性心肌梗死;当摄取值为最大活性的 10% ~20% 时,提示为透壁性心肌梗死。在糖尿病心肌病患者中,由于无法利用葡萄糖生成 ATP,出现葡萄糖摄取减少表现(图 4-4-4)。在心

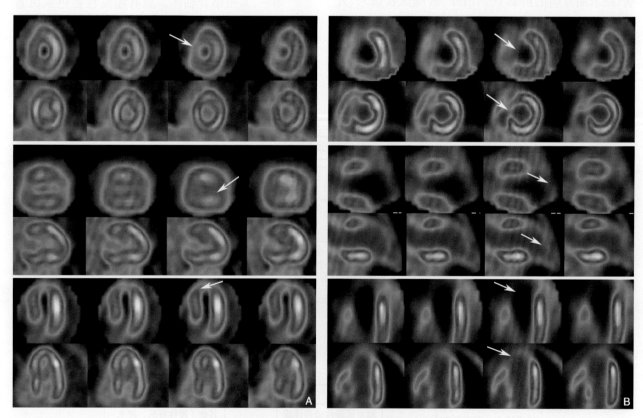

图 4-4-3　存活与梗死心肌灌注与葡萄糖代谢显像
A.短轴(第 1、2 排)及长轴(第 3~6 排)心肌灌注(第 1、3、5 排)及代谢显像(第 2、4、6 排)提示左心室心尖、前壁心尖段灌注缺损,代谢正常,为心肌存活(白箭);B.左心室心尖及室间隔心肌灌注及代谢缺损,为心肌梗死(白箭)

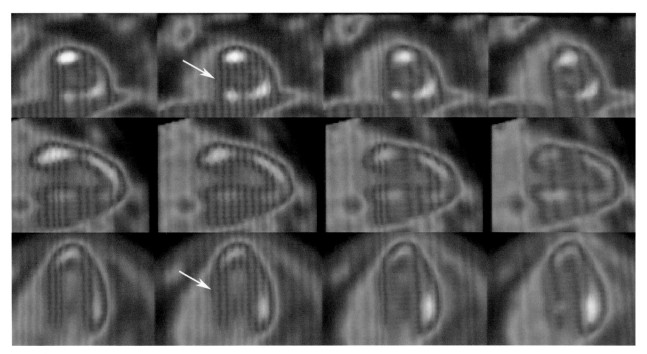

图 4-4-4　糖尿病葡萄糖代谢显像
左心室短轴（第 1 排）及长轴（第 2、3 排）代谢显像提示左心室代谢减低（白箭）

力衰竭早期，心肌葡萄糖氧化代谢相对增强，而随着心衰的进展，葡萄糖有氧代谢逐渐减少。

2. MRS 表现　超极化 ^{13}C 磁共振波谱成像（hyperpolarized ^{13}C magnetic resonance spectroscopy imaging，^{13}C-MRS）是一种新兴的在无电离辐射的情况下无创、实时检测细胞内［1-^{13}C］乳酸和 ^{13}C-碳酸氢盐的产生的成像手段，可以直接检测心肌缺血，确定存活心肌，并在高危人群中识别心力衰竭的代谢前体。超极化磁共振成像中最广泛研究的 ^{13}C 探针之一是富含 ^{13}C 的丙酮酸。丙酮酸是细胞内糖酵解的最终产物。由于丙酮酸在心脏中主要通过丙酮酸脱氢酶（pyruvate dehydrogenase，PDH）代谢，而 PDH 只存在于线粒体中，所以 ^{13}C 碳酸氢盐的出现表明线粒体是完整的。在心肌长时间缺血和再灌注后，心肌细胞损伤，出现超极化 ^{13}C 碳酸氢盐信号缺失，表明 PDH 活性降低。在心力衰竭的发展过程中，碳酸氢盐信号逐渐减弱。然而，需要注意出现高血浆浓度的脂肪酸或酮类时，即使线粒体功能正常，也会抑制超极化 ^{13}C 丙酮酸的氧化。

【相关疾病】

心肌糖代谢异常的相关疾病主要与心肌缺血有关。脂肪酸氧化对缺血十分敏感，当心肌缺血、缺氧时，心肌以葡萄糖为最佳的能源底物，缺氧抑制脂肪酸、碳水化合物、酮类和氨基酸的氧化代谢，并激活

厌氧糖酵解以节省氧气的使用。当发生心肌坏死时，代谢活动停止，心肌不再摄取葡萄糖。

肥厚型心脏的基因表达和代谢特征与胎儿心脏相似，更多地依赖葡萄糖和乳酸盐（碳水化合物）而不是脂肪酸，肥厚心肌中糖代谢增加的标志是糖酵解加速，但许多研究发现，葡萄糖氧化没有变化或减少，表明糖酵解和葡萄糖氧化在肥厚心肌中"解耦"。

糖尿病性心肌病的发病机制涉及代谢的改变。糖尿病的特点是底物丰富，游离脂肪酸和葡萄糖的循环水平都增加，但糖尿病心肌几乎完全利用游离脂肪酸来生成 ATP。

心力衰竭的状态下，参与脂肪酸氧化的酶系表达水平与葡萄糖氧化酶系表达水平之间发生了转化，心肌葡萄糖氧化代谢相对增强，而脂肪酸氧化代谢比例也相应发生改变。随着心衰的进展，葡萄糖有氧代谢逐渐减少。

【分析思路】

第一，认识这个征象。心脏是一个能量消耗器官，需要持续的"燃料"和氧气供应来维持其细胞内 ATP 的水平，从而使心脏不间断收缩和舒张。为了实现这些重要功能，心脏将主要储存在脂肪酸和葡萄糖中的化学能转化为机械能，用于促进心肌运动。当心肌出现病理改变时，通过相关葡萄糖代谢心肌显像剂在心肌内的摄取和分布，利用 PET 或 MR 成

像,可以判断心肌糖代谢改变。

第二,分析这个征象。当发现存在心肌代谢异常时,首先判断心肌糖代谢增强还是减弱。在心肌病理性肥大或心肌缺血等应激情况下,底物偏好转向葡萄糖,葡萄糖能够通过糖酵解途径和糖酵解中间体丙酮酸的氧化产生 ATP,同时,可以结合心肌灌注显像来鉴别存活心肌。若心肌局部出现血流灌注减少,葡萄糖摄取正常或相对增加,即心肌灌注/代谢不匹配,提示存活心肌。若心肌节段出现灌注减少和葡萄糖摄取减少,即心肌灌注/代谢匹配,提示

坏死心肌。在心力衰竭早期,心肌葡萄糖氧化代谢相对增强,而随着心衰的进展,葡萄糖有氧代谢逐渐减少。糖尿病患者心肌利用葡萄糖障碍,葡萄糖摄取减少。

第三,紧密结合临床。在分析影像学征象的基础上,紧密结合患者的症状、体征、心电图、实验室检查、基因等,找寻符合诊断的相关标准,综合作出诊断。

【疾病鉴别】

基于临床信息的鉴别诊断思维导图见图 4-4-5。

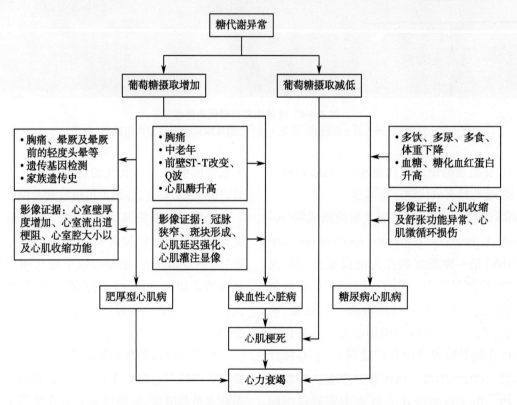

图 4-4-5　基于临床信息的鉴别诊断思维导图

三、脂肪酸代谢异常

【定义】

心肌脂肪酸代谢异常是指心肌脂肪酸摄取、胞质活化和储存、线粒体摄取和 β 氧化过程的异常,心脏代谢过程产生过多或过少的脂肪酸均会伴随着心脏功能障碍,脂肪酸代谢受血浆脂肪酸浓度、白蛋白与脂肪酸之比、脂肪酸链长度、底物和激素环境,以及氧的可用性影响。

【病理基础】

正常情况下,长链脂肪酸占心脏能量来源的 60%~80%,其余部分由葡萄糖和乳酸提供。由于脂肪酸的 β 氧化比其他底物的分解代谢产生每摩尔

ATP 需要消耗更多的氧气,使得脂肪酸代谢在缺氧时更容易受影响,在缺血缺氧的情况下,缺血心肌的葡萄糖利用随着脂肪酸的有氧 β 氧化下降而上调。尽管糖酵解可以提供足够的 ATP 来维持离子梯度,但葡萄糖的厌氧分解代谢不能提供足够能量的磷酸盐来维持正常的收缩功能。然而,糖尿病患者脂肪酸氧化和甘油三酯储存增加,并与舒张功能障碍和胰岛素抵抗相关。

【征象描述】

1. MRS 表现　在 MRI 中,氢质子(H)的磁共振波谱(magnetic resonance spectroscopy, MRS)可区分多个甘油三酯共振信号(CH2 和 CH3)、肌酸共振信号(Cr)和水共振信号(H2O)。心肌脂肪变性可被量

化为心肌甘油三酯相对于水或肌酸的含量。^{1}H-MRS 图示心肌脂质峰在肥厚型心肌病组显著降低,在缺血性心肌病组显著升高。2 型糖尿病患者的心肌甘油三酯含量比非糖尿病患者增加了 2 倍,并与收缩

压力降低和舒张功能受损显著相关(图 4-4-6)。在一些全身性肌肉相关病变中,如肌营养不良,由于肌纤维被脂肪替代,^{1}H-MRS 图上表现为脂质含量增多(图 4-4-6)。

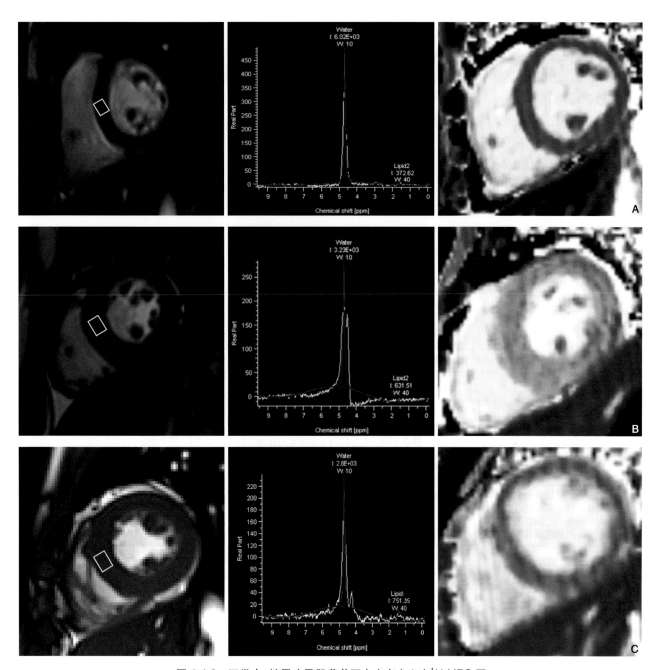

图 4-4-6　正常人、糖尿病及肌营养不良患者左心室[1]H-MRS 图
A. 健康对照,其心肌脂质含量 5.8%;B. 糖尿病患者,35 岁,14 年病程,脂质峰升高,心肌脂质含量约为 16.4%,心肌 native T₁ mapping 信号明显升高;C. 进行性假肥大性肌营养不良患者,7 岁,脂质峰升高,其心肌脂质含量约为 20.8%,心肌 native T₁ mapping 信号升高

动态模式[13]C-MRS 可观察心肌酶同工型变化,甚至线粒体运输功能。运用[13]C 的长链脂肪酸进行灌注成像,可以比较脂肪酸被线粒体氧化和储存到甘油三酯池中的速率,从而全面了解正常和患病心脏的脂质动力学。当心肌肥厚时,出现长链脂肪酸氧化率降低,甘油三酯池内的周转率受损。

2. **SPECT 表现**　心脏 SPECT 最常用[123]I-β-甲基-对碘苯五烷酸(dimethyl-pentadecanoic acid, BMI-PP)测量及评估心肌脂肪酸代谢。BMIPP 通过肌层膜上的 CD36 转运蛋白从血浆被摄取到心肌细胞。一旦 BMIPP 被肌细胞摄取,BMIP 会发生 ATP 依赖性硫酯化,但不会发生显著的线粒体 β 氧化。BMI-

PP 在心肌细胞内脂质池中的滞留反映了辅酶 A 对脂肪酸的激活代谢应用。在心肌缺血的情况下,心肌摄取 BMIPP 减少,反映了继发于脂肪酸代谢减少的 ATP 产生减少。

【相关疾病】

目前心肌脂质代谢异常的临床试验人群主要包括心肌缺血、心肌肥厚、糖尿病心肌病、心力衰竭、心肌炎等疾病。

【分析思路】

第一,认识这个征象。脂肪酸是心脏能量的关键来源。活化后的脂肪酸有两种代谢途径:直接递送到线粒体随后氧化,或者酯化成甘油三酯,暂时储存在细胞质脂滴中。利用磁共振波谱技术可以对人类心脏中心肌甘油三酯含量进行无创分析,揭示病理条件下心肌甘油三酯积累的变异性。也可利用 SPECT 通过葡萄脂代谢心肌显像剂显示脂肪酸在心

肌的代谢情况。

第二,分析这个征象。通过心脏磁共振波谱观察脂质峰是否升高,以及其脂质含量;或通过 SPECT 检测到心肌脂质显像剂摄取减少。进一步需识别心肌是否存在其他并发影像改变,如是否有心功能减低、心肌 T_1 及 T_2 值升高、延迟强化。在肥胖、糖耐量受损和 2 型糖尿病患者中存在心肌甘油三酯含量显著升高,可能并无其他并发征象;而心肌缺血、心肌肥厚及炎症可能并发其他征象。

第三,紧密结合临床。在分析影像学征象的基础上,紧密结合患者的症状、体征、心电图、实验室检查、基因等,找寻符合诊断的相关标准,综合作出诊断。

【疾病鉴别】

基于临床信息的鉴别诊断思维导图见图 4-4-7。

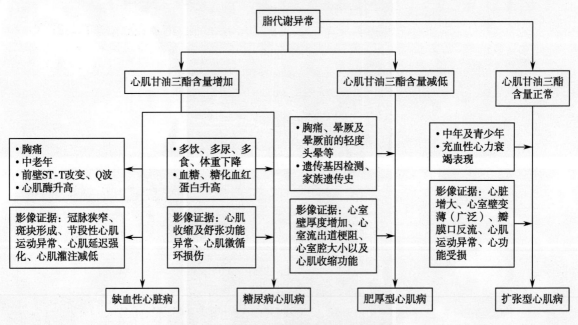

图 4-4-7　基于临床信息的鉴别诊断思维导图

四、心肌能量代谢异常

【定义】

底物利用、氧化磷酸化及 ATP 的转移和利用是心肌能量代谢的三个重要环节。心脏是人体能量消耗最高的器官之一,需要大量的 ATP 来维持其正常功能。脂肪酸、葡萄糖和酮体是心脏产生 ATP 的主要来源,线粒体是心脏生成 ATP 的主要细胞器。当底物利用、氧化磷酸化及 ATP 的转移和利用发生障碍,导致心脏结构、收缩和/或舒张功能异常时,称为心脏能量代谢异常。

【病理基础】

心肌细胞可从血液中摄取脂肪酸、葡萄糖等进行 β 氧化及糖酵解,并产生中间代谢产物乙酰 CoA,通过三羧酸循环生成 ATP,ATP 通过肌酸激酶能量往返机制,转移至肌纤维三磷酸腺苷酶及细胞膜、肌质网上的离子泵,为它们提供能量。ATP 除直接供心肌收缩利用外,一部分在肌酸磷酸激酶的作用下与肌酸反应,生成具有高能磷酸键的磷酸肌酸(phosphocreatine,PCr)作为能量储存。在心脏能量代谢障碍时,影响了能量的产生,ATP 含量早期保持正常、后期降低,PCr 和总肌酸作为能量缓冲含量首

先下降,游离二磷酸腺苷增加。

【征象描述】

MRI 表现 磁共振波谱(magnetic resonance spectroscopy,MRS)技术可用于测量心肌代谢产物含量,目前已有多个小样本临床研究数据,但还没有大规模应用于临床实践,暂时没有获得公认的量化评价标准。心脏代谢成像主要使用 ^{1}H-MRS 和 ^{31}P-MRS。其含有 ^{31}P 的高能磷酸(high energy phosphate,HEP)物质,并能够通过 SLOOP 技术定量分析其变化,从而得出心肌能量代谢的相关信息。^{31}P-MRS 频谱可以区分 ATP、二磷酸腺苷、磷酸肌酸等共振信号。最常使用的是磷酸肌酸/三磷酸腺苷比率(PCr/ATP),在临床试验中,该比率用于量化评价心脏能量代谢。PCr/ATP 的"正常值"为 1.6~2.0,随着年龄增长缓慢下降。PCr/ATP 是心肌能量改变的评价指标,心肌氧供需平衡失调可以导致 PCr/ATP 下降。当心肌发生缺血缺氧时,心肌组织内 ATP 及 PCr 水平降低;当心肌出现梗死时,梗死部位的 HEP 和 PCr/ATP 的下降情况比梗死周围的心肌更加明显。高血压心脏病、肥厚型心肌病、糖尿病心肌病、心脏线粒体疾病和心力衰竭等患者,磷酸肌酸/三磷酸腺苷比率降低,即使没有临床症状,也可能发现,且心肌能量代谢受损与临床表现的严重程度、心肌功能障碍及心肌纤维化面积大小相关。

【相关疾病】

目前心肌能量代谢异常的临床试验人群主要包括代谢综合征、2 型糖尿病、心肌线粒体疾病、心肌缺血、心肌病、心力衰竭、主动脉狭窄等疾病。

【分析思路】

第一,认识这个征象。心肌的能量状态通常由 PCr/ATP 来判定。^{31}P-MRS 可以根据 PCr/ATP 的改变来评价心肌的代谢状况。

第二,分析这个征象。心肌缺血时,心肌首先利用 PCr 的能量,其次是利用 ATP 及 ADP 的能量,因此 PCr 比 ATP 消耗更快、更明显。PCr/ATP 是心肌能量改变的评价指标,心肌氧供需平衡失调可以导致 PCr/ATP 下降。

第三,紧密结合临床。在分析 ^{31}P-MRS 频谱的基础上,紧密结合患者的临床症状、体征、心电图、实验室检查、基因等,找寻符合诊断的相关标准,综合作出诊断。

【疾病鉴别】

基于临床信息的鉴别诊断思维导图见图 4-4-8。

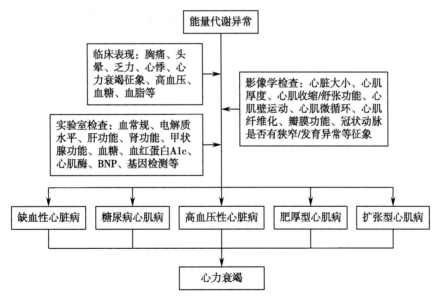

图 4-4-8 基于临床信息的鉴别诊断思维导图

(郭应坤)

第五节 心 肌 肿 块

心肌壁在性占位

【定义】

心肌壁在性占位(myocardial mural mass)为来源于心室和心房肌壁的、凸出于心肌轮廓的、具有局限性占位效应的病变,主要指来源于心肌的肿瘤和非肿瘤性病变,但是不包括主体在心腔内、心包或附壁的病变。

【病理基础】

肿瘤性的心肌壁在性占位主要指原发于心肌细胞、心肌间质的纤维成分和血管,以及淋巴组织的良恶性肿瘤,如横纹肌瘤或横纹肌肉瘤、纤维瘤、脂肪瘤或脂肪肉瘤、血管瘤或血管肉瘤、淋巴瘤等,也包括恶性肿瘤的心肌转移。非肿瘤性的肿块主要指局限性增厚的肥厚型心肌病、结节病,与纤维瘤鉴别存在困难。

【征象描述】

心肌壁在性占位主要表现为心肌局限性的梭形、纺锤形、肿块样增厚,向心内膜和心外膜侧对称性或非对称性凸出,心肌与心肌分界不清晰或呈宽基底相连。任意节段舒张末期厚度大于 15mm 即认定为异常,并纳入后续的分析路径。部分病灶增大后与心腔内病灶难以准确区分,如黏液瘤。

1. **X 线表现**　一般这种心肌壁在性占位很难直接在胸片或者心脏三位片有特征性的直接表现,部分表现为心影增大(图 4-5-1A),除非肿块的存在导致血流动力学改变,从而出现心脏腔室大小的改变。

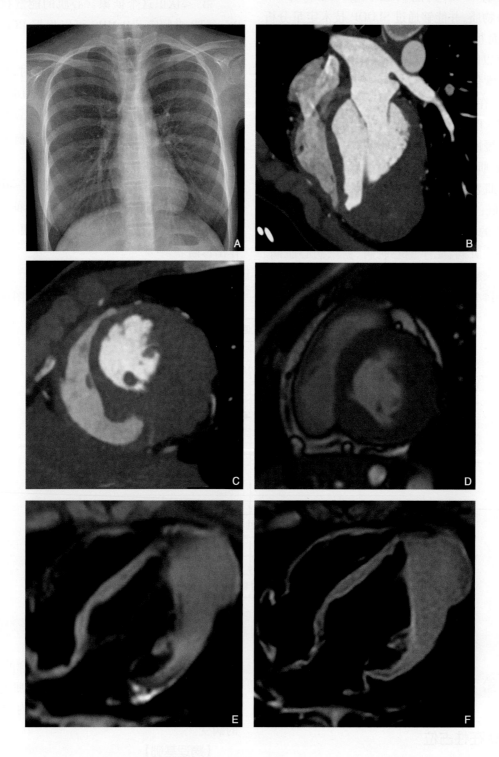

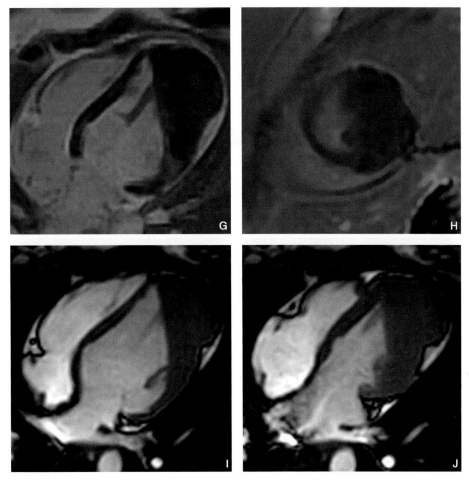

图 4-5-1　心肌横纹肌瘤的影像表现

女性,13 岁。心律失常,检查发现心脏占位。超声检查显示不均匀中等回声团块,内部呈网格状,与心肌融合在一起分界不清晰。A. 胸部正位 X 线表现为左心室心缘局限性弧形凸出。B、C. CTA 显示左心室心尖侧壁与心肌呈等密度的肿块,与心肌分界不清晰。D. 心底水平后室间沟心肌局限性增厚,类似局限性心肌病表现,手术病理证实为横纹肌瘤。E~J. MRI 显示,在 $T_1WI(E)$、$T_2WI(F)$、LGE(G、H)和 SSFP 序列(I、J)均与心肌信号同步变化呈等信号,电影成像显示病灶随心肌运动,收缩期(J)较舒张期(I)轻度增厚,对心室内血流无明显扰流

2.　**超声表现**　超声检查表现为心肌局限性增厚,增厚的部分多数表现为高于心肌回声的肿块,有钙化时可见高回声斑点或声影。病灶随心脏节律运动,但是病灶增厚率小于心肌或者无增厚。部分病灶在多普勒血流成像有射流现象,靠近瓣膜的病变可以导致关闭不全或者狭窄。

3.　**CT 表现**　使用 ECG 门控触发的心脏图像可以显示病灶的三维形态和与心肌结构的空间关系,病灶多数表现为与心肌相等或者低密度的肿块,良性肿瘤如纤维瘤等常见钙化,囊变成分呈低密度,除血管瘤可以出现早期强化外,良性肿瘤早期增强扫描轻度强化或不强化,一般增强早期强化程度越高、强化成分越混杂,提示恶性概率越高,但是良性肿瘤在 LGE 序列可以出现强化(图 4-5-1B、C)。

4.　**MRI 表现**　不同类型肿瘤的 MRI 表现不一样。良性肿瘤如横纹肌瘤的 T_1WI、T_2WI 和增强表现与心肌信号同步(图 4-5-1D~J)。纤维瘤在 T_1WI 表现为等或略低信号,T_2WI 多数呈低信号,伴有囊变时可呈高信号,血供不丰富,轻度强化或在 LGE 扫描时表现为延迟强化(图 4-5-2);海绵状血管瘤的血窦在 T_2WI 呈高信号,T_1WI 呈等或高信号,有灌注和强化表现。恶性肿瘤因其成分、继发坏死、出血而呈现混杂信号,多数需要采取动态增强的方式显示早期的强化(图 4-5-3)。

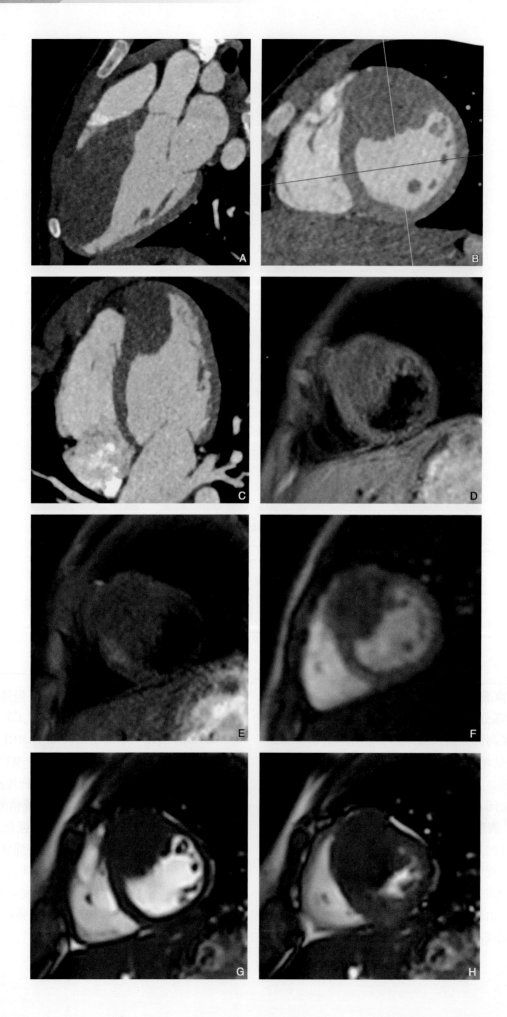

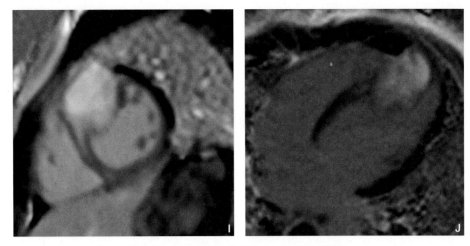

图4-5-2　心肌纤维瘤的 CT 与 MRI 表现

女性,7岁。无诱因出现胸痛乏力,超声检查发现左心室不均匀回声团块,内部点状高回声。A～C.CTA 显示前间隔较大范围的梭形肿块,略低密度,与心肌融合无分界。D～F.T_1WI(D)和T_2WI(E)均呈略低信号,符合纤维成分特征,首剂通过低灌注(F)。G～J.SSFP-CINE 显示病灶舒张末期(G)-收缩末期(H)无明显的厚度变化,LGE 扫描(I、J)显示病灶内呈显著团块样强化,边缘低强化的信号与心肌接近,提示病灶发生于心肌中层。手术病理:纤维瘤。肿瘤大部分由梭形细胞和胶原纤维组成,梭形细胞稀疏与心肌细胞穿插生长,未见明显异型性

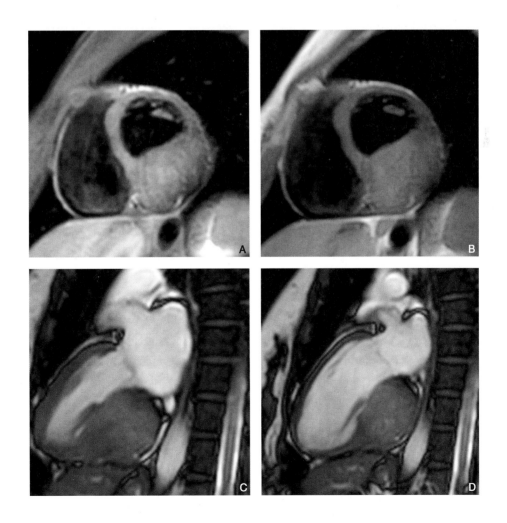

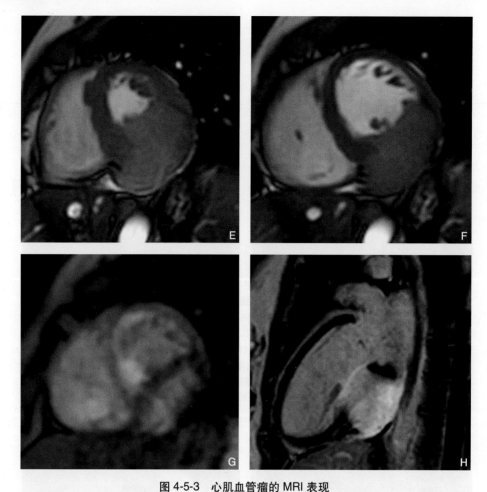

图 4-5-3　心肌血管瘤的 MRI 表现

女性,32 岁。无症状体检发现心脏占位。超声表现为团块状回声团,无明显包膜,有一定的收缩幅度。左心室侧下壁心肌内类圆形肿块,$T_1WI(A)$ 呈等或略高信号,$T_2WI(B)$ 和 SSFP(C~F)均提示略高信号,与正常心肌对比差异明显;首剂通过灌注(G)可见对比剂充填,LGE 扫描(H)呈显著强化,边界清晰。手术病理:海绵状血管瘤

5. **PET/CT 表现**　由于心肌自身在 PET/CT 表现为高摄取,多数的心肌肿块主要表现为相对于心肌的低摄取区域,而恶性肿块可能呈现高低不均匀的摄取表现。

【相关疾病】

心肌壁在性占位是广义的心脏肿瘤的一部分,一方面自身的组织来源比较复杂,另一方面需要与心腔内肿块和心包肿块进行鉴别,尤其是肿瘤较大或者侵犯范围较广泛时,难以准确鉴定。心肌组织自身来源的主要包括来自横纹肌的横纹肌瘤、横纹肌肉瘤和成熟心肌细胞错构瘤,来自间质的纤维瘤、血管瘤或血管肉瘤,来自脂肪组织的心肌内脂肪化生、脂肪瘤或者脂肪肉瘤,来自血液淋巴组织的淋巴瘤和转移瘤。心腔内主要是黏液瘤、血栓和来自血管内皮的如黏液肉瘤,以及心包来源的纤维组织源性肿瘤。

【分析思路】

第一,病灶的准确定位。从图像上判断肿块的生发中心在心肌,而非心腔或心包,这对分析病灶的组织学来源十分重要。一般来说,壁在性占位与心肌分界不清晰,与心肌一起呈现对称或者不对称的梭形或纺锤形,与心肌呈宽基底相连;可以是多发中心(图 4-5-1)。在电影图像上可以观察到随心脏运动节律运动,存在一定的收缩增厚改变。心腔或心包来源的肿块与心肌的空间关系多样,部分以细小的蒂连接,一般不随心肌厚度发生变化。

第二,分析信号特征。①肌源性的壁在性占位,其 CT 值接近心肌,MRI 信号部分或者全部与心肌信号在不同序列上同步变化,病灶占位效应不明显时,甚至被误认为是肥厚型心肌病。只有当病灶巨大发生继发改变,或是恶性的横纹肌肉瘤,因为发生坏死囊变等,信号才会变化混杂。②纤维源性的壁在性占位,其信号具有典型的纤维特征,CT 与心肌呈等信号,T_2WI 信号偏低甚至低于肌肉,因为胶原成分类似于心肌纤维化,因而 LGE 呈现类似的强化特征。③血管瘤因其血管床丰富,可以在首剂通过灌注时出现早期强化,并具有常见血管瘤廓清的特征。但是血管肉

瘤因成分复杂而信号多变。④其他肿瘤如脂肪瘤或心肌梗死后的脂肪化生，在 MRI 有比较明确的信号特征，比较容易判读。

第三，结合年龄判读。心肌壁在性占位的判读与年龄有很大关系，性别和临床症状与体征无明显的特异性。横纹肌瘤、横纹肌肉瘤是儿童时期常见的肿瘤，纤维瘤、血管瘤、成熟心肌细胞错构瘤等，因症状出现的早晚不同，发现的年龄也不同。淋巴瘤和转移需要结合病史综合分析。

【疾病鉴别】

心肌壁在性占位的特征与鉴别见表 4-5-1，其鉴别诊断思维导图见图 4-5-4。

表 4-5-1　心肌壁在性占位的特征与鉴别

心肌占位	流行病学特征	组织学特征	超声心动图表现	CMR 表现
横纹肌瘤	儿童最常见良性心脏肿瘤	由空泡化的未成熟心肌细胞或蜘蛛细胞组成	均匀高回声肿块，位于心肌壁内，或凸向心腔内	T_1WI 等信号，T_2WI 稍高信号，增强扫描强化较心肌相仿或稍高
纤维瘤	儿童第二常见良性心脏肿瘤	由成纤维细胞和胶原基质构成，乏血供，有时可见钙化	均匀高回声肿块，伴钙化时可见高回声斑点	T_1WI、T_2WI 均呈低信号，LGE 延迟强化
血管瘤	约占原发心脏肿瘤的 2%，各年龄段均可见	三种亚型：毛细血管型、海绵状型和动静脉漏型	高回声病变，75%的病例为壁内生长，25%的病例为腔内凸出，类似黏液瘤	T_1WI、T_2WI 呈混杂高信号，增强扫描呈明显、持续强化
成熟心肌细胞错构瘤	青年多见，平均年龄为 28.5 岁	成熟心肌细胞、成纤维细胞、脂肪细胞和血管的异质混合物	心肌内边界不清、回声均匀的肿块，或表现为心肌壁明显增厚	T_1WI、T_2WI 呈均匀或不均匀等信号，压脂像可见脂肪信号，增强扫描可明显强化

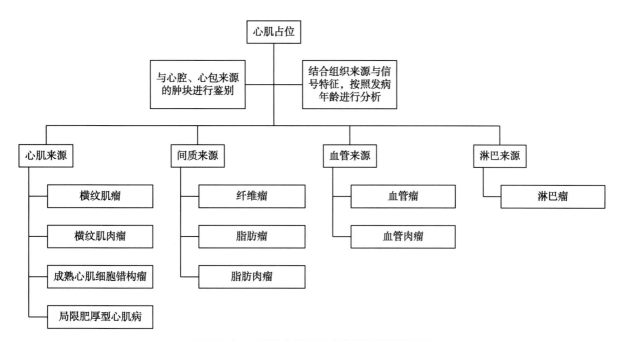

图 4-5-4　心肌壁在性占位的鉴别诊断思维导图

（程流泉）

参 考 文 献

1. 赵世华. 心血管病磁共振诊断学［M］. 北京：人民军医出版社，2011.

2. Smiseth Chair OA, Morris DA, Cardim N, et al. Multimodality imaging in patients with heart failure and preserved ejection fraction：an expert consensus document of the European Association of Cardiovascular Imaging［J］. Eur Heart J Cardiovasc Imaging，2022，23（2）：e34-e61.

3. Pezel T, Viallon M, Croisille P, et al. Imaging Interstitial Fibrosis, Left Ventricular Remodeling, and Function in Stage A and B Heart Failure［J］. JACC Cardiovasc Imaging，2021，14（5）：1038-1052.

4. Beijnink CWH, van der Hoeven NW, Konijnenberg LSF, et

al. Cardiac MRI to Visualize Myocardial Damage after ST-Segment Elevation Myocardial Infarction：A Review of Its Histologic Validation［J］. Radiology，2021，301（1）：4-18.

5. Barton AK，Tzolos E，Bing R，et al. Emerging molecular imaging targets and tools for myocardial fibrosis detection［J］. European Heart Journal Cardiovascular Imaging，2023，24（3）：261-275.

6. Jørgensen SH，Bøgh N，Hansen E，et al. Hyperpolarized MRI-An Update and Future Perspectives［J］. Semin Nucl Med，2022，52（3）：374-381.

7. Mylonas N，Drosatos K，Mia S. The role of glucose in cardiac physiology and pathophysiology［J］. Curr Opin Clin Nutr Metab Care，2023，26（4）：323-329.

8. Philip C，Seifried R，Peterson PG，et al. Cardiac MRI for Patients with Increased Cardiometabolic Risk［J］. Radiol Cardiothorac Imaging，2021，3（2）：e200575.

9. Yurista SR，Eder RA，Kwon DH，et al. Magnetic resonance imaging of cardiac metabolism in heart failure：how far have we come? Magnetic resonance imaging of cardiac metabolism in heart failure：how far have we come? ［J］. Eur Heart J Cardiovasc Imaging，2022，23（10）：1277-1289.

10. Monga S，Valkovič L，Tyler D，et al. Insights Into the Metabolic Aspects of Aortic Stenosis With the Use of Magnetic Resonance Imaging［J］. JACC Cardiovasc Imaging，2022，15（12）：2112-2126.

11. Rosa SA，Thomas B，Pieroni M，et al. Role of cardiovascular magnetic resonance in the clinical evaluation of left ventricular hypertrophy：a 360° panorama［J］. Int J Cardiovasc Imaging，2023，39（4）：793-809.

12. Li JH，Xu XQ，Zhu YJ，et al. Subendocardial Involvement as an Underrecognized Cardiac MRI Phenotype in Myocarditis［J］. Radiology，2022，302（1）：61-69.

13. Bussani R，Castrichini M，Restivo L，et al. Cardiac Tumors：Diagnosis，Prognosis，and Treatment［J］. Curr Cardiol Rep，2020，22（12）：169.

14. Lichtenberger JP 3rd，Carter BW，Pavio MA，et al. Cardiac Neoplasms：Radiologic-Pathologic Correlation［J］. Radiol Clin North Am，2021，59（2）：231-242.

15. Techasatian W，Gozun M，Morihara C，et al. Hamartoma of mature cardiac myocytes：systematic review［J］. Cardiovasc Pathol，2023，65：107538.

第五章　心腔

第一节　左心室增大

【定义】

左心室发生了内径增加等形态或结构性改变。

【病理基础】

左心室增大是发生心肌梗死、卒中和猝死的高危因素，增加了心血管不良事件的发生风险，并与诸多心血管疾病的预后密切相关。左心室增大的临床症状呈渐进式发展，早期多无明显症状，或仅表现为疲倦、胸闷、心悸、气短等，晚期可出现不同程度的呼吸困难、肺水肿、咯血等左心功能不全或左心衰竭等临床表现。

增大的左心室室壁内心肌细胞减少，残余的心肌细胞肥大。室壁多变薄，但也可合并室壁增厚，心尖部心腔内偶见附壁血栓。组织学检查显示，左心室心内膜下可出现间质与血管纤维化。

【征象描述】

1. **X线表现**　无法区分左心室增大与左心室肥厚，以及二者合并存在导致的左心影增大，故统称为左心室增大。对于轻度的左心室增大，X线征象多不显著。对于中、重度左心室增大，X线具备一些有诊断价值的征象。

（1）在后前位上，与正常左心室图像（图5-1-1A）相比，心左缘左心室段向左膨凸、增大，并向左下延伸，相反搏动点可见上移。心尖向左下、向外移位，严重者可至左膈下胃泡内部区域（图5-1-2）。

（2）在左前斜位上，左心缘向后凸出，其后缘超过下腔静脉后部后方15mm以上，当左前斜位旋转至60°时，心后缘左心室仍与脊椎前边界重叠，室间沟可见前移。

2. **超声表现**　可直观、准确地观测心脏结构、血流动力学变化与评估心脏功能，是诊断左心室增大的首选影像学检查方法。

在左心室舒张末期，当左心室最大横径在成年女性大于50mm或成年男性大于55mm，则提示左心室增大。左心室扩张严重时可呈球形，左心室壁变薄，室壁运动幅度减低，室间隔向右心室侧膨凸，部分患者可在心尖部出现形态各异的附壁血栓回声团。严重者可发展为左心功能不全，表现为射血分数减低、左心室收缩末期容积增加，继而导致二尖瓣舒张期开放幅度变小，呈现"大心腔、小瓣口"样改变。

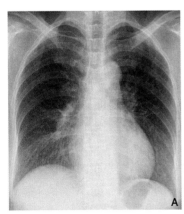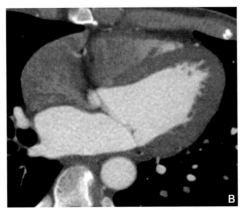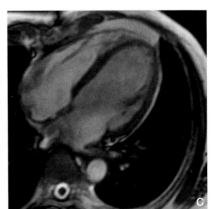

图5-1-1　正常左心室的影像表现

A～C.正常左心室的胸部X线前后位图像、CT增强重建左心室平面图像和CMR四腔心位白血图像

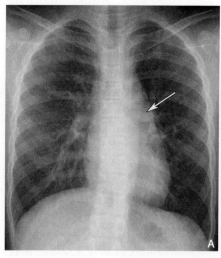
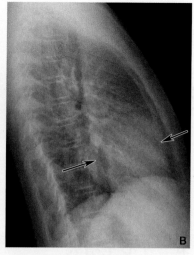

图 5-1-2 主动脉导管未闭的左心室增大胸部 X 线影像表现
主动脉导管未闭继发左心室增大。A.两肺充血改变,心影呈二尖瓣型,肺动脉段
凸出(白箭);B.心前后间隙变窄(黑箭)

3. CT 表现 相比 X 线,CT 可直观呈现各心腔的内径,尤其是增强 CT,可作为评估心腔大小的重要影像工具。尽管目前 CT 对评估各心腔大小还缺乏统一的标准,但 CT 在评估左心室增大时具有诸多有价值的征象。

(1)左心室横径:在增强 CT 中,当对比剂填充左心室时,通过准确识别血池与心肌,在左心室中部乳头肌尖水平,测量垂直于左心室最大长轴的短径。当该横径在成年女性中大于 55mm,在成年男性中大于 60mm,对诊断左心室增大的特异性高,这与超声心动图中定义左心室腔扩张的临界值存在差异。在 CT 三维重建图像上,与正常左心室图像(图 5-1-1B)相比,由于横径的增大,左心室增大趋向球状,并可见左心室壁与室间隔变薄,少数患者也可合并出现左心室腔扩大与左心室壁肥厚(图 5-1-3)。

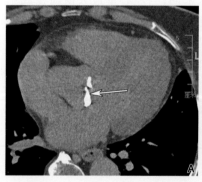
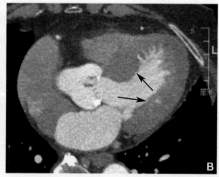
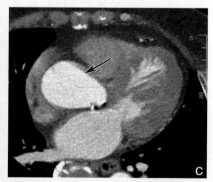

图 5-1-3 主动脉瓣狭窄的左心室增大 CT 影像表现
主动脉瓣狭窄继发左心室增大。A.主动脉瓣多发钙化(白箭);B.左心室腔小而室壁增厚(黑箭);C.升主动脉瘤样扩张(黑箭)

(2)心胸比:在心脏最大宽度的轴位图像上,以心脏的左外边界至右外边界距离(不包括心外膜脂肪)与最大胸腔内径的比值来计算心胸比,部分左心室增大的患者可出现心胸比增大。正常心胸比≤0.5,0.51~0.55 为心脏轻度增大,0.56~0.60 为中度增大,0.61 以上为重度增大。

(3)左心室收缩/舒张直径比:在电影 CT 的收缩期与舒张期分别测量左心室的最大直径并计算直径比,当收缩/舒张直径比≥0.9 时,可在一定程度上提示左心室增大导致的收缩功能障碍。

4. MRI 表现 CMR 可行轴、矢、冠状位和其他任意角度成像,具有高空间分辨率与时间分辨率,可准确直观地呈现各心腔大小,在诊断左心室增大的同时,还可对左心室的形态、信号、室壁运动和功能进行详尽评估。

(1)电影成像:电影成像时,心腔内血液呈高信号,也称为"白血",较直观地观察左心室形态及功能(图 5-1-1C)。左心室舒张末期横径增大(参考 CT 标准)。当扩张程度严重时,左心室壁不同程度变薄,并向外膨隆,球形化,伴室壁运动幅度减弱,室间隔可向右心室侧膨凸（图 5-1-4A、B，图 5-1-5A、B）。当出现左心功能下降或衰竭时，左室射血分数下降、左心室收缩末或舒张末期容积增大。如合并出现血栓，常出现异常信号。

（2）钆对比剂延迟强化（late gadolinium enhancement，LGE）：LGE 能为不同类型的心肌损害疾病导致的左心室增大提供参考。扩张型心肌病可见扩张的左心室室间隔肌壁间多呈线样强化，也称为中层强化（图 5-1-4C）。缺血性心肌病呈心内膜下、灶状或者透壁性强化（图 5-1-5C）。病毒性心肌炎可见扩张的左心室侧壁合并心外膜侧强化（图 5-1-6）。左心室心肌致密化不全、酒精性心肌病或围产期心肌病等，扩张的左心室壁多无强化。

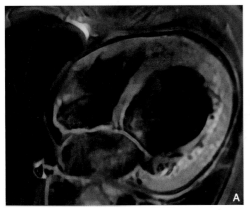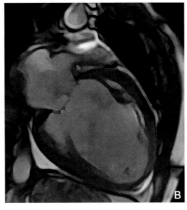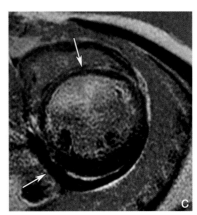

图 5-1-4　扩张型心肌病的左心室增大 CMR 影像表现

A、B. CMR 四腔心黑血技术（A）和两腔心白血技术（B），显示全心腔增大，左心室球形化，室壁轻度变薄。C. 短轴位 LGE 见室间隔心肌中层延迟强化（上方白箭，下方白箭示心包积液）

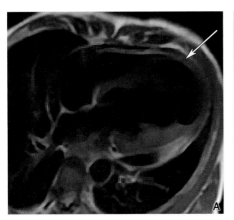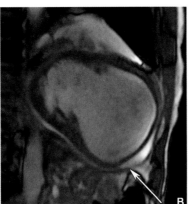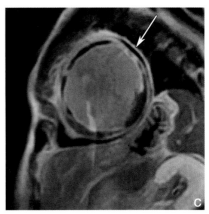

图 5-1-5　心肌梗死的左心室增大 CMR 影像表现

A、B. CMR 四腔心黑血技术（A）和两腔心白血技术（B），显示左心室增大伴室壁瘤形成（白箭）。C. 短轴位 LGE 见左心室壁心内膜下多处线样强化（白箭）

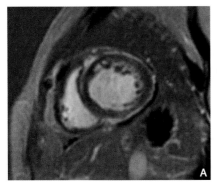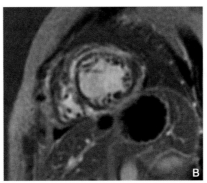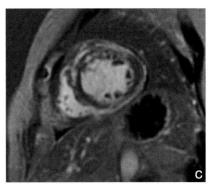

图 5-1-6　心肌炎的左心室增大 CMR 影像表现

A~C. 慢性病毒性心肌炎继发左心室增大，短轴心脏延迟强化图像可见心肌中层及心外膜下广泛延迟强化

【相关疾病】

诸多疾病可导致左心室增大,常见病因可分为左心室负荷过重与左心室心肌病变两类(表5-1-1)。左心室负荷过重可分为容量负荷(前负荷)与压力负荷(后负荷)增加两大类,其中以容量负荷增加引起左心室增大更为常见。左心室容量负荷增加多见于血液反流(如主动脉瓣、二尖瓣关闭不全等)与血流异常(如室间隔缺损、动脉导管未闭等),其他如甲亢、慢性贫血、主动脉窦瘤破入右心、慢性肾功能不全等也可引起左心室容量负荷增加,容量负荷过重导致的左心室增大多伴左心室壁变薄。左心室压力负荷增加多见于高血压、主动脉瓣狭窄(图5-1-3)、主动脉缩窄等,早期多导致左心室向心性肥厚,左心室腔正常或缩小,晚期可发生左心室增大,压力负荷增加导致的左心室扩张常合并左心室壁肥厚。左心室心肌疾病,如扩张型心肌病(图5-1-4)、缺血性心肌病(图5-1-5)、酒精性心肌病、围产期心肌病、心肌炎(图5-1-6)、心肌梗死、心肌致密化不全、心内膜弹力纤维增生症等一系列心肌损害疾病也可导致左心室增大。职业运动员、长期高强度运动人群、高原人群等可出现生理性左心室增大。

表5-1-1　导致左心室增大的常见疾病

负荷过载		心室壁异常病变
容量负荷增加	压力负荷增加	
主动脉瓣关闭不全	高血压	扩张型心肌病
二尖瓣关闭不全	主动脉瓣狭窄	缺血性心肌病
室间隔缺损	主动脉缩窄	肥厚型心肌病失代偿期
动脉导管未闭		酒精性心肌病
主动脉窦瘤破入右心		围产期心肌病
甲亢		心肌炎
慢性贫血		心肌致密化不全
慢性肾功能不全		心内膜弹力纤维增生症

【分析思路】

第一,认识这个征象。正常左心室腔呈圆锥形,尖朝向心尖,底部朝向左房室口及主动脉瓣口。当左心室扩张程度较轻时,通常难以发现,特别是处于扩张-非扩张的临界状态时,可能会被忽略,应当仔细分析以便准确判断。当左心室呈中、重度扩张时,常呈现出一系列特征性影像学征象。常规的X线多为后前位,此时需要识别一些重要征象,如心左缘左心室段膨凸、增大,心尖向左下、向外移位等。尤其是心尖位于左膈下胃泡内部区域时,提示左心室增大已经较明显。在超声和CMR上,一般通过测量相应的径线,不容易漏诊。伴有明显心衰时,超声、CT或者CMR检查,还应重点观察心腔内有无血栓形成。

第二,分析这个征象。当影像征象提示左心室增大时,应进一步寻找引起左心室扩张的原因,常从血流动力学与心肌结构性改变两个方向分析。血流动力学方面,包括排查导致左心室前、后负荷增加的相应病变,如高血压、瓣膜性病变、心肌缺损或者主动脉窦瘤破入右心等。此外,也要排查甲亢、慢性贫血、慢性肾功能不全等全身性疾病。如未发现导致左心室负荷增加的明确病因,可进一步向心肌病变方向分析,寻找是否存在心肌病、心肌炎、心肌梗死、心肌致密化不全、心内膜弹力纤维增生症等心肌损害疾病,如极具代表性的导致四个心腔增大的扩张型心肌病等。

第三,紧密结合临床。心脏大小在不同种族、性别、年龄、身高、体重、体表面积、地域,甚至不同职业人群中存在差异,因此,诊断左心室扩张,在分析影像学征象的基础上,不可千篇一律,还应紧密结合临床信息综合分析。

【疾病鉴别】

左心室增大鉴别诊断思维导图见图5-1-7。

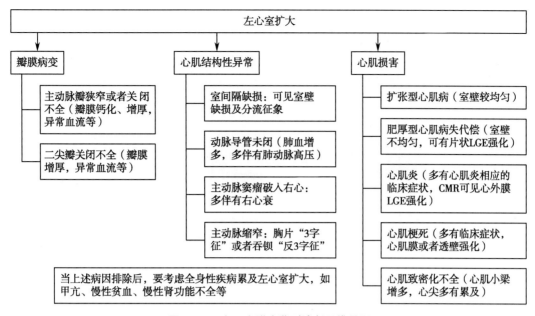

左心室扩大

| 瓣膜病变 | 心肌结构性异常 | 心肌损害 |

瓣膜病变：
- 主动脉瓣狭窄或者关闭不全（瓣膜钙化、增厚，异常血流等）
- 二尖瓣关闭不全（瓣膜增厚，异常血流等）

心肌结构性异常：
- 室间隔缺损：可见室壁缺损及分流征象
- 动脉导管未闭（肺血增多，多伴有肺动脉高压）
- 主动脉窦瘤破入右心：多伴有右心衰
- 主动脉缩窄：胸片"3字征"或者吞钡"反3字征"

心肌损害：
- 扩张型心肌病（室壁较均匀）
- 肥厚型心肌病失代偿（室壁不均匀，可有片状LGE强化）
- 心肌炎（多有心肌炎相应的临床症状，CMR可见心外膜LGE强化）
- 心肌梗死（多有临床症状，心肌膜或者透壁强化）
- 心肌致密化不全（心肌小梁增多，心尖多有累及）

当上述病因排除后，要考虑全身性疾病累及左心室扩大，如甲亢、慢性贫血、慢性肾功能不全等

图 5-1-7　左心室增大鉴别诊断思维导图

（龚良庚）

第二节　左心房增大

【定义】

左心房发生了内径、容积增加等形态或结构性改变。

【病理基础】

左心房增大是心血管不良事件结局的一项重要预后指标，包括房颤、卒中、心肌梗死、充血性心衰与肺动脉高压等。左心房增大是新发房颤与房扑的独立危险因素。在房颤中，左心房增大与抗凝失败及消融术后更高的复发率有关。左心房增大也与心衰患者的平均肺毛细血管楔压升高，以及阻塞性睡眠呼吸暂停的患病率增加和严重程度相关。与左心室增大类似，左心房增大的临床症状也是逐步发展，早期多无明显症状，或仅表现为胸闷、心悸、疲倦等，晚期可出现严重的呼吸困难、双下肢水肿、房颤、房扑

等，体格检查可发现心脏边界增大、心音改变、心脏杂音等异常体征。严重的左心房增大还可以压迫食管或气管，导致吞咽或呼吸困难。

增大的左心房体积增大，肌壁内心肌细胞减少，残余的心肌细胞肥大，肌壁多变薄，偶于房腔内见血栓。当出现心肌纤维化时，可发现间质胶原组织增多。

【征象描述】

1. X线表现　无法区分左心房增大与左心房肥厚，以及二者合并存在导致的左心影增大，故统称为左心房增大。对于轻度的左心房增大，X线征象多不显著。对于中、重度左心房增大，X线具备一些有诊断价值的征象。

在后前位上，心右缘呈双弧形，心影中可见增大的左心房影（图5-2-1A）。在左前斜位上，增大的左心房可使左主支气管上移、变窄，支气管分叉角度增大。食管钡剂造影时，与正常左心房图像（图5-2-2A）相比，可见食管左心房段呈不同程度受压后移。

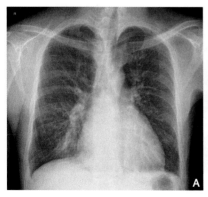
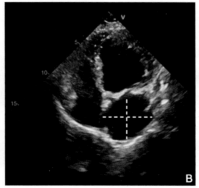
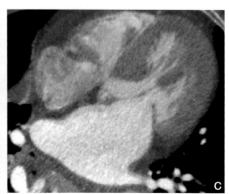

图 5-2-1　左心房增大的影像表现

A~C.左心房增大的胸部X线后前位图像（A）、超声四腔心切面（B）、CT增强重建左心房平面图像（C）

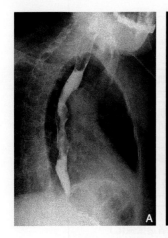
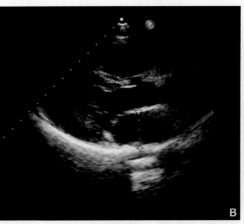
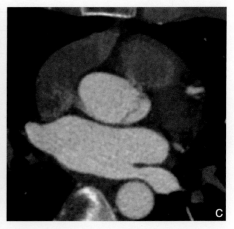

图 5-2-2 正常左心房的影像表现

A~C.正常左心房的胸部食管 X 线钡剂造影图像(A)、超声左心房图像(B)和 CT 增强重建左心房平面图像(C)

2. 超声表现 是诊断左心房增大的首选影像学检查方法,于左心室收缩末期测量左心房的大小。在进行测量时,应排除左心房-肺静脉汇合处与左心耳。

(1)左心房前后径:在 M 型与二维超声心动图上,选择胸骨旁长轴位视图,测量左心房前后径作为评估左心房增大的指标(图 5-2-2B)。由于左心房和主动脉根部之间的空间存在易变性,为了减小测量误差,选择主动脉后壁前缘至左心房后壁前缘的距离来量化左心房前后径。左心房前后径在男、女人群中的正常上限分别为 40mm、35mm(图 5-2-1B)。

(2)左心房容积:由于左心房增大呈非对称性,左心房前后径在量化左心房增大中可能并不足够准确,因此通过多平面测量获得的左心房容积能更好地量化左心房增大。左心房容积与心血管不良事件之间的相关性强于左心房前后径。左心房容积也是左心室充盈压力与舒张功能的表现形式。在左心房容积评估技术中,三维超声心动图较二维超声心动图更加准确,且在观察者之间具有更高的可重复性。根据欧洲心血管成像协会(EACVI)/美国超声心动图学会(ASE)量化心腔指南,以左心房最大容积 >34mL/m² 作为诊断左心房增大的标准(图 5-2-3)。同时,按照左心房最大容积 35~41、42~48 与 >48mL/m² 为标准,将左心房分别分为轻、中、重度增大。

(3)左心房功能:左心房扩张严重时可合并出现左心房功能不全。左心房舒张功能不全,在脉冲波多普勒上可表现为二尖瓣口血流频谱 E 峰降低、A 峰增高和 E/A<1,左心房压力增加(>15mmHg),部分见瓣口反流(图 5-2-4)。左心房收缩功能下降,在组织多普勒与二维斑点追踪超声心动图上,可表现为心肌应变与应变率降低,左心房顺应性下降,僵硬度增加。

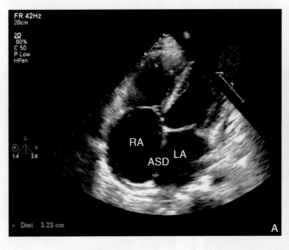
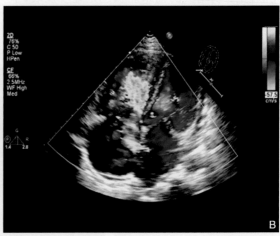

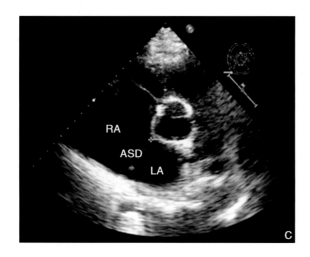

图 5-2-3　房间隔缺损的超声影像表现

继发孔型房间隔缺损(ASD)继发双心房增大。A. 四腔心切面房间隔缺损,右心房(RA)、左心房(LA)增大;B. 彩色多普勒显示以红色为主的血流由左心房经缺损进入右心房;C. 大动脉短轴切面

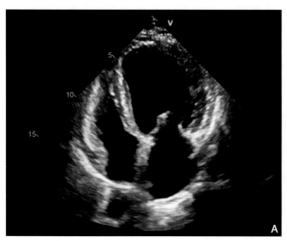
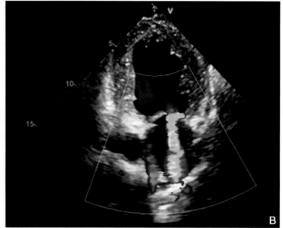

图 5-2-4　二尖瓣关闭不全的超声影像表现

A、B. 扩张型心肌病继发二尖瓣关闭不全(A)、四腔心切面(B)彩色多普勒显示二尖瓣反流

3. **CT 表现**　可对左心房和肺静脉解剖结构进行三维评估。在心脏增强 CT 上,于主动脉根部轴位水平(图 5-2-2C),除外左心耳与肺静脉,左心房的诸多测量值对诊断左心房增大具有重要价值。

(1) 左心房横径:当左心房横径大于 73mm 时,对诊断左心房增大具有高灵敏度、特异度与准确性(图 5-2-5A)。

(2) 左心房前后径:当左心房腔最大前后径在成年女性中大于 45mm,成年男性中大于 50mm,诊断左心房增大特异度高(图 5-2-5B)。

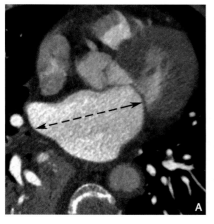
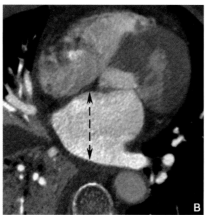
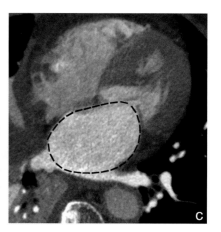

图 5-2-5　梗阻性肥厚型心肌病左心房增大的 CT 影像表现

梗阻性肥厚型心肌病左心房增大。A. 轴位增强 CT 重建左心房平面图像示左心房横径约 84.2mm;B. 左心房前后径约 50.7mm;C. 左心房最大截面面积约 2 791mm²

（3）左心房面积：在左心室流出道水平与二尖瓣瓣叶高点之间，通过选择左心房最大面积的轴位图像，来测量左心房最大横截面面积，当该面积>2 400mm²时，对诊断左心房增大具有较好的特异度（图5-2-5C）。

（4）左心房容积：选取左心房容积最大时相，左心房最大容积增大（参考超声心动图）提示左心房增大（图5-2-1C）。

4. MRI表现 CMR是评估左心房大小、容积与功能的"金标准"。

（1）电影成像：在左心室舒张末期，左心房前后径、横径与面积增大（参考CT标准）均提示左心房增大（图5-2-6A、B）。在心房舒张末期和收缩末期的短轴水平，通过每个切片的横截面面积之和每个切片间隔的乘积可计算左心房容积，左心房最大容

积增加（参考超声心动图标准），对诊断左心房增大的价值高。

（2）特征追踪（feature tracking，FT）：CMR特征跟踪是一种通过应变来评估左心房功能的技术。当左心房扩张程度严重时，收缩功能下降，表现为心肌应变与应变率降低，左心房顺应性下降。相比斑点追踪超声心动图，CMR特征跟踪具有更高的空间分辨率、更大的视野和更好的可重复性。

（3）钆对比剂延迟强化（LGE）：左心房增大可出现LGE，其原理为纤维化区域钆剂的流出动力学发生了变化。LGE范围可预测左心房增大导致的左心房重构的严重程度（图5-2-6C），具体如下：Ⅰ级，LGE范围<5%；Ⅱ级，LGE范围5%～20%；Ⅲ级，LGE范围21%～35%；Ⅳ级，LGE范围>35%。

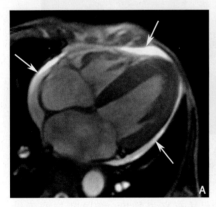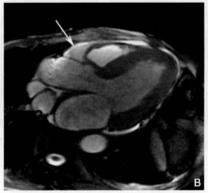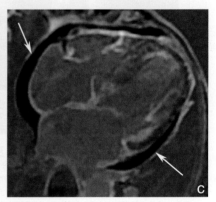

图5-2-6 限制型心肌病左心房增大的CMR影像表现

A～C.心肌淀粉样变性继发左心房增大。CMR四腔心白血技术（A）和三腔心白血技术（B）显示左心房增大，左心室心肌均匀增厚，心包周围积液（白箭）。四腔心层面LGE（C）可见各房室壁弥漫异常强化，心腔内对比剂廓清迅速，心肌与心腔对比呈"反转强化"（白箭示心包积液）

【相关疾病】

诸多疾病可致左心房增大，可根据病因分为左心房负荷过重、心肌病与心律失常三大类（表5-2-1）。左心房负荷过重可分为容量负荷（前负荷）与压力负荷（后负荷）过重。左心房容量负荷过重常见于二尖瓣关闭不全（图5-2-3）、较大房间隔缺损（图5-2-4）、严重贫血等。左心房压力负荷过重常见于二尖瓣狭

窄、高血压、射血分数保留的心衰等。心肌疾病，如扩张型心肌病、梗阻性肥厚型心肌病（图5-2-5）、限制型心肌病（图5-2-6）等可导致左心房增大。心律失常，尤其是房性心律失常（如房颤和房扑）可导致左心房增大，左心房增大又进一步加重房扑和房颤的发生，让阵发性房颤或房扑演变为持续性。职业运动员、长期高强度运动人群也可出现生理性左心房增大。

表5-2-1 导致左心房增大的常见疾病和症状

负荷过载		心肌病变	心律失常
容量负荷增加	压力负荷增加		
二尖瓣关闭不全	二尖瓣狭窄	扩张型心肌病	房颤
较大房间隔缺损	高血压	限制型心肌病	房扑
严重贫血	射血分数保留的心衰	非梗阻性肥厚型心肌病	

【分析思路】

第一,认识这个征象。左心房位于心脏的左上偏后侧,主动脉弓的下方,通过二尖瓣口与左心室相通,前壁毗邻升主动脉,后壁与食管靠近,上壁与支气管分叉相邻。当左心房扩张程度较轻时,通常难以发现,特别是处于扩张-非扩张的临界状态时,可能会被忽略,应当仔细分析以便准确判断。当左心房呈中、重度扩张时,常呈现出一系列特征性影像学征象。在常规 X 线后前位上,心右缘呈双弧形,心影中可见增大的左心房影,但容易被忽视。食管钡剂造影时可发现食管左心房段不同程度受压后移。在超声、CT、MRI 上,于左心室舒张末期,可发现左心房前后径、横径、面积与容积增大。当出现收缩功能下降时,斑点追踪超声心动图与 CMR 特征跟踪可发现心肌应变与应变率降低,左心房增大还导致房壁出现 LGE。

第二,分析这个征象。在左心室舒张末期发现左心房前后径、横径、面积与容积增大时,首先应考虑左心房扩张的诊断。其次应进一步寻找引起左心

房增大的原因,主要朝血流动力学、心肌病与心律失常三个大方向着手。血流动力学方面,寻找引起左心房负荷过重的病因。容量负荷过重方面,重点观察是否存在二尖瓣关闭不全、较大房间隔缺损等器质性病变,严重贫血、慢性肾功能不全致水钠潴留等全身性疾病也不能忽视。压力负荷过重方面应寻找是否存在二尖瓣狭窄、高血压、射血分数保留的心衰等。心肌疾病方面,是否存在扩张型心肌病、限制型心肌病、非梗阻性肥厚型心肌病等。心律失常方面,尤其是房性心律失常(如房颤和房扑)可导致左心房增大。职业运动员、长期高强度运动人群也可出现生理性左心房增大。

第三,紧密结合临床。心脏大小在不同种族、性别、年龄、身高、体重、体表面积人群中存在差异,特别是体格大小是决定左心房大小的主要因素。因此,诊断左心房增大,在分析影像学征象的基础上,还需要紧密结合临床信息综合评估。

【疾病鉴别】

左心房增大的鉴别诊断思维导图见图 5-2-7。

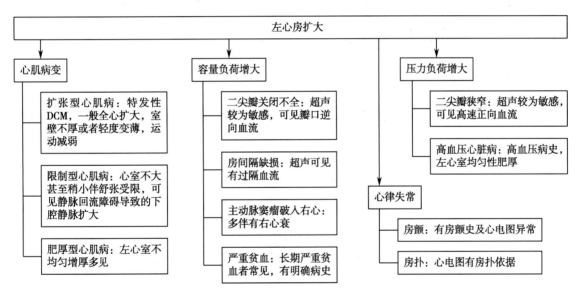

图 5-2-7 左心房增大鉴别诊断思维导图

(龚良庚)

第三节 右心室增大

【定义】

右心室增大指右心室发生内径增加、容积增大等形态或结构性改变。

【病理基础】

右心室增大致病因素造成心腔容量负荷(前负荷)、压力负荷(后负荷)增加,或心肌细胞大量丧

失,心腔为维持正常射血功能,通过一定程度的心腔扩大,使心肌收缩力增强(Frank-Starling 定律)。同时,交感神经系统、肾素-血管紧张素-醛固酮系统、内皮素系统等被激活,儿茶酚胺、血管紧张素 Ⅱ内皮素等神经体液物质释放,促使心肌细胞肥大,细胞间基质增生,心腔壁增厚。这些代偿机制引起的心脏增大和心肌肥厚称为心肌重构。

右心室增大一般为心脏代偿性改变,严重者可进展为右心衰。疾病早期可以维持正常的心脏功

能,随着心腔进行性增大和心肌细胞结构异常进展,无法继续维持正常的射血功能,进入心力衰竭的失代偿阶段。

右心室增大的主要临床表现一般分为两个阶段,在心功能代偿期,大部分存在右心室肥大的患者可无特异表现,以原发病症状及心电图异常为主要表现。在心功能失代偿后,可出现右心衰的临床表现,如下肢水肿、食欲下降、肝脏肿大、颈静脉怒张和腹水等。

【征象描述】

1. X线表现 X线无法区分右心室扩张与右心室肥厚。通常来讲,右心室增大是向上、向前及向两侧凸出,重度右心室增大常使心脏向左后旋转。在不同摄片角度下,右心室增大会呈现不同的征象:

(1)后前位:右心室增大表现为心腰平直或隆凸,肺动脉段延长或凸出,构成"二尖瓣"型心脏。在法洛四联症的患者中,因右心室肥厚使左心室向后、上方移位,心尖上翘,圆隆,构成"靴形心"。

(2)右前斜位:可见心前缘肺动脉圆锥部向前隆凸,右心室段向前下膨隆,心前间隙缩小或消失。

(3)左前斜位:可见心前下缘向前隆凸,右心室膈面段延长,室间沟向后上移位。

2. 超声表现 超声心动图具有准确、经济等优点,且可直观、准确地观测心脏结构、血流动力学变化,是临床评价心脏结构和功能最重要的方法。

右心室外形结构复杂,不同指南中对右心室增大的诊断标准存在差异。一般来说,四腔心切面右心室面积超过左心室的2/3,则可定性右心室扩张。从定量的角度,如果右心室流出道近端横径>33mm、远端横径>27mm;三尖瓣瓣环的宽度>42mm;右心室中段的横径>35mm、长径>86mm;右心室舒张末期内径超过26mm,则认为右心室增大。

3. CT表现 CT既可测量心脏各心腔的内径,又能显示主动脉、肺动脉及其分支管腔和管壁的病变,同时显示其周围组织的情况,是诊断右心室增大及鉴别其成因的良好方法。

(1)左、右心室最大横径比值:CT评估右心室是否增大一般参考右心室横径与左心室横径之比,通常认为,在正常人中,右心室与左心室横径的比值小于或等于0.9;这一比值大于0.9则提示右心室增大。需要注意的是,这一方法在合并左心室增大的患者中并不适用。

(2)右心室横径:在文献报道中,右心室在CT上的测量方法为,以垂直于室间隔、自室间隔延伸到右心室外侧壁画一条线,以其中最大的横径长度作

为右心室的横径测量值,若男性≥60mm,女性≥57mm,则有较高的特异性认为右心室增大。

4. MRI表现 心脏磁共振(CMR)具有良好的软组织对比分辨率,以及较好的时间分辨率和空间分辨率,属于无电离辐射和无创性技术,扫描视野大,可获得横轴位、冠状位、矢状位及不同角度的斜断面图像,已成为无创性评价心脏结构和功能的"金标准"。

(1)电影序列:可以从四腔心(4CH)、短轴位(SAX)直接测量右心室容积,并观察右心室在舒张末期横径增大,伴室壁运动幅度减弱。使用电影序列同样可以计算右心室的EDV与ESV,并通过这两项指标计算右心室的射血分数,进而评估右心室功能。男性右心室舒张末期容积一般小于126mL/mm^2,女性一般小于59mL/mm^2。通常认为,当出现肺动脉高压时,可以观察到在舒张末期左心室呈"D"型。电影序列同样可以观察瓣膜反流情况,如三尖瓣、肺动脉瓣关闭不全同样为右心室增大的相关因素。

(2)T$_2$加权脂肪抑制成像序列(T$_2$ STIR):T$_2$ STIR序列高信号可以反映心肌细胞水肿的变化,部分疾病如急性右冠状动脉心肌梗死可累及右心室心肌,在急性期上表现为T$_2$ STIR高信号。高信号区可以反映心肌损伤的范围。

(3)钆对比剂延迟强化序列:CMR使用的含钆对比剂无法通过完好的细胞膜,故当梗死范围内的细胞膜因心肌细胞受损时,该区域内的对比剂浓度会高于其他心肌区域,对应区域的T$_1$值将会降低。

【相关疾病】

常见的引起右心室增大的病变有如下几类:①心肌病变:以致心律失常右心室心肌病(ARVC)为例,编码桥粒蛋白的基因突变在心肌纤维脂肪化的发病机制与ARVC不同表型发病中发挥关键作用,最常见的突变基因PKP2会引起心肌细胞的不适当增生及心室重构(图5-3-1)或右心室心肌梗死,梗死区心肌收缩活动减弱,引起右心排出量不足,右心室代偿性增大。②右心室前负荷(容量负荷)增大:如甲亢、贫血等疾病引起全身血容量增加,回心血量增加,进而导致右心室增大。③右心室后负荷(压力负荷)增大:其中有代表性的疾病如肺动脉高压(图5-3-2)、慢性肺源性心脏病,因各种原因导致肺动脉压力增高,右心室后负荷加重,进而右心室增大,甚至发生右心衰竭。④先天性心脏病:如房间隔缺损、室间隔缺损及动脉导管未闭(图5-3-3)等,部分患者年幼时体征与症状不明显,但成年后随着肺动脉压力升高,开始出现对应症状。

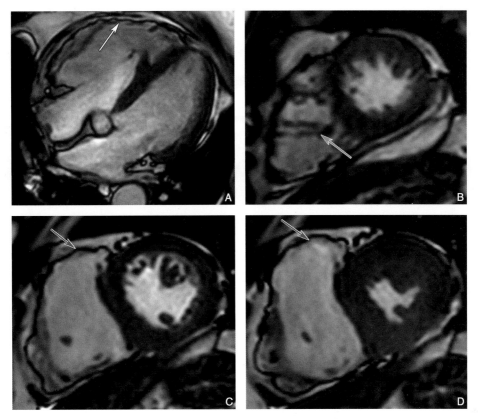

图 5-3-1 ARVC 引起右心室增大的 MRI 表现

A. 在电影四腔心序列中，可以观察到右心室游离壁呈"波浪样"改变（白箭），右心室内径增大，室间隔水平内径约 70mm；B. 短轴序列中，可以观察到右心室心肌过度小梁化（蓝箭）；C、D. 同时可以观察到在右心室收缩时，乳头肌水平右心室前壁反向运动（红箭）

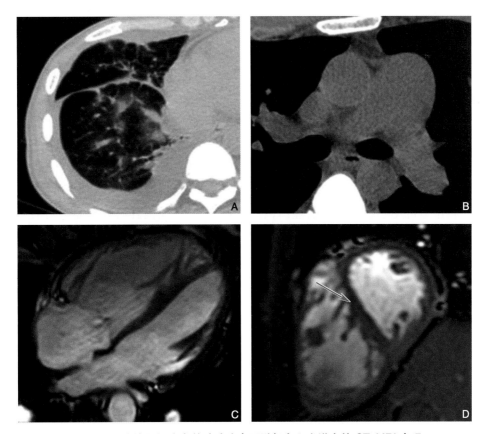

图 5-3-2 结缔组织病合并肺动脉高压引起右心室增大的 CT、MRI 表现

A~D. 在胸部 CT 平扫（A）中可以看到结缔组织病合并肺部感染、右侧胸腔积液，并由间质性肺病、低氧血症引起肺动脉高压（B）（肺动脉主干直径 40mm）；在 CMR 四腔心电影序列（C）中，可以观察到右心室增大（RVEDV 163mL/mm²），并在短轴位电影序列（D）中，可以观察到因肺动脉高压，使左心室呈"D"型（红箭）

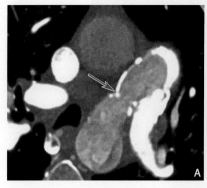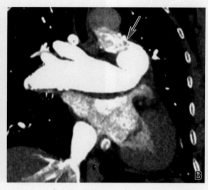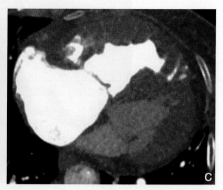

图 5-3-3　动脉导管未闭引起右心室、右心房增大

A、B. 胸部 CT 增强检查中可以观察到主动脉弓与肺动脉之间存在沟通(红箭),提示动脉导管未闭;C. 横断位 CT 扫描中可见右心房(横径 55mm)及右心室增大

【分析思路】

在进行影像学分析前,需了解临床症状(如有无心悸、气急、心力衰竭等)、查体体征、辅助检查的相关结果。

第一,认识这个征象。CT 或 MR 横断位图像上,正常右心室位于右心房的左前下方,壁厚 3 ~ 4mm,正常面积 $16 \sim 24mm^2$,心室内可见数个锥状肌性结构,即乳头肌,部分与右心室增大相关的疾病也可以观察到乳头肌改变。在继发性右心室增大如肺动脉高压患者早期,右心室增大的程度较少,影像检查中很可能忽略,应结合年龄、病史、肺动脉直径、既往心腔大小等参数仔细判断分析。

在 X 线中,右心室增大早期提示心腰平直或隆凸,肺动脉段凸出,反向搏动点下移,构成"二尖瓣"型心脏。在法洛四联症的患者中,因右心室肥厚使左心室向后、上方移位,心尖上翘,圆隆,构成靴形心。在右前斜位中,X 线平片可见心前缘肺动脉圆锥部向前隆凸,右心室段向前下膨隆,心前间隙缩小或消失。在左前斜位上可见心前下缘向前隆凸,右心室膈面段延长,室间沟向后上移位。

在超声、CT、MRI 上,可以从四腔心(4CH)、短轴位(SAX)观察到右心室大小超过左心室的 2/3,如果出现右心室流出道、三尖瓣瓣环、右心室中段的横径增宽,可以在超声上判定右心室增大。同时,在 CMR 上,男性右心室舒张末期容积一般小于 $126mL/mm^2$,女性一般小于 $59mL/mm^2$,右心室在舒张末期横径增大,伴室壁运动幅度减弱、右心室壁变薄;当出现肺动脉高压时,可以观察到在舒张末期左心室呈"D"型。

第二,分析这个征象。当发现右心室增大的征象时,首先要判断测量的腔位、方法是否正确。其次

要争取寻找引起右心室增大的病因,主要考虑先天性心脏病、血流动力学与心肌病变三个主要方向的鉴别诊断。

先天性疾病方面,一般可分为右心室流出道狭窄性疾病及左向右分流性心脏病两种;前者如法洛四联症和肺动脉瓣狭窄,是因为先天性解剖结构的变异,使右心压力负荷过重,从而引起右心室增大,后者的常见疾病则为房间隔缺损、室间隔缺损和动脉导管未闭等,这些疾病一般引起右心室容量负荷过重。通常来讲,先天性心脏病具备病史支持,部分较轻微的先天性心脏病如房间隔缺损等可以结合超声检查结果判断。

血流动力学方面,应重点观察是否存在导致血流异常的心脏器质性病变,如三尖瓣反流、肺动脉瓣反流等;甲亢、贫血等全身性疾病也应纳入考虑;如发现右心室增大的同时伴室间隔向左心室方向位移,应寻找是否存在肺动脉高压的证据。如未发现血流动力学方面的异常,应向心肌病变的方面寻找右心室增大的病因,判断是否存在心肌梗死、心肌炎、心肌致密化不全等心肌损害疾病。在寻找右心室增大的同时,也应将其余三个心腔的改变纳入考虑,如全心增大,应考虑扩心病(图 5-3-4),伴有左心室增大时,应考虑全身性疾病如高血压等。

第三,紧密结合临床。右心室的大小在不同年龄、性别、身高、体重的人群中的均值都有所差异,当发现右心室横径、长径大于阈值时,要结合病史及其他标准化的影像学参数综合分析,并判断患者的右心室扩张是否处于心功能代偿期,随后依据其他征象进行疾病鉴别。

【疾病鉴别】

基于临床信息的鉴别诊断思维导图见图 5-3-5。

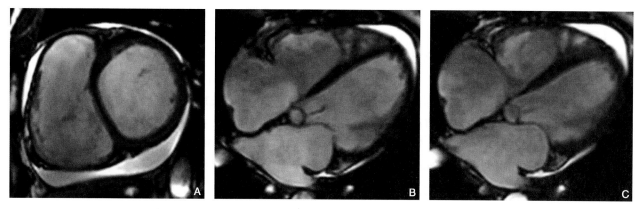

图 5-3-4　扩张型心肌病的右心室增大 MRI 表现

A. 在电影序列短轴位、四腔心中,可以观察到全心增大;B、C. 对比四腔心舒张末期(B)与收缩末期(C)图像,可见双侧心室射血分数明显减低(LVEF 23%;RVEF 21%)

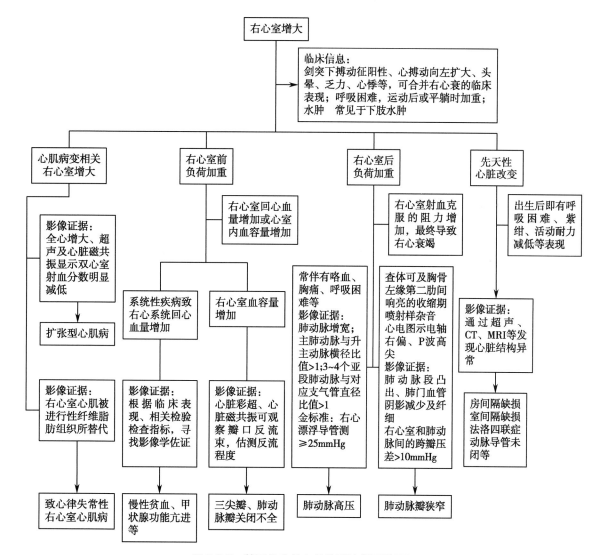

图 5-3-5　基于临床信息的鉴别诊断思维导图

(吴连明)

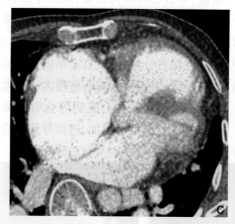
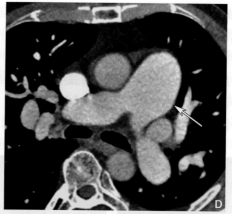

图5-4-3 房间隔缺损引起的右心房增大的CT表现
A. CT平扫图像上看到右心系统增大；B. 注入对比剂时可以观察到对比剂自右心房流入左心房（红箭）；C. CT增强检查可以观察到房间隔欠连续；D. 肺动脉层面显示肺动脉增宽（肺动脉主干45mm）（白箭）

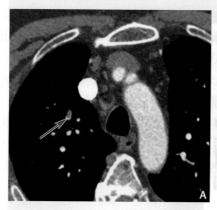
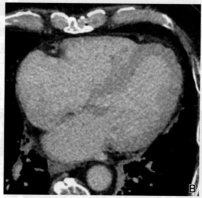
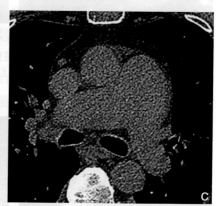

图5-4-4 肺动脉血栓形成合并肺动脉高压引起右心房增大
A. 右肺动脉分支充盈缺损（红箭）；B. 因压力负荷加重而引起右心房增大；C. 肺动脉层面显示肺动脉增宽（肺动脉主干48mm）

【分析思路】

X线平片可以观察心脏外形及肺血改变，但X线检查对右心房增大的灵敏度与特异度不强。因此，当X线平片未见异常时，不能排除右心房增大。超声心动图能够测量心房形态和容量，评价心脏功能及室壁运动等。CT和MRI可以较直观地观察心房大小、容积的变化，MRI还可以评价瓣膜运动和反流，分析影像时要结合各项检查结果共同评估。

第一，认识这个征象。右心房位于冠状沟右侧半的上方，前壁向前内侧凸出为右心耳，内面有许多平行的隆起，称为梳状肌。后上部有上腔静脉的入口，下方有下腔静脉的入口。右心房的内侧壁为房中隔右侧面，其下部有一卵圆形的浅窝，称为卵圆窝，它是胚胎时期使左、右心房相交通的卵圆孔闭合后留下的遗迹，若卵圆孔发育时未闭合或闭合不全，则称为房间隔缺损，是常见的先天性心脏病之一，也是引起右心房增大的原因之一。

在X线平片上，一般右心房增大自右心房小梁部向前膨凸，随后右心房体部向右扩展膨隆，相反搏动点上移，右心房与心高比值大于0.5，右心房增大时心脏多呈二尖瓣型。在X线后前位上要注意其他心腔，特别是右心室增大时，也可以压迫右心房而使其向右移位。在右前斜位上可以观察到心后下段向后隆凸，心后间隙变窄，但食管无移位。

在超声心动图上，建议在收缩末期，于心尖四腔心切面测量右心房长径及右心房横径，右心房长径为三尖瓣环平面中点到右心房顶的距离，右心房横径为房间隔中点到侧壁的距离，且垂直于右心房长径，当右心房的内径超过在40mm时，提示右心房增大；另外，可以通过测量右心房最大容积来判断右心房增大与否，经体表面积矫正后，右心房最大容积在女性>30mL/m^2，在男性>40mL/m^{2}可诊断为右心房增大。

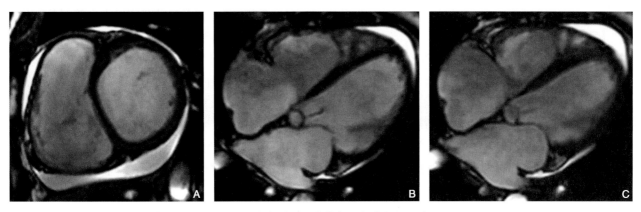

图 5-3-4　扩张型心肌病的右心室增大 MRI 表现

A. 在电影序列短轴位、四腔心中,可以观察到全心增大;B、C. 对比四腔心舒张末期(B)与收缩末期(C)图像,可见双侧心室射血分数明显减低(LVEF 23%;RVEF 21%)

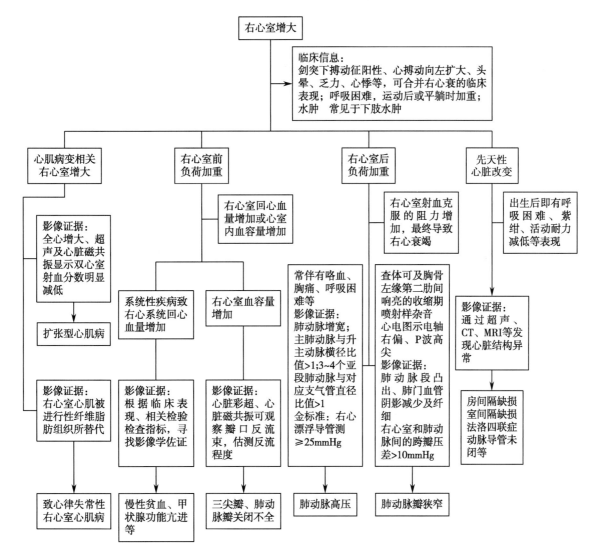

图 5-3-5　基于临床信息的鉴别诊断思维导图

（吴连明）

第四节 右心房增大

【定义】

右心房发生了内径、容积增加等形态或结构性改变。

【病理基础】

右心房增大主要见于肺心病、肺动脉瓣病变、房间隔缺损、三尖瓣病变和肺动脉高压等,其中以肺心病最为多见,所以当心电图上出现右心房增大的表现时,又称"肺型P波"。右心房增大与多种心脏相关疾病有关,首先,右心房增大可能由三尖瓣狭窄和房间隔缺损等先天性畸形导致,其次,继发于诸如肺动脉高压等疾病的右心房增大也很常见。

右心房增大多表现为心房本身容积的扩大,而非心房肌的肥厚。当心房负荷加重、心肌供血供氧相对不足时,心肌纤维会出现代偿性增厚,进而出现心房增大,伴随心功能减弱。心房增大的程度本身也是反映心功能减弱程度的一种指标。

右心房增大常无明显的临床表现,但右心房增大常常伴随右心室增大,表现为右心功能减退乃至右心衰,出现体循环静脉淤血和右心输出量减少的症状和体征,如肝淤血、颈静脉怒张、腹水、全身性水肿等。

【征象描述】

1. **X线表现** 在X线平片上,右心房增大常无特征性表现,主要体现为心影向右上增大。既往有文献报道,仅通过X线平片检出右心房增大的灵敏度和特异度均不佳,故临床上怀疑有右心房增大的患者,可判断是否伴有右心室增大并存在心功能不全。一般右心房增大始自右心房小梁部向前膨凸,继之右心房体部向右扩展膨隆,使右心缘右心房段延长,右心房与心高比值大于0.5,右心房增大多同时伴有右心室增大,故心脏多具有二尖瓣型心脏的特点。

(1)后前位:直接征象表现为右心缘向右扩展,弧段加长,心房/心高>0.6;间接征象表现为上腔静脉和/或下腔静脉与奇静脉扩张。

(2)右前斜位:心后下段向后隆凸,心后间隙变窄,但食管无移位。

(3)左前斜位:心前缘上段向上隆凸并延长,有时与其下方右心室形成"成角现象",此征象在左前斜位45°时显示更为明显。

2. **超声表现** 2D超声心动图是评价各个心腔,包括右心房大小和功能非常理想的成像模式。多普勒超声根据运动中红细胞反射回来的超声来测定血液穿过瓣膜、在心腔内运动或穿过大血管时的速度,可非侵入性地检测正常和异常的血流模式,对瓣膜病和心内分流具有重要价值。

(1)右心房内径:在M型与二维超声心动图上,建议在收缩末期心尖四腔心切面测量右心房长径及右心房横径,右心房长径为三尖瓣环平面中点到右心房顶的距离,右心房横径为房间隔中点到侧壁的距离,且垂直于右心房长径,同时可以选择剑突下四腔心切面与心尖切面互相补充校正。根据美国超声心动图协会(ASE)成人右心超声心动图诊断指南,右心房面积>18mm^2,右心房长径>53mm,或横径>44mm提示舒张末期右心房增大。

(2)右心房容积:根据文献报道,仅通过右心房前后径及单平面测量获得的左心房容积并不具备较好的准确性。根据超声心动图指南,经体表面积矫正后,右心房最大容积在女性中>30mL/m^2,在男性中>40mL/m^{2}为诊断右心房增大的标准。

(3)瓣膜功能:当存在瓣膜狭窄时,穿过狭窄瓣膜的血流速度加快,可利用超声检测跨瓣压差,还可以根据多普勒速度计算瓣口面积;同时,正常的三尖瓣不存在反流,根据多普勒超声心动图能检测到异常逆行血流,从而发现瓣膜反流。

3. **CT表现** CT作为一种快速便捷的非侵入性检查手段,能够拍摄高质量的心肌和大血管图像,空间分辨率极佳,随着多排螺旋CT的发展,时间分辨率的提高,对心脏的常规显影也得到了改善。

在先天性心脏病中,CT可以显示畸形的直接征象,如缺损和分流管的位置、大小、形态,狭窄的部位、程度等。右心房增大可以作为先天性心脏病的间接征象帮助诊断。

4. **MRI表现** 心脏磁共振可多平面成像,并具有较好的对比度和空间分辨率,在右心房增大的患者中,尤其是复杂的先天性心脏病患者和心肌病患者,CMR具备极高的价值。同样,CMR也具备特定的序列,可以检测跨瓣膜血流和血管中的血流,有利于评估瓣膜疾病和心内分流。

电影成像在舒张末期,可以在右心三腔、二腔或长轴四腔心层面上测量右心房左右径与前后径,两项参数的升高(四腔心右心房横径>40mm,前后径>47mm)均提示右心房增大。通过勾画舒张末右心房容积,可以测量右心房的最大容积。电影序列同样可以观察三尖瓣是否存在反流,三尖瓣反流与右心房增大具有显著的相关性。

【相关疾病】

能够引起右心房增大的疾病种类有很多,可分为瓣膜性疾病、先天性疾病及肺心病等。瓣膜性疾病主要有各种原因引起的三尖瓣狭窄、三尖瓣关闭不全(图 5-4-1)、肺动脉瓣狭窄(图 5-4-2)等;这类疾病通过使心房流向心室的血液阻力增加或心室血液

反流,导致心房负荷加重,从而导致右心房增大。先天性疾病,例如房间隔缺损(图 5-4-3),因左心系统血液压力大于右心,在房间隔缺损的患者中血液存在从左向右分流,导致右心系统血液增多,心排血量相对不足,进而引起右心房增大。肺动脉高压(图 5-4-4)或慢性肺源性心脏病等会引起肺动脉压增高、右心系统的后负荷增加,进而导致右心房增大。

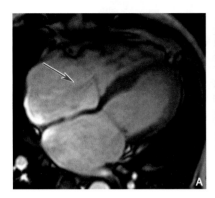
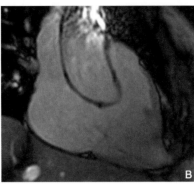
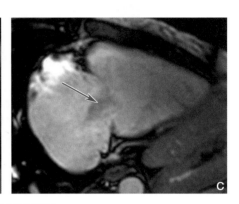

图 5-4-1　三尖瓣关闭不全引起右心房增大的 MRI 表现

A~C. 在 CMR 电影四腔心(A)、右心室三腔心(B)及右心室二腔心(C)序列中可见右心房增大,右心室收缩时,二尖瓣关闭不全,可在瓣膜口观察到低信号的血流(红箭)

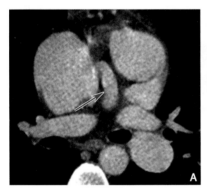
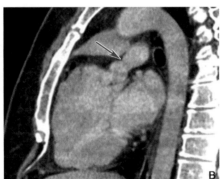
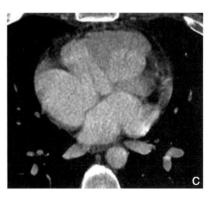

图 5-4-2　肺动脉狭窄引起右心房增大

A、B. CT 增强扫描提示矫正型大动脉转位合并肺动脉狭窄(红箭);C. 横断面图像显示室壁增厚(最宽处约 19mm)、右心房增大

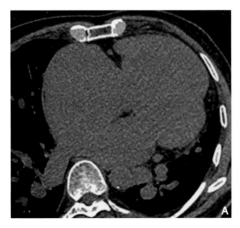
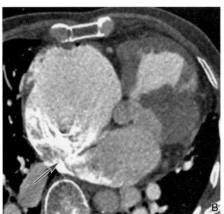

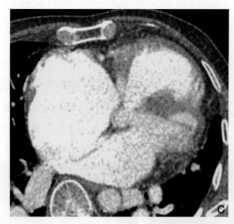
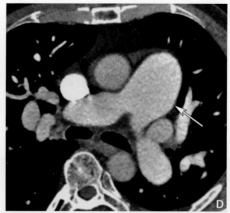

图 5-4-3　房间隔缺损引起的右心房增大的 CT 表现

A. CT 平扫图像上看到右心系统增大；B. 注入对比剂时可以观察到对比剂自右心房流入左心房（红箭）；C. CT 增强检查可以观察到房间隔欠连续；D. 肺动脉层面显示肺动脉增宽（肺动脉主干 45mm）（白箭）

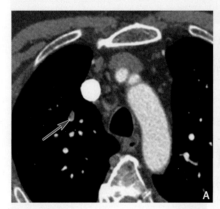
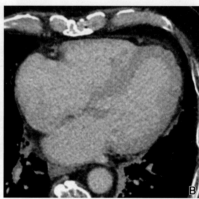
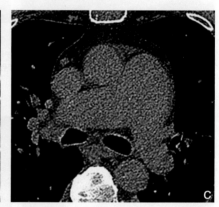

图 5-4-4　肺动脉血栓形成合并肺动脉高压引起右心房增大

A. 右肺动脉分支充盈缺损（红箭）；B. 因压力负荷加重而引起右心房增大；C. 肺动脉层面显示肺动脉增宽（肺动脉主干 48mm）

【分析思路】

X 线平片可以观察心脏外形及肺血改变，但 X 线检查对右心房增大的灵敏度与特异度不强。因此，当 X 线平片未见异常时，不能排除右心房增大。超声心动图能够测量心房形态和容量，评价心脏功能及室壁运动等。CT 和 MRI 可以较直观地观察心房大小、容积的变化，MRI 还可以评价瓣膜运动和反流，分析影像时要结合各项检查结果共同评估。

第一，认识这个征象。右心房位于冠状沟右侧半的上方，前壁向前内侧凸出为右心耳，内面有许多平行的隆起，称为梳状肌。后上部有上腔静脉的入口，下方有下腔静脉的入口。右心房的内侧壁为房中隔右侧面，其下部有一卵圆形的浅窝，称为卵圆窝，它是胚胎时期使左、右心房相交通的卵圆孔闭合后留下的遗迹，若卵圆孔发育时未闭合或闭合不全，则称为房间隔缺损，是常见的先天性心脏病之一，也

是引起右心房增大的原因之一。

在 X 线平片上，一般右心房增大自右心房小梁部向前膨凸，随后右心房体部向右扩展膨隆，相反搏动点上移，右心房与心高比值大于 0.5，右心房增大时心脏多呈二尖瓣型。在 X 线后前位上要注意其他心腔，特别是右心室增大时，也可以压迫右心房而使其向右移位。在右前斜位上可以观察到心后下段向后隆凸，心后间隙变窄，但食管无移位。

在超声心动图上，建议在收缩末期，于心尖四腔心切面测量右心房长径及右心房横径，右心房长径为三尖瓣环平面中点到右心房顶的距离，右心房横径为房间隔中点到侧壁的距离，且垂直于右心房长径，当右心房的内径超过在 40mm 时，提示右心房增大；另外，可以通过测量右心房最大容积来判断右心房增大与否，经体表面积矫正后，右心房最大容积在女性 >30mL/m² ，在男性 >40mL/m² 可诊断为右心房增大。

利用 CMR 技术可以准确地于左心室舒张末期测量右心房的前后径、横径、面积与容积增大，同时，在电影序列上还可以观察三尖瓣、肺动脉瓣是否存在反流、狭窄的情况。

第二，分析这个征象。当发现右心房内径、容积增大并确立右心房增大的诊断后，应寻找引起右心房增大的原因，主要考虑瓣膜性疾病、先天性疾病及肺源性心脏病三个大方向。瓣膜性疾病可以通过多普勒超声或心脏磁共振的相应序列配合诊断，着重判断有无引起右心容量负荷过重如存在三尖瓣关闭

不全、房间隔缺损等。当右心系统扩大较明显而左心系统相对正常时，考虑肺动脉高压引起的右心房增大，应着重寻找有无肺动脉高压的证据。

第三，紧密结合临床。心脏的大小在不同年龄、性别、身高、体表面积等人群中存在显著差异，因此在诊断右心房增大、寻找右心房增大的原因时，需要在分析影像学征象的基础上，结合临床症状、体征和实验室检查等综合评估。

【疾病鉴别】

右心房增大的鉴别诊断思维导图见图 5-4-5。

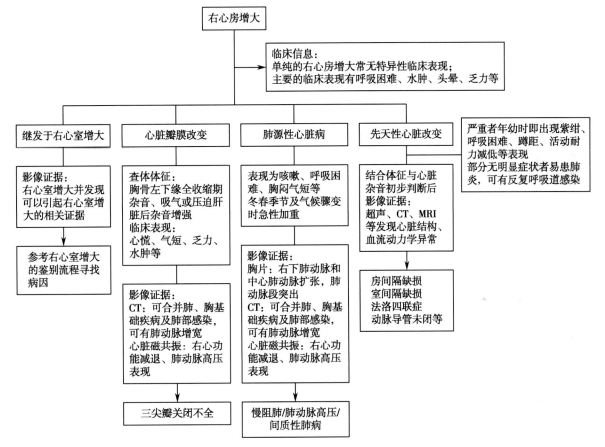

图 5-4-5　右心房增大的鉴别诊断思维导图

（吴连明）

第五节　心腔异常沟通

一、房间隔缺损

【定义】

房间隔缺损（atrial septal defect，ASD）是指房间隔发育不全导致左、右心房之间出现异常通道，导致心房水平分流，是临床上较为常见的先天性心脏病。

【病理基础】

在胚胎发育过程中，若原始房间隔下缘不能与

心内膜垫接触，则房间隔下部出现残留间隙，形成原发孔型房间隔缺损。如若原始房间隔上部吸收过多、继发孔过大或继发隔生长发育障碍，导致二者之间不能接触，则出现继发孔型房间隔缺损。在大多数患者中，房间隔缺损导致左向右分流。心房交通的血流方向由缺损的大小和相对心房压力决定，与左右心室的顺应性有关。缺陷的大小和心室的顺应性都可以随着时间的推移而改变。出生时，肺血管阻力高，右心室顺应性低，逐渐转变为高顺应性-低阻力循环。继发性房间隔缺损的血流动力学表现为左向右分流，主要发生在心室收缩晚期和舒张早期，

在心房收缩和呼气时增加。大多数直径小于 10mm 的缺陷都伴有相当小的分流,右心结构没有很大的改变。在较大的缺陷中,肺-全身血流比可超过 1.5,并引发心肌和肺血管系统的变化。右心房压力超过左心房压力时,即出现双向分流或右向左分流,患者出现紫绀,即为艾森门格综合征。

【征象描述】

1. **X 线表现**　X 线表现取决于分流量大小。分流量小者可表现正常;有明显血流动力学缺陷的患者,胸片上右心结构明显增大,肺血增多,表现为肺动脉段凸出,肺门动脉扩张、分支增多增粗。心影增大,以右心房、右心室增大为突出表现,右心室扩张在侧位投影上最明显。但 X 线整体对 ASD 的诊断价值不大,仍需结合临床体征、超声心动图等综合诊断。

2. **超声表现**　虽然体格检查、心电图和胸片可以提示 ASD 的存在,但最终的诊断还是要依靠经胸超声心动图。经胸超声心动图可以明确房间隔缺损的存在、位置、大小和血流动力学特征,有时也要利用经食管超声心动图来确定 ASD 的形态,尤其是那

些由于肥胖、体型大、既往胸外科手术而限制声窗的患者。M 型超声心动图可以显示右心房、右心室增大及室间隔的矛盾运动。二维超声心动图心尖位和胸骨旁切面显示房间隔中部或上部连续性中断,断端回声增强并随心动周期左右摆动。彩色多普勒血流成像可见分流血流束自左心房经缺损流向右心房。脉冲频谱多普勒取样容积放于缺损处可探及连续性湍流频谱。三维成像允许从左右心房角度正面观察缺损,在心脏周期中观察缺损的形状和大小变化。

3. **CT 表现**　心脏 CT 可以准确诊断 ASD,描述心血管畸形,而且有助于判断 ASD 中房室通道的均衡性和心室发育状态,通过观察房间隔连续性来判断有无房间隔畸形。当 CT 扫描出现房间隔连续性中断时,则高度提示该病的存在。CT 扫描一般要借助对比剂来观察心脏结构,显示房间隔缺损的部位和大小,还可以提供心内分流方向和范围等信息。主要征象为横轴位心房层面房间隔连续性中断(图 5-5-1A);右心房、右心室增大(图 5-5-1B)。结合矢、冠状位等多角度更有利于评估疾病的程度及范围。

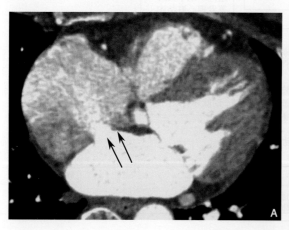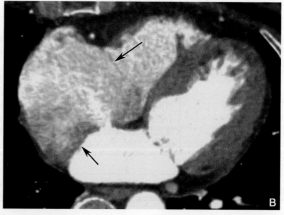

图 5-5-1　房间隔缺损的 CT 表现

A. 心脏 CT 增强检查,轴位图像示对比剂自左心房流向右心房,为继发孔型 ASD,断端两侧略增厚,清晰显示房间隔缺损的大小及部位(黑箭);B. 同一检查,轴位图像示右心房增大(黑箭)

4. **MRI 表现**　可以通过如心脏电影序列、自旋回波 T_1WI 等序列,观察 ASD,即 ASD 的直接征象是房间隔的连续性中断,稳态自由进动成像是目前测量心室体积和功能的"金标准",并结合冠、矢状位显示心脏四个心腔及心腔内血流变化,有无心内异常血流。CT 和 MRI 还能够显示肺动脉扩张、心房、心室增大等其他征象,并对其他相关结构进行观察,从而全面地评估疾病的严重程度。诊断常见的继发孔型 ASD,需要在同一方位两个以上层面或不同方位切层均显示房间隔有中断,以降低假阳性诊断率。

5. **心导管检查**　心导管介入检查很少仅用于诊断目的。在选定的患者中,进行血管造影以描绘非侵入性成像未显示的相关异常。通常在有冠状动脉疾病风险的成年患者和肺动脉高压患者中,需要进行诊断性导管穿刺以进行详细评估。

【分析思路】

第一,认识这个征象。ASD 的主要征象为房间隔上部或中部连续性中断。在四腔心层面不难发现房间隔连续性中断。当缺损反流程度较小时,应当仔细观察确认。同时联合冠、矢状位或三腔心、

四腔心等层面,多角度全面评估病变累及的范围及程度。

第二,分析这个征象。首先确定是否只存在ASD,以便与其他先天性心脏疾病如心内膜垫缺损等鉴别。其次判定缺损的位置,可结合多种检查手段综合确定属于哪一类型的ASD。检查ASD的范围、反流程度初步确定疾病的严重程度。之后可以观察心房、心室有无增大,心肌有无增厚或变薄,肺动脉有无增宽,以反映心脏处于代偿期或非代偿期。

第三,紧密结合临床。临床症状及体征对于ASD的诊断亦至关重要。心尖搏动点改变、心脏杂音及心界有无改变等,并结合影像学征象,寻找符合诊断的相关标准,综合作出诊断。

【疾病鉴别】

无。

二、室间隔缺损

【定义】

室间隔缺损(ventricular septal defect,VSD)是一种由于胚胎期室间隔发育不良而引起左、右心室之间存在交通,在左、右心室之间出现异常分流的先天性心脏病,它可以单独存在,也可以是复杂心血管畸形的组成部分。

【病理基础】

胎儿时期,肺血管阻力高,左、右心室压力基本相等,心室水平分流不明显,左、右心大小基本对称。出生后,VSD的病理生理改变取决于缺损大小、肺血管阻力大小及分流方向。正常心脏,收缩期左心室压力明显高于右心室压力,舒张期左、右心室压力基本相等,所以VSD时会出现收缩期室水平左向右分流。VSD较小时,不会造成严重的血流动力学变化,临床可无症状。缺损大时,在室间隔水平出现左向右分流,肺循环血流量增加,左心回心血量增加,左心前负荷增加,左心室容量负荷加重,导致左心房、左心室增大;长期持续的肺血流量增加,右心室及肺循环压力增加,初期,由于肺循环血流量增加和肺血管收缩舒张异常,导致动力性肺动脉高压。后期,肺血管壁增厚、硬化,血管内血栓形成,管腔出现狭窄,导致阻力性肺动脉高压,长期的肺动脉高压可导致右心房、右心室增大。随着肺动脉压力及右心压力逐渐增高,右心室与左心室间的压力差逐渐减小,直至相等或超过左心室压力,此时室间隔水平左向右的分流量逐渐减少,出现双向分流或右向左分流,即

艾森门格综合征。

【征象描述】

1. X线表现 X线平片可提供心脏大小和形态变化的信息,可根据心脏形态大小的改变提示VSD的诊断,但缺损较小者X线平片可无异常改变;可评估流向肺部的血流信息,从而评估缺损的严重程度,合并肺动脉高压者难以与其他先天性心脏病相鉴别,仅能作为初步检查。室间隔缺损的X线平片改变取决于缺损的大小、心内分流量及肺动脉高压三者之间的关系。小的室间隔缺损,分流量小,胸部X线片大致正常。中至大量分流者,肺血增多,胸片可见肺动脉段隆起,从肺门动脉到肺野最外侧的血管纹理均增粗,且成比例,搏动增强,透视下可见"肺门舞蹈征",合并重度肺动脉高压时,双侧肺门动脉明显增宽,肺动脉段明显凸出,但中外肺野的肺血反而减少,在肺门处出现残根状表现;主动脉结正常或缩小等。早期心影以左心室增大为主,正位片显示心尖向下向左延伸,相反搏动点上移,后期发展为右心室增大为主或双心增大,左、右前斜位显示心前间隙变窄;左心房增大,正位片可见双房影、病理性第三弓(左心耳膨出)等征象,斜位片可见食管中下段受压移位、气管分叉角度增大等;右心房一般不增大,至严重肺动脉高压时也可增大。

2. 超声表现 超声心动图检查是目前主要的诊断手段,提供的主要发现包括缺陷的位置、数量和大小、左心室容量超负荷的严重程度,以及估计的肺动脉压力,可以检测由于右冠瓣或无冠瓣脱垂导致的主动脉反流,尤其是在漏斗部和高膜周部室间隔缺损的情况下。

(1)直接征象:相应缺损部位的室间隔回声连续中断,缺损断端回声增强、粗糙;室间隔膜部可呈瘤样凸向右心室,囊壁上可有连续性中断,形成膜部瘤样缺损。左心室和右心室面的肌部缺损直径可不同,在室间隔内可弯曲走行(匍行现象)。

(2)间接征象:左心室容量负荷过重,左心室增大;右心室流出道增宽,肺动脉增宽,合并肺动脉高压时,右心增大、右心室前壁增厚。

(3)多普勒超声心动图:可显示心室水平的分流信号,明确分流方向、时相和速度,当缺损较小时,于缺损处可见左向右分流的明亮五彩花色信号,收缩期可探及高速湍流频谱;缺损较大时呈双向分流;若肺动脉压力明显升高,则为右向左分流。可探及继发性的异常血流改变:二尖瓣、三尖瓣及主动脉瓣

反流。

（4）声学造影：左向右分流时，右心室可有负性造影区；右向左分流时，可见右心室显影后对比剂进入左心室。

3. CT 表现 增强薄层 CT 扫描可以显示室间隔的缺损情况，特别是采用心电门控 CT 扫描时，多平面重组和三维重组能够更清晰地显示室间隔缺损的部位和大小，同时可以显示各房室的大小形态和心室壁的厚度。

（1）直接征象：室间隔不连续，左、右心室间可

见对比剂通过（图 5-5-2A）；嵴上型室间隔缺损，于肺动脉瓣下层面显示球部间隔中断。肌部室间隔缺损常较小，于心室层面靠近心尖部见肌部室间隔中断，多为 2~3mm。膜部室间隔缺损，在主动脉瓣下层面见室间隔连续性中断（图 5-5-2B、C）。流入道型室间隔缺损，多在二尖瓣、三尖瓣层面于隔瓣后见两心室间交通，缺损邻近三尖瓣环。CTA 可三维重建观察 VSD 的位置，以及其与周围结构间的关系，通过多方位重建图像，多角度、多方向测量室间隔缺损的大小，准确地对 VSD 进行分型。

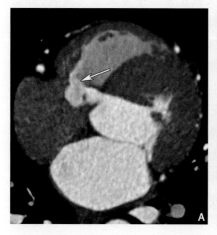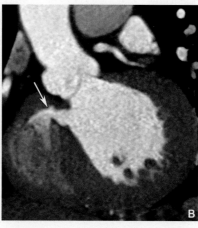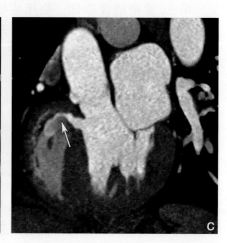

图 5-5-2 室间隔缺损的 CT 表现

A. 心脏四腔心层面可见室间隔连续性中断（白箭），左、右心室间可见对比剂通过；B、C. 冠状位及矢状位重建可在主动脉瓣下层面发现缺损（白箭），即膜部室间隔缺损

（2）间接征象：左心室增大或者双心室增大，肺动脉增宽，即表现为主肺动脉直径超过同层面升主动脉直径，提示可能存在肺动脉高压；晚期发生艾森门格综合征时，则左心室缩小、右心室肥厚。

4. MRI 表现 MRI 作为定量测量心脏体积的"金标准"，越来越多地用于先天性心脏病患者的术前、术后评估。MRI 可直观显示 VSD 的位置、形态及大小，以横轴位及左心室长轴四腔心层面显示较佳。超声心动图图像较差或诊断不明确时，MRI 可作为一种替代方法。MRI 可以为有复杂缺陷的个体提供额外的有用信息。一些相关的心外畸形，如主动脉缩窄和肺动脉分支狭窄，在老年患者中有时很难用超声心动图显示，但 MRI 可以清楚地描绘出来。

（1）直接征象：室间隔连续性中断，电影序列可显示左、右心室间的分流，表现为亮白色血池中的低信号血流束，有利于发现小的或多发的病变。

（2）间接征象：左心室增大，表现为在电影短轴层面，左心室中段舒张末期横径大于 55mm；右心室增大，表现为在电影四腔心层面，右心室舒张末期左

右径大于 45mm；左心房增大，表现为在电影四腔心心室最大收缩期层面，左心房左右径大于 40mm 或前后径大于 50mm。

5. 心导管检查 单纯性室间隔缺损者不需要施行创伤性心导管检查，如有重度肺动脉高压、主动脉瓣脱垂、继发性右心室漏斗部狭窄或合并其他心脏畸形，或通过经导管方法封堵治疗 VSD 时，才需行心导管检查。

【分析思路】

第一，认识这个征象。VSD 的直接征象为室间隔连续性中断，间接征象包括左心室、左心房及右心室增大等。当缺损口比较小时，在单一层面可能难以观察到直接征象，需要结合多方位、多种重建方式及多种手段综合评估。

第二，分析这个征象。基于影像学检查发现室间隔连续性中断后，应该进一步明确缺损的具体部位，是否合并其他畸形，从而对 VSD 进行分型。室间隔任何部位均可发生缺损，缺损位于室间隔膜部及其周边肌部为膜周部 VSD，该类缺损可能延伸至流入部、小梁或出口部，邻近三尖瓣和主动脉瓣，可

能导致三尖瓣部分或完全关闭;缺损位于室间隔肌部为肌部 VSD,缺损周边均为肌肉组织,常为多发,自然闭合发生率较高;缺损部位在室上嵴前上方、主动脉瓣和肺动脉瓣下方为漏斗部 VSD,由于合并有主动脉瓣脱垂,此型多伴有主动脉瓣反流;缺损位于三尖瓣隔瓣下方并以三尖瓣环为界为流入道 VSD,通常发生在唐氏综合征患者。此外,还应观察心腔是否扩大,心脏功能是否异常,是否合并肺动脉高压,全面评估 VSD 的严重程度,指导临床合理干预。

第三,紧密结合临床。VSD 患者的典型杂音为胸骨左缘第 2~4 肋间闻及Ⅲ级以上粗糙、响亮的全收缩期杂音,常伴收缩期震颤。在分析影像学征象的基础上,需紧密结合患者的杂音部位、性质、临床症状,进行综合诊断。

【疾病鉴别】

无。

三、心内膜垫缺损

【定义】

心内膜垫缺损(endocardial cushion defect,ECD),又称房室管畸形、房室间隔缺损或共同房室通道,是一组包括不同程度的低位房间隔、部分流入道室间隔和房室瓣及其附属结构发育异常造成的先天性心脏畸形。

【病理基础】

胚胎在第四、五周,房室管上(背侧)和下(腹侧)心内膜垫延展融合发育成房间隔下段、室间隔膜部、三尖瓣隔叶、二尖瓣前叶。ECD 是胚胎时期心内膜垫发育异常导致各种结构的异常。ECD 可与其他类型的心血管畸形并存,最常见的畸形为继发孔型房间隔缺损、左上腔静脉、动脉导管未闭、肺动脉瓣狭窄,其次有法洛四联症、右心室双出口、大动脉转位、完全性肺静脉异位连接和主动脉弓异常等。

根据发育异常的时期和异常程度的不同,ECD 可表现出多种类型和程度的异常,上下心内膜垫融合不全时形成部分型 ECD,而缺乏融合则形成完全型 ECD。

部分型 ECD:即房间隔下段近二尖瓣瓣环处缺损,二尖瓣瓣环完整,又称原发孔型房间隔缺损,也称Ⅰ孔型房间隔缺损,常合并二尖瓣前叶裂或三尖瓣发育不全。

完全型 ECD:包括原发孔型房间隔缺损、室间隔膜部缺损、二尖瓣前叶和三尖瓣隔叶及房室瓣环发育不良,即十字交叉部发育不良而形成的四个心腔相交通。完全型 ECD 根据房室瓣发育情况又分为三个亚型:A 型为二尖瓣前叶与三尖瓣隔叶及房室环发育较好,均完全分开,各自有腱索与室间隔相连,此型较常见;B 型为二尖瓣前叶与三尖瓣隔叶及瓣环完全分开,其腱索均与右心室内不正常的乳头肌相连,此型较少见;C 型为二尖瓣前叶与三尖瓣隔叶位于同一水平,并融合形成共同房室瓣,房室环未发育,共同房室瓣无腱索相连,呈漂浮状态。

【征象描述】

1. X 线表现　部分型 ECD 无或仅有轻度二尖瓣反流者,心影可正常或增大,肺血增多,肺动脉段凸出,如伴有中到重度二尖瓣关闭不全者,心影增大更明显,以左心室肥大为著。完全型 ECD 可于婴儿期即表现为心脏显著扩大,肺血明显增多和肺动脉段明显凸出,肺动脉高压者右心室增大显著。此外,ECD 的存在导致二尖瓣前叶异常,引发左心室流出道狭窄,在 X 线上表现出典型的鹅颈征(goose neck)。

2. 超声表现　超声心动图是诊断该病的首选检查方法。心脏超声和彩色多普勒检查可发现房间隔近十字交叉处缺损、二尖瓣和三尖瓣裂、室间隔缺损、心脏十字交叉结构消失和左、右心室肥大,还可清晰地显示二、三尖瓣前后共瓣及前房室瓣的解剖特点,确定房、室水平的分流方向,房室瓣反流及其程度。各型 ECD 存在不同程度的主动脉瓣环上移,左心室流出道形态略狭长。此外,超声检查还可发现其他合并畸形如左或右心室流出道狭窄、心室发育不良、右心室双出口、大动脉转位等。但对怀疑有明显左、右心室流出道梗阻、主动脉缩窄和肺动脉高压的患者,应进行心导管和心脏造影检查。

3. CT 表现　成像速度快,且不受气体干扰,相对于超声检查而言更具优势,可从各个方向和角度的三维影像、断层图像观察重点部位,提供了一种综合评估方法,可对胸内大血管的发育情况进行客观评估,清晰显示解剖学房室连接情况、房室形态和位置,以及大血管和房室连接之间的关系,观察房间隔、室间隔连续性来判断有无 VSD 及 ASD(图 5-5-3A、B);可显示心房、心室增大,以及肺动脉扩张等对房室通道畸形诊断有帮助的间接征象(图 5-5-3C),并可发现全身其他伴随畸形,如主动脉缩窄、异位脾及奇静脉扩张等。

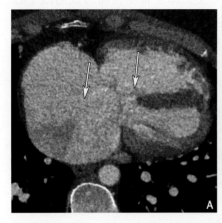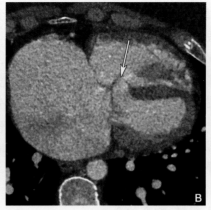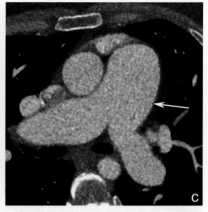

图 5-5-3 完全型心内膜垫缺损 CT 表现

A.CT 增强轴位图像示房间隔及室间隔缺损（白箭），左右心房增大；B.图像示三尖瓣隔叶发育可，与二尖瓣前叶完全分开，且有腱索与室间隔相连（白箭）；C.图像示肺动脉主干增粗（白箭），直径超过同层面升主动脉

4. MRI 表现 可对心脏的结构和功能进行全面评估。MRI 自旋回波 T_1WI 能较好地显示原发孔型房间隔缺损及室间隔缺损、心脏十字交叉结构消失、二尖瓣和三尖瓣裂、左心室肥大、右心室肥大等心脏形态的异常。冠状位 MRI 自旋回波 T_1WI 能显示出"鹅颈征"。电影序列可判断心肌运动情况、存在异常血流、确定房室水平的分流方向、房室瓣解剖、反流及程度。MRI 延迟强化图像可观察心肌是否存在延迟强化、延迟强化分布及程度。

5. 心导管检查 选择性左心室造影以左侧位、长轴斜位和/或四腔位为宜。左心室造影正位像于舒张期显示左心室流出道变窄呈"鹅颈征"，提示左侧房室瓣向下移位，流出道变窄。

【分析思路】

第一，认识这个征象。掌握正常心腔大小、血流方向及心肌密度/信号/回声，辨别出左右心室增大、房室间隔缺损、二尖瓣和三尖瓣裂及反流，存在自左向右的分流，此外还应该结合重建图像，多角度分析评估，此类疾病多合并左上腔静脉、动脉导管未闭、肺动脉瓣狭窄，其次有法洛四联症、右心室双出口、大动脉转位、完全性肺静脉异位连接和主动脉弓异常等，因此应全面评估疾病累及全身的情况。

第二，分析这个征象。ECD 的分型及是否合并畸形对患者手术方案的选择及预后评估至关重要。全面且正确地识别异常征象便可准确分型。ECD 首先分为部分型（主要病变为房室隔上部有缺损，出现房水平分流，无室水平分流，二尖瓣前叶裂）和完全型（主要病变为共同房室口、一组共同房室瓣，两侧

心房和心室相互交通，有房室水平分流）。完全型 ECD 又可分为 ABC 型。A 型：二尖瓣和三尖瓣分开并可辨认，其腱索分别与室间隔上端相连。B 型：二尖瓣和三尖瓣分开并可辨认，其腱索均与室间隔右心室侧相连。C 型：共同房室瓣前叶未分离，呈一整体自由漂浮于房室之间，无腱索与室间隔相连，舒张期越过室间隔缺损口进入右心室，收缩期进入左心室。

第三，紧密结合临床。临床信息对于 ECD 的诊断至关重要。在分析影像学征象的基础上，需紧密结合患者的年龄、性别、症状、体征等，找寻符合诊断的相关标准，综合作出诊断。

【疾病鉴别】

无。

（贺 毅）

第六节 心腔肿物

一、血栓

（一）充盈缺损

【定义】

充盈缺损是指心腔内与心内膜或者心脏周围组织结构可明确区分的异常肿块区。

【病理基础】

1845 年，Virchow 指出，血栓形成的条件主要包括：①血管壁的改变；②血液成分质和量的改变；③血流状态的改变，如血流缓慢、停滞或涡流的形成；这些仍是血栓性疾病发生、发展的最基本因素。心腔内血栓的形成机制主要包括：①心内膜内皮功

能的损坏;②血液状态的改变;③血液凝固性增高;④炎症反应;⑤其他,如冠状动脉疾病、遗传因素、获得性易栓症、吸烟、高脂血症等,这些仍是心腔内血栓形成的重要危险因素。心内膜内皮细胞损伤或脱落,可导致血液与内皮细胞下结缔组织直接接触,启动内源性血栓形成机制。此外,局部或整体的心脏收缩功能不良可诱发心腔内血栓形成,血流缓慢、血液淤滞可形成涡流,导致血栓范围不断扩大。心腔内血栓是急性心肌梗死(acute myocardial infarction,AMI)、左心室室壁瘤和扩张型心肌病等伴有心室功能不全心脏疾病的常见并发症之一,左心室心尖部多见;此外,心房颤动患者左心房或左心耳内血栓亦多发。当动脉和心腔内血流较快时,不易形成血栓,一旦心腔内形成血栓,栓子可通过血液循环栓塞身体重要的器官,右心血栓可随肺循环血流栓塞肺部血管,左心血栓随体循环血流栓塞心、脑、肾等重要器官,导致患者死亡。

【征象描述】

1. **X线表现** X线平片一般无法显示该征象。

2. **超声表现** 超声心动图是诊断和评价心腔内血栓的优选影像学检查手段。心腔内血栓呈现为密集回声团块影,与心内膜分界明确,且在收缩期和舒张期均被视及,同时对血栓形态和结构可进行综合评估,如其大小、形态、内部的均质性等特性,预测发生脱落栓塞的风险。左心房血栓超声特征多表现为左心房后壁和/或左心耳异常回声、左心房内可游离异常回声团,多伴有二尖瓣疾病和/或心房纤颤(图5-6-1)。左心室血栓超声特征多发表现为左心室心尖部异常回声,团块回声附着区室壁常见节段性运动异常(室壁运动失调、减低或消失,呈僵硬感),可伴室壁瘤形成。同时,血栓可凸向心室腔,随血流活动,可脱落而发生体循环或肺循环栓塞。右心血栓的超声影像特征与左心血栓基本一致。

3. **CT表现** 尽管经胸/食管超声心动图是诊断和评价心腔内血栓首选的影像学检查手段,但超声心动图容易受到声窗、操作者依赖性等方面的影响,对于特殊位置和微小血栓的探查容易出现漏诊或误诊(图5-6-2),而心脏CT可提供心脏、大血管和冠状动脉的高质量无创图像,并对其进行综合评估(图5-6-1),在诊断心腔内血栓方面具有较高的价值,是代替超声心动图的可靠检查手段。一项纳入19项研究(2 055名患者)的荟萃分析显示,心脏CT在检测心腔内血栓和评价心源性脑卒中患者病因方面发挥重要作用(图5-6-3),灵敏度和特异度分别为96%和92%,阳性预测值和阴性预测值分别为41%和99%。其中,心房颤动患者发生左心房、左心耳血栓和急性心肌梗死患者发生左心室心尖部血栓多见;原发性或继发性扩张型心肌病患者由于左心室收缩末期容积明显增加,可导致心尖部血液滞留,血栓形成风险增高,左心室多见(图5-6-4)。心腔内血栓CT多表现为心腔局部出现充盈缺损,密度均匀,双期扫描均表现为充盈缺损,无明显强化(图5-6-1)。由于左心耳处血流较为缓慢,可出现增强早期三角形充盈缺损,但延迟期充盈缺损可填充消失,可经食管超声心动图进一步验证左心耳是否出现血栓回声(图5-6-5)。

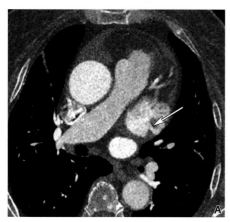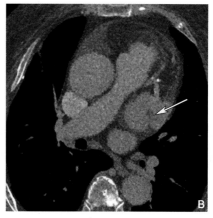

图5-6-1 左心耳微小血栓心脏CT双期表现

79岁,女性,临床诊断心房颤动。A、B. 心脏CT双期扫描显示左心耳部可见约7mm充盈缺损区,延迟期CT值未见明显变化(白箭)

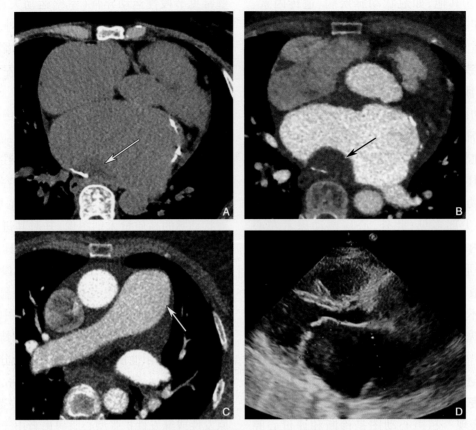

图 5-6-2　左心房血栓心脏 CT 和超声表现

61 岁,女性,反复胸闷,憋气 15 年,加重 1 年余,于心外科就诊。专科检查提示房颤心律,心尖部可闻及收缩期吹风样杂音(轻度),向左腋下传导,舒张期闻及隆隆样杂音(重度),局限不传导。心电图显示房颤,A~C.胸部 CT 平扫和 CT 血管造影提示左心房后壁边界清楚的充盈缺损区,伴斑点状、线样钙化,左心房增大,主肺动脉干明显增宽(白箭和黑箭)。D.经胸超声心动图提示严重心功能障碍、风湿性二尖瓣狭窄(重度)并关闭不全(轻度)和左心房内等回声肿块。临床诊断风湿性二尖瓣狭窄伴关闭不全、心房颤动和左心房血栓。患者进行左心房肿块清除术、二尖瓣置换术和心脏射频消融改良迷宫术。大体病理提示肿块为血凝块

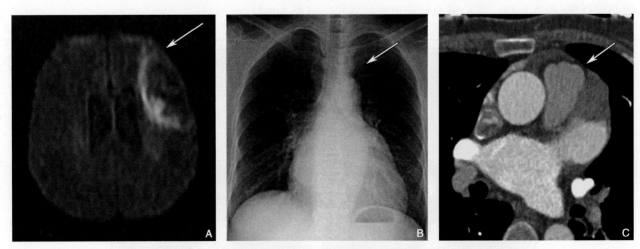

图 5-6-3　脑卒中,左心房耳部血栓心脏 CT 和颅脑 MRI 表现

61 岁,女性,脑卒中患者,心慌 10 年,加重 3 年就诊。A.轴位扩散加权 MR 图像示左侧额叶、顶叶多发急性期梗死灶(白箭)。B.胸部 X 线图像示肺动脉段凸出,双房影,心脏扩大(白箭)。C.心脏轴位 CT 图像示左心耳可见三角形充盈缺损(白箭)

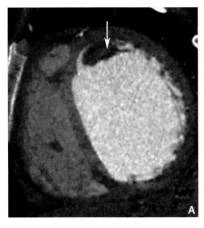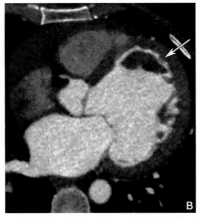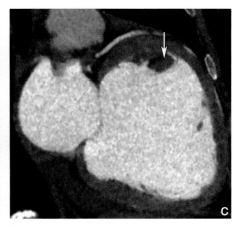

图 5-6-4 扩张型心肌病,左心室血栓 CT 表现

53 岁,女性,临床诊断扩张型心肌病。A~C. 心脏 CT 多平面重组图像显示左心室心腔内椭圆形充盈缺损(白箭),证实为血栓,抗凝治疗后经胸超声心动图显示病灶消失

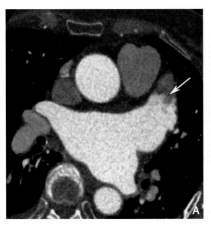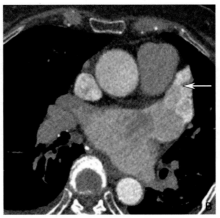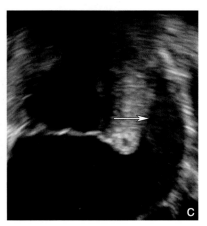

图 5-6-5 左心耳缓慢血流的心脏 CT 表现

75 岁,女性,心房颤动患者。A. 增强早期轴位心脏 CT 示左心耳区三角形充盈缺损。B. 延迟期轴位心脏 CT 示左心房耳区无充盈缺损(白箭)。C. 心脏 CTA 后 1 天经食管超声心动图左心房耳区未见明确异常等回声血栓影(白箭)

4. MRI 表现　MRI 检查可弥补经食管超声心动图诊查的不足,将微小血栓、心尖部血栓等清晰显示;同时,MRI 是缺血性脑卒中潜在栓子来源的有效评价方法,如左心耳血栓、左心室血栓、心脏肿物和主动脉粥样硬化斑块等。延迟钆增强可显示心肌梗死和心肌纤维化,并对梗死范围、心肌梗死及纤维化程度作出确切诊断和评估。急性心肌梗死患者常发生左心室心尖部血栓,MRI 以低信号为主,边缘通常不规则,与心肌、心内膜无连续性,伴附着区域节段性室壁运动异常(室壁运动失调、减低或消失)、室壁瘤形成,部分可随血流活动,脱落可发生体循环或肺循环栓塞,早期增强和延迟钆增强扫描均无强化(图 5-6-6)。心房颤动患者左心房和左心耳血栓多见,右心房亦可见,多表现为亮血心脏电影扫描低信号充盈缺损区和延迟钆增强扫描无强化区(图 5-6-7)。MRI 对于优化缺血性心肌病和心房颤动等

疾病的手术治疗策略具有重要的临床价值。

【相关疾病】

心腔内血栓,根据发生的位置不同,可分为左心房血栓、左心室血栓、右心房血栓和右心室血栓,其中左心房血栓是心腔内血栓最常见的类型。1995年,Waller 等提出心腔内血栓根据不同病因的分类方法(表 5-6-1)。不同部位的心腔内血栓的发病机制和危害程度不同,其处理原则亦有所不同。

【分析思路】

第一,认识这个征象。左心房血栓是心腔内血栓最常见的类型,多起自心房相对静止的后壁、侧壁或心耳,由于左心耳特殊的解剖结构,以左心耳血栓最为常见。心房颤动患者左心耳的代偿性扩大可导致血液淤滞,排空能力下降,出现左心耳血栓假阳性结果,CT 双期扫描可增加左心耳对比剂的充盈时间,进而提升左心耳的充盈及显示;此外,心功能不

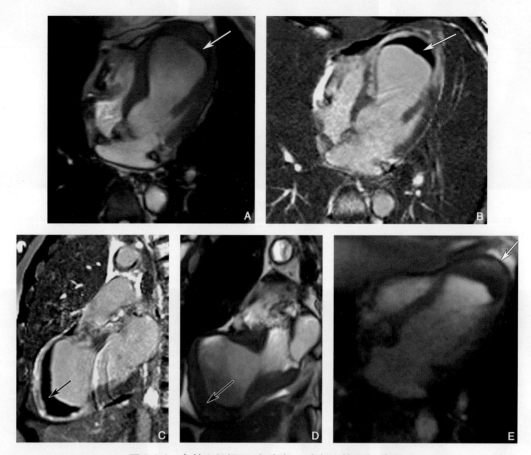

图 5-6-6 急性心肌梗死,室壁瘤,心尖部血栓 MRI 表现

56 岁,男性,临床诊断急性心肌梗死。A、D. 四腔心和两腔心亮血电影图像示心尖部室壁瘤,伴大块血栓形成(白箭和黑箭)。B、C. 四腔心和两腔心延迟强化图像示心尖部透壁性心肌瘢痕形成,可见无强化大块血栓(白箭和黑箭)。E. 四腔心早期强化图像提示血栓无强化(白箭)

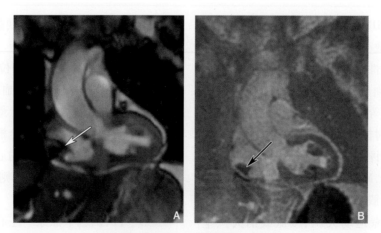

图 5-6-7 右心房血栓 MRI 表现

A. 冠状位左心室流出道亮血电影图像示右心房类圆形软组织信号充盈缺损结节(白箭);B. 冠状位延迟强化图像示该充盈缺损区无强化,证实为右心房血栓(黑箭),经抗凝治疗后消失

表 5-6-1　心腔内血栓的病因分类

病因类型	疾病分类
心肌病	原发性:特发性扩张型心肌病 继发性:冠状动脉粥样硬化性心脏病,急性心肌梗死,陈旧性心肌梗死,室壁瘤,缺血性扩张型心肌病
心内膜疾病	心内膜纤维化:嗜酸性粒细胞增多性心内膜炎
心脏瓣膜病	风湿性心脏病:二尖瓣狭窄,三尖瓣狭窄 心内膜炎:感染性,非感染性 二尖瓣脱垂
血栓栓塞性疾病	来源于深静脉血栓
其他	肿瘤 系统性疾病:胶原血管病,淀粉样变,炎症性肠病,高凝状态

全的患者,若延迟扫描时间不足,可造成左心耳充盈范围不足,出现 CTA 图像误判,出现假阳性结构,需仔细观察确认。心脏 CT 双期扫描和 MRI 增强检查均可见充盈缺损区无强化。观察时,除认真阅读轴位图像外,还应结合斜矢状位、冠状位 MPR、MIP 等图像,以及 MRI 早期增强和延迟强化成像,多角度分析,全面评估血栓的部位、形态和内部成分的均质性等,及时预测发生脱落造成体循环和肺循环血栓栓塞的风险。

第二,分析这个征象。心脏 CT 双期检查或 MRI 增强检查发现心腔内出现充盈缺损,无强化,首先,应该考虑到血栓的可能性,这与黏液瘤、纤维瘤、血管瘤、横纹肌瘤和转移瘤等均不同,征象典型。其次,需进一步基于这个征象和血栓位置等明确病因,左心房血栓好发于风湿性心脏病二尖瓣狭窄及无瓣膜病的心房颤动患者,左心室血栓好发于左心室室壁运动减弱和血液滞留的患者(多继发于缺血性心肌病,其他的病因有扩张型心肌病、心肌炎、瓣膜病诱发左心室明显扩张、人工心脏瓣膜和凝血异常的疾病等),右心房血栓好发于右心房增大伴有心房颤动的患者,右心室血栓多见于右心排血量明显减低的患者。其中左心房肿物中,左心房血栓和左心房黏液瘤最常见;黏液瘤多为单发,可随心动周期活动,增强扫描多有强化。我们需要认真细致分析病变发生的位置、形态、活动度,增强后有没有强化等进行精准诊断。需要注意的是,原发于左心房的恶性肿瘤较为罕见(如黏液肉瘤、纤维肉瘤、血管肉瘤等),来源于肺的恶性肿瘤可沿着肺静脉延伸到左心房,表面可伴血栓,需要注意病灶主体成分的性质和增强扫描细节特征等。

第三,紧密结合临床。临床信息对于心腔内血栓的诊断是至关重要的。在分析影像学征象的基础上,需紧密结合患者的年龄、性别、症状、体征和实验室检查等,找寻符合诊断的相关标准,作出综合诊断和评估。

【疾病鉴别】

心腔内血栓鉴别诊断思维导图见图 5-6-8。

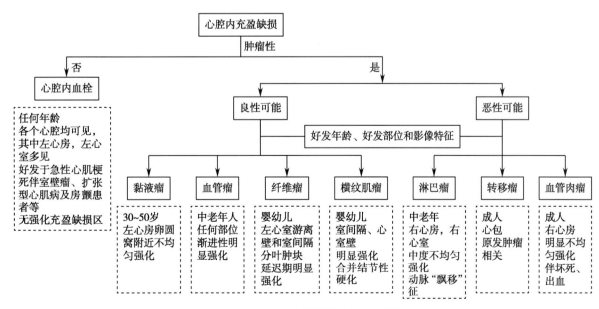

图 5-6-8　心腔内血栓鉴别诊断思维导图

二、肿瘤

（一）移动性肿瘤

【定义】

移动性肿瘤是指心腔内随心脏运动可发生位置移动的肿瘤。

【病理基础】

心脏由各房室腔、室壁、房/室间隔、瓣膜等构成。移动性肿瘤征象的病理基础是心腔内肿瘤借蒂附着于室壁、房/室间隔或肿瘤位于瓣膜表面，从而随心脏运动发生位置移动。

【征象描述】

1. X 线表现　无特异性，当肿瘤引起血流动力

学改变致心腔增大时可出现相应征象。

2. 超声表现　超声心动图可准确评估心腔内移动性肿瘤的位置、形态、大小、随心脏运动情况及血流动力学改变。肿瘤位置、形态、大小及运动情况具体见后文 MRI 表现，回声无特征性，可呈低回声、高回声或混杂回声。

3. CT 表现　CT 对评估移动性肿瘤的运动情况价值有限，但可评估肿瘤邻近器官的改变。肿瘤多靠近房间隔、房/室壁或瓣膜，平扫多被心腔内血液掩盖，因此显示不清，较大者多呈稍低密度（图 5-6-9A），密度可不均匀；增强扫描动脉期在对比剂的衬托下呈低密度充盈缺损（图 5-6-9B），静脉期强化方式多变，较小肿瘤多表现为轻度强化，较大肿瘤多表现为

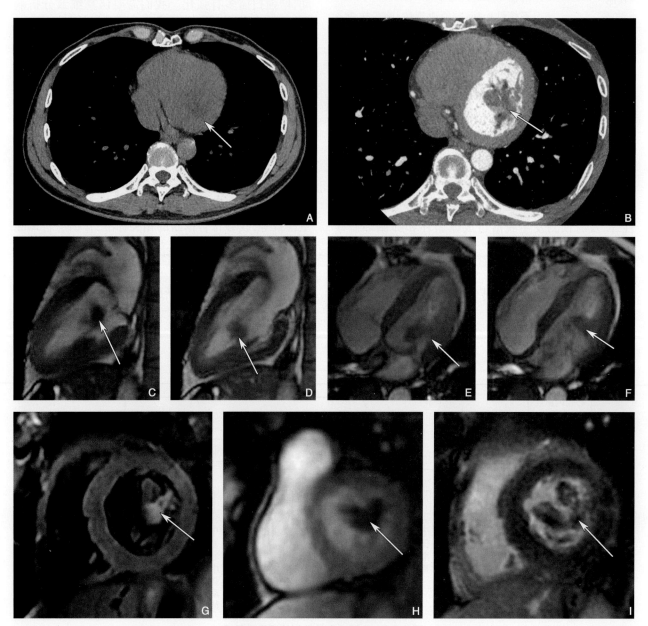

图 5-6-9　左心室黏液瘤表现

A. 平扫 CT 图像示左心室肿瘤呈稍低密度。B. 增强 CT 动脉期示肿瘤在对比剂的衬托下呈低密度充盈缺损，可见轻度强化。C~F. 心脏磁共振电影序列两腔心（C、D）及四腔心（E、F）层面示，随心动周期变化肿瘤位置发生明显变化，可前后移动。G. T₂WI 压脂相示肿瘤呈不均匀高信号。H. 首过灌注示肿瘤在对比剂的衬托下表现为低信号充盈缺损。I. 延迟增强示肿瘤呈轻度不均匀强化

不均匀强化,强化程度多变,多为轻中度强化,部分肿瘤也可表现为明显强化。良性肿瘤与周围心肌、心包等结构分界清楚,而恶性肿瘤可与邻近组织粘连,甚至侵犯周围器官。

4. MRI 表现 MRI 可全面评估移动性肿瘤的位置、形态、大小、运动情况、血流动力学改变、组织学特征及邻近器官改变。肿瘤多借蒂附着于房间隔卵圆窝附近、房/室壁或位于瓣膜表面,部分肿瘤蒂部短小不可见,但肿瘤随心脏运动可见明显前后移动,部分肿瘤甚至可通过瓣环往返于心房、心室之间或大血管与心腔之间,引起相应的血流动力学改变。肿瘤多为单发,大小不一,可为数毫米至数

十厘米,边缘多不规则,可呈乳头状、卵圆形或分叶状。MRI 可多角度多平面成像,便于观察移动性肿瘤的蒂部及运动情况,电影图像可明确显示较长的蒂部附着于房间隔或房/室壁,肿瘤随心脏运动前后运动情况(图 5-6-9C~F、图 5-6-10)及其血流动力学改变。T_1WI 图像多呈低信号,T_2WI 图像多呈高信号(图 5-6-9G),较大者信号可不均匀。首过灌注在对比剂的衬托下表现为低信号充盈缺损(图 5-6-9H),血管丰富者可以看见轻度强化,但肿瘤内灌注较心肌晚。延迟强化表现多变,多为轻中度强化,较大者强化不均匀(图 5-6-9I),血供丰富者也可呈明显强化。

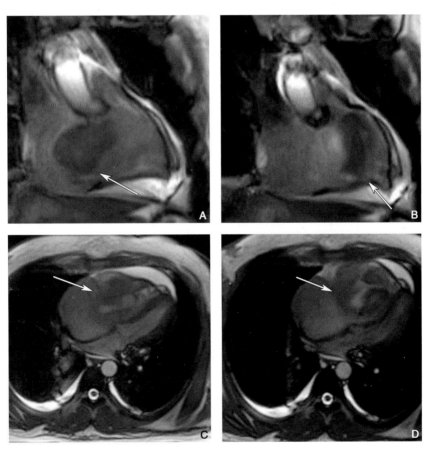

图 5-6-10 滑膜肉瘤 MRI 表现
A~D. 心脏磁共振电影序列两腔心(A、B)及四腔心(C、D)层面示肿瘤主体位于右心室,肿瘤可随心脏周期运动而发生位置移动,往返于右心房、右心室;四腔心电影图像提示肿瘤部分与右心室游离壁粘连,同时可观察到右心房、右心室增大,少量心包积液及双侧胸腔积液

【相关疾病】
心腔内移动性肿瘤,最常见的是黏液瘤,其次为乳头状弹力纤维瘤,滑膜肉瘤最为罕见,其中前两者为良性肿瘤,滑膜肉瘤为恶性肿瘤。可随心脏运动发生位置移动是其特征性的影像学表现,确诊需行病理检查。黏液瘤最常发生于左心房,附着于房间

隔卵圆窝附近,其次为右心房、心室腔,附着于房/室壁。乳头状弹力纤维瘤是最常见的发生于瓣膜表面的肿瘤,主动脉瓣和二尖瓣为常见部位,以主动脉瓣最为常见,常出现在瓣膜下游,如二尖瓣左心室侧和主动脉瓣主动脉侧,肿瘤起源于心内膜,由被内皮覆盖的黏液样结缔组织组成。原发性心脏滑膜肉瘤多

发生于心包或心腔,瓣膜是滑膜肉瘤的罕见发生部位,据文献报道,滑膜肉瘤最常发生的瓣膜位置为二尖瓣,也可发生于肺动脉瓣。滑膜肉瘤发生于心脏其他位置时,不可随心脏的运动发生移动,分析思路见非移动性肿瘤。

【分析思路】

第一,认识这个征象。超声心动图和心脏 MRI 可准确评估肿瘤的运动情况,通过超声或 MRI 发现可随心脏运动发生位置移动的移动性肿瘤非常容易。在 CT 上通常表现为心腔内靠近房间隔、房/室壁或瓣膜的肿物,蒂部较长时可观察到,较短时可表现为肿物局部贴近附着处,接触面较小。

第二,分析这个征象。看到移动性肿瘤时,首先应想到黏液瘤、乳头状弹力纤维瘤或滑膜肉瘤,其中黏液瘤最常见。黏液瘤是因为有蒂才能随心脏运动而移动,乳头状弹力纤维瘤或滑膜肉瘤是因为发生在瓣膜,随瓣膜的活动而移动。其次,需进一步基于这个征象明确是哪种肿瘤。若移动性肿瘤位于心腔,附着于房间隔或房/室壁,多为黏液瘤;若移动性

肿瘤发生于瓣膜,需进一步分析肿瘤的其他征象。乳头状弹力纤维瘤多位于瓣膜下游,体积较小,多数小于 2cm,边界清楚,与周围心肌组织界限清晰;滑膜肉瘤是非常罕见的恶性肿瘤,体积多较大,边缘分叶,常侵犯周围血管壁,出现血管壁毛糙,周围脂肪间隙模糊,心包积液等恶性征象。此外,瓣膜肿物还应与瓣膜赘生物和血栓相鉴别,赘生物常伴有瓣膜的变形,血栓一般无强化,可与肿瘤鉴别。

第三,紧密结合临床。临床信息对于移动性肿瘤的诊断也很重要。在分析影像学征象的基础上,需紧密结合患者的年龄、性别、症状、体征和实验室检查等,如较小的黏液瘤和乳头状弹力纤维瘤多无症状,为意外或体检发现;较大者根据血流动力学改变可出现不同症状和体征,实验室检查多正常;而滑膜肉瘤为恶性肿瘤,多因胸闷、心悸等心脏症状就诊,进展迅速,可出现炎症指标和肿瘤标志物升高。

【疾病鉴别】

心腔移动性肿瘤鉴别诊断思维导图见图 5-6-11。

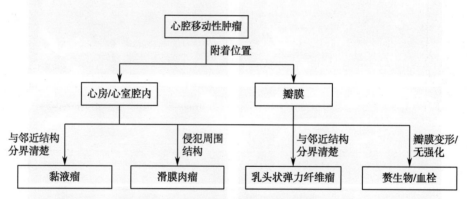

图 5-6-11　心腔移动性肿瘤鉴别诊断思维导图

(二)非移动性肿瘤

【定义】

非移动性肿瘤是指心腔内位置固定,不能随心脏运动而发生位置变化的肿瘤。

【病理基础】

心脏由各房室腔、室壁、房/室间隔、瓣膜等构成。非移动性肿瘤征象的病理基础是肿瘤起源于心肌细胞间质或心内膜间质组织,或恶性肿瘤侵犯房/室壁,因此位置固定,不能随心脏运动而发生变化。

【征象描述】

1. **X 线表现**　无特异性,当肿瘤引起血流动力学改变致心腔增大时,可出现相应征象。

2. **超声表现**　超声心动图可评价非移动性肿

瘤的位置、形态、大小、邻近室壁运动情况及心脏血流动力学改变。良性肿瘤回声多较均匀;恶性肿瘤回声无特征性,可呈低回声、高回声或混杂回声,彩色多普勒可发现肿瘤内供血血管;超声回声无特异性,对原发性肿瘤和邻近组织评价受限。

3. **CT 表现**　CT 的空间分辨率高,在观察非移动性心腔肿瘤的周围组织情况方面优势明显,可用于评估恶性肿瘤的周围侵犯和远处转移,对于转移性的心腔内非移动性肿瘤,CT 可帮助明确原发灶。非移动性心腔内肿瘤的 CT 表现多样,良恶性肿瘤的位置形态、大小、边界如后文 MRI 表现所述。CT 平扫显示心腔内非移动性肿瘤多为低密度,恶性肿瘤内出血可表现为不均匀稍高密度,部分转移性

肿瘤也可呈高密度;CT值可对部分肿瘤定性诊断,如脂肪瘤表现为均匀的脂肪密度(图5-6-12A)。增强CT不仅可以根据肿瘤的强化方式辅助鉴别肿瘤的良恶性、对特定肿瘤定性诊断(如均匀强化的肿瘤多为良性肿瘤,血管瘤表现为显著均匀强化,而恶性肿瘤强化不均匀,强化程度多变),还可以评估恶性肿瘤周围血管受侵范围,追踪肿瘤供血血管起源。

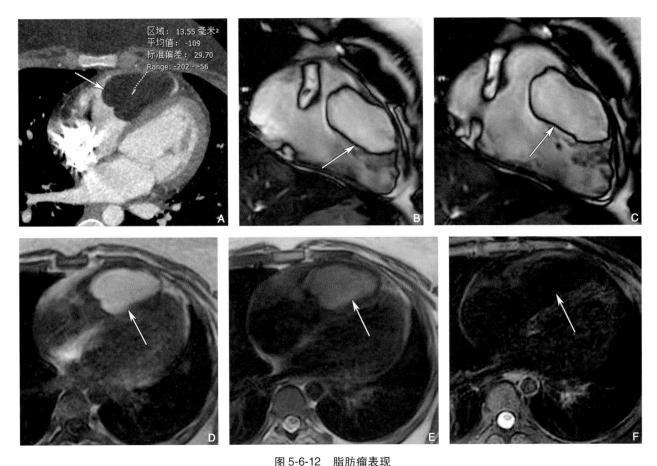

图5-6-12 脂肪瘤表现

A.增强CT示肿瘤紧贴右心室游离壁生长,呈均匀脂肪密度,边界清楚。B、C.电影序列两腔心层面示肿瘤紧贴右心室游离壁生长,位置不随心动周期发生移动,邻近心壁无明显增厚,未见明显心包积液。D~F.T_1WI(D)及T_2WI(E)示肿瘤呈均匀高信号,T_2WI压脂像(F)示肿瘤呈均匀低信号

4. MRI表现 MRI可多角度、多平面、多参数成像,全面评估非移动性肿瘤的位置、形态、大小、邻近室壁运动情况、血流动力学改变、组织学特征及邻近器官改变,高组织学分辨率是其优势。非移动性肿瘤以宽基底与房/室壁相连,良性肿瘤房/室壁多不厚,室壁运动正常,恶性肿瘤邻近房/室壁不规则增厚,室壁运动减低,甚至完全不动,可向心腔外侵犯,出现心包增厚,心包积液。肿瘤大小不一,可为数厘米至数十厘米。不同类型肿瘤的位置、形态及边缘各异,良性肿瘤可发生于所有心腔,多为类圆形,边缘光滑,边界清楚;原发性恶性肿瘤多发生于右心系统,边缘多不规则,边界不清;转移性恶性肿瘤可发生于任意心腔,为邻近组织恶性肿瘤直接侵犯心脏或远处恶性肿瘤转移至心脏,向心腔内生长。电影图像可明确肿瘤邻近室壁的运动情况(图5-6-12B、C)。多数肿瘤T_1WI图像呈低信号,T_2WI图像

呈高信号,较大者信号可不均匀。部分肿瘤的特征性信号表现可辅助肿瘤的定性诊断,如脂肪瘤T_1WI、T_2WI均呈高信号(图5-6-12D、E),压脂相呈低信号(图5-6-12F);纤维瘤T_1WI、T_2WI均呈低信号;血管瘤T_1WI呈等信号,T_2WI呈高信号,压脂相呈高信号。首过灌注早期在对比剂的衬托下也表现为低信号充盈缺损,血供丰富者可以看见渐近性强化。延迟强化表现多变,部分肿瘤(如脂肪瘤)不强化,良性肿瘤多强化均匀,如纤维瘤和血管瘤表现为显著均匀强化;恶性肿瘤(如肉瘤)强化多不均匀,富血供者(如血管肉瘤)强化明显,内可见供血血管的留空信号;乏血供者(如淋巴瘤)多为轻度强化。

【相关疾病】

心腔内非移动性肿瘤这一征象是相对移动性肿瘤而言的,涵盖的肿瘤类型非常多,没有特异性。最常见的是转移性肿瘤,原发性肿瘤较为罕见,有其他

恶性肿瘤病史者首先考虑为转移瘤。原发性心腔内非移动性肿瘤表现多样,确诊需行病理检查。

【分析思路】

第一,认识这个征象。心腔内非移动性肿瘤不随心脏的运动而发生位置移动,为多数心腔肿瘤的表现形式,在超声心动图和 MRI 上非常容易识别。在 CT 上多以宽基底与房/室壁相连。

第二,分析这个征象。非移动性肿瘤这一征象不具有特征性,需进一步分析。恶性征象包括边界不规则、直径大于 5cm、心包或纵隔、大血管受侵。若观察到恶性征象,且患者有其他部位的恶性肿瘤病史,应首先考虑心腔内转移瘤,否则应考虑原发的心腔恶性肿瘤。原发的心脏恶性肿瘤主要包括肉瘤和淋巴瘤,其中肉瘤又可进一步分为血管肉瘤、滑膜肉瘤、横纹肌肉瘤、平滑肌肉瘤等,但影像学上难以鉴别。由于淋巴瘤和肉瘤治疗方法差别很大,淋巴瘤以放化疗为主要治疗手段,而肉瘤在

情况允许的情况下应尽可能行手术切除,因此在影像上我们应尽可能区分肉瘤和淋巴瘤。淋巴瘤多伴有全身多发淋巴结肿大,淋巴结密度多均匀,肿瘤包绕邻近血管但不侵犯,血管壁完整,增强后多呈轻中度强化;而肉瘤多浸润周围组织,血管壁被包裹后常出现血管壁受侵、毛糙,增强后强化程度不一,多数强化较明显。若肿瘤无恶性征象,应考虑良性,大部分良性肿瘤的密度或信号较有特征,可作出诊断。

第三,紧密结合临床。临床信息对于心腔内非移动性肿瘤的诊断至关重要。在分析影像学征象的基础上,需紧密结合患者的病史、年龄、性别、症状、体征和实验室检查等,找寻支持诊断的特征,综合作出诊断。

【疾病鉴别】

心腔非移动性肿瘤鉴别诊断思维导图见图 5-6-13。

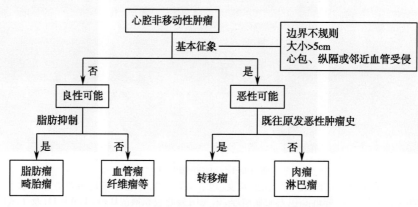

图 5-6-13 心腔非移动性肿瘤鉴别诊断思维导图

（徐 磊）

参 考 文 献

1. Hota P, Simpson S. Going beyond Cardiomegaly: Evaluation of Cardiac Chamber Enlargement at Non-Electrocardiographically Gated Multidetector CT: Current Techniques, Limitations, and Clinical Implications[J]. Radiol Cardiothorac Imaging, 2019, 1(1): e180024.

2. Thomas L, Muraru D, Popescu BA, et al. Evaluation of Left Atrial Size and Function: Relevance for Clinical Practice[J]. J Am Soc Echocardiogr, 2020, 33(8): 934-952.

3. Alfuhied A, Kanagala P, McCann GP, et al. Multi-modality assessment and role of left atrial function as an imaging biomarker in cardiovascular disease[J]. Int J Cardiovasc Imaging, 2021, 37(11): 3355-3369.

4. Kessler Iglesias C, Pouliopoulos J, Thomas L, et al. Atrial cardiomyopathy: Current and future imaging methods for assess-

ment of atrial structure and function[J]. Front Cardiovasc Med, 2023, 10: 1099625.

5. Schultheiss HP, Fairweather D, Caforio ALP, et al. Dilated cardiomyopathy[J]. Nat Rev Dis Primers, 2019, 5(1): 32.

6. 王振常, 龚启勇. 放射影像学[M]. 2 版. 北京: 人民卫生出版社, 2020.

7. Baumgartner H, De Backer J, Babu-Narayan SV, et al. 2020 ESC Guidelines for the management of adult congenital heart disease[J]. Eur Heart J, 2021, 42(6): 563-645.

8. Oyama N, Goto D, Sasaki T, et al. 64-Slice MDCT imaging of endocardial cushion defect associated with other cardiac and extracardiac abnormalities[J]. J Cardiovasc Comput Tomogr, 2010, 4(3): 218-220.

9. Han J, Xiang H, Ridley WE, et al. Goose neck appearance: Endocardial cushion defect[J]. J Med Imaging Radiat Oncol, 2018, 62 Suppl 1: 31.

10. 吴丹,任卫东,肖杨杰,等. 超声心动图在心内膜垫缺损分型中的诊断价值及应用[J]. 中国临床医学影像杂志, 2015,26(6):395-399.

11. Jin Hur,Byoung Wook Choi. Cardiac CT Imaging for Ischemic Stroke:Current and Evolving Clinical Applications [J]. Radiology,2017,283(1):14-28.

12. Patel M,Wei X,Weigel K,et al. Diagnosis and Treatment of Intracardiac Thrombus[J]. J Cardiovasc Pharmacol,2021,78 (3):361-371.

13. Kumar P,Singh A,Deshmukh A,et al. Cardiac MRI for the evaluation of cardiac neoplasm[J]. Clin Radiol, 2020, 75 (4):241-253.

14. Lichtenberger John P,Carter Brett W,Pavio Michael A,et al. Cardiac Neoplasms:Radiologic-Pathologic Correlation [J]. Radiol Clin North Am,2021,59(2):231-242.

15. Terry Nina LJ,Manapragada Padma,Aziz Muhammad Usman,et al. Cardiac mass evaluation with cardiac computed tomography:A review[J]. J Med Imaging Radiat Sci,2021, 52(3S):S78-S87.

第六章　心包

第一节　心包增厚

【定义】

正常的心包厚度多<2mm,当心包的厚度≥4mm时,可诊断为心包增厚。

【病理基础】

心包是包绕心脏的纤维囊,由内层浆膜层和外层纤维心包构成,内层的浆膜层进一步分为壁层心包和脏层心包,壁层附于纤维层的内面,脏层附于心脏的表面,也称为心外膜。壁层和脏层心包之间为心包腔。心包增厚主要由感染、自身免疫异常和肿瘤因子介导引起,如心包炎、风湿性心脏病、类风湿性关节炎、结节病和肿瘤等;除以上相对常见的原因之外,其他可能的原因包括药物反应、放射治疗和慢性肾衰竭等。由心包炎导致的心包增厚主要是由肉芽肿和纤维蛋白原积聚引起,晚期可表现为钙化和纤维成分的沉积。自身免疫相关心包增厚与免疫复合物沉积和炎症反应等有关。在肿瘤相关心包增厚的病理基础中,原发性肿瘤可能从胚胎残余发展而来,如心包间皮瘤起源于心内淋巴、内胚层和中胚层间皮细胞,大多表现为弥漫性生长,使心包广泛增厚;继发性肿瘤与原发癌瘤的发生部位、病理性质及转移途径密切相关。

【征象描述】

1. **X 线表现**　X 线检查难以直接显示心包增厚,可提示心包钙化及大量心包积液。

2. **超声表现**　尽管超声心动图作为观察心包增厚的首选无创性影像学检查方法,但其观察视野有限,对操作者的要求较高。在超声图像上通常不能直接观察到正常完整的心包结构,但超声图像上可明显观察到心包增厚及钙化,表现为心脏和肺组织界面勾勒出一条明亮的、高回声的线。

3. **CT 表现**　CT 检查扫描速度快,空间分辨率高,可以清晰显示心脏结构和心包钙化。正常的心包表现为位于心包脂肪和纵隔脂肪间的线样稍高密度影,CT 上正常心包厚度为 0.7 ~ 2.0mm(图 6-1-1A),当心包厚度≥4mm 时为心包增厚。急性心包炎(图 6-1-1B)表现为心包均匀增厚,边界光滑,增强扫描增厚的心包可见强化,慢性心包炎(图 6-1-1C)可表现为心包不规则增厚伴钙化,当慢性心包炎合并心包缩窄时,CT 还可观察到单侧或双侧心房增大,下腔静脉和肝静脉增宽等影像表现。由肿瘤引起的心包增厚表现为心包不规则结节状、肿块状增厚,增强扫描强化不均,常合并心包积液。

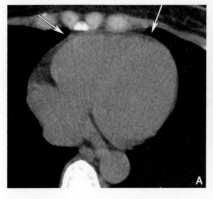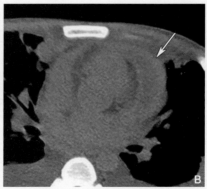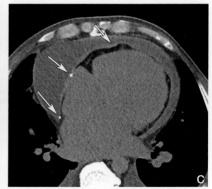

图 6-1-1　正常心包和急、慢性心包炎的 CT 表现

A. CT 平扫图像上正常的心包厚度<2mm(白箭),当心包的厚度≥4mm 时,为心包增厚。B. CT 平扫图像显示急性化脓性心包炎的心包明显增厚(白箭)伴心包积液形成。C. CT 平扫图像显示慢性心包炎心包体积减小/缩窄,左心房体积增大,心包增厚伴钙化形成(白箭)

4. MRI 表现 MRI 检查无辐射,除显示心包增厚外,还可以评估心脏功能。在 T_1 和 T_2 加权图像上心包均表现为线样低信号(图 6-1-2),MRI 上正常心包厚度为 1.2~1.7mm,当心包厚度≥4mm 时,即为心包增厚。磁共振电影图像可清晰显示心包增厚(图 6-1-3A),缩窄性心包炎可见室间隔摆动,T_2 加权图像有助于显示心包水肿(图 6-1-

3B)。在心包和周围组织的形态学评估(图 6-1-3C)之外,MRI 能够实现左、右心室的功能学、组织学特性、心包活动度和心包层融合等情况的评估。此外,MRI 增强图像可用于评估炎症或者肿瘤侵犯邻近周围脂肪和心肌的程度,MRI 延迟强化扫描可以识别心包的炎症及纤维化情况(图 6-1-3D)。

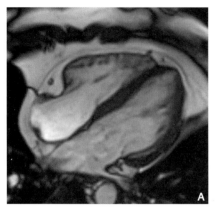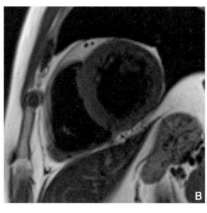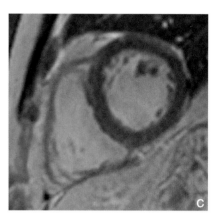

图 6-1-2 正常心包的 MRI 表现

A~C.磁共振四腔心电影图像(A)和 T_2 加权黑血图像(B)上正常的心包厚度<2mm,延迟强化图像(C)心包呈纤细的线样低信号,未见明显高信号

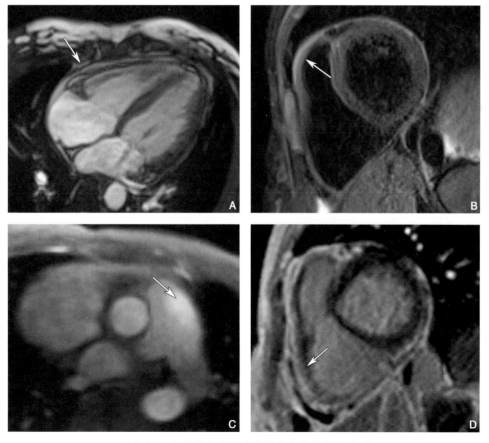

图 6-1-3 系统性红斑狼疮患者心包炎的 MRI 表现

系统性红斑狼疮患者心包炎表现。A. 磁共振四腔心电影图像上显示心包厚度弥漫增厚(白箭)。B.T_2 加权黑血压脂图像显示心包呈高信号(白箭),提示心包水肿。C. 横轴位图像显示肺动脉增宽(白箭),提示肺动脉高压。D. 延迟强化图像可见心包高信号,心包弥漫延迟强化

【相关疾病】

心包增厚常见于急性心包炎、慢性心包炎、心包肿瘤和自身免疫性疾病，诊断要点如下：

1. **急性心包炎**　急性心包炎急性起病，可见于非特异性、结核性、化脓性等病因，其中，非特异性为成人心包炎的主要类型。临床症状与病因相关，结核性可表现为午后潮热、盗汗；化脓性心包炎可表现为寒战、高热。心包炎症表现为胸痛、呼吸困难、咳嗽等。急性心包炎早期心前区可有心包摩擦音，当炎症反应导致渗出量过多时，可引起心包积液，积液量大时可引起心脏压塞，出现胸闷、呼吸困难、面色苍白等症状，积液量大时心尖搏动消失。CT和MRI可清晰显示心包的增厚，在炎症期表现为心包明显强化（图6-1-3）。当心包增厚合并心包积液时，MRI比CT更具有优势。

2. **慢性心包炎**　当心包炎症状态持续3个月以上时，考虑慢性心包炎，包括渗出性、粘连性和缩窄性心包炎。较严重的类型是缩窄性心包炎，致心包脏层和壁层广泛粘连、增厚、钙化，心包腔闭塞成纤维硬化外壳，限制心室正常舒张充盈，静脉回心血受限，导致心排出量减低和静脉压明显增高等一系列症状。心包增厚是慢性诊断缩窄性心包炎的重要依据。心包增厚在右心室游离壁和房室沟显示最清楚，在缩窄性心包炎中表现为局限性心包增厚。病毒性或特发性急性心包炎发生缩窄性心包炎的风险相对较低，但化脓性和结核性心包炎的风险相对较高，特别是在不间断病程和大量心包积液的患者中。X线平片上心影大小一般正常，可以发现心包钙化，超声心动图可以发现心室容量减少，心房扩大，尤其左心房增大较多见。CT和MRI能够更直接地识别慢性缩窄性心包炎，CT在缩窄性心包炎诊断中的优势是显示心包钙化更敏感，MRI除显示心包增厚外，还可以识别少量积液，显示心包和心肌的粘连、炎症等。

3. **心包肿瘤**　心包原发性肿瘤罕见，良性肿瘤包括脂肪瘤、纤维瘤、血管瘤、畸胎瘤等，恶性肿瘤包括间皮瘤和肉瘤，其中间皮瘤是相对常见的原发性心包恶性肿瘤（图6-1-4）。心包转移瘤是比原发性心包肿瘤更常见的心包恶性病变，常见的心包转移瘤来源于肺和乳腺的恶性肿瘤。来源于支气管肺癌、乳腺、纵隔的恶性肿瘤也可以直接蔓延到心包。肿瘤较大时，X线检查可以观察到心影变化，超声可以识别凸出于心包的肿块和积液。CT和MRI可以直观提示肿瘤的部位、大小和毗邻关系，以及病变本身的强化特点及血供来源。心包恶性肿瘤（图6-1-5）常表现为心包多发结节状、不规则增厚和较明显的强化，可合并较大量心包积液。值得一提的是，某些特殊感染（如结核）也可表现为不规则心包增厚。

4. **自身免疫性疾病**　是由于机体免疫系统功能异常导致机体攻击自身组织的一组疾病，如系统性红斑狼疮、硬皮病等，通常造成全身多器官受累，常见症状包括皮肤变化、关节疼痛、疲乏等。自身免疫性疾病累及心包常造成心包炎，表现为心包增厚，对这类疾病的诊断需要综合考虑患者多器官病变和血清学标志物的改变。

【分析思路】

第一，认识这个征象。正常心包的厚度<2mm，当心包的厚度≥4mm时为心包增厚。需要注意的是，当心包轻微增厚，处于增厚-不增厚的临界状态时，容易被忽略，应当仔细观察确认。

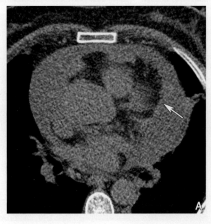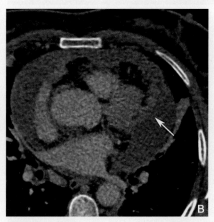

图6-1-4　心包间皮瘤的CT表现
A. CT平扫图像上可见心包结节样增厚（白箭）及心包积液；B. 增强扫描局部可见轻中度强化（白箭）

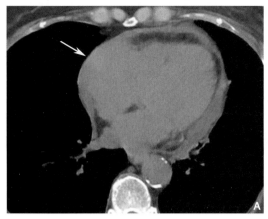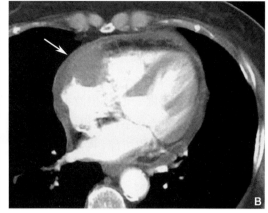

图 6-1-5 心包淋巴瘤的 CT 表现

A. CT 平扫图像上可见心包增厚及心包积液,右房室沟可见片状模糊团块影(白箭),与心包分界不清,长径约 2.8cm,CT 值约 51HU;B. 增强扫描可见中度均匀强化(白箭),CT 值约 90HU

第二,分析这个征象。需要全面评估心包增厚的范围,是弥漫增厚还是局部增厚;需要评估增厚心包的密度或信号,与心包积液或囊肿进行鉴别;需要评估心包增厚是含伴有纤维化、钙化、心房、心室活动是否受限;需要评估是否有渗出或与周围组织粘连等。

第三,紧密结合临床。临床信息对于心包增厚的病因诊断至关重要。在分析影像学征象的基础上,需要紧密结合患者的年龄、症状、体征、病程和实验室检查等。结核性心包炎常伴有午后潮热、盗汗,化脓性心包炎可伴随寒战、高热,心包转移瘤有原发性肿瘤病变,而结缔组织病常为多器官受累,综合考虑上述情况有助于作出更准确的最终诊断。

【疾病鉴别】

心包增厚鉴别诊断思维导图见图 6-1-6。

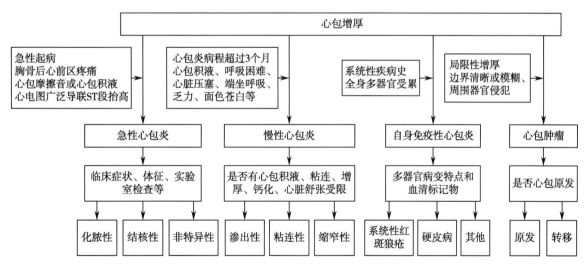

图 6-1-6 心包增厚鉴别诊断思维导图

（王怡宁）

第二节 心 包 积 液

【定义】

心包积液(pericardium effusion)为心包腔内液体的异常增多。正常的心包是一个包裹心脏、含有薄层液体的纤维弹性囊,当心包腔内蓄积的液体超过正常存在的少量液体时即为心包积液。

【病理基础】

1. 心包腔解剖及心包积液的分布、量 心包包绕心脏、肺动脉干的部分结构,以及腔静脉和升主动脉,纤维心包为解剖学中纵隔,浆膜心包位于纤维心包内,包含脏层心包及壁层心包,脏层心包即心外膜覆于心肌表面,壁层心包覆于纤维心包,两层间具有潜在间隙,通常含 15~50mL 液体。少量积液(50~100mL)仅在心脏后方可见,仅引起心外膜(脏层心包)和壁层心包之间轻微分离。中量积液(100~500mL)往往沿心脏后壁的长轴分布。大量积液(>500mL)环绕心脏分布。

2. 心包积液发生的速度 心包积液可能快速发生(急性),也可逐渐发生(亚急性或慢性)。正常的心包可伸展以适应心包容积增加,其伸展程度与积液出现的速度有关。积液缓慢出现时,心包的伸展能力更强,患者耐受程度较好。

3. 心脏压塞 随着心包积液持续在密闭空间积聚,心包内压力逐渐增加。一旦心包内压力过高而妨碍心脏充盈,使患者心功能受损,即为心脏压塞。心脏压塞的发生及严重程度与心包积液积聚的速度显著相关,心包液体缓慢增加时,可以容纳 1L 以上的液体而无心脏压塞症状,但当心包液体快速增加时,患者可迅速出现心脏压塞。

【征象描述】

1. X 线表现 早期无变化,中大量积液表现为心影增大,正位片显示"烧瓶征"(图 6-2-1),表现为对称增大的球形心影而上纵隔正常;侧位片显示"脂肪垫征"(图 6-2-2),表现为>2mm 条带状水样密度影位于胸骨后和心外膜脂肪之间,连续摄片提示心脏增大较慢而心包增大较快。

2. 超声表现 超声心动图对心包积液高度敏感,显示为两层心包之间的无回声区,壁层心包运动幅度减弱。可用于评估可疑的心脏压塞,显示其占位效应,引起舒张期心腔受压、右心内陷、肺动脉干和胸腔段下腔静脉受压,还可发现心脏和血管的异常活动,如心脏摆动、室间隔矛盾运动、多普勒流速

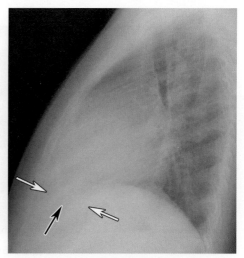

图 6-2-2 侧位胸片显示"脂肪垫征"
胸骨后纵隔脂肪(左侧白箭)和心外膜脂肪(右侧白箭)之间的水样密度条带(黑箭)代表心包积液

随呼吸发生变化,以及下腔静脉吸气时无变形。

3. CT 表现 CT 图像上,心包积液表现为心包腔内液体密度区。测量积液的 CT 值有助于区分单纯积液(图 6-2-3)、血性积液(图 6-2-4)和脓性积液,

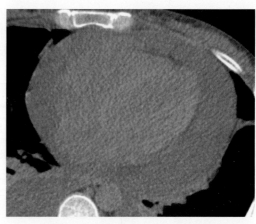

图 6-2-3 单纯心包积液 CT 表现
平扫 CT 显示低密度心包积液,平均 CT 值约 10HU

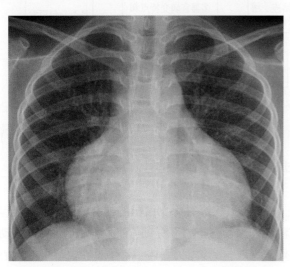

图 6-2-1 正位胸片显示心影呈"烧瓶征"
大量心包积液"烧瓶征"表现为全心影增大而上纵隔正常

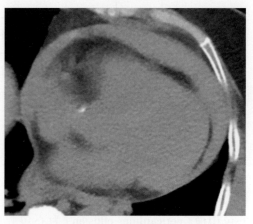

图 6-2-4 血性积液 CT 表现
平扫 CT 显示高密度的心包积液,平均 CT 值约 50HU,提示心包积血

水样密度积液见于心力衰竭、肾衰竭,高密度积液见于出血、化脓性积液、恶性肿瘤,心包增厚和钙化呈高密度。增强 CT 可评估心包增厚、结节和团块,炎症引起的心包增厚常见强化。

4. **MRI 表现** MRI 可检测到≥30mL 的心包积液。MR 信号特征有助于确定心包积液的性质,漏出液通常表现为 T_1WI 低信号和 T_2WI 高信号(图 6-2-5),而蛋白质含量及细胞含量较多的渗出液通常表现为 T_1WI 和 T_2WI 高信号。分隔、小空腔和碎片的存在提示复杂心包积液(图 6-2-6)。血性积液的信号强度取决于出血时间的长短,急性期呈均匀高信号,亚急性期在 T_1WI、T_2WI 上呈混杂不均匀高信号,慢性期通常呈低信号,代表钙化、纤维化或含铁血黄素沉积。电影序列可精确显示心包各层并评估其厚度与成分,显示纤维条索或凝固血液的存在。

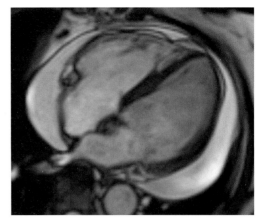

图 6-2-5 单纯心包积液 MRI 表现
MRI 电影序列显示心脏周围高信号积液征象,图示正常壁层心包直而光滑,而覆盖心外膜脂肪的脏层心包呈分叶状。单纯心包积液表现为均匀一致的信号

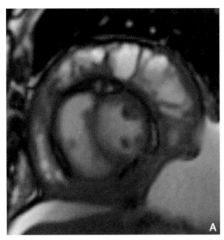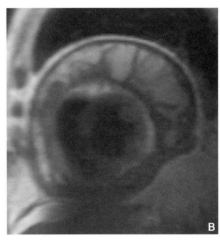

图 6-2-6 复杂心包积液 MRI 表现
A、B. 电影序列(A)及黑血序列(B)显示心包弥漫增厚,高信号的心包积液内多发线状低信号结构并包裹液体,提示复杂心包积液

5. **PET 表现** PET 提示心包或心包积液的代谢情况,有助于鉴别炎症及恶性病变,可作为其他成像方式的补充。炎性及非肿瘤性疾病可导致心包的 FDG-PET 摄取轻至中度增高,而肿瘤性疾病的摄取增高更为显著,且往往伴有局灶性软组织肿块。

【相关疾病】
心包积液可发生于任何累及心包的疾病,包括感染、肿瘤和自身免疫或炎性过程等;既可发生于局限于心包的疾病,也可能发生于多种累及多器官的系统性疾病。造成心包积液的主要病因学分析详见表 6-2-1。

【分析思路】
第一,认识这个征象。疑似心包疾病的患者都应行超声心动图检查,超声心动图是心包成像的首选检查。如果高度怀疑心包积液但超声心动图无诊断意义,可另行 CT 或 MRI 来确认有无积液,CT 和 MRI 还可用于定位心包积液和评估复杂性积液。心包积液分为少量、中量或大量,超声心动图很难在某个扇形扫描平面完整显示并测量整个心包囊,所以无法准确测定积液量,CT 及 MRI 对于积液量的测定更为准确(表 6-2-2),通过对覆盖整个心包的多层电影序列图像进行容积分析,可以更精确地量化心包积液量。

第二,分析这个征象。心包积液可具有不同性质,包括浆液性、化脓性、蛋白性、血性等。根据液体内蛋白质含量不同或含有血液成分,积液的 CT 值不等,可呈 10~40HU,高密度心包积液见于出血、化脓性积液、恶性肿瘤,近期出血的 CT 值可高达 50HU,而乳糜性积液可能会出现 CT 值为负值。MRI 信号

表 6-2-1　心包积液的病因

特发性 　心包疾病在多数情况下无法明确病因 **感染性** 　病毒:柯萨奇病毒、埃可病毒、腺病毒、Epstein-Barr 病毒、巨 　　细胞病毒等 　细菌:结核分枝杆菌(在结核流行的国家中是最常见的病 　　原体)、葡萄球菌、链球菌、嗜血杆菌、奈瑟菌等 　真菌:组织胞浆菌、曲霉菌、布氏杆菌、球孢子菌、念珠菌 　寄生虫:棘球虫、阿米巴虫、弓形虫 　感染性心内膜炎伴瓣周脓肿 **非感染性** 　**自身免疫性疾病** 　　系统性炎症:系统性红斑狼疮、类风湿性关节炎、硬皮病、 　　　干燥综合征、血管炎 　　自身炎症性疾病:家族性地中海热和肿瘤坏死因子相关 　　　性周期热综合征、IgG4 相关性疾病 　　心脏损伤后综合征 　　其他:韦格纳肉芽肿病、结节性多动脉炎、肉样瘤病、炎性 　　　肠病(克罗恩病、溃疡性结肠炎)、Whipple 病、巨细胞 　　　动脉炎、白塞病、风湿热 　**肿瘤** 　　转移性:肺癌、乳腺癌、霍奇金淋巴瘤、白血病、黑色素瘤	原发性:横纹肌肉瘤、畸胎瘤、纤维瘤、脂肪瘤、平滑肌 　　　瘤、血管瘤 　　副肿瘤性 　**心源性疾病** 　　早期梗死性心包炎 　　心脏损伤后综合征(Dressler 综合征)、其他情况(如心 　　　肌梗死后和心脏手术后) 　　心肌炎 　　主动脉夹层动脉瘤 　**创伤** 　　钝性创伤 　　穿透性损伤 　　医源性:导管或起搏器穿孔、心肺复苏、胸腔手术后 　**代谢性疾病** 　　甲状腺功能减退症 　　尿毒症 　　卵巢过度刺激综合征 　**纵隔放疗** 　**药物** 　　药物性狼疮:普鲁卡因胺、异烟肼或肼屈嗪 　　其他:色甘宁钠、丹曲林、甲氰咪胍、抗凝剂、溶栓药等

表 6-2-2　心包积液量的估计

分级	量	超声心动图表现	CT 表现	MRI 表现
少量积液	50~100mL	仅在左心室后壁后方,舒张期最深处<10mm	舒张期心包脏-壁层间距10~15mm	舒张期右心室前方环形积液区域宽度<4mm
中量积液	100~500mL	心脏周围环绕无回声区,舒张期左心室后壁后方无回声区在10~20mm,右心室前壁无回声区<10mm	舒张期心包脏-壁层间距15~25mm	舒张期右心室前方环形积液区域宽度>5mm
大量积液	>500mL	舒张期左心室后壁后方无回声区>20mm。出现心脏摆动征	舒张期心包脏-壁层间距>25mm且广泛分布于心包腔	右心房和右心室前方见积液并见心脏周围不对称性环形积液区

特征有助于确定心包积液的性质,漏出液通常表现为 T_1WI 低信号和 T_2WI 高信号,而蛋白质含量及细胞含量较多的渗出液通常表现为 T_1WI 高信号和 T_2WI 高信号,详见表 6-2-3。一旦确认心包积液存在,下一步就应评估其血流动力学,积液可能对血流动力学毫无影响,也可能有轻微损害,但最极端的表现是心脏压塞,严重时可导致休克和循环衰竭。超声心动图是心脏压塞的一线检查,提示心腔塌陷及容积和血流的呼吸变异,在动态胸片上可观察到心影迅速增大,CT 及 MRI 可提示心脏压塞的形态学改变(图 6-2-7),心室变形、变平,室间隔变直及体循环静脉增粗。若心包积液呈血性,则应警惕急性主动脉综合征、心脏破裂等情况,CTA 为主动脉夹层的首选影像学检查,可显示由于主动脉内膜撕裂的内膜破口、内膜片、真腔和假腔及主要分支血管受累情况。心脏破裂的诊断基于心脏压塞的临床表现和超声心动图征象,通常显示心包积液伴心腔受压,也可能直接显示破裂本身。

表 6-2-3　不同心包积液成分的 MRI 信号特征

成分	T_1WI	T_2WI
透明液体	低信号	高信号
纤维蛋白成分	低信号	低信号
血液	低信号/高信号	低信号/高信号
脓液	较心肌呈低或等信号	高信号
纤维成分	低信号	低信号/高信号
钙化	低信号	低信号

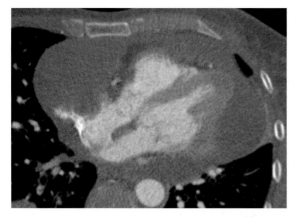

图 6-2-7 心脏压塞 CT 表现
增强 CT 显示大量心包积液并心腔塌陷,提示心脏压塞

第三,紧密结合临床。在分析影像学征象的基础上,需紧密结合患者的临床资料等,明确积液原因。首先根据心包积液发生的临床情况来考虑病因,例如患者是否存在乳腺癌或肺癌、近期心肌梗死、重度甲减或终末期肾病。如果病因不明显,一般需要取积液和/或心包标本送实验室检查来确认心包积液的确切原因。但很多病例即使取积液和/或心包组织送检,也无法明确病因。然而,在临床实践中,由于很多积液的自然病程为良性,所以通常不必如此积极地诊断。

【疾病鉴别】

心包积液鉴别诊断思维导图见图 6-2-8。

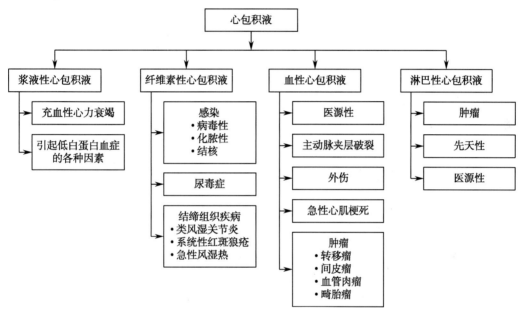

图 6-2-8 心包积液鉴别诊断思维导图

(王怡宁)

第三节 心包缩窄

【定义】

心包脏壁两层之间发生粘连、纤维化、钙化等改变,导致心包增厚、僵硬,心室充盈受限。

【病理基础】

由于心包腔内渗出物机化和瘢痕形成,心包脏壁两层之间发生粘连、纤维化,导致心脏充盈受限。正常情况下心包辅助两个心室运动,调节心室的每搏输出量以应对心房容量的变化,比如呼吸运动的影响。心包缩窄使舒张期心室舒张受限,心室舒张期房室瓣提前关闭,心室充盈量减少,每搏输出量相应降低;通常吸气时胸膜腔内压降低,右心室充盈量增加,体静脉回流随之增加,左心室充盈量减

少,肺静脉回流降低,呼气时则相反。这种现象在心包缩窄时增强,吸气时室间隔左向运动增加,呼气时室间隔右向运动增加,血流动力学随呼吸变化是心包缩窄的主要特点,上、下腔静脉的回心血流受限,出现颈静脉怒张、肝脾大、腹水、下肢水肿等静脉系统压力升高的症状。由于吸气时胸腔的负压增加,周围静脉系统的回心血流增加,但心包缩窄限制了心室的舒张能力,中心静脉的压力反而进一步升高,颈静脉怒张等症状进一步加重。

【征象描述】

1. **X 线表现** 心影呈三角形,一侧边缘或两侧边缘变直;主动脉弓缩窄,常伴有上腔静脉扩张;会出现肺淤血的征象;心包严重钙化时可见片状及斑点状钙化。

2. **超声表现**　双心房增大而双心室相对减小，可导致左心房、左心室后壁夹角变化，故左心室后壁夹角小于 150° 提示心包缩窄；室间隔抖动征有助于诊断心包缩窄；舒张早期二尖瓣 E 峰吸气时较呼气时降低幅度大于 25%，三尖瓣 E 峰吸气时较呼气时幅度增加大于 40% 也是重要的参考指标，但若心包缩窄严重，吸气与呼气对瓣口血流速度的影响反而不显著；肝大、肝静脉及下腔静脉增宽。

3. **CT 表现**　包括直接征象及间接征象。当 CT 图像出现心包增厚、钙化时，高度提示心包缩窄。直接征象表现为心包致密、增厚大于 3mm（图 6-3-1A），出现部分钙化（图 6-3-1B），早期为"新月征"，后期出现"盔甲征"。间接征象有心腔变形，双房增大，双心室呈束腰状管状狭窄，双心室容积正常或缩小，室间隔僵直，上、下腔静脉扩张，胸腔积液等（图 6-3-1C）。

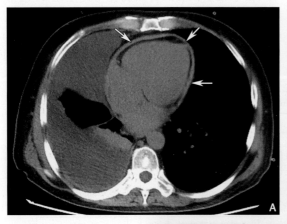
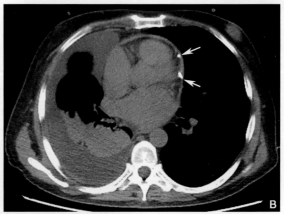
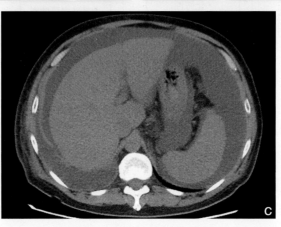

图 6-3-1　缩窄性心包炎 CT 表现
A. CT 平扫轴位图像示心包弥漫性增厚（白箭），厚度约 5mm；B. 可见斑点状钙化（白箭）；C. 右侧胸腔积液，腹腔积液

4. **MRI 表现**　清楚显示缩窄性心包的特征性改变及心包增厚，准确测量其厚度，判断其范围并能显示心脏舒张受限所引起的心脏大血管形态及内径的异常改变。MRI 的高软组织分辨率及大视野无死角多序列成像可以对心包缩窄进行诊断。直接征象表现为心包增厚，边缘不规则，在 T_1WI、T_2WI 及电影序列均表现为低信号（图 6-3-2A）。通常认为心包厚度在 2~4mm 之间提示有心包缩窄，厚度大于 5~6mm 对诊断心包缩窄具有较高的准确性。心包缩窄可能存在或不存在强化，这取决于是否存在活动性炎症。间接征象可以辅助诊断，如双房轻至中度增大（图 6-3-2B），心室受压变形（由于右心室壁较薄，右心室受压变形更显著），室间隔 S 状弯曲及室间隔抖动（图 6-3-2C、D），腔静脉及肝静脉继发性扩张。

【相关疾病】

心包缩窄常以右心衰竭就诊，系统回顾病史对于明确心包缩窄病因尤为重要。引起心包缩窄的原因有以下几种：特发性、心脏开胸术后、心包炎后、尿毒症后、结核性、真菌性、心肌梗死后、创伤后、放疗后，以及继发于系统性红斑狼疮、结节病、淀粉样变等免疫或血液系统疾病，值得注意的是，肺炎球菌及葡萄球菌等胸腔感染都可导致心包缩窄。缩窄性心包炎患者心包缩窄的时间长短不一，通常将急性心

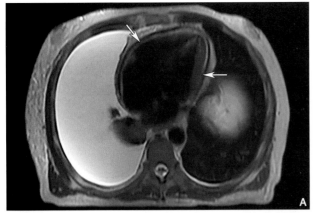 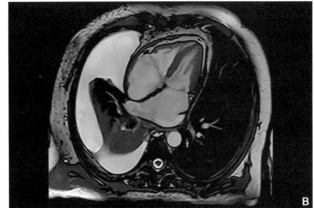

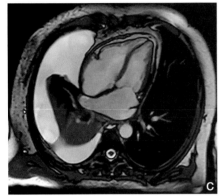 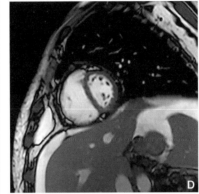 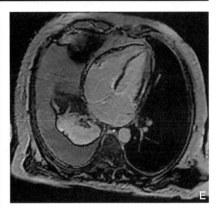

图 6-3-2 缩窄性心包炎 MRI 表现

A. T$_2$WI 黑血轴位图像示低信号心包弥漫性增厚(白箭),右侧胸腔积液;B. 四腔心电影收缩末期示心包增厚,双心房明显增大;C. 四腔心电影舒张期示室间隔 S 状弯曲,双心室受压变形,心腔狭长;D. 短轴电影舒张期示室间隔平直;E. 四腔心延迟扫描示增厚心包未见延迟强化

包炎发生后 1 年内演变为心包缩窄的称为急性缩窄,1 年以上者为慢性缩窄,缩窄性心包炎的诊断标准详见表 6-3-1。

【分析思路】

第一,认识这个征象。X 线阳性率较低,心包钙化是诊断心包缩窄的唯一特征性改变,心影大小及形态改变可辅助诊断,但不具有特异性,优势是可以评价肺淤血的程度。CT 扫描可准确测量心包的厚度并显示钙化情况,解释心血管结果的特征形态,但不能充分评估心包缩窄的病理生理现象,而且 CT 成像如果心包未见增厚及钙化,则不能排除缩窄性心包炎的诊断。MRI 可清楚显示心包增厚,准确测量其厚度,判断累及范围,并能显示心脏舒张功能受限所引起的心脏大血管的形态及血流改变,但对钙化显示不足是其主要缺陷。

第二,分析这个征象。怀疑心包缩窄首先需要观察有无心包增厚及钙化等直接征象,CT 心包病变部位的不规则增厚、粘连。心包下脂肪间隙模糊消失,增强扫描增厚心包的中等强化;另一个特征是心包钙化,以右心室前面和膈面最为常见,有的患者钙

表 6-3-1 缩窄性心包炎诊断标准

临床表现	与低心输出量相关的严重慢性全身静脉淤血,包括颈静脉怒张、低血压伴低脉压、腹胀、水肿、肌肉萎缩
ECG	可能正常,或显示 QRS 低电压、广泛 T 波倒置/低平、左心房异常、房颤、房室传导阻滞、罕见假性梗死模式
胸部 X 线	心包钙化,胸腔积液
超声心动图	心包增厚和钙化,以及缩窄的间接征象 右心房和左心房增大,收缩功能正常、舒张功能受限 早期快速充盈期室间隔病理性抖动 左心室后壁平坦波 下腔静脉和肝静脉增宽,呼吸波动受限
CT/CMR	心包增厚和/或钙化,心室呈管状狭窄,房室沟狭窄,腔静脉淤血,单或双心房扩大
心导管检查	心室压力曲线呈平方根样,左右心室舒张末期压力差 ≤5mmHg
心室造影	双心室减小,双心房增大 舒张期快速早期充盈,下降平台现象
冠状动脉造影	所有 35 岁以上的患者和有纵隔放疗史的患者需除外冠状动脉粥样硬化及血管炎

化局限且较轻时可表现为细点状高密度影,只要看到心包增厚及钙化灶,就高度怀疑心包缩窄。间接征象的评估主要依赖超声心动图及心脏磁共振检查,近年来心脏磁共振以它一站式的检查方式大大减少了心包缩窄的漏诊率,除能清晰显示心包增厚以外,心室舒张功能受限的继发改变如双房轻中度扩大、室间隔抖动、右心室变形等征象均可作为诊断的辅助依据。如果增厚心包出现强化征象,则高度提示心包存在活动性炎症。

第三,紧密结合临床。临床信息对于缩窄性心包炎的诊断至关重要。在分析影像学征象的基础上,需详细询问病史及系统回顾,结合多种影像技术的优势,方能作出准确诊断。

【疾病鉴别】

1. 少量心包积液与纤维性心包增厚的密度相近,在 CT 图像上很难鉴别,MRI 有助于两者的鉴别。心包积液和纤维性心包增厚在 T_1WI 均表现为低信号,但在 T_2WI 和电影序列纤维性心包增厚仍为低信号,心包积液表现为高信号。

2. 缩窄性心包炎与限制型心肌病的临床表现及病理生理表现相似,但治疗方式截然不同,鉴别诊断尤为重要(表 6-3-2)。

表 6-3-2 缩窄性心包炎与限制型心肌病鉴别

鉴别要点	缩窄性心包炎	限制型心肌病
心包厚度及钙化	心包增厚(>3mm),心包钙化灶	心包厚度正常,心包无钙化
心房	心房轻-中度增大	心房显著增大
心室	心室受压变形,管状狭窄	心尖闭塞
室间隔抖动及 S 状弯曲	有	无
延迟强化	心包中等线样延迟强化	广泛心内膜下延迟强化

3. 引起心包缩窄的病因分为感染性及非感染性,感染性有细菌、病毒及结核感染病史,心脏压塞常见,尤其是结核及化脓性心包炎容易引起,会出现白细胞增高,纵隔淋巴结增大表现。非感染性主要由肿瘤、放疗、创伤、尿毒症等基础病引起,心脏压塞少见,无白细胞增高及纵隔淋巴结增大表现。(图 6-3-3)

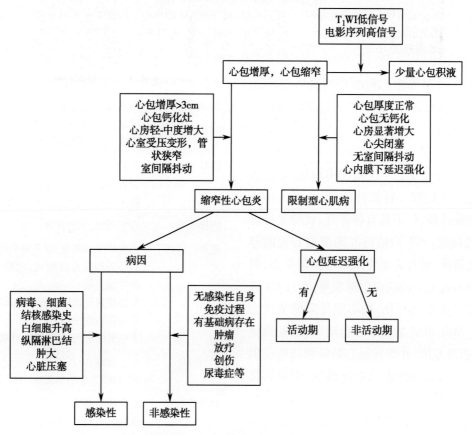

图 6-3-3 心包缩窄鉴别诊断思维导图

(吴 江)

第四节 心包钙化

【定义】

心包钙化是指心包膜内层的纤维素和胶原纤维逐渐沉积钙盐，形成钙化物质，使心包发生硬化和增厚。

【病理基础】

心包钙化沉积物的出现构成钙化性心包病，钙化沉积物的大小可能不同，有的从显微镜下仅通过组织学检查可见，较巨大的即包绕心脏的全部或大部分称为"盔甲征"，钙化沉积物是心包病变的最后病理阶段，钙化心包的组织学检查很难提供明确的诊断，大量心包钙化往往由结核导致。心包最常在右侧部、前部和膈面，以及房室沟区发生钙化，可以广泛累及整个心包形成"盔甲征"。心包钙化倾向于在搏动较少的右侧部形成，钙化发生在左心房的频率较低，可能是由于该区域心包浸润较少和肺静脉的存在，同时也表明左心的搏动性强，可能阻碍钙沉积。心包钙化物包绕两个心室会严重影响心脏舒张功能；右心室圆锥出现大量钙化带，导致右心室流出道阻塞，左、右心房室沟的环状钙化带可延迟或抑制心室充盈，类似二、三尖瓣狭窄的血流动力学表现。

【征象描述】

1. **X 线表现** 有 20%～30% 的心包缩窄患者是以心包钙化为特征，侧位片效果最佳，能够显示明显的心包钙化轮廓（图 6-4-1）。

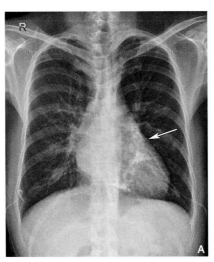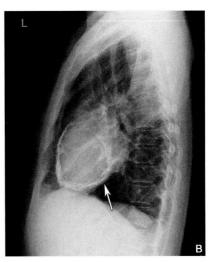

图 6-4-1 心包钙化 X 线表现
A.胸部正位片示两上肺静脉影增宽，两肺纹理增重，心缘饱满，心胸比率正常。
B.胸部侧位片示心包可见弧形分布致密影（白箭），左侧肋膈角钝，提示两肺淤血，心包钙化，左侧少量胸腔积液

2. **超声表现** 当心包钙化时，可以见到包绕心脏结构的强回声征象，类似一个"蛋壳"或"盔甲"，心包钙化往往会导致心包缩窄，出现上一节描述的心包缩窄的超声表现，但心包钙化未必一定就有缩窄的存在。

3. **CT 表现** CT 平扫可以清晰显示包绕心脏的、增厚的、不对称的及环形"盔甲样"钙化心包，冠状位及矢状位重建更能精确地显示钙化的范围和形态（图 6-4-2）。

4. **MRI 表现** 心脏磁共振是以上成像模式的辅助手段，尽管在检测心包钙化方面不如 CT 敏感，但如果发生心包缩窄，心脏磁共振可以更好地提供心脏缩窄的血流动力学信息（图 6-4-3）。

【相关疾病】

心包钙化被认为是由炎症和创伤事件引起，导致心包及心外膜纤维钙化及粘连，约 2/3 的心包钙化病因不明，可能的致病因素包括：柯萨奇 B 病毒感染、放射治疗、创伤、心脏手术、肺结核、恶性肿瘤、炎症及结缔组织病等。心包钙化是缩窄性心包炎的常见表现。心包大量钙化（盔甲征）以结核性病因多见。

【分析思路】

第一，认识这个征象。诊断依靠 X 线及 CT 检查结果，尤其是 CT 检查可以明确钙化是否存在，存在的部位和范围，超声虽然能看到心包钙化呈强回声，但临床多使用超声及心脏磁共振来评估心包钙

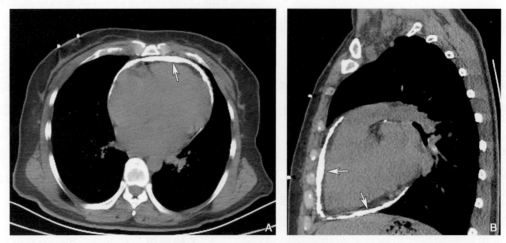

图 6-4-2　心包钙化 CT 表现
A、B. CT 轴位（A）及矢状位重建（B）示心包广泛环形钙化（白箭），呈"盔甲征"

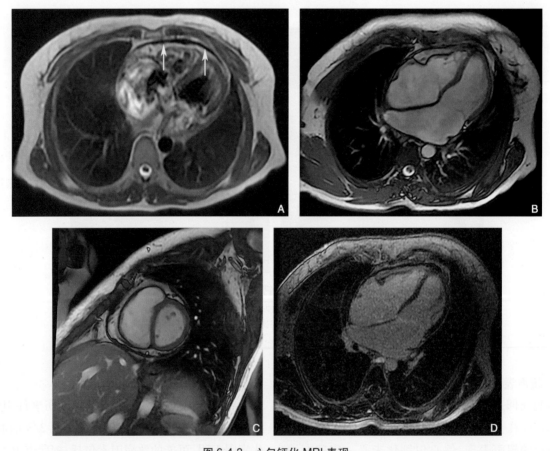

图 6-4-3　心包钙化 MRI 表现
A. T_2WI 黑血轴位图像示心包不规则增厚（白箭），呈低信号（钙化）；B. 四腔心电影舒张期示室间隔 S 状弯曲，双心室受压变形，双心房明显增大；C. 短轴电影舒张期示室间隔平直，增厚心包呈低信号；D. 四腔心延迟扫描示增厚心包未见延迟强化（与图 6-4-2 为同一患者）

化是否存在心包缩窄后的继发血流动力学改变。"盔甲征"是心包慢性炎症的晚期改变，多见于缩窄性心包炎的患者，表现为 X 线平片及胸部 CT 心包的弥漫性增厚钙化，似位于心肌外层的"盔甲"。

第二，分析这个征象。心包钙化不一定存在缩窄，发生缩窄的钙化往往呈带状从左外侧基底向

下，然后环绕心脏到达右心室流出道，甚至整个心包。评估心包钙化有助于更好地了解钙化部位、范围，以及对局部和整体心肌力学及功能的影响，有文献报道，单纯心包钙化与临床结果没有显著性关系。

第三，紧密结合临床。心包钙化可以视为慢性

炎症的最终产物,特发性缩窄性心包炎是最常见的病因,约2/3的心包钙化病因不明,心包钙化对生存率的影响也一直存在争议,引起的相关临床症状往往和心包缩窄的严重程度有关。

【疾病鉴别】

主要与心肌钙化相鉴别,心肌钙化的主要原因是陈旧心梗室壁瘤形成、尿毒症、风湿性心脏病、感染性心内膜炎、缩窄性心包炎累及心肌等。条状及线状钙化主要与陈旧心梗有关,心肌弥漫钙化多与甲状旁腺功能亢进、尿毒症、感染性心内膜炎有关,团块状钙化常与瓣膜病变或结核相关。CT是识别心肌钙化的最佳方法,精确反映钙化具体位置是位于心包、心肌,还是同时累及,此外还能显示钙化的具体模式。(图6-4-4)

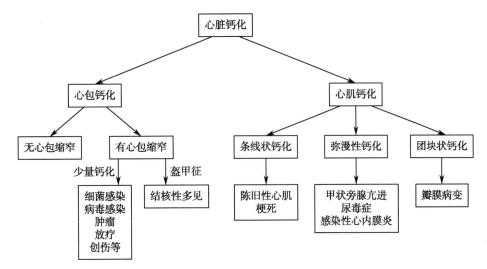

图 6-4-4 心包钙化的鉴别诊断思维导图

(吴 江)

第五节 心包占位

一、心包囊性占位

【定义】

附着于心包的异常含液性占位。

【病理基础】

心包囊性病变的囊壁由单层间皮细胞排列构成,囊内通常充满清澈液体,主要为原始腔隙在发育过程中的先天性缺如或心包炎后遗症形成的心包囊肿。

【征象描述】

1. X线表现　占位较小时可无异常征象,占位较大时表现为心包局限性外凸的致密影,大部分边界清晰。

2. 超声表现　心脏外侧可探及圆形或类圆形无回声区,壁光滑,内透声好,与心腔不相通。CDFI示病变内无血流信号。部分囊性病变的无回声区可随体位、呼吸的移动而发生明显的形态改变。

3. CT表现　囊性病变表现为边缘光滑、清晰、完整的类圆形或椭圆形病变,形态规则,内呈均匀的水样密度,无强化(图6-5-1A)。除囊性成分外,还应关注囊壁的特征,CT能够清晰显示囊壁有无钙化、厚薄程度、是否光整及强化方式。心包囊肿增强扫描囊壁大部分不强化,发生感染时可见壁强化(图6-5-1B)。

4. MRI表现　T_1WI等或低信号、T_2WI均匀高信号的水样信号是囊性病变的特征性表现(图6-5-2A~C)。当囊内蛋白成分浓聚时,还可表现为T_1WI稍高/高信号。MRI能够清晰显示囊内有无分隔,囊壁的厚度、是否分层、光整程度及强化方式(图6-5-2D)。

【相关疾病】

心包最常见的纯囊性病变是心包囊肿,其次为包裹性心包积液和成熟的囊性畸胎瘤。

【分析思路】

第一,认识这个征象。正常心包的边缘光整,CT图像呈线状稍低密度影,MRI为线样T_1WI、T_2WI等信号。当心包周围出现占位性病变时,应考虑心包囊肿或肿瘤的发生。观察时,除轴位图像外,还应结合斜矢状位、冠状位等MPR、MIP重建图像,多角度分析,全面评估病变的部位和范围。

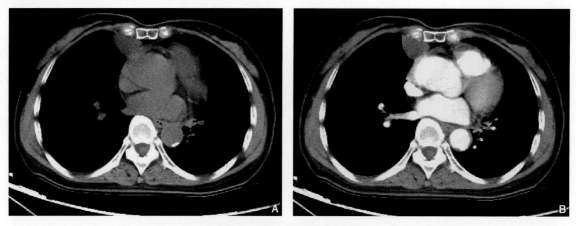

图 6-5-1 心包囊肿的 CT 表现

A. CT 平扫示右侧心膈角可见边界清晰的水样低密度影,测 CT 值约 7HU。B. CT 增强扫描示病灶无明显强化, CT 值为 10HU,瘤内密度均匀,囊壁无钙化及强化

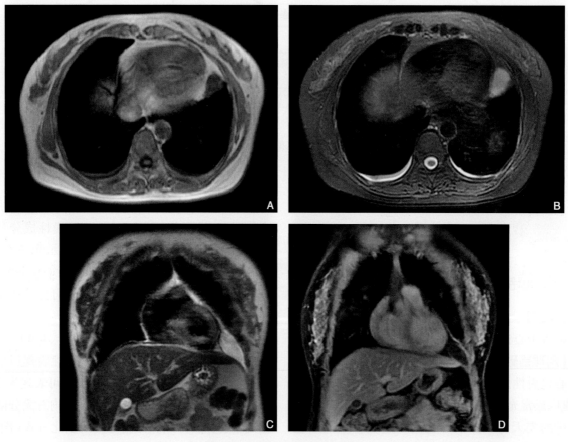

图 6-5-2 心包囊肿的 MRI 表现

A~C. MRI 平扫示病灶位于左侧心膈角区,呈边界清晰的水样信号,其中 T_1WI 呈低信号,T_2WI 呈明显高信号, 内部信号均匀,囊壁呈 T_2WI 低信号。D. MRI 增强扫描示病灶内部无明显强化,呈低信号,病灶边缘可见线样中 度强化、囊壁光整

第二,分析这个征象。当发现心包周围的占位性病变时,需观察其部位、密度、信号特征和强化方式等要点。首先明确病变起源,依据病灶部位、与心包的角度等判断肿瘤起源于心包、纵隔还是肺内。其次判断病变的良恶性,形态规则、边缘光整、无强化等特征支持良性病变。最后作出诊断,形态规则的水样密度/信号特征且无强化是心包囊性病变的

典型影像学表现,发生感染时囊壁强化。心膈角区是心包囊的典型发病部位,其中右侧多于左侧。

第三,紧密结合临床。大多数患者的心包囊性病变是在患者因其他原因行胸部 X 线、超声心动图或 CT 扫描时偶然发现的,患者常无症状。大的病变可能会引发的症状包括非典型胸痛、呼吸困难或持续性咳嗽,极少数情况下,心包囊性病变会引发晕

厥、心律失常、右心衰竭（由于囊肿内出血）、心脏压塞或心源性猝死。

【疾病鉴别】

心包囊性占位征象鉴别诊断思维导图见图6-5-3。

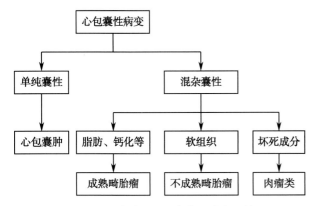

图6-5-3　心包囊性占位征象鉴别诊断思维导图

二、心包囊实性占位

【定义】

附着于心包的同时含有液性成分和实性成分的病变，伴或不伴出血、钙化、脂肪等其他成分。

【病理基础】

心包囊实性占位的囊性成分包括两类：一是先天腔隙未闭合、细胞分泌、管道阻塞、炎性刺激等形成的液性成分，多见于良性病变；二是恶性肿瘤组织吸收、坏死后形成的液性成分。心包囊实性占位的实性成分即肿瘤的软组织结构，来源于上皮组织或间叶组织，是肿瘤定性诊断的病理学基础。

【征象描述】

1. X线表现　占位较小时可无异常征象，占位较大时表现为心包局限性外凸的致密影，大部分边界清晰，密度不均匀。

2. 超声表现　可动态观察心脏肿瘤的大小、形态、位置活动度和心包受累情况、对血流动力学的影响及肿瘤良恶性的初步判断。心包囊实性占位的超声心动图表现为心包向内或外生长的、形态不规则的中低回声团块，内部回声欠均匀，可见囊性成分的低回声和实性成分的中等回声。病变有或无包膜，呈膨胀性或浸润性生长，易合并心包积液。实性成分内可探及不同程度的血流信号。

3. CT表现　心包囊实性占位的囊性成分表现为类圆形、椭圆形或不规则形的低密度病变，多呈均匀的水样密度，含出血或蛋白质成分时则密度稍高，增强扫描无强化。对囊性成分的观察还应关注囊壁

有无钙化、厚薄程度、是否光整及强化方式。心包囊实性占位的实性成分呈与心肌类似的软组织密度，形态学上可呈结节状、团块状、弥漫性或不规则形。当肿瘤具有侵袭性时，边界可与心肌、心腔、邻近大血管等分界不清。占位实性成分的强化方式和程度多样，强化方式以渐进性强化（肉瘤、未成熟畸胎瘤、淋巴瘤等）、延迟强化（纤维瘤）、快进慢出强化（血管瘤）等为主；强化程度以心肌正常强化为标准，可分为轻度强化（纤维瘤、淋巴瘤等）、中度强化（畸胎瘤、淋巴瘤、间皮瘤等）和显著强化（血管瘤、肉瘤等）。

4. MRI表现　心包囊实性占位的囊性成分表现为T_1WI等或低信号、T_2WI均匀高信号，当囊内蛋白成分浓聚时，表现为T_1WI稍高/高信号，当囊内有出血时，信号更加混杂，以T_1WI高信号和T_2WI低信号最具特征。MRI能够清晰显示心包囊实性占位实性成分的形态、边界、信号特征和强化特征。有或无脂肪饱和的T_1WI和T_2WI黑血成像、电影成像、首过灌注、LGE、T_1 mapping等序列有利于实性成分中脂肪、纤维、血管等组织特征的识别，可提供更多的诊断信息。

【相关疾病】

心包囊实性病变包括良性和恶性肿瘤两大类，良性肿瘤包括成熟畸胎瘤、纤维瘤等，恶性心包肿瘤包括间叶性（肉瘤）、淋巴组织性（淋巴瘤）和间皮性（间皮瘤），转移性心包肿瘤最常见来源包括肺癌或乳腺癌、黑色素瘤和其他部位淋巴瘤的心脏浸润。

【分析思路】

第一，认识这个征象。心包囊实性占位是指起源于心包或与心包关系密切的、同时含有囊性和实性成分的占位性病变。囊性成分表现为水样信号/密度，当内部含蛋白质、出血等成分时，密度增加，T_1WI呈高信号，但仍然无强化。实性成分表现为软组织信号或密度，其内可能含有点、线、片状高密度钙化、稍高密度出血、低密度纤维、极低密度脂肪等成分，有利于病灶的定性诊断。在MRI上，肿瘤可由于反复出血、坏死而表现为高、低混杂的信号，DWI上含铁血黄素沉积的区域呈显著低信号。CT图像中重点观察与心肌相比密度的高低和强化程度的强弱等，MRI图像应重点观察有无特异性的T_2WI低信号、强化方式等。

第二，分析这个征象。心包的良恶性肿瘤都可以表现为心包囊实性占位，其囊性成分可能是先天腔隙未闭合、细胞分泌、管道阻塞、炎性刺激等形成

的液性成分,也可能是恶性肿瘤液化坏死形成的液性成分,在诊断中应注意鉴别。通过肿瘤实性成分的边界、密度/信号特征和强化特征能够判断肿瘤的良恶性,有心包分界不清、实性成分内含出血等特征,提示其为恶性肿瘤。

第三,紧密结合临床。心包占位患者早期无明显临床症状,但由于心包容积有限,首发表现为心包

内占位效应,可发生前胸部不适或心前区刺痛。肿瘤对心脏本身的刺激和压迫,可诱发窦性节律异常。胸部听诊或心电图检查可出现窦性心动过速、室性心动过速和期外收缩等。

【疾病鉴别】

心包囊实性占位征象鉴别诊断思维导图见图6-5-4。

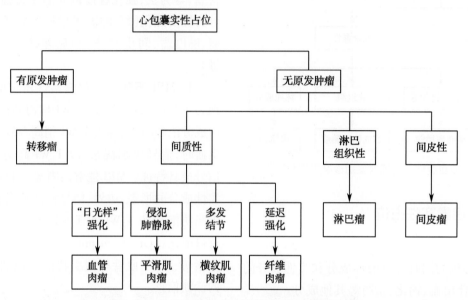

图 6-5-4 心包囊实性占位征象鉴别诊断思维导图

三、心包实性占位

【定义】

附着于心包的异常实性成分为主的占位性病变,伴或不伴出血、钙化、脂肪等其他成分。

【病理基础】

心包实性占位通常为心包肿瘤,其实性成分可来源于上皮组织或间叶组织,是肿瘤定性诊断的病理学基础。

畸胎瘤、纤维瘤、肉瘤、淋巴瘤、间皮瘤、转移瘤等均可表现为心包的实性占位。纤维瘤瘤组织由交错编织的纤维细胞、丰富的血管及深嗜伊红的致密胶原纤维组成,混杂弹性纤维,血管呈分支状、小圆管状,部分小血管周围见散在淋巴细胞浸润,并见小灶性脂肪组织。弹力纤维特殊染色(++)。未成熟型畸胎瘤由胚胎发生期的未成熟组织结构构成,多为神经胶质或神经管样结构,常有未分化、有丝分裂增多的恶性病理表现。血管肉瘤的病理特征是具有分支吻合和血窦的多个内皮衬里血管,散布密集的间变梭形细胞群。未分化高级多形性肉瘤由未分化的梭形细胞组成,具有广泛的有丝分裂活动和核多形性,通常为层状结构,具有不同程度的胶原化基

质。心包淋巴瘤80%属于弥漫大B细胞淋巴瘤型,组织学上表现出均匀的淋巴细胞群,表达CD19、CD20、CD22、CD79a或PAX-5等标志物。间皮瘤病理学上有三种亚型:上皮样、肉瘤样和双相性。上皮样结构类型包括管状乳头状、小梁状、实体型、微乳头状和腺瘤样等;肉瘤样组织学特征为梭形细胞增生、呈束状或无序排列、侵袭性生长,梭形细胞可形态温和,也可高度异型伴核分裂象增多;双相性由上皮样及肉瘤样成分构成。

【征象描述】

1. X线表现 占位较小时可无异常征象,占位较大时表现为心包局限性外凸的致密影,边界清晰或不清晰。

2. 超声表现 良性实性占位呈结节状、团块状,内部回声均匀,边界清晰,活动度好,肿瘤内有少许血流信号。恶性病变呈分叶状或不规则形,内部回声不均匀,多浸润性生长,边界欠清晰,与心包附着面较广,多无蒂,活动度差,内有丰富的异常血流信号。

3. CT表现 心包实性占位的实性成分呈软组织密度,淋巴瘤表现为稍高密度,其他肿瘤以低密度为主(图6-5-5A)。形态学上可呈局限性(结节状、团块状)、弥漫性或不规则形。密度均匀或不均匀,

当肿瘤具有侵袭性时,边界可与心肌、心腔、邻近大血管等分界不清。强化方式和程度多样,强化方式以渐进性强化、延迟强化、快进慢出强化等为主;强化程度以心肌正常强化为标准,可分为轻度强化、中度强化和显著强化。

4. MRI 表现　MRI 能够清晰显示实性成分的形态、边界、信号特征和强化特征。实性占位通常以 T_2WI 高信号,T_1WI 低信号为主,淋巴瘤以 T_2WI 等或稍低信号为主,当实性成分内部有脂肪、出血时,会出现特征性 T_1WI 高信号,当内部有纤维成分时,

出现 T_2WI 低信号,MRI 对钙化显示不敏感(图 6-5-5B~D)。增强扫描可显示肿瘤的血供特征,如血管肉瘤为富血供肿瘤,增强后显著强化,"日光样强化"是其特异性强化方式;纤维瘤则表现为轻度强化,LGE 显著强化;大部分淋巴瘤以轻、中度强化为主。MRI 增强扫描还能够显示实性肿瘤与周围组织的关系,如肉瘤可能会侵犯心腔、心包而与之分界不清,间皮瘤包绕肺动脉及主动脉,淋巴瘤出现血管穿过肿瘤或肿瘤沿血管浸润而血管本身无明显狭窄、受侵表现的"血管漂浮征"等。

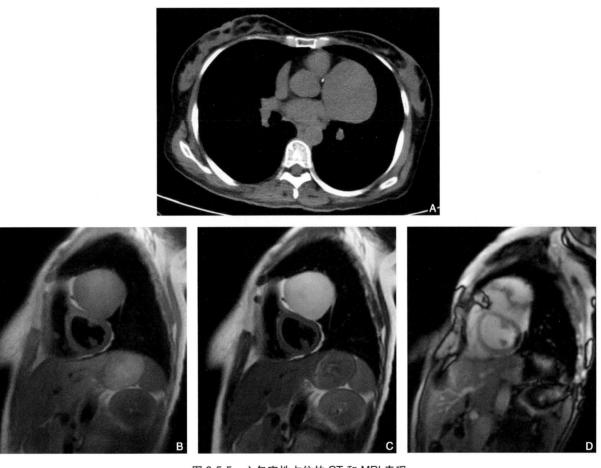

图 6-5-5　心包实性占位的 CT 和 MRI 表现
心包血管瘤。A. CT 平扫示病灶呈稍低密度影,边界清晰锐利,可见点状高密度钙化。B、C. MRI 平扫示病灶位于左侧心包区,呈边界清晰的 T_1WI 低信号,T_2WI 明显高信号,内部信号均匀。D. MRI 增强扫描示病灶显著、均匀强化

【相关疾病】

心包实性病变包括良性和恶性肿瘤两大类,良性肿瘤如纤维瘤等,恶性心包肿瘤包括间质性(肉瘤)、淋巴组织性(淋巴瘤)和间皮性(间皮瘤)。继发性通常为转移性心包肿瘤,最常见来源包括肺癌或乳腺癌、黑色素瘤和其他部位淋巴瘤的心脏浸润。

【分析思路】

第一,认识这个征象。心包实性占位是指起源于心包或与心包关系密切的、含有异常软组织成分的占位性病变。通常以心肌为对照观察其密度,可

表现为稍低、稍高或等密度的实性结节或肿块。此外,实性成分可能含有点、线、片状高密度钙化、稍高密度出血、低密度纤维、极低密度脂肪等成分,有利于病灶的定性诊断。在 MRI 上,肿瘤可由于反复出血、坏死而表现为高、低混杂的信号,DWI 上含铁血黄素沉积的区域呈显著低信号。

第二,分析这个征象。心包的良性肿瘤都可以表现为心包实性占位,良性肿瘤形态规则、边界清晰,与心包、周围大血管分界清楚。恶性肿瘤则具有与侵犯邻近结构、成分异质性强等特点。异质性是指肿瘤内

部的信号/密度不均,可见软组织、出血和坏死区域,不均质的强化也提示肿瘤的异质性。肉瘤类肿物多表现为实性,如富血供肿瘤伴"日光样强化"提示血管肉瘤,高密度类骨质基质沉积钙化倾向于骨肉瘤。如果稍年轻的成年患者侵犯肺静脉或二尖瓣,则提示平滑肌肉瘤。横纹肌肉瘤表现为多发结节状肿块,向心外扩展。典型淋巴瘤具有"血管漂浮征"。

第三,紧密结合临床。心包占位患者早期无明显临床症状,但由于心包容积有限,首发表现为心包内占位效应,可发生前胸部不适、心前区刺痛或心脏压塞。恶性肿瘤可能出现局部和远处转移,肺部是最常见的部位。当患者有原发性肿瘤病史时,需考虑转移瘤。

【疾病鉴别】

心包实性占位征象鉴别诊断思维导图见图6-5-6。

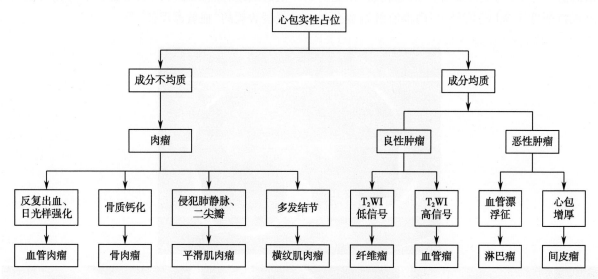

图6-5-6　心包实性占位征象鉴别诊断思维导图

四、心包含脂占位

【定义】

发生于心包的含成熟或不成熟脂肪组织的占位性病变。

【病理基础】

巨检肿瘤内含有黄色、质软、光滑的脂肪组织。镜检肿瘤内含有成熟或不成熟的脂肪组织,通常起源于心外膜或心包的脂肪,脂肪组织由脂肪小叶组成,其间有不同量的纤维组织、黏液组织和血管。

【征象描述】

1. X线表现　占位较小时可无异常征象,占位较大时表现为心包局限性外凸的致密影,大部分边界清晰,典型者内见低密度脂肪区。

2. 超声表现　含脂肪的心包病变在超声心动图中多表现为边界不清的占位性病变,内含特异性脂肪低回声区域,边界多不清晰。当肿瘤为恶性时,病变内还可见实性等、高回声的软组织成分。

3. CT表现　肿块内见大片状或点片状CT值低于0HU的极低密度区,边界基本清晰,增强扫描无强化。

4. MRI表现　成熟的脂肪组织T_2WI、T_1WI均为高信号,脂肪抑制序列信号被抑制,类似皮下脂肪。而不成熟的脂肪组织和脂质成分在T_1WI同反相位序列中则特征性地表现为T_1WI同相位高信号,反相位信号减低。同时,在反相位图像中,水-成熟脂肪组织的交界面可出现线状低信号的"勾边伪影"。

【相关疾病】

心包含脂占位主要有脂肪瘤、脂肪肉瘤和畸胎瘤。畸胎瘤包括成熟型畸胎瘤(良性畸胎瘤)和未成熟型畸胎瘤(恶性畸胎瘤)。

【分析思路】

第一,认识这个征象。成熟脂肪组织CT表现为均匀的极低密度影,CT值范围-90~-30HU,但由于测量误差的存在,当CT值低于0HU时即可考虑脂肪组织的存在。在MRI图像中,脂肪的T_1WI高信号易与出血灶混淆,脂肪抑制序列有助于两者的鉴别。T_1WI同反相位有助于灵敏显示少许不成熟脂肪和脂质成分。

第二,分析这个征象。心包占位性病变内有脂肪组织时,应考虑脂肪瘤或脂肪肉瘤的发生。良性的脂肪瘤内以成熟脂肪组织为主,可见线状的纤维分隔影,增强扫描通常无强化。当肿瘤内部出现软组织密度/信号的结节、肿块,同时伴有出血、坏死等征象时,需考虑脂肪肉瘤。同时,MRI 的 DWI 序列中脂肪组织弥散不受限,而当恶性软组织成分出现时可见弥散受限。此外,畸胎瘤内也可能含有脂肪,厚壁囊性肿块伴脂肪可对成熟畸胎瘤作准确诊断,但无明确的脂肪成分时亦不能排除畸胎瘤。

第三,紧密结合临床。大多数含脂的占位性病变患者是因其他原因行胸部 X 线、超声心动图或 CT 扫描时偶然发现的,患者常无症状。当瘤体较大压迫心脏时,可出现患者运动耐力差、胸闷、用力后明显气短,甚至左心功能不全的临床表现。查体可发现心音减弱,无心脏杂音或出现 II 期收缩期杂音,还可能压迫冠状动脉引起心绞痛。

【疾病鉴别】

心包含脂占位征象鉴别诊断思维导图见图 6-5-7。

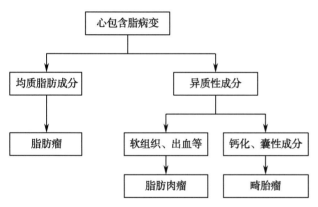

图 6-5-7　心包含脂占位征象鉴别诊断思维导图

(李小虎)

第六节　心包缺失

【定义】

指心包结构的不完整或缺失。

【病理基础】

心包缺失可分为先天性及获得性。缩窄性、复发性心包炎等患者行手术治疗后的心包缺如为获得性心包缺失。先天性心包缺失起因于胚胎期左心总静脉过早闭锁导致的胸膜心包膜供血不足。其发生与左侧 Cuvier 管有关,在正常胚胎发育的过程中,左侧 Cuvier 管逐渐萎缩,构成左上肋间静脉的一部分,若其过早萎缩,将使胸膜心包皱襞血液供应不良,使心包发育不全,产生大小不一的缺损。根据缺损的部位及大小可为完全性心包缺如、右侧心包缺如、左

侧心包缺如、局部心包缺如及左侧或右侧的孔状心包缺如,以左侧心包缺如常见。先天性心包缺失大部分孤立存在,部分患者合并房间隔缺损、主动脉瓣二叶式畸形、动脉导管未闭和法洛四联症等先天性心脏病。

【征象描述】

1. X 线表现　肺动脉影突出,心尖向左后旋转。

2. 超声表现　左侧心包缺失:心脏向左移位,右心房和右心室增大,左心室壁舒张期向外膨隆,左心室后壁运动明显增强,并与室间隔呈同向运动。右侧心包缺失:心脏向右移位,左心房和左心室增大,右心室壁舒张期向外膨隆,右心室后壁运动明显增强。部分心包缺失:相应部分室壁舒张期向外膨隆,心包缺损处心外膜呈细线样回声。

3. CT 表现　CT 识别心包依赖于心外膜及心包的脂肪层,在脂肪层欠缺个体的心包识别中需依赖间接的指征来诊断心包缺失,如心脏左旋、于心包缺如位置处可见肺组织插入(主、肺动脉之间,心脏基底部及膈之间)。

4. MRI 表现　在脂肪层欠缺的个体中,间接征象包括左心耳或肺动脉主干向左凸出,肺组织疝入主动脉与肺动脉间,以及心底部与膈之间。CMR 还可能显示正常心脏中主动脉前心包隐窝的缺失。如心包全部缺失,可观察到心脏向左后旋转。

【分析思路】

第一,认识这个征象。心脏左旋是指心脏向左转位,除心包缺失外,也可见于房间隔缺损、肺动脉瓣狭窄、二尖瓣疾病和肺心病并右心室增大等心脏病。肺组织嵌入主动脉和主肺动脉之间或心脏底部与膈之间强烈提示心包缺失,这种情况为心包缺失所独有。

第二,分析这个征象。心包的可视化依赖于心包与其他组织特点的差异对比,脏层心包与心外膜对比,壁层心包则与心包外的脂肪组织进行对比,而脂肪组织的含量个体差异很大。CT 和 MRI 检查识别心包依赖于心外膜及心包的脂肪层,对一些脂肪层欠缺个体的心包识别较困难,此时我们需要依赖上述的间接指征来诊断心包缺失。

第三,紧密结合临床。大部分病例无症状,部分病例表现为不典型的心前区刺痛或左侧胸痛、呼吸困难。最严重的表现为左侧心包部分缺失引起左侧心肌绞窄,导致猝死。

【疾病鉴别】

心包缺失鉴别诊断思维导图见图 6-6-1。

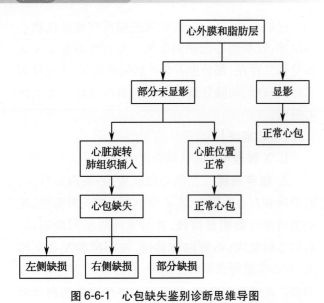

图 6-6-1　心包缺失鉴别诊断思维导图

（李小虎）

参 考 文 献

1. Antonopoulos AS，Vrettos A，Androulakis E，et al. Cardiac magnetic resonance imaging of pericardial diseases：a comprehensive guide［J］. Eur Heart J Cardiovasc Imaging，2023，24（8）：983-998.

2. Senapati A，Isma'eel HA，Kumar A，et al. Disparity in spatial distribution of pericardial calcifications in constrictive pericarditis［J］. Open Heart，2018，5（2）：e000835.

3. Terry NLJ，Manapragada PP，Aziz MU，et al. Review of pericardial disease on computed tomography［J］. J Med Imaging Radiat Sci，2021，52（3S）：S65-S77.

4. Nikam R，Rapp J，Kandula A，et al. Congenital absence of pericardium［J］. Ann Pediatr Cardiol，2020，13（4）：373-374.

5. Newman B. Congenital Absence of the Pericardium：Pearls and Pitfalls［J］. Semin Ultrasound CT MR，2022，43（1）：47-50.

第七章 瓣膜

第一节 二尖瓣异常

二尖瓣异常包括二尖瓣狭窄和二尖瓣关闭不全。

一、二尖瓣狭窄

【定义】

二尖瓣狭窄（mitral stenosis，MS）是指左心室舒张期二尖瓣开放受限，瓣口面积缩小，从而导致血流受阻。

【病理基础】

二尖瓣是由功能正常的瓣叶（前叶、后叶）、瓣环、腱索、乳头肌所构成的复杂结构，瓣叶附着部分被称为瓣环，瓣膜由腱索支持，而腱索本身则插入在乳头肌中，或直接附着于心室肌内。二尖瓣病变，以风湿性心瓣膜病为例，早期二尖瓣以瓣膜交界处及其基底部水肿、炎症及赘生物（渗出物）形成为主，后期在愈合过程中由于纤维蛋白的沉积和纤维性变，逐渐形成前后瓣叶交界处粘连、融合，瓣膜增厚、粗糙、硬化、钙化，以及腱索缩短和相互粘连，限制瓣膜活动能力和开放，致瓣口狭窄；其中任何一个部位出现问题都会导致瓣膜的功能障碍，即单纯二尖瓣狭窄（风湿性心脏病患者中的发生率约25%），二尖瓣狭窄常常合并关闭不全。

正常二尖瓣瓣口面积（mitral valve area，MVA）为$4\sim6cm^2$，一般当瓣口面积$<1.5cm^2$时，患者才会有临床症状。二尖瓣狭窄程度分级标准见表7-1-1。

表7-1-1 二尖瓣狭窄程度分级标准

	轻度	中度	重度
二尖瓣瓣口面积(cm^2)	$1.5\sim2.0$	$1.0\sim1.5$	<1.0
平均跨瓣压差(mmHg)	<5	$5\sim10$	>10
肺动脉收缩压(mmHg)	<30	$30\sim50$	>50

血流动力学改变：二尖瓣狭窄时，舒张期左心房向左心室血流流入受限，左心房内压力升高，导致左心房增大，并肺静脉和肺毛细血管压升高，导致肺静脉和肺毛细血管扩张、淤血。肺静脉的压力增高导致肺动脉的压力被动升高，而长期肺动脉高压引起肺小动脉痉挛，最终导致肺小动脉硬化，进一步加重肺动脉高压。肺动脉高压增加右心室后负荷，引起右心室肥厚扩张，最终致右心衰竭。此时肺动脉压力有所降低，肺循环血液有所减少，肺淤血一定程度缓解。临床表现为劳力性或夜间阵发性呼吸困难，咳嗽，咯血，粉红色泡沫样痰（急性肺水肿）等。

【征象描述】

1. X线表现 X线可以作为诊断二尖瓣狭窄的基础检查手段。

正位片示左心房增大-右心缘双房影和/或心影中央左心房区域密度增高，重者左主支气管上抬、气管分叉角度增大。主动脉结偏小，肺动脉段平直或隆起，左心缘上部出现病理性第三弓（左心耳），左心缘下部平直，心尖上翘。晚期可见右心室增大，心脏呈二尖瓣型（图7-1-1A）。双肺纹理增粗、紊乱，双肺门增大、模糊。出现肺间质性水肿时，在肺野下部可见Kerley B线。

侧位片示胸骨后心脏接触面增加，食管受左心房压迫而后移。

2. 超声表现 超声是瓣膜病变的首选影像学检查方法。

二维超声心动图显示二尖瓣瓣叶增厚，回声增

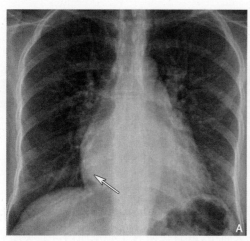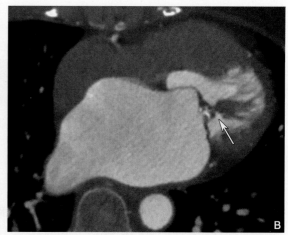

图 7-1-1　二尖瓣狭窄 X 线、CT 表现

A. X 线正位片示心脏增大,主动脉结偏小,肺动脉段平直,左心缘下部平直,心尖上翘。右心缘可见双房影(白箭),气管分叉角度增大;双肺纹理增粗、紊乱,双肺门增大、模糊。B. 上腹部增强静脉期可见二尖瓣前、后瓣增厚、钙化,瓣环也可见点状钙化,以瓣叶钙化为主,同时 CT 还可以显示左心房增大(白箭)

强,左心室舒张期二尖瓣开放受限,前后叶交界处粘连,瓣口开放呈"鱼口样"改变。典型者为舒张期前叶呈圆拱状,前后叶开放幅度减低,瓣叶增厚和瓣口面积缩小。

M 型超声心动图示舒张期二尖瓣前叶 EF 斜率减低,曲线呈"城墙样"改变,后叶与前叶呈同相运动。频谱多普勒显示二尖瓣口舒张期血流速度增快。

3. **CT 表现**　CT 可直接显示二尖瓣解剖结构,明确瓣叶及瓣环的增厚、钙化(图 7-1-1B)。二尖瓣手术术前全期相心脏 CT 扫描可显示瓣叶活动度,明确有无交界粘连,可测量舒张期二尖瓣环径线和瓣口开放面积,明确有无二尖瓣口狭窄并进行分级,并可用于二尖瓣置换术前评估二尖瓣环的大小、几何形状、人工瓣环锚定区,预测左心室流出道梗阻风险、透视角度、规划路径。CT 还可评估心脏的其他情况,如测量各个房室大小、心室壁厚度等。CT 也有助于评估相关的冠状动脉疾病、主动脉病变、心脏肿瘤病变,在鉴别瓣周脓肿、瓣周赘生物及其他并发症方面具有很好的应用价值。CT 对于二尖瓣术后情况也具有一定的评估价值,可观察人工置换瓣膜形态、位置,有无破损、周围瘘等。CT 的局限性是不能测量跨瓣压差和血流速度等。

4. **MRI 表现**　CMR 可以为二尖瓣狭窄患者提供增量信息。

电影序列可显示二尖瓣增厚、开放受限(图 7-1-2A~C),在左心室长轴位心室舒张期,二尖瓣口可见高速血流信号,代表狭窄时的喷射血流(图 7-1-2A)。舒张期垂直二尖瓣口进行短轴位电影,可显示二尖瓣的解剖形态和开放受限,并可测量最大开放面积(图 7-1-2C)。

2D 相位对比血流成像(2D flow):平行于二尖瓣口(图 7-1-2D、E)及垂直于二尖瓣口扫描,可定量测量峰值流速,使用 Bernoulli 方程估测跨瓣压差,定量评估狭窄程度。

CMR 还可对心脏其他情况,如左心室容积、心脏功能,左心房大小、右心室肥厚与心肌纤维化等进行全面评估。

【相关疾病】

二尖瓣狭窄,最常见病因为风湿性心脏病,也可继发于老年性退行性变、结缔组织病(如类风湿关节炎、系统性红斑狼疮、硬皮病等)、感染性心内膜炎、先天性狭窄(如降落伞二尖瓣、二尖瓣瓣上环等)等。近年来,随着生活及医疗条件的改善,风湿性心脏病的人群患病率正在降低,但在我国,瓣膜性心脏病仍以风湿性心脏病(55.1%)最为常见。随着生活方式的改变和人口老龄化进程的加速,老年退行性瓣膜病(21.3%)在我国逐年增加。

风湿性二尖瓣狭窄:多有明确病史,多见于中青年女性,基本病理变化为瓣膜本身增厚、钙化,瓣叶和腱索的纤维化和挛缩,瓣叶交界面相互粘连,瓣口开放呈"鱼口样"改变。瓣叶增厚钙化主要发生在瓣尖部位,病变由瓣膜边缘逐渐向体部及基底部发展。

老年退变性二尖瓣狭窄:多见于老年人,退行性钙化以瓣环明显,瓣下腱索和瓣尖很少累及,常合并高血压、动脉粥样硬化等。

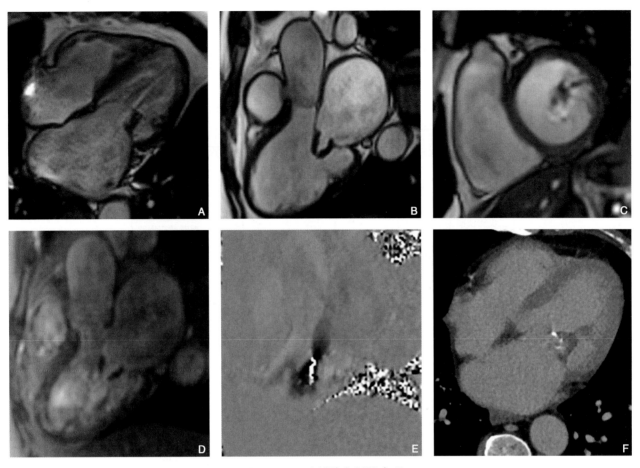

图 7-1-2　二尖瓣狭窄 MRI 表现

A、B. 舒张期四腔心（A）、三腔心（B）层面电影序列可见二尖瓣增厚、开放受限，舒张期四腔心层面电影序列可见通过二尖瓣狭窄瓣口的细长高速血流信号。C. 垂直二尖瓣口短轴平面显示二尖瓣增厚、开放受限，在此平面可测最大开放面积。D、E. 平行于二尖瓣口 2D flow 解剖结构图（D）和相位图（E），可见二尖瓣口高速血流。F. 横断面 CT 图像可见二尖瓣明显增厚和钙化，以瓣叶病变为主

感染性心内膜炎致二尖瓣狭窄：少见，如二尖瓣赘生物较大时，舒张期可堵塞瓣口导致瓣口狭窄，关闭不全临床更常见。瓣膜增厚程度较轻，仅受累瓣膜的中部及近瓣环处轻度增厚，受累瓣膜常表现为瓣膜脱垂、瓣膜关闭不全、瓣周脓肿、瓣膜穿孔、腱索断裂和赘生物形成等。患者常有发热、栓塞、脾肿大和血培养阳性等临床表现。

【分析思路】

第一，认识这个征象。二尖瓣病变时可见瓣叶增厚、钙化、交界粘连，开放受限改变，舒张期二尖瓣口可见高速喷射血流。观察时，应在左心室长轴、短轴图像观察，多角度分析，全面评估病变累及的部位、范围和狭窄的程度等。需要注意的是，测量二尖瓣最小开口平面，需垂直通过二尖瓣瓣尖进行短轴成像。

第二，分析这个征象。观察到二尖瓣狭窄时，需要进一步分析二尖瓣狭窄的病因，当观察到二尖瓣病变以瓣缘增厚钙化为主、交界区粘连融合、左心室短轴二尖瓣水平表现为典型的"鱼口样"改变时，提示风湿性二尖瓣狭窄可能性大；老年退变性二尖瓣狭窄呈上升趋势，常表现为瓣环钙化，无明显交界粘连。交界区粘连融合是风湿性二尖瓣狭窄区别于退行性二尖瓣狭窄的重要表现之一。感染性心内膜炎瓣膜病变程度较轻，结合患者的发热病史等临床表现可资鉴别。

第三，紧密结合临床。临床信息对于二尖瓣狭窄的病因诊断有重要的提示作用。在分析影像学征象的基础上，需紧密结合患者的年龄、性别、症状、实验室检查等综合作出诊断。

【疾病鉴别】

二尖瓣狭窄的鉴别诊断思维导图见图 7-1-3。

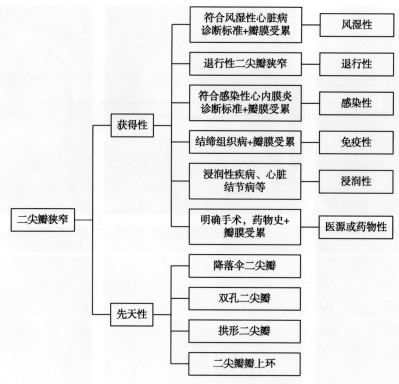

图 7-1-3 二尖瓣狭窄的鉴别诊断思维导图

二、二尖瓣关闭不全

【定义】

二尖瓣关闭不全（mitral insufficiency，MI）是指二尖瓣关闭时，瓣膜口不能完全闭合，部分血液发生反流。

【病理基础】

二尖瓣功能正常有赖于瓣叶、瓣环、腱索、乳头肌四部分，以及左心室的结构和功能的完整性，其中任何一个或多个部分发生结构异常或功能失调，均可导致二尖瓣关闭不全。原发性二尖瓣关闭不全是由瓣叶、腱索等器质性病变引起的，最常见于二尖瓣结构退行性变，如腱索拉长、腱索断裂和瓣叶增厚等，导致瓣叶脱垂进而引起二尖瓣反流，主要病理类型包括黏液样变性、弹性纤维缺乏、钙化性病变等，风湿热、感染性心内膜炎、结缔组织疾病、医源性或外伤性病因累及二尖瓣和二尖瓣裂等。继发性（功能性）二尖瓣关闭不全的二尖瓣瓣叶和腱索通常正常或轻微增厚，与冠心病或特发性心肌疾病引起的严重左心室功能障碍有关，异常的和扩张的左心室会导致乳头肌移位、瓣环扩大，从而阻止瓣叶充分接合。继发性二尖瓣关闭不全也可由左心房扩张和瓣环扩大引起，通常发生于心房颤动。

血流动力学：二尖瓣关闭不全患者心脏收缩期，左心室部分血液通过未完全关闭的瓣膜口反流进入左心房，左心房既接受肺静脉的血液，又接受左心室反流的血液，致左心房血容量较正常增多，左心房充盈度和压力增加，从而产生扩张；而左心室也因接受额外的左心房回流血液，容量负荷增大，左心室腔扩张。

急性二尖瓣关闭不全时，左心房压力和肺毛细血管楔压急剧升高，导致肺淤血及急性肺水肿；慢性二尖瓣关闭不全时，左心房发生代偿性扩张，左心室总的每搏输出量因为血液反流而加大，左心室腔也代偿性增大，代偿期可持续多年。当左心失代偿时，每搏输出量和射血分数下降，肺静脉和肺毛细血管楔压增高，继而发生肺淤血、左心衰竭。晚期出现肺动脉高压，导致右心室肥厚、右心衰竭，终致全心衰竭。

【征象描述】

1. X 线表现 X 线常作为诊断二尖瓣关闭不全的基础检查手段。

正位片可显示左心房增大相关表现，左心室增大时可表现为左心室段及心尖部向左下延伸、心尖下移及心胸比增大（图 7-1-4A）。左心功能不全时可见双肺淤血、肺水肿改变，同二尖瓣狭窄。

侧位片示胸骨后心脏接触面增加，食管受左心房压迫而后移，心后透亮三角区缩小或消失。

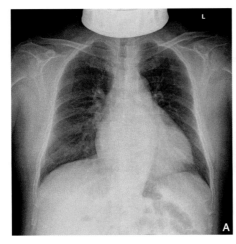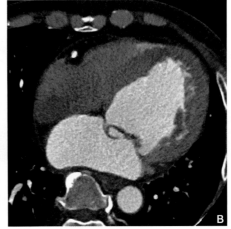

图 7-1-4　二尖瓣关闭不全 X 线、超声及 CT 表现

A. X 线正位片示心影增大,肺动脉段平直,左心缘平直,左心室段及心尖部向左下延伸,
心尖圆钝上翘,右心缘呈双房影,气管分叉角度增大。双肺纹理增粗、紊乱。B. 心脏 CT
轴位收缩期(45%)可见左心房、左心室增大,二尖瓣前叶凸入左心房内,左心室心肌增厚

2. **超声表现**　超声心动图是二尖瓣关闭不全的首选成像技术。二维超声心动图可显示二尖瓣结构的形态特点。彩色多普勒血流成像可于收缩期在左心房内探及反流信号,并对反流程度进行分级,诊断标准见表 7-1-2。M 型超声心动图可用于观测房室结构。

表 7-1-2　二尖瓣反流程度分级标准

分级	半定量	磁共振定量	超声定量
轻度	反流局限于二尖瓣环附件	反流指数<20%	有效反流口面积<20mm²;每搏反流量<30mL;反流指数<30%
中度	反流达左心房中部	反流指数 20%~39%	有效反流口面积 20~39mm²;每搏反流量 30~59mL;反流指数 30%~59%
重度	反流直达左心房顶部	反流指数≥40%	有效反流口面积≥40mm²;每搏反流量≥60mL;反流指数≥50%

3. **CT 表现**　CT 对于观察二尖瓣关闭不全的直接征象存在一定的局限性。CT 可直接显示二尖瓣解剖结构、评估心脏其他情况及相关疾病等,对于二尖瓣置换手术前后情况可也进行评估,同二尖瓣狭窄部分。全心动周期心脏 CT 扫描可用于评估二尖瓣瓣叶活动情况,如在心脏收缩期可显示二尖瓣凸入左心房内(图 7-1-4B)。

4. **MRI 表现**　CMR 是量化二尖瓣关闭不全程度的有效方法。二尖瓣关闭不全时,电影序列收缩期左心房内可见因质子失相位导致的反流血液流空信号,反流束的长和宽与反流程度大致成正比,并可观察二尖瓣有无增厚及运动情况(图 7-1-5A~C)。2D flow 除可观察到反流束流空信号外,还可测量二尖瓣反流口面积,计算反流量及反流指数,定量评估二尖瓣关闭不全程度(图 7-1-5D、E),诊断标准见表 7-1-2。CMR 还可以对左心房、室容积、射血分数进

行准确、可重复的评估,评估是否存在心肌损伤、梗死、肥厚、纤维化等,有助于明确病因。

【**相关疾病**】

二尖瓣关闭不全分为原发性和继发性,前者是由至少一个二尖瓣结构病变引起的,根据原始病因可细分退行性、感染性、风湿性、先天性、医源性或外伤性等;而后者是由于左心室(左心房)扩大导致瓣环扩大、乳头肌功能异常,又被称为功能性二尖瓣关闭不全,根据原始病因可细分为缺血性、非缺血性。

目前,西方国家二尖瓣关闭不全最常见的病因是瓣膜退行性变性,多为黏液性变性引起的二尖瓣脱垂,国内最常见的病因为功能性和退行性,其他不太常见的病因包括风湿性病变、感染性心内膜炎、结缔组织疾病、先天性二尖瓣裂和医源性或外伤性病因累及二尖瓣等。

二尖瓣关闭不全相关疾病的诊断要点见表 7-1-3。

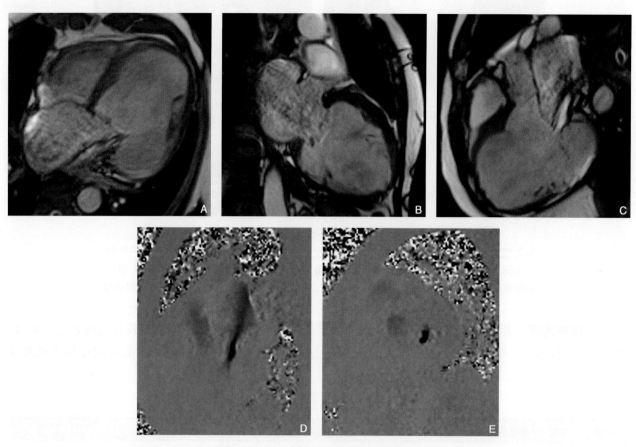

图 7-1-5　二尖瓣关闭不全 CMR 表现

A~C. 电影序列四腔心（A）、两腔心（B）、三腔心（C）层面示左心房、左心室明显扩大，左心房内可见呈流空信号的反流束。D、E. 平行于二尖瓣口 2D flow 相位图（D）可见反流束，垂直于二尖瓣口相位图（E）可测量反流面积及反流量

表 7-1-3　二尖瓣关闭不全相关疾病的诊断要点

分类		诊断要点
原发性	退行性	退行性二尖瓣关闭不全多见于老年人，二尖瓣结构发生退行性变，如腱索拉长、断裂、瓣叶增厚等导致瓣叶脱垂，主要病理类型包括黏液样变性、弹性纤维缺乏、钙化性病变等
	风湿性	风湿性二尖瓣关闭不全以女性居多，慢性炎症及纤维化使瓣膜僵硬、缩短、变形，以及腱索粘连、融合缩短。风湿性二尖瓣关闭不全的患者约半数合并二尖瓣狭窄
继发性（功能性）	缺血性	缺血性二尖瓣关闭不全常继发于心肌梗死后，左心室增大呈球形变导致瓣环扩大、乳头肌移位，有时伴有缺血导致的乳头肌功能失调，甚至乳头肌断裂
	非缺血性	非缺血性二尖瓣关闭不全常见于扩张型心肌病、长期高血压或主动脉瓣病变导致的左心室增大，左心室收缩功能下降，均导致二尖瓣叶活动受限，同时瓣环扩大导致瓣膜对合面积进一步减少，也常见于梗阻性肥厚型心肌病 SAM 征阳性导致的二尖瓣叶对合不良

【分析思路】

第一，认识这个征象。二尖瓣关闭不全时，在 CMR 电影序列上可见到因质子失相位导致的反流血液流空信号，一旦看到反流信号，即可确定二尖瓣关闭不全，并且可根据反流束的长和宽半定量评估反流程度。在垂直于二尖瓣血流方向的流速编码电影序列上，可通过计算反流指数定量评估反流程度，通常认为反流指数大于 40% 为重度反流。

第二，分析这个征象。观察到二尖瓣反流信号时，需要进一步分析二尖瓣关闭不全的病因。退行性二尖瓣关闭不全为黏液样变性、弹性纤维缺乏或钙化性病变等病理类型引起腱索拉长、腱索断裂、瓣环扩张、瓣叶增厚等,进而导致瓣叶脱垂,引起反流。缺血性二尖瓣关闭不全常继发于心肌梗死后,左心室增大呈球形,导致瓣环扩大、乳头肌移位,有时伴有缺血导致的乳头肌功能失调,甚至乳头肌断裂。非缺血性二尖瓣关闭不全则常见于长期高血压、扩张型心肌病或主动脉瓣病变导致的左心室增大、左心室收缩功能下降,均导致二尖瓣叶活动受限,同时瓣环扩大导致瓣膜对合面积进一步减少;少见原因如梗阻性肥厚型心肌病 SAM 征阳性患者。SAM 征阳性时,患者的心室壁异常肥厚,心室腔无明显增

大,由于二尖瓣前叶前向运动幅度大于后叶前向运动幅度,导致二尖瓣叶对合不良而出现反流。此外,长期心房颤动患者引起左心房增大和二尖瓣环扩张时,亦可导致二尖瓣关闭不全,这些患者的左室射血分数通常正常,左心室扩张不太明显。

第三,紧密结合临床。临床信息对于二尖瓣关闭不全的诊断至关重要。在分析影像学征象的基础上,需紧密结合患者的年龄、性别、症状、体征和实验室检查等,找寻基础病因,综合作出诊断。

【疾病鉴别】

二尖瓣关闭不全的鉴别诊断思维导图见图 7-1-6。

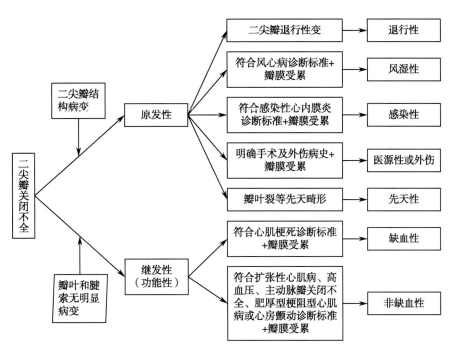

图 7-1-6　二尖瓣关闭不全的鉴别诊断思维导图

（葛英辉）

第二节　三尖瓣关闭不全

【定义】

三尖瓣关闭不全(tricuspid insufficiency)是指因三尖瓣结构复合体闭合功能障碍,致右心室在收缩过程中血液从右心室反流至右心房,从而导致右心房内压力升高后引发的一系列病理生理改变的临床综合征。

【病理基础】

三尖瓣属于右房室瓣,正常人瓣口面积为 $6\sim8cm^2$。三尖瓣装置是一个复合体,包括瓣叶、瓣环、腱索、乳头肌及乳头肌附着的部分心肌。三尖瓣的

作用是在舒张期促进血液进入右心室,并在收缩期防止血液反流入右心房。其瓣叶结构、瓣环大小、动态改变,以及右心室支持结构或其功能的改变,都可以影响三尖瓣的功能。在临床上,以三尖瓣关闭不全最常见,存在于 65% ~ 75% 的正常人中。但轻度三尖瓣关闭不全不会引起明显的血流动力学改变。近90% 有临床意义的三尖瓣关闭不全继发于固有的右心室病变或右心室压力和/或容量负荷过重,约10% 由原发性三尖瓣损害所致。生理性三尖瓣关闭不全,右心系统无扩大,对心脏血动力学基本无影响。严重的三尖瓣关闭不全,由于右心容量负荷增加,导致右心房、右心室增大,同时右心房压力增加可致外周静脉回流受阻,引起腔静脉和肝静脉扩张,

继而出现右心衰竭。三尖瓣关闭不全的病理生理学很复杂，必须进行综合的诊断和评估，不仅要评估其严重程度，还要评估三尖瓣瓣环的直径和右心室的功能。

【征象描述】

1. **X线表现** 轻度三尖瓣关闭不全，X线表现不明显；严重的三尖瓣关闭不全，X线显示右心房和右心室肥大，心脏右缘凸出，同时伴有其他瓣膜病变造成的改变。（图7-2-1、图7-2-2）。

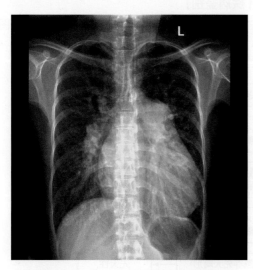

图 7-2-1 三尖瓣关闭不全X线表现
患者，女性，30岁，先天性心脏病——房间隔大缺损（继发孔型），心脏超声显示三尖瓣关闭不全，大量反流，房水平左向右分流。正位胸片显示肺血增多，右心缘增高，肺动脉段凸出，左心房增大，右心显著扩大，右下肺动脉段增宽（提示肺动脉高压）

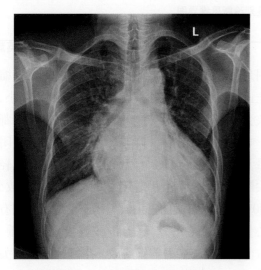

图 7-2-2 三尖瓣关闭不全X线表现
患者，男性，16岁，扩张型心肌病，心脏超声显示二尖瓣少-中量反流，三尖瓣大量反流。正位胸片显示肺血增多，右心缘凸出，右心房、右心室显著增大

2. **超声表现** 心脏超声既要观察心腔大小，有无合并其他瓣膜病变及严重程度，左、右心室功能，肺动脉压力，还要观察瓣膜的解剖形态，有无发育不良、脱垂、穿孔、赘生物等，开放是否受限，闭合是否有裂隙，瓣下腱索有无断裂，以及综合评估三尖瓣关闭不全的严重程度。三尖瓣关闭不全的直接征象：收缩期三尖瓣瓣叶对合不良；瓣环扩大（图7-2-3A）。彩色多普勒血流成像（color Doppler flow imaging，CDFI）显示收缩期起自三尖瓣口至右心房的五彩异常反流束；连续多普勒显示收缩期三尖瓣口高速反流信号，占据全收缩期（图7-2-3B、C）。另外，风湿性病变患者可表现为三尖瓣瓣叶增厚、纤维化、粘连，关闭时瓣叶不能对合。感染性心内膜炎患者可表现为三尖瓣瓣叶赘生物形成和/或瓣叶穿孔。三尖瓣瓣裂可探及瓣膜回声中断。三尖瓣脱垂时，瓣尖或瓣体凸入右心房，瓣叶关闭错位或对合不良，前叶脱垂时M型曲线的CD段向右心房凸出。三尖瓣腱索断裂时，可见瓣叶连枷样运动，随心脏舒缩活动往返于右心房和右心室之间，三尖瓣曲线可见震颤。间接征象：右心房、右心室增大，右心室流出道增宽，右心室壁运动增强，下腔静脉增宽等。需要注意的是，继发性三尖瓣关闭不全一般呈中心性，而原发性三尖瓣关闭不全如三尖瓣脱垂等，反流束常呈偏心性；前瓣脱垂时四腔心切面反流束沿房间隔右侧走行；隔瓣脱垂时反流束沿右心房侧壁走行；后瓣脱垂反流束沿右心房前侧壁走行（图7-2-3、图7-2-4）。三尖瓣关闭不全的分级标准见表7-2-1。

3. **CT表现** 心脏CT既可评估三尖瓣环的形状、周长和直径，右冠状动脉的定位及在房室沟内的走行，右冠状动脉与三尖瓣环之间的距离，也可同时评估引起三尖瓣关闭不全的相应疾病，作出病因诊断，这些可为三尖瓣关闭不全的治疗提供关键信息（图7-2-4、图7-2-5）。

4. **MRI表现** 是评估右心室心腔大小和容量的参考标准，可对三尖瓣反流严重程度进行定量评估。通过反流容积或反流分数可识别出死亡风险最高的患者。一般而言，当超声心动图评估效果欠佳或三尖瓣反流超声心动图分级与患者临床表现不一致时，需要进行心脏MRI检查。心脏MRI检查还可对心脏重构（心房和心室）进行定量评估，并对深入理解三尖瓣的反流机制有帮助。MRI晚期钆剂增强、T_1映射和细胞外体积定量还可以提供有关心肌损伤和纤维化重构的信息（图7-2-6、图7-2-7）。对有心律失常或装有起搏器的患者，心脏MRI检查会受到限制。

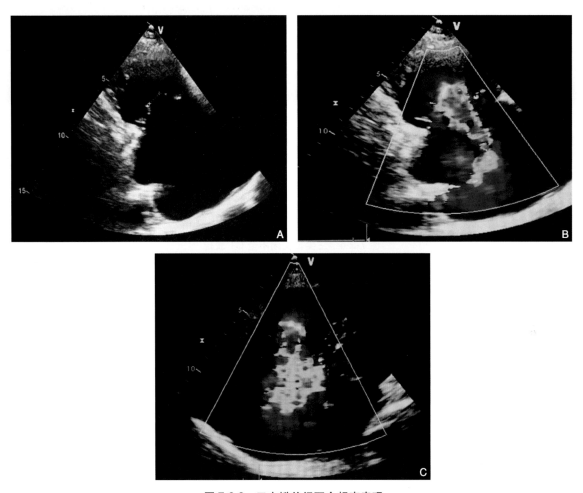

图 7-2-3　三尖瓣关闭不全超声表现

A. 右心室流入道切面显示三尖瓣瓣叶活动减低,闭合不良,可探及宽约 5mm 裂隙;B. 右心室流入道切面显示收缩期三尖瓣可见大量反流;C. 四腔心切面显示收缩期三尖瓣可见大量反流

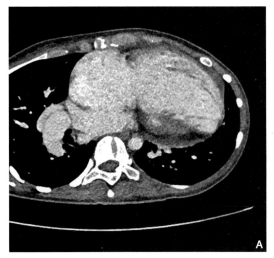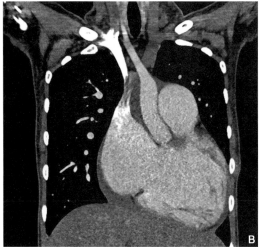

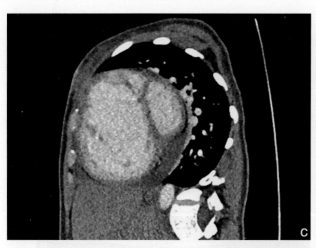
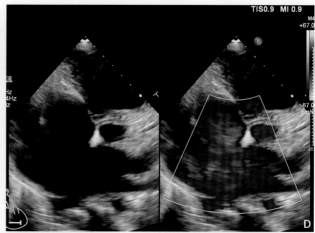

图 7-2-4 三尖瓣关闭不全 CT 表现

患者,女性,30 岁,与图 7-2-1 为同一患者,先天性心脏病——房间隔大缺损(继发孔型)。A. 增强 CT 轴位像;B. 增强 CT 冠状位重建图像;C. 增强 CT 矢状位重建图像;D. 心脏超声图像;多模态影像显示房间隔缺损,三尖瓣关闭不全,右心房、右心室显著扩大

表 7-2-1 三尖瓣关闭不全的分级标准

参数	轻度反流	中度反流	重度反流
结构			
三尖瓣形态	正常或轻度异常	中度异常	重度异常(连枷样运动、严重的挛缩)
右心径线	正常	正常或轻度扩张	通常增大(急性大量反流、右心大小可能正常)
三尖瓣环内径(cm)	–	–	≥40cm(或>21cm/m²)
下腔静脉内径(cm)	正常<2.0	正常或轻度扩张 2.1~2.5	扩张>2.5
多普勒定性			大量中心性或偏心性贴壁反流束
反流束面积	小、窄、中心性	中量中心性	致密,通常为三角形
连续多普勒频谱	频谱较透明、不完整、抛物线形	致密频谱、抛物线或三角形	
半定量法			
缩流颈宽度(cm)	<0.30	0.3~0.69	≥0.70
肝静脉血流	收缩期血流为主	收缩期血流圆顿	收缩期血流反向
三尖瓣血流	A 峰为主	变化较多	E>1.0m/s
等速球面至缩流颈半径(cm)	≤0.5	0.6~0.9	>0.9
定量法			
EROA(cm²)	无数据支持	无数据支持	≥0.4
二维 PISA 测量反流量(mL)	无数据支持	无数据支持	≥45

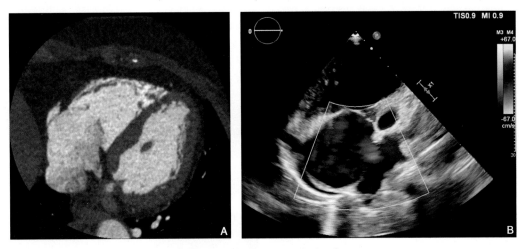

图 7-2-5　三尖瓣关闭不全 CT 表现

患者,女性,73 岁,体检发现腹主动脉瘤 20 余天入院,心脏超声显示主动脉瓣及二、三尖瓣关闭欠佳,收缩期二、三尖瓣口见反流信号,面积分别达 5.3cm² 及 4.0cm²。A. 心脏增强 CT 轴位像;B. 心脏超声图像。可观察三尖瓣环的形状、周长和直径,右冠状动脉与三尖瓣环之间的距离

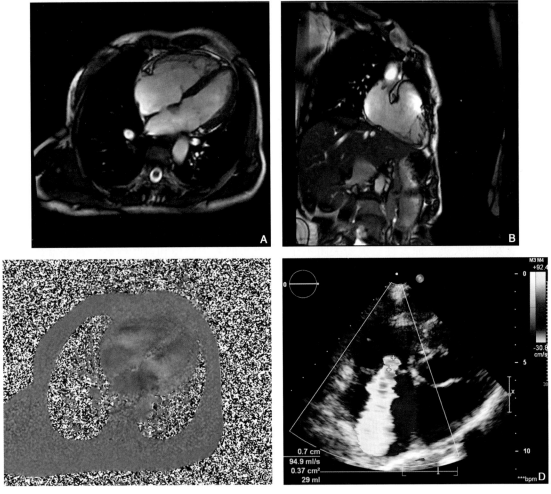

图 7-2-6　三尖瓣关闭不全 MRI 表现

患者,女性,58 岁,前活动后心慌气短 10 余年,心脏彩超提示三尖瓣关闭不全。A. 心脏 MRI 轴位像;B. 平行于室间隔长轴位像;C. 相位对比图;D. 超声心动图。多模态影像显示右心房和右心室明显增大,室间隔稍偏,收缩期 MRI 相位图及心脏超声收缩期三尖瓣口可见大量反流信号

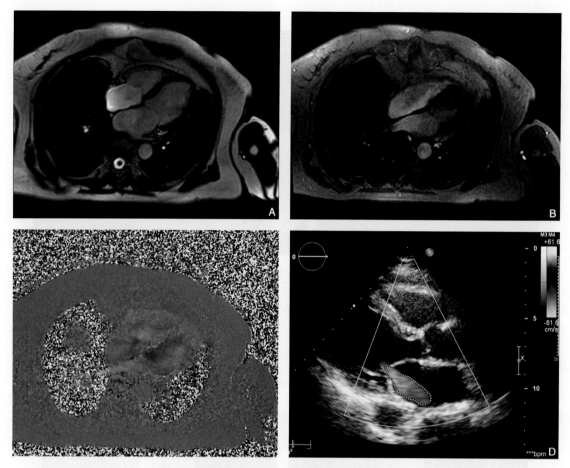

图 7-2-7　三尖瓣关闭不全 MRI 表现

患者,女性,82 岁,头晕、乏力 2 个月入院,临床诊断高血压,心律失常。心脏彩超示升主动脉及主动脉瓣硬
化伴微量反流;三尖瓣中量反流,间接估测肺动脉收缩压约 41mmHg;二尖瓣少量反流;心室收缩功能正常。
A ~ C. 心脏 MRI 轴位图像;D. 心脏超声图像。MRI 和超声显示三尖瓣关闭欠佳,收缩期可见中量反流信号,
面积约 5.9cm²

【相关疾病】

三尖瓣关闭不全是三尖瓣病变的主要类型,分
为原发性及继发性两大类。原发性三尖瓣关闭不全
通常因瓣叶或腱索及乳头肌功能改变所致,原因包
括风湿性瓣膜疾病、感染性心内膜炎、类癌综合征、
放射治疗、马方综合征(主要是三尖瓣瓣环扩张,也
有称为三尖瓣瓣环扩张症)、乳头肌功能障碍和先天
性疾病,如 Ebstein 畸形,以及穿透性和非穿透性创
伤、心脏手术过程中的医源性损伤等。另外,还有一
类是退行性三尖瓣关闭不全:三尖瓣瓣叶(通常是前
瓣)脱垂引起关闭不全,三尖瓣脱垂通常涉及一个以
上的瓣叶,并且通常三个小叶受到影响。三尖瓣脱
垂最常见的表型是弥漫性黏液瘤样变性。

继发性三尖瓣关闭不全的患者,固有瓣叶结构
显示正常,但可有右心房、瓣环、右心室异常,并导致
瓣叶对合不良。房性异常见于 10% ~ 25% 的继发性
三尖瓣关闭不全的患者。房性继发性三尖瓣关闭不
全的特征为:在明显瓣环和心房扩张时,外观正常的

瓣叶无法对合。室性继发性三尖瓣关闭不全的患者
存在右心室(主要是右心室中部游离壁)扩张,导致
乳头肌心尖移位和瓣叶栓系。右心室扩张和功能不
全常为肺动脉压升高所致的右心室重构。然而,室
性继发性三尖瓣关闭不全亦可归因于右心室重构的
其他病因,包括累及右心室的原发性心肌病、右心室
缺血、梗死和心律失常。此外,可存在左心室扩张或
功能不全或共存左心瓣膜疾病,导致室间隔异常,可
能影响隔瓣叶栓系和对合。区分室性和房性三尖瓣
关闭不全对治疗和预后判断有意义,室性继发性三
尖瓣关闭不全患者的死亡率高于房性继发性三尖瓣
关闭不全或原发性病变患者。

【分析思路】

第一,认识这个征象。过去三尖瓣常被称为被
遗忘的瓣膜,被视为是一被动结构,位于心脏的体循
环静脉侧,且无临床重要功能。外科医生认为二尖
瓣疾病是真正的"祸首",三尖瓣关闭不全系继发表
现,其在原发性二尖瓣疾病进程的手术治疗后会消

退。由于三尖瓣关闭不全最常在合并疾病患者中诊断，因此临床医生将其视为左心和肺血管系统等更重要疾病的旁观者。不合并左心疾病的重度三尖瓣关闭不全的临床症状和体征常被误认为正常衰老的症状和体征，65%~75%的正常人存在轻度的三尖瓣关闭不全，且不会引起明显的血流动力学改变，以上多重因素致三尖瓣关闭不全延误诊治。

第二，分析这个征象，确定病因。看到三尖瓣关闭不全，首先应该确定其是原发性还是继发性。原发性三尖瓣关闭不全是三尖瓣自身"门"结构出现问题，瓣叶或腱索及乳头肌功能改变所致。继发性三尖瓣关闭不全是其"门框"变形，"墙"表面变形对"门框"形成牵拉，即右心房或者右心室增大导致三尖瓣瓣叶之间产生裂隙，与肺动脉高压、右心室后负荷增加、房颤、左心疾病及左心瓣膜术后等有关。

第三，评估严重程度。首先超声检查有助于辨别三尖瓣反流为功能性还是器质性，另外，根据反流束的高度、反流的面积等可以进行三尖瓣反流严重程度的评估。

第四，紧密结合临床病史。三尖瓣关闭不全是常见的征象，其严不严重，需不需要治疗，怎样治疗，应紧密结合患者的年龄、症状、体征、病因，评估右心及下腔静脉腔径大小、右心室功能、肺动脉压力和与之相关的左心疾病，确定三尖瓣反流的临床分期，为临床治疗提供依据。

【疾病鉴别】

三尖瓣关闭不全分为相对性和器质性两种，前者继发于右心室增大所致的三尖瓣环扩张，后者多为风湿性三尖瓣病变的一部分，大部分为三尖瓣关闭不全伴有或多或少的三尖瓣狭窄。通常认为显著的三尖瓣关闭不全是合并风湿性三尖瓣病变所致；也有可能是相对性关闭不全所产生。若影像检查发现中度以上右心房增大，则提示有三尖瓣损害。如右心房明显扩张增大，右心室也扩张增大，则为三尖瓣关闭不全的影像征象。如右心房明显扩张增大，上腔静脉扩张，而右心室、肺动脉、肺静脉均正常，肺野清晰，则为三尖瓣狭窄的影像征象。继发于二尖瓣狭窄的二尖瓣关闭不全，可减轻肺淤血和肺循环高压。原发性（器质性）与相对性（继发性）三尖瓣关闭不全的诊断思路见图7-2-8。

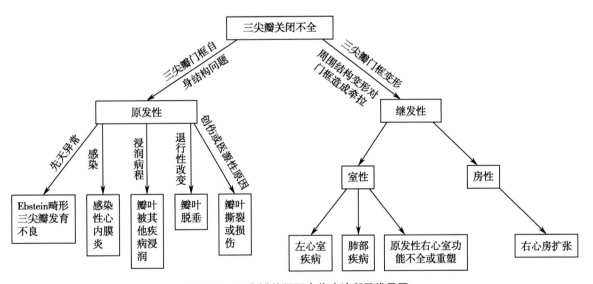

图 7-2-8 三尖瓣关闭不全临床诊断思维导图

（成官迅）

第三节 主动脉瓣异常

一、主动脉瓣狭窄

【定义】

主动脉瓣狭窄（aortic stenosis，AS）是指主动脉瓣口面积小于3.0cm²，使左心室在收缩期阻力增加，血流射出受阻，从而导致如心绞痛、晕厥、呼吸困难等一系列临床症状。依据主动脉瓣口面积的大小，将主动脉瓣狭窄分为轻度（1.5~3.0cm²）、中度（1~1.4cm²）、重度（≤1cm²）。

【病理基础】

主动脉瓣位于左心室和主动脉之间，由3个半月瓣组成，分为左瓣、右瓣和后瓣，每个瓣叶都附着于主动脉壁。主动脉瓣狭窄征象的病理基础是瓣膜数量、形态及运动状态的改变。主动脉瓣狭窄的常见病因包括先天性、风湿性和老年退行性病变。先天性主动脉瓣狭窄多见于二叶式畸形,在儿童期瓣口可无明显狭窄,但异常的瓣叶结构由于涡流冲击发生退行性变,引起瓣叶的增厚、钙化、僵硬,最终导致瓣口狭窄,主动脉根部受涡流冲击可出现狭窄后扩张。风湿性瓣膜狭窄为瓣膜交界处粘连和纤维化,瓣膜的变形加重了瓣膜的损害,导致进一步钙质沉着及瓣口狭窄。钙化性主动脉瓣狭窄是老年退行性瓣膜病最常见、最具临床意义的病变之一,其结缔组织发生退行性变及纤维化,使瓣膜增厚、变硬、变

形及钙盐沉积,瓣口狭窄相对较轻。

【征象描述】

1. **X 线表现**　对主动脉瓣狭窄的诊断价值有限。轻度时无明显异常。中重度狭窄时,心影呈"主动脉型"心(图 7-3-1),可见左心室增大向左下延伸,部分可见主动脉瓣钙化和升主动脉狭窄后扩张。左心衰竭时可见左心室明显扩大,出现二尖瓣相对关闭不全时,可伴有左心房增大、肺淤血或肺水肿的征象。

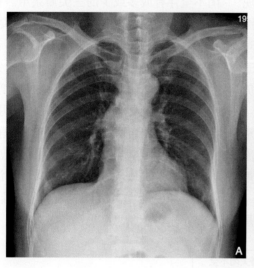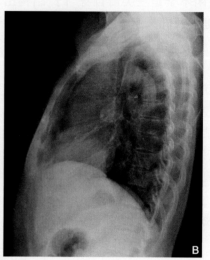

图 7-3-1　主动脉瓣狭窄 X 线表现

A、B. 胸部 X 线平片正位(A)及侧位(B)示心脏呈主动脉型,左心室略圆隆,升主动脉局限增粗,主动脉走行稍迂曲

2. **超声表现**　超声心动图检查为首选检查方法,对明确主动脉瓣狭窄的诊断有重要作用,可观察主动脉瓣叶数量、钙化程度及分布,估算瓣膜狭窄的程度(图 7-3-2)。M 型超声心动图可见主动脉瓣失去正常形态,瓣叶增厚,反射增强,运动幅度变小。二维超声可见瓣膜回声增强,活动受限;主动脉右冠状窦与后窦开放幅度小于 15mm;长期主动脉瓣狭窄时,左心室可出现向心性肥厚,升主动脉可出现狭窄后扩张。频谱多普勒可见主动脉瓣口收缩期出现高速血流信号,并可探及瓣口两侧存在压差:轻度狭窄主动脉峰值流速为 2.6~2.9m/s,平均压差小于 25mmHg;中度狭窄峰值流速为 3.0~4.0m/s,平均压差为 25~40mmHg;重度狭窄峰值流速大于 4.0m/s,平均压差>40mmHg。彩色多普勒血流成像可见彩色高速射流束由主动脉瓣口射向升主动脉,但主动脉瓣严重狭窄时,彩色多普勒血流成像对射流的显示不准确。

3. **CT 表现**　为临床常规检查方法,可显示主动脉瓣狭窄的直接征象,主要表现为主动脉瓣叶数量减少、瓣叶增厚和钙化,并可定量测定钙化程度及

瓣口面积。其中,二叶式主动脉瓣早期即可出现增厚和钙化(图 7-3-3),退行性瓣膜钙化程度比二叶式主动脉瓣严重。同时,可显示间接征象,表现为左心室肥大和升主动脉狭窄后扩张(图 7-3-3)。三维重建图像对于显示和评估瓣膜厚度、钙化和瓣口面积更有优势。CT 更重要的应用价值在于为治疗方式的选择提供重要参考:①外科换瓣术前排除冠状动脉病变;②明确主动脉根部和升主动脉扩张状况,以及有无合并主动脉夹层、溃疡等,以便了解是否需要置换升主动脉;③经导管主动脉瓣植入术(TAVI)术前,以观察主动脉瓣及瓣环钙化、径线与冠状动脉关系、规划导管路径情况等。

4. **MRI 表现**　CMR 是评估心脏结构和功能的优势技术,可观察主动脉瓣形态,对瓣环直径、经瓣速度、跨瓣压差或反流等参数进行量化。采用高分辨率 MRI 血管成像技术,可更好地显示二叶式主动脉瓣及主动脉瓣增厚;电影序列可见收缩期射流进入近端主动脉;通过 2D-PC 血流成像,可显示血流容量和射血分数的量化,以及收缩期峰值速度和跨瓣压力差的测量。CMR 还可显示 AS 后期后负荷加重

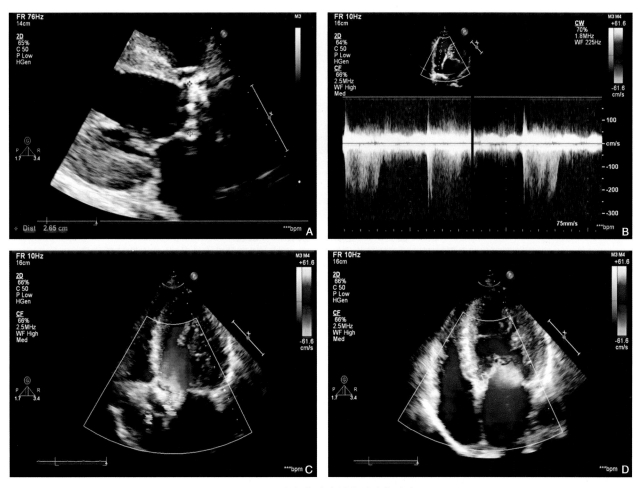

图 7-3-2　二叶式主动脉瓣伴狭窄超声表现

A~D. 二维超声（A）、频谱多普勒（B）及彩色多普勒血流成像（C、D）显示，主动脉瓣叶呈二叶式畸形，瓣叶显著增厚、钙化、回声增强，瓣膜开放受限，跨瓣血流速度加快，跨瓣峰值压差 97mmHg，平均压差 57mmHg，连续方程法估测主动脉瓣有效面积约 0.52cm²，关闭时可探及轻度反流信号。左心大，左心室各壁心肌均匀性增厚，左心室各壁向心运动减低

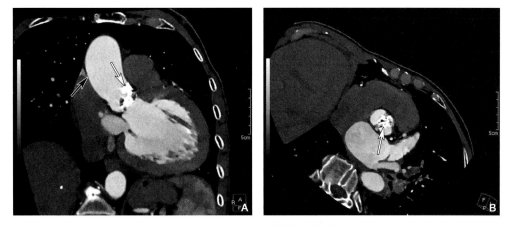

图 7-3-3　二叶式主动脉瓣伴狭窄 CT 表现

A、B. 胸部增强 CTA 冠状位（A）及斜轴位（B）示主动脉瓣呈两瓣畸形，伴多发增厚、钙化（白箭），瓣口狭窄，冠状位可见升主动脉窄后扩张（黑箭）及左心室壁增厚、心腔稍扩大

引起的心血管改变，例如左心室心肌肥厚、纤维化，左心房增大，升主动脉增宽等（图 7-3-4），CMR 在这些方面具有独特优势。

【相关疾病】

主动脉瓣狭窄可由先天性畸形、风湿热、感染性心内膜炎累及主动脉瓣或老年性主动脉瓣退行性变引起，诊断要点见表 7-3-1。风湿性主动脉瓣狭窄常与主动脉瓣关闭不全并存。

【分析思路】

第一，认识这个征象。正常主动脉瓣由 3 个半

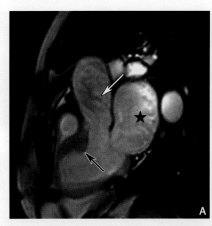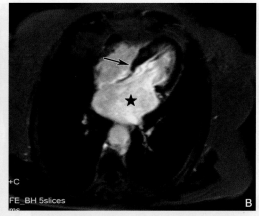

图 7-3-4　主动脉瓣狭窄 MRI 表现

A. 心脏增强磁共振电影序列三腔心位示收缩期血液快速射入增宽的升主动脉,快速血流呈低信号影(白箭),左心室流出道略变窄,室间隔近段局部增厚(黑箭),左心房增大(星号);B. LGE 序列四腔心位示室间隔近中段局限性增厚及斑片状肌壁间延迟强化扩大(黑箭和星号)

表 7-3-1　主动脉瓣狭窄相关疾病的诊断要点

疾病名称	诊断要点
二叶式主动脉瓣畸形	成人先天性心脏病中较常见的类型 心悸、乏力、头晕,偶有晕厥和心绞痛 主动脉瓣区可闻及 3/6 级以上收缩期喷射性杂音,常伴收缩期震颤,向颈部传导 二叶式主动脉瓣及狭窄的影像学证据
主动脉瓣风湿热性狭窄	青少年多见 有风湿热或结缔组织疾病病史 心绞痛、晕厥、呼吸困难 收缩压降低、脉压减少、脉搏细弱 主动脉瓣区可闻及 3/6 级以上收缩期喷射性杂音,常伴收缩期震颤,向颈部传导 ASO、血沉阳性 主动脉瓣狭窄的影像学证据
主动脉瓣退行性变狭窄	中老年人多见 可有心绞痛、晕厥、呼吸困难 主动脉瓣区可闻及收缩期喷射性杂音 主动脉瓣狭窄及钙化、增厚的影像学证据
感染性心内膜炎累及主动脉瓣	急性发热,皮肤瘀点/瘀斑,贫血,杵状指 心衰症状 心脏杂音性质、强度发生变化 血培养阳性 瓣膜赘生物及瓣口狭窄的影像学证据

月瓣组成,每个瓣叶极薄,在增强 CT 轴位图像上呈弧线样结构,增厚或钙化通常不难发现,但瓣口面积需要结合心电门控增强 CT 检查的收缩期图像进行测量。需要注意的是,主动脉瓣在非心电门控 CT 检查中存在运动伪影,可能会被误认为病变,应当仔细观察确认,并结合超声及 MRI 检查综合评价。观察时,除轴位图像外,还应结合矢状位、冠状位的MPR、MIP 及 VR 等重建图像,多角度分析,全面评估瓣膜形态、钙化、运动情况,以及瓣口的面积、有无升主动脉扩张等。

第二,分析这个征象。当存在主动脉瓣狭窄相关征象时,首先应通过观察 Valsalva 窦的数目、瓣叶间嵴的融合程度、瓣叶的空间几何形态来除外先天畸形。主动脉瓣先天畸形中以二叶式瓣畸形多见,该类患者的解剖结构比较特殊,二叶式瓣环不具有对称性,属于非圆形(椭圆形)瓣环,钙化和嵴分布不均匀,钙化程度比较重,瓣叶尺寸大小不等。如无发育异常,则应进一步结合患者的影像表现、前驱病史及年龄进行分析。单纯的风湿性主动脉瓣狭窄很少见,多合并二尖瓣风湿性病变。风湿性瓣膜病以交界处的融合钙化为特征,而退行性变很少累及交界处。不伴二尖瓣病变的主动脉瓣狭窄常见于先天性或退行性变。瓣膜赘生物是感染性心内膜炎的特异征象。若有风湿热或心内膜炎病史,则可明确病因学诊断。对于 AS 来说,判断狭窄程度及其引起的血流动力学变化对于治疗方式选择及预后非常重要,超声是判断上述情况最为有效的一线检查技术。同时,还需要明确左心室、左心房的形态和功能变化,以及主动脉窄后扩张的情况。代偿期可表现为左心室心肌增厚、射血分数保留。失代偿期表现为左心室明显扩大、伴有左心房增大及肺水肿。

第三,紧密结合临床。临床信息对于主动脉瓣狭窄病因的诊断至关重要。在分析影像学征象的基础上,需紧密结合患者的年龄、症状、体征和实验室检查等,寻找符合诊断的相关标准,综合作出诊断。

【疾病鉴别】

主动脉瓣狭窄鉴别诊断思维导图见图 7-3-5。

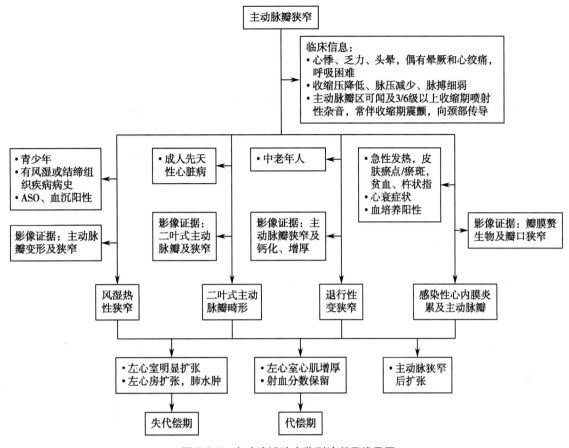

图 7-3-5 主动脉瓣狭窄鉴别诊断思维导图

二、主动脉瓣关闭不全

【定义】

主动脉瓣关闭不全(aortic insufficiency, AI)是指由于主动脉瓣结构改变或升主动脉扩张所致的主动脉瓣关闭不全,血流在舒张期从主动脉反流入左心室,使左心室舒张末期容积扩大,晚期左心室舒张末期压力增高,左心室肥厚、心腔扩大,失代偿期导致左心衰竭。

【病理基础】

AI 征象主要由主动脉瓣或主动脉根部疾病所致。根据发病情况又分为急性和慢性两种。急性 AI 主要由感染性心内膜炎所致的主动脉瓣瓣膜穿孔或瓣周脓肿引起,也可由主动脉夹层血肿压迫或撕裂瓣叶引起。慢性 AI 的主要病因包括:①风湿性心脏病:约 2/3 的 AI 由风湿性心脏病所致,多合并 AS 和二尖瓣病变。②先天性畸形:二叶式主动脉瓣、主动脉瓣穿孔、室间隔缺损伴主动脉瓣脱垂等。③感染性心内膜炎:为单纯主动脉瓣关闭不全的常见病因,是由于瓣膜赘生物致瓣叶破损或穿孔,瓣叶因支持结构受损而脱垂或赘生物介于瓣叶间妨碍其闭合而引起关闭不全,即使感染已控制,瓣叶纤维化

和挛缩可继续。④退行性主动脉瓣病变:75% 的老年退行性钙化性主动脉瓣狭窄合并关闭不全。⑤主动脉根部扩张引起的相对关闭不全:主动脉炎、马方综合征、重度高血压及动脉粥样硬化等可导致升主动脉瘤。

【征象描述】

1. X 线表现　目前临床中很少通过 X 线平片进行 AI 的诊断。典型的 AI 在 X 线检查中,表现为左心室明显扩大,升主动脉和主动脉结扩张,呈“主动脉型”心脏(图 7-3-6)。左心房可扩大。肺动脉高压或右心衰竭时,右心室增大。可见肺淤血,肺间质水肿,常有主动脉瓣和升主动脉钙化。

2. 超声表现　超声心动图检查为推荐首选检查方法,对 AI 具有较高的灵敏度与特异度,可估算主动脉瓣口的反流量。二维超声显示主动脉瓣增厚,回声呈团状增强,活动受限,主动脉瓣不能合拢,间隙大于 3mm。舒张期二尖瓣前叶快速高频振动是 AI 的特征表现。左心室增大,主动脉增宽(图 7-3-7)。频谱多普勒可见反流血流频谱幅度高,频谱增宽,峰值速度高,加速时间短。彩色多普勒血流成像显示舒张期自主动脉瓣口向左心室流出道延伸的“五彩镶嵌”样反流血流回声。

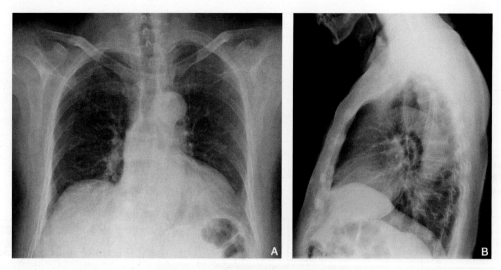

图 7-3-6　主动脉瓣关闭不全 DR 表现

A、B. 胸部 X 线平片正位(A)及侧位(B)示心脏呈主动脉型,左心室明显扩大,心尖圆隆向左侧
延伸,升主动脉增粗,主动脉走行略迂曲

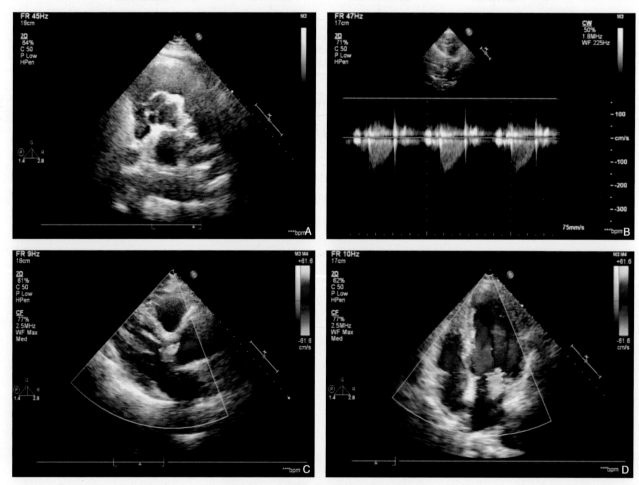

图 7-3-7　主动脉瓣关闭不全超声表现

A~D. 二维超声(A)、频谱多普勒(B)及彩色多普勒血流成像(C、D)显示,主动脉瓣右、无冠瓣部分融合,主动脉瓣呈部分
二叶式,瓣膜局限性增厚,回声增强,开放不受限,关闭时探及轻度反流。升主动脉内径宽约 44mm,壁增厚,回声增强。左
心房略大

3. CT 表现　可显示 AI 的直接和间接征象。CT
增强检查可显示舒张期主动脉瓣关闭不全的直接征
象,并可显示瓣膜增厚、钙化程度(图 7-3-8)。同时可
显示左心室增大、左心房增大等间接征象,以及部分
病因的显示,例如升主动脉瘤、升主动脉夹层等。三
维重建图像对于显示和评估瓣膜厚度、钙化和瓣膜赘

生物及升主动脉病变更有优势。除了显示此征象及病因诊断外,CT 检查的主要目的是为治疗方式的选择提供有价值的信息。具体如下:①外科换瓣术前排除冠状动脉病变;②明确主动脉根部和升主动脉扩张状况,以及有无合并主动脉夹层、溃疡等,以便了解是否需要置换升主动脉;③经导管主动脉瓣植入术(TAVI)术前必行 CT 检查,以观察主动脉瓣及瓣环钙化、径线与冠状动脉关系、规划导管路径情况等。

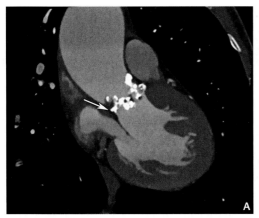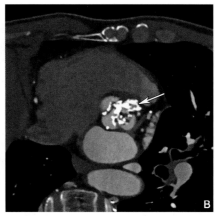

图 7-3-8 主动脉瓣关闭不全 CT 表现
A、B. 胸部增强 CTA 冠状位(A)及轴位(B)示主动脉瓣大量钙化(白箭),瓣膜增厚,升主动脉增宽,较宽处直径 5.3cm

4. MRI 表现 可作为主动脉瓣关闭不全的补充检查方法。直接征象表现为电影序列舒张期主动脉瓣反流入左心室呈条束状血流低信号(图 7-3-9),同时可显示主动脉瓣的形态、厚度、活动度及瓣膜赘生物、瓣膜脱垂、瓣环直径扩大;间接征象可通 2D-PC 血流成像定量测量流速及血流量,测量层面选择在主动脉瓣与左右冠状动脉开口之间。此外,MRI 还可显示左心室增大、左心房增大及升主动脉扩张等间接征象,并对心脏的射血分数及心肌质量进行定量测量。钆对比剂延迟强化(LGE)、纵向弛豫时间定量成像(T_1 mapping)及其衍生的心肌细胞外容积分数(iECV)可显示 AI 患者心肌细纤维化发生情况,能够为临床全面评估不同阶段 AI 的心室重构提供一种无创的影像监测手段。有研究提示,CMR 测量左心室收缩末期容积指数(LVESVi)和主动脉瓣反流指数有助于识别有死亡或心衰风险的主动脉瓣反流患者,且比超声心动图更为敏感,因而可为临床评估提供更多决策依据。

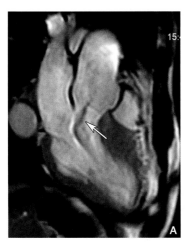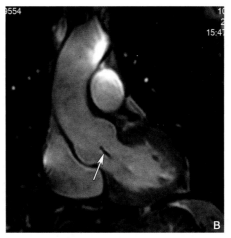

图 7-3-9 主动脉瓣关闭不全 MRI 表现
A、B. 心脏增强磁共振电影序列三腔心位(A)及冠状位(B)示舒张期血液快速反流入左心室,反流血流呈线状低信号影(白箭),升主动脉增宽,左心室增大

【相关疾病】
AI 可由风湿热、感染性心内膜炎、退行性变、先天性发育异常、主动脉根部瘤、升主动脉夹层、严重高血压及动脉粥样硬化等引起,诊断要点见表 7-3-2。

表 7-3-2 主动脉瓣关闭不全相关疾病的诊断要点

疾病名称	诊断要点
二叶式主动脉瓣畸形	成人先天性心脏病中较常见的类型 劳力性呼吸困难、胸痛、心悸及晕厥 心界向左下扩大 主动脉瓣区收缩期震颤,颈动脉搏动增强,闻及舒张期主动脉瓣区杂音;肺动脉高压和右心衰时,可见颈静脉怒张、肝脏肿大、下肢水肿。 二叶式主动脉瓣及关闭不全的影像学证据
主动脉瓣风湿热性关闭不全	青少年多见 有风湿热或结缔组织疾病病史 劳力性呼吸困难、胸痛、心悸及晕厥 心界向左下扩大 主动脉瓣区收缩期震颤,颈动脉搏动增强,闻及舒张期主动脉瓣区杂音;肺动脉高压和右心衰时,可见颈静脉怒张、肝脏肿大、下肢水肿 ASO、血沉阳性 主动脉瓣关闭不全的影像学证据
主动脉瓣退行性变关闭不全	中老年人多见 劳力性呼吸困难、胸痛、心悸及晕厥 心界向左下扩大 主动脉瓣区收缩期震颤,颈动脉搏动增强,闻及舒张期主动脉瓣区杂音;肺动脉高压和右心衰时,可见颈静脉怒张、肝脏肿大、下肢水肿 主动脉瓣关闭不全及钙化、增厚的影像学证据
感染性心内膜炎累及主动脉瓣	急性发热、心悸、呼吸困难、胸痛、晕厥 心界向左下扩大 主动脉瓣区收缩期震颤,颈动脉搏动增强,闻及舒张期主动脉瓣区杂音;肺动脉高压和右心衰时,可见颈静脉怒张、肝脏肿大、下肢水肿 血培养阳性 瓣膜赘生物及瓣口关闭不全的影像学证据
主动脉根部瘤	劳力性呼吸困难、胸痛、心悸及晕厥 升主动脉扩张及瓣膜关闭不全的影像学证据
升主动脉夹层	胸痛、呼吸困难、心悸、晕厥 升主动脉夹层及瓣膜关闭不全的影像学证据

【分析思路】

第一,认识这个征象。正常主动脉瓣由 3 个半月瓣组成,每个瓣叶极薄,在增强 CT 轴位图像上呈弧线样结构,增厚或钙化通常不难发现,但瓣口面积需要结合心电门控增强 CT 检查的舒张期图像进行测量。需要注意的是,主动脉瓣在非心电门控 CT 检查中存在运动伪影,可能会被误认为病变,应当仔细观察确认,并结合超声及 MRI 检查综合评价。观察时,除轴位图像外,还应结合矢状位、冠状位的 MPR、MIP 及 VR 等重建图像,多角度分析,全面评估瓣膜形态、钙化、运动情况,以及瓣口的面积、有无升主动脉扩张等。

第二,分析这个征象。看到 AI,首先应通过观察 Valsalva 窦的数目,瓣叶间嵴的融合程度、瓣叶的空间几何形态来除外先天畸形(详见本节主动脉瓣狭窄部分)。其次,需识别是否存在主动脉病变继发的相对性 AI,如主动脉根部瘤、马方综合征及升主动脉瘤等,通常主动脉 CTA 结合超声检查可以明确。单纯的 AI 多见于感染性心内膜炎,可有瓣膜赘生物、瓣膜穿孔及瓣叶脱垂等征象并存。慢性 AI 多与 AS 并存,单纯主动脉瓣受累的,以老年性退行性变病因为主。若多组瓣膜联合受累,则提示风湿性瓣膜病的诊断。判断 AI 程度及其引起的血流动力学变化对于治疗方式的选择及预后非常重要,超声是判断上述情况最为有效的一线检查技术。X 线摄影是观察心影形态及是否合并心衰的有效手段,AI 时心脏扩大较主动脉瓣狭窄更明显,左心室增大亦更明显,可伴有左心房增大、肺静脉高压,并且需要注意与 AS 表现出的狭窄瓣膜远侧主动脉局限性扩张不同,AI 表现为升主动脉普遍扩张。CT 在外科瓣膜置换及 TAVI 的术前评估和术后随访中具有较高价值。MR 主要用来精准评估血流情况及心肌重构相关特征,有利于患者的危险度分层及预后评估。

第三,紧密结合临床。临床信息对于 AI 病因的诊断至关重要。在分析影像学征象的基础上,需紧密结合患者的年龄、症状、体征和实验室检查等,找寻符合诊断的相关标准,综合作出诊断。

【疾病鉴别】

主动脉瓣关闭不全鉴别诊断思维导图见图 7-3-10。

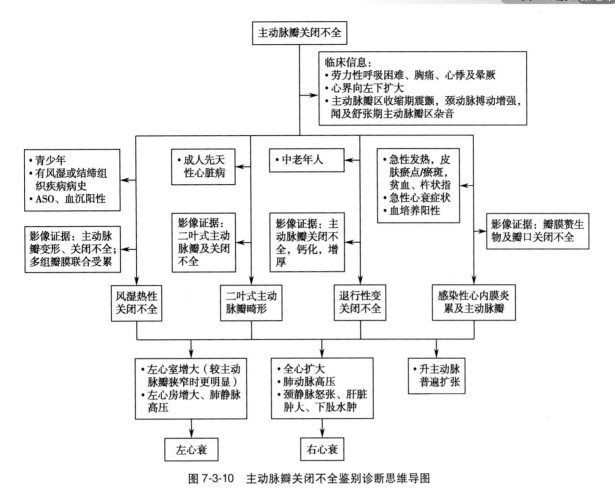

图 7-3-10 主动脉瓣关闭不全鉴别诊断思维导图

（侯 阳）

第四节 肺动脉瓣异常

一、肺动脉瓣狭窄

【定义】

肺动脉瓣狭窄是指肺动脉瓣瓣口面积缩小，导致瓣膜开放受限，从而引起一系列血流动力学改变的疾病。正常肺动脉瓣口面积为 $2.5 \sim 4.0 cm^2$，当瓣口面积 $1.5 \sim 2.0 cm^2$ 时为轻度狭窄，$1.0 \sim 1.5 cm^2$ 时为中度狭窄，$<1.0 cm^2$ 为重度狭窄。

【病理基础】

肺动脉瓣由 3 个半月瓣组成，分为左瓣、右瓣和前瓣，瓣叶和瓣环均较薄弱。瓣环和右心室漏斗部肌肉相连，左瓣和漏斗部的隔束相延续，右瓣与漏斗部壁束相延续。根据肺动脉瓣狭窄发生位置分为肺动脉瓣膜狭窄、肺动脉瓣下狭窄及肺动脉瓣上狭窄。其中肺动脉瓣膜狭窄是最常见的类型，占 $80\% \sim 90\%$，可由肺动脉瓣发育障碍或肺动脉瓣瓣叶交界处粘连融合等引起，常见病因包括先天性和获得性两个部分。先天性病变包括先天性肺动脉瓣狭窄、

二叶式/四叶式肺动脉瓣和肺动脉瓣闭锁（儿童先天性心脏病章节详述）等，此类病因由于本身瓣叶结构异常，瓣口处可形成涡流，长期冲击可发生瓣叶的增厚、钙化。获得性病变以风湿性心脏病、感染性心内膜炎、老年性退行性变常见，风湿性心脏病及感染性心内膜炎表现为瓣膜交界处粘连和纤维化，瓣膜的变形会加重瓣膜的损害，进一步导致瓣膜增厚狭窄；老年退行性瓣膜病最常见的特征是瓣膜增厚钙化，结缔组织发生退行性变及纤维化，使瓣膜增厚、变硬、变形及钙盐沉积。肺动脉瓣上狭窄主要为肺动脉发育不良，表现为肺动脉主干及分支狭窄，瓣下狭窄表现为右心室流出道狭窄，两者一般不单独存在，通常合并其他先天性心脏畸形。

肺动脉瓣狭窄导致肺动脉瓣开口面积减少，开放受限，右心室血液向肺动脉流出受阻，右心室、右心房压力增高，早中期右心室心肌继发性增厚，右心室稍扩张，右心室流出道狭窄加重；中晚期右心房室持续扩张，心肌变薄，导致右心室功能减退、右心衰竭。

【征象描述】

1. **X 线表现** 无法直接观察肺动脉瓣病变，往

往通过肺动脉瓣狭窄后出现的间接征象来进行诊断。轻度肺动脉瓣狭窄时,X 线可无明显改变。中重度狭窄时,可表现为肺血减少,两肺门动脉不对称,左侧大于右侧;肺动脉段呈直立样凸出;右心室心尖圆隆上翘,心脏呈"二尖瓣"型(图 7-4-1)。

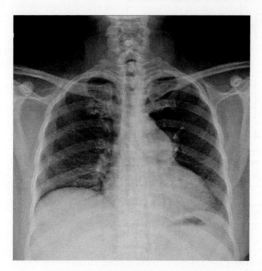

图 7-4-1 肺动脉瓣狭窄 X 线表现
X 线示心影增大;两侧肺门不对称,左侧大于右侧;肺动脉段凸出,近直立样;右心室心尖圆隆上翘

2. 超声表现 超声为瓣膜病的首选检查方法。二维超声心动图示肺动脉瓣瓣叶增厚钙化,瓣口开放面积减小,收缩期开放呈圆顶样改变;二叶式或四叶式肺动脉瓣可见瓣叶数量的改变;若感染性心内膜炎导致赘生物形成,赘生物形态多不规则,可形变,活动度大,当累及肺动脉瓣时,常合并其他瓣膜表现,如二尖瓣;肺动脉瓣环可变小;长期肺动脉瓣狭窄,肺动脉主干及左右肺动脉可出现狭窄后扩张,可同时合并肺动脉干狭窄、右心室肥厚等。

彩色多普勒收缩期见高速射流束自肺动脉瓣口射入肺动脉,重度狭窄时射流束在肺动脉远端可形成折返。连续多普勒瓣口探及收缩期高速的湍流频谱,可依据峰值流速及峰值压差对狭窄程度进行分级:轻度狭窄时峰值流速<3m/s,峰值压差<36mmHg;中度狭窄时峰值流速 3~4m/s,峰值压差 36~64mmHg;重度狭窄时峰值流速>4m/s,峰值压差>64mmHg。

3. CT 表现 CT 可直接观察到瓣膜的形态、数量、结构异常和继发心脏改变等。

(1)瓣膜表现:主要表现为肺动脉瓣膜增厚、钙化,瓣叶数量及形态异常。老年性瓣膜退行性变瓣膜增厚钙化,且钙化程度较重(图 7-4-2A、B)。感染性心内膜炎及风湿性心脏病累及肺动脉瓣表现为瓣膜增厚、钙化,但赘生物形成是感染性心内膜炎的特异性表现(图 7-4-3A、B)。二叶式及四叶式肺动脉瓣可直接显示两个/四个瓣叶伴瓣膜增厚(图 7-4-4A、B),也可出现钙化,但钙化程度较轻。

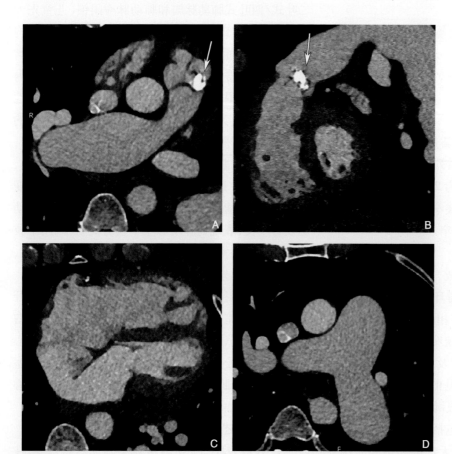

图 7-4-2 肺动脉瓣狭窄 CT 表现
A、B. CTA 轴位及右心室流出道层面示肺动脉瓣膜增厚、钙化伴狭窄(白箭),且轴位可见右肺动脉增粗;C、D. CT 轴位示右心房、右心室增大及肺动脉主干、两肺动脉增粗,提示肺动脉高压

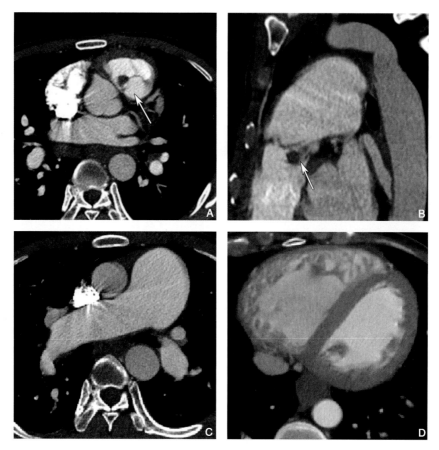

图 7-4-3　肺动脉瓣赘生物形成
该病例临床提示感染性心内膜炎。A、B. CTA 轴位及斜矢状位图像右心室流出道
层面示瓣膜赘生物形成,表现为附着于肺动脉瓣的低密度影(白箭),无明显强化;
C、D. 轴位示肺动脉主干及右肺动脉干增粗,右心室增大,提示肺动脉高压形成

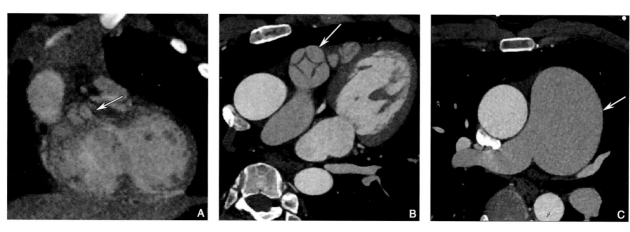

图 7-4-4　二叶式/四叶式肺动脉瓣发育畸形
A. CTA 重建图示肺动脉瓣呈二叶式(白箭),肺动脉瓣稍增厚;B、C. 肺动脉瓣呈四叶式(白箭),瓣膜轻度增厚,合并肺动脉
主干增宽(白箭),提示肺动脉高压形成

（2）继发心脏改变:肺动脉瓣狭窄早中期可见右心室心肌肥厚,右心室流出道狭窄,右心室、右心房增大(图 7-4-2C、图 7-4-3D),肺静脉回流受阻,肺动脉高压形成;晚期表现为右心室心肌变薄,心腔扩大。肺动脉高压 CT 表现为肺动脉增宽,主干直径>29mm,相同层面肺动脉/升主动脉直径>1(图 7-4-2D、图 7-4-3C、图 7-4-4C),部分可出现肺动脉管壁钙化。

4. MRI 表现　可用于评估右心室流出道、肺动脉干及其分支的狭窄情况,并可明确狭窄的位置,如肺动脉瓣狭窄、瓣上狭窄或瓣下狭窄,且能准确评估右心室容积、大小及其功能。肺动脉瓣狭窄的直接征象包括二叶式/四叶式肺动脉瓣、瓣膜增厚、瓣口狭窄(图 7-4-5);赘生物形成时,表现为附着于肺动脉瓣膜上的低信号,增强扫描未见明显强化。电影成像或相位对比序列中,在右心室流出道层面,于瓣膜处可显示一个高速射流产生的信号,在收缩期延伸到肺动脉。间接征象包括右心室增大、右心室肥厚、肺动脉高压(肺动脉主干直径>29mm,相同层面肺动脉/升主动脉直径>1,收缩期室间隔偏向左心室)等。同时心脏 MRI 可通过延迟强化扫描提示心肌损伤,心肌损伤的程度也可为疾病的严重程度评估提供参考。

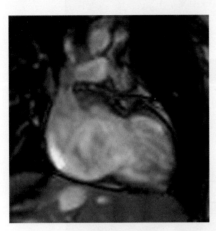

图 7-4-5　肺动脉瓣狭窄 MRI 表现

心脏 MRI 可见肺动脉瓣瓣膜稍增厚,瓣环处狭窄,内径约 10.5mm,且右心房、右心室增大

【相关疾病】

肺动脉瓣狭窄可由先天性及获得性病变引起,先天性疾病以先天性肺动脉瓣狭窄最为常见,二叶式/四叶式肺动脉瓣畸形及肺动脉瓣闭锁也可引起。获得性病变包括感染性心内膜炎、风湿性心脏病、类癌心脏病累及肺动脉瓣和老年性瓣退行性变。具体见表 7-4-1。

表 7-4-1　肺动脉瓣狭窄相关疾病

分类	常见疾病
先天性	先天性肺动脉瓣狭窄 二叶式/四叶式肺动脉瓣畸形 肺动脉瓣闭锁
获得性	老年性退行性变 风湿性心脏病 感染性心内膜炎 类癌性心脏病

【分析思路】

第一,认识这个征象。正常肺动脉瓣由三个瓣叶组成,当瓣叶出现增厚、钙化、融合、瓣叶畸形及闭锁时,在 CTA 或者 MRI 通常不难发现。观察时,除轴位图像外,还应采用斜矢状位、冠状位等 MPR、MIP 重建图像,结合磁共振电影及相位对比序列多

角度多序列分析,全面评估肺动脉瓣狭窄的直接征象及相关继发征象,如心腔、心肌、肺动脉主干及分支、肺实质病变等。

第二,分析这个征象。肺动脉瓣狭窄分为瓣上、瓣膜及瓣下狭窄,首先对其病变位置进行分类,然后进行病因及疾病严重程度分析。三类中最主要的是瓣膜性狭窄,主要表现包括肺动脉瓣膜增厚/钙化、瓣叶畸形所致狭窄、肺动脉闭锁、肺动脉瓣赘生物四个方面。引起瓣膜性狭窄的先天性病变中以先天性肺动脉瓣狭窄最为常见,是由于肺动脉瓣本身发育异常,引起肺动脉瓣瓣叶增厚融合,从而导致狭窄,该部分在儿童先天性心脏病中会详述。而二叶式及四叶式肺动脉瓣畸形及肺动脉瓣闭锁,均无正常的三瓣结构,可根据瓣膜的解剖形态和继发的心脏改变进行判断。肺动脉瓣闭锁合并的室间隔缺损、侧支循环形成等,在 CT、MRI、血管造影和超声中均能准确描述,该部分在儿童先天性心脏病中会详述。

在获得性疾病中,主要表现为肺动脉瓣增厚、钙化、赘生物形成等。感染性病变,如感染性心内膜炎或风湿性心脏病,是引起瓣膜增厚的常见原因,二者主要累及二尖瓣,累及肺动脉瓣较为少见,前者主要表现为瓣叶增厚,赘生物形成;后者表现为瓣膜的进行性纤维化、增厚,甚至发生钙化,当明确诊断时,需观察二尖瓣等瓣膜及其他心脏改变,结合临床体征及实验室检查综合评估。类癌综合征是一种罕见的获得性瓣膜病,主要累及三尖瓣、肺动脉瓣和相应的瓣膜下结构,特征性改变为瓣叶增厚,这主要是由转移性神经内分泌肿瘤分泌的血管活性物质诱导瓣膜纤维化而导致的,诊断也需紧密结合相关肿瘤病史。当患者为中老年人,且肺动脉瓣钙化较严重时,在排除其他畸形的情况下,可考虑瓣叶退行性变所致。

关于肺动脉瓣瓣上及瓣下狭窄的判断,主要根据病变部位,需要注意的是,这两类肺动脉狭窄通常合并其他先天性心脏病改变,如法洛四联症等。依据影像检查,可准确提供狭窄处内径,从而评估狭窄程度。

除了以上直接征象外,还应评估由于肺动脉瓣狭窄引起的继发改变及其严重程度,以便指导临床的进一步决策。如右心房、右心室的扩大程度,心肌增厚或变薄、运动情况,三尖瓣反流及肺动脉压力大小和肺实质的变化等。

第三,紧密结合临床。临床信息对于肺动脉瓣的诊断及病因分析至关重要。在分析影像学征象的

基础上,需紧密结合患者的年龄、性别、症状、体征和实验室检查等,找寻符合诊断的相关标准,综合作出明确诊断。同样,利用影像学检查对肺动脉瓣的狭窄程度进行判断,可指导临床治疗方案:轻度肺动脉狭窄患者临床上无症状,能正常生长发育并适应正常的生活能力,可不进行手术治疗;中度至重度的狭窄,首选治疗方法是应用经皮球囊导管扩张狭窄的肺动脉瓣,多数疗效较好。

【疾病鉴别】

肺动脉狭窄疾病鉴别思维导图见图7-4-6。

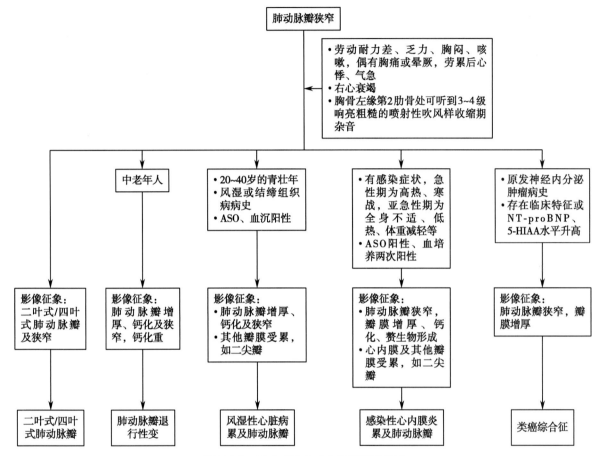

图7-4-6 肺动脉狭窄疾病鉴别思维导图

二、肺动脉瓣关闭不全/反流

【定义】

肺动脉内血流在心室舒张期,通过有缺陷或缺如的肺动脉瓣反流进入右心室,使右心室舒张末期容积增大,右心室肥厚、心腔扩张,失代偿期可导致右心衰竭。

【病理基础】

在正常人群中,可见微量的肺动脉瓣反流。病理性肺动脉瓣反流的原因主要包括两个方面:一是由肺动脉瓣瓣环扩张引起,通常继发于肺动脉高压,是最常见的原因;二是由于瓣膜本身异常,先天性原因包括二叶式/四叶式肺动脉瓣、肺动脉瓣脱垂、缺如,获得性原因包括瓣膜术后/干预后疾病、感染性心内膜炎、风湿性心脏病和类癌性疾病等。

长期肺动脉瓣反流可导致右心负荷增加、右心增大,继而引起右心衰竭、心律失常甚至猝死;同时由于扩大的右心挤压左心室导致左心室舒张功能受限,左心功能不全,使患者的临床状态进一步恶化。

【征象描述】

1. **X线表现** 不作为直接诊断肺动脉瓣反流的主要检查手段。肺动脉高压引起的反流,X线可显示肺动脉高压征象,包括肺动脉段凸出、中心肺动脉扩张(主肺动脉至段动脉)、右心房和右心室增大等(图7-4-7)。慢性肺动脉高压可见中心肺动脉壁钙化。

2. **超声表现** 二维超声心动图:肺动脉瓣活动正常或者轻度受限,开放幅度增大,舒张期瓣叶不合拢;可继发右心房、右心室增大、三尖瓣反流,右心室增厚。肺动脉瓣膜脱垂时,可见关闭点超过肺动脉瓣环连线水平或呈挥鞭样运动。肺动脉瓣缺如则无正常肺动脉瓣叶回声及启闭活动。

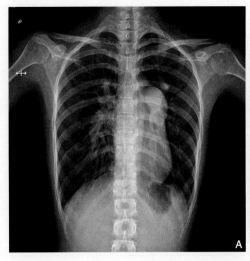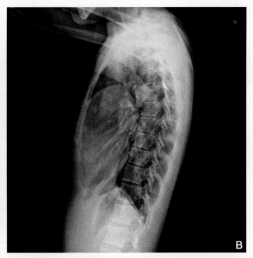

图 7-4-7 肺动脉高压引起反流的 X 线表现

A.后前位片示肺动脉段凸出、中心肺动脉扩张,心影饱满;B.侧位片示心影前间隙消失

CDFI:舒张期见肺动脉瓣反流信号及反流频谱;肺动脉瓣缺如患者肺动脉瓣口测及全收缩期湍流频谱和全舒张期反流频谱。

依据超声心动图,可对肺动脉瓣反流程度进行分级(表 7-4-2)。

3. CT 表现 CT 可以观察肺动脉瓣反流的直接

表 7-4-2 超声心动图上肺动脉瓣反流程度分级

评估指标	轻度	中度	重度
反流束形状、大小	细条状(长度<10mm),窄	介于轻重度之间	喷泉状,宽
肺动脉收缩期血流量	轻度增加	介于轻重度之间	明显增加
反流频谱灰度	浅	加深	深
下降速率	缓慢	中等	快速

征象和间接征象。直接征象表现为舒张期肺动脉瓣不完全闭合,并可显示瓣膜增厚、钙化程度。同时可显示右心室增大等间接征象及病因表现,具体如下:

(1)肺动脉高压引起的反流,可显示肺动脉瓣环扩张(图 7-4-8A),肺动脉主干增宽,直径>29mm,相同层面肺动脉/升主动脉直径>1(图 7-4-8B);继发右心室、右心房增大,右心肥厚(图 7-4-8C)等。

(2)二叶式/四叶式肺动脉瓣引起的反流,可在短轴位上显示肺动脉瓣呈二叶或四叶。

(3)感染性心内膜炎或风湿性心脏病累及肺动脉瓣,表现为瓣膜增厚、钙化或赘生物形成等,继发引起左心房增大。

(4)肺动脉瓣脱垂罕见,表现为舒张期可见肺动脉瓣脱向右心室流出道。

(5)肺动脉瓣缺如罕见,其引起的反流表现为

肺动脉瓣环很小,无瓣叶组织;主肺动脉及左、右肺动脉呈瘤样扩张;常合并其他心脏病变,如动脉导管缺如、室间隔缺损、主动脉骑跨等;可见右心增大。

4. MRI 表现 直接征象表现为电影序列舒张期肺动脉瓣膜处血液反流入右心室流出道,呈条束状低信号(图 7-4-9A)。

(1)肺动脉高压所致肺动脉瓣反流时,可见肺动脉干增宽(图 7-4-9B),右心室增大(图 7-4-9C),右心室肥厚,收缩期室间隔平直或凸向左心室,心肌延迟强化显示心肌损伤(图 7-4-9D)。

(2)由感染性心内膜炎或风湿性心脏病引起的反流,可观察到肺动脉瓣及其他瓣膜增厚、钙化、赘生物形成等,尤其是二尖瓣。

(3)肺动脉瓣脱垂时,可在舒张期见肺动脉瓣叶脱向右心室流出道。

(4)肺动脉瓣缺如在肺动脉瓣环处未见瓣叶,

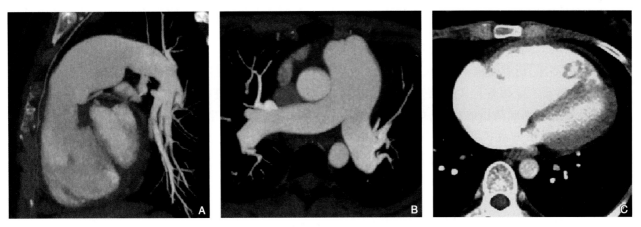

图 7-4-8　肺动脉高压继发肺动脉瓣反流

A.CTA 右心室流出道层面 MIP 图示肺动脉瓣环扩张,肺动脉主干增宽;B.短轴位 MIP 图示肺动脉主干增宽;C.短轴位可见右心房、右心室增大

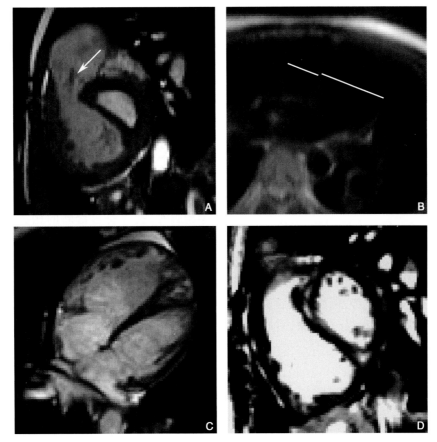

图 7-4-9　继发于肺动脉高压的肺动脉瓣反流

A.右心室流出道层面电影序列图像示舒张期见反流信号至右心室流出道(白箭),瓣环扩张;B.黑血序列示肺动脉主干增宽约 4.3cm,相同层面肺动脉直径(4.3cm)/升主动脉直径(2.0cm)= 2.2;C.舒张末期四腔心电影序列示右心室增大,内径约 5.0cm;D.延迟强化示左心室心肌下插入部及心肌中层见高信号,提示心肌损伤

肺动脉瓣口可见全收缩期喷射血流和全舒张期反流信号。

【相关疾病】

微量或轻度的肺动脉瓣反流可见于40%~78%的正常人。病理性肺动脉瓣反流最常见于继发性肺动脉高压,后者使肺动脉干的根部扩张引起瓣环扩大,瓣膜不能很好地关闭,包括各种原发性或继发性导致肺动脉高压的疾病,如结缔组织病。此外,肺动脉狭窄球囊扩张术和法洛四联症修复术后、风湿性心脏病、感染性心内膜炎、类癌性心脏病均可见肺动脉瓣反流。当然,一些先天性疾病,如二叶氏瓣/四叶氏瓣畸形、先天性肺动脉瓣缺如等,其中肺动脉瓣缺如极其少见。具体见表7-4-3。

表7-4-3 肺动脉瓣关闭不全相关疾病

分类	常见疾病
生理性	微量或轻度的肺动脉瓣反流可见于40%~78%的正常人
先天性	肺动脉瓣形态异常:二叶式瓣或四叶式瓣,肺动脉瓣缺如等 肺动脉瓣脱垂
获得性	肺动脉瓣结构正常:继发于肺动脉高压肺动脉扩张 肺动脉瓣结构异常:法洛四联症修补术后、瓣膜成形术或置换术后、风湿性心脏病、感染性心内膜炎、类癌性心脏病、退行性变等

【分析思路】

第一,认识这个征象。肺动脉瓣反流的直接征象是肺动脉瓣处见反流信号至右心室流出道,这主要依靠超声及心脏MRI进行诊断。CT在观察瓣膜形态、心脏形态改变上具有优势,例如肺动脉高压时可见瓣环扩张,肺动脉主干和/分支扩张,右心室增大,心肌增厚等;肺动脉瓣缺如时未见正常瓣叶。在观察征象时,需进行MPR、MIP等重建,并结合超声及MRI全面评估病变肺动脉瓣反流的直接及继发征象,如心腔、心肌、肺动脉主干及分支、肺实质病变等。

第二,分析这个征象。肺动脉瓣反流原因包括瓣环扩张及瓣膜本身异常。当肺动脉瓣结构无明显异常时,可能为生理性反流。当出现肺动脉瓣瓣环扩张,瓣叶结构正常时,考虑肺动脉高压引起肺动脉瓣反流,可表现为肺动脉主干增粗,右心室增大,右心肥厚等。

瓣膜本身发生病变可由先天性及获得性病因引起。在先天性疾病中,二叶式/四叶式肺动脉瓣畸形引起的肺动脉瓣反流可见肺动脉瓣呈单瓣或四瓣改变;肺动脉瓣缺如罕见,主要表现为肺动脉瓣环很小,无瓣叶组织,可见全收缩期喷射血流及全舒张期反流;瓣膜脱垂时,可见关闭点超过肺动脉瓣环连线水平或呈挥鞭样运动。在获得性疾病中,法洛四联症矫正术和右心室流出道重建术后,肺动脉瓣舒张期关闭出现缝隙,或者肺动脉瓣狭窄切除术后,舒张期关闭时未见瓣膜显示,诊断需结合临床病史;感染性心内膜炎时,可见赘生物附着,明确诊断需观察其他瓣膜表现、紧密结合病史及实验室检查等;类癌综合征的诊断需结合肿瘤病史。

第三,紧密结合临床。临床信息对于肺动脉瓣反流的诊断至关重要。在分析影像学征象的基础上,需紧密结合患者的年龄、性别、症状、体征和实验室检查等,找寻符合诊断的相关标准,综合作出诊断。同样,利用影像学检查对肺动脉瓣反流程度进行判断,可指导临床治疗方案。

【疾病鉴别】

肺动脉关闭不全疾病鉴别思维导图见图7-4-10。

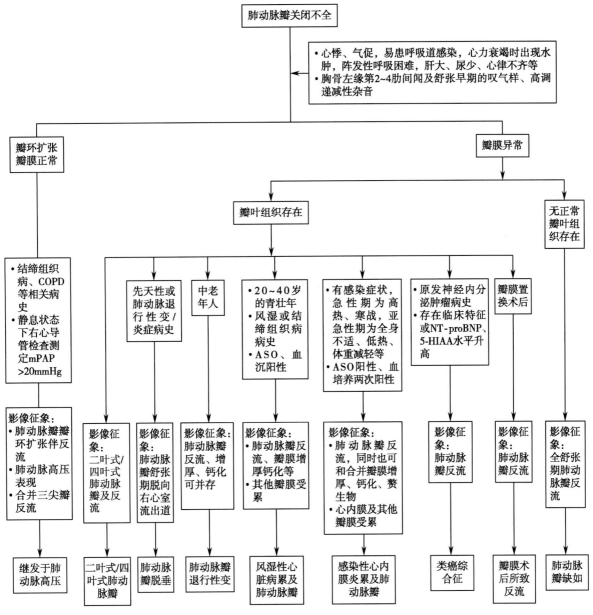

图 7-4-10　肺动脉关闭不全疾病鉴别思维导图

（祝因苏）

参　考　文　献

1. Vahanian A，Beyersdorf F，Praz F，et al. 2021 ESC/EACTS Guidelines for the management of valvular heart disease ［J］. European Heart Journal，2022，43（7）：561-632.

2. Otto CM，Nishimura RA，Bonow RO，et al. 2020 ACC/AHA Guideline for the Management of Patients With Valvular Heart Disease：A Report of the American College of Cardiology/American Heart Association Joint Committee on Clinical Practice Guidelines［J］. Journal of the American College of Cardiology，2021，77（4）：e25-e197.

3. 郭颖,张瑞生. 中国成人心脏瓣膜病超声心动图规范化检查专家共识［J］. 中国循环杂志，2021，36（2）：109-125.

4. 中华医学会胸心血管外科分会瓣膜病外科学组. 功能性二尖瓣关闭不全外科治疗中国专家共识［J］. 中华胸心血管外科杂志，2022，38（3）：156-163.

5. Bartko PE，Hülsmann M，Hung J，et al. Secondary valve regurgitation in patients with heart failure with preserved ejection fraction，heart failure with mid-range ejection fraction，and heart failure with reduced ejection fraction［J］. Eur Heart J，2020，41（29）：2799-2810.

6. Lee G，Chikwe J，Milojevic M，Wijeysundera HC，et al. ESC/EACTS vs. ACC/AHA guidelines for the management of severe aortic stenosis［J］. Eur Heart J，2023，44（10）：796-812.

7. Otto CM，Nishimura RA，Bonow RO，et al. 2020 ACC/AHA Guideline for the Management of Patients With Valvular Heart Disease：Executive Summary：A Report of the American College of Cardiology/American Heart Association Joint Commit-

tee on Clinical Practice Guidelines[J]. Circulation,2021,143(5):e35-e71.

8. Hashimoto G,Enriquez-Sarano M,Stanberry LI,et al. Association of Left Ventricular Remodeling Assessment by Cardiac Magnetic Resonance With Outcomes in Patients With Chronic Aortic Regurgitation[J]. JAMA Cardiol,2022,7(9):924-933.

9. 郑育聪,陆敏杰,陈秀玉,等. 主动脉瓣关闭不全患者心肌纤维化的磁共振成像特征及其影响因素分析[J]. 中华心血管病杂志,2019,47(8):622-627.

10. Newman B,Alkhori N. Congenital central pulmonary artery anomalies:Part 1[J]. Pediatr Radiol,2020,50(8):1022-1029.

11. Dhaliwal J,Hecht EM,Roditi G,et al. MR Angiography Series:MR Angiography of the Extremities[J]. Radiographics,2022,42(4):E132-E133.

12. Hak-Seung Sung,Young Doo Choi,Ji-Eun Ban. Pulmonary venous pathway stenosis in patient with congenitally corrected transposition of great artery[J]. Pediatrics international,2022,64(1):e15347.

13. Abdul Hakim Almakadma,Dhruv Sarma,Leslie Hassett,et al. Pulmonary Vein Stenosis-Balloon Angioplasty Versus Stenting:A Systematic Review and Meta-Analysis[J]. JACC. Clinical electrophysiology,2022,8(10):1323-1333.

14. Jenny E Zablah,Barry O'Callaghan,Michael Shorofsky,et al. Technical Feasibility on the Use of Optical Coherence Tomography in the Evaluation of Pediatric Pulmonary Venous Stenosis[J]. Pediatric cardiology,2022,43(5):1054-1063.

15. Cosima Jahnke,Ricardo A Spampinato,Sabrina Oebel,et al. Cardiovascular magnetic resonance pulmonary perfusion for functional assessment of pulmonary vein stenosis[J]. International journal of cardiology,2023,376:147-153.

第八章 主动脉

第一节 主动脉管壁异常

一、管壁增厚

主动脉管壁增厚分为规则增厚和不规则增厚。其中规则增厚包括环形增厚和新月形增厚（溃疡样凸起、壁内血池、穿透性溃疡）；不规则性增厚包括粥样硬化斑块致管壁不规则增厚和炎性管壁不规则增厚（主动脉管壁炎性不规则增厚和腹主动脉管壁不规则增厚）。

（一）管壁环形增厚

【定义】

主动脉管壁环形增厚是指横轴位图像上主动脉管壁呈整圈环形均匀增厚。

【病理基础】

主动脉管壁由内膜、中膜和外膜构成。管壁环形增厚的病理基础是主动脉管壁各层的炎性改变。早期的病理改变主要为主动脉外膜和动脉周围炎，可有大量浆细胞及淋巴细胞浸润；中膜的肌层及弹力纤维层破坏，伴有纤维组织增生；内膜则出现水肿、增生、肉芽肿形成等。随着病情的进展，病变可逐渐累及全层，导致内膜纤维性增生、增厚，中膜出现灶状纤维化、弹力板断裂、弹力纤维变细等病理改变。晚期，管壁增厚不如活动期明显，这是因为管壁内、外膜均出现纤维化，中膜则萎缩破坏，滋养血管狭窄、闭塞所致。

【征象描述】

1. X线表现　X线平片无法显示该征象。

2. 超声表现　二维超声表现为病变处管壁正常结构消失，动脉壁全程弥漫、不规则增厚，回声不均匀，管腔不同程度狭窄（图8-1-1A）。多数无钙化斑块形成。管腔呈向心性增厚，轮廓一般较规整，病变时间长者，可表现为血管壁明显增厚，血管内外径均变细。病变累及分支血管，表现为管壁增厚及管

腔不同程度狭窄（图8-1-1B）。彩色多普勒表现为病变处彩色血流束变细，远端动脉内血流暗淡；病变严重或管腔内血栓形成时，管腔内可完全闭塞，无彩色血流显示；病程长者见病变附近有侧支循环。

3. CT表现　CT诊断主动脉管壁环形增厚的标准是厚度>1mm。动脉期轴位图像，正常主动脉管壁通常不显示或≤1mm；当高密度的管腔周缘出现累及整个管壁的、环形的、均匀的>1mm的低密度增厚影时，高度提示管壁有炎性改变。活动期，管壁增厚通常较为明显（图8-1-2A），可达3~7mm。活动期的判定对于治疗决策和疗效至关重要，此时可行CT延迟增强扫描进行明确，如增厚的低密度管壁呈现高密度延迟强化（图8-1-2B），则提示管壁炎症处于活动期，此时治疗效果好。早期管壁增厚时管腔可正常或仅轻微狭窄，但晚期可致管腔狭窄甚至闭塞，少数晚期还可出现管壁钙化或狭窄后扩张。除了主动脉主干，分支受累也可呈现管壁增厚，以弓上分支最常见（图8-1-2C）。三维重建图像对于显示和评估受累血管的范围和程度更有优势（图8-1-2D）。

4. MRI表现　MRI诊断主动脉管壁环形增厚的标准是厚度>2mm。T_2WI图像可清晰显示受累管壁表现为向心性增厚，呈环形或多环状影（图8-1-3A），高分辨成像时内膜呈现高信号，中膜为外层环形低信号且厚薄不均，外膜轮廓常显示不清，压脂后信号升高呈环状高信号影。T_1WI横轴位可显示管腔和增厚的管壁（图8-1-3B），增强后呈多环状延迟强化改变（图8-1-3C）。采用高分辨率MRI血管成像技术，可更好地显示病变血管壁结构。MRA可实现全身动脉成像，评估主动脉及全身各分支血管狭窄的部位、范围、程度和有无闭塞等全面的情况。

5. DSA表现　显示病变主动脉向心性狭窄，管腔变细，病变多较广泛，常伴狭窄后扩张和不同程度的侧支循环（图8-1-4）。可全面显示主动脉分支和肺动脉受累情况。

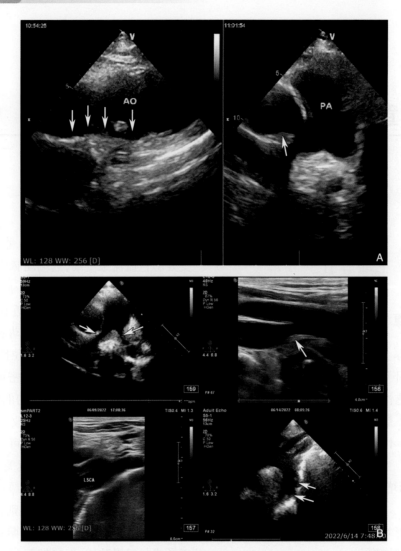

图 8-1-1 主动脉管壁环形增厚超声表现

A. 二维超声示主动脉管壁正常结构消失并弥漫轻度增厚(白箭),管腔轻度狭窄;B. 该患者主动脉分支受累,右下图示胸主动脉管壁轻度增厚及管腔不规则轻度狭窄(白箭),余三幅图分别示左侧锁骨下动脉近端管壁增厚并管腔中度狭窄,左右肺动脉主干不规则中-重度狭窄(白箭)、颈总动脉分叉处轻-中度狭窄(白箭)

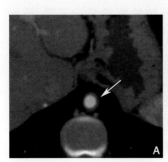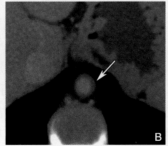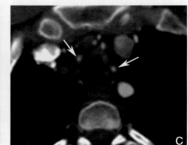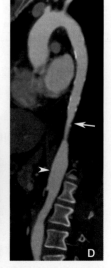

图 8-1-2 大动脉炎 CTA 表现

A. CT 增强动脉期轴位图像示主动脉弓周缘见环形增厚的低密度影(白箭),厚约 3mm;B. 延迟期轴位图同一层面示增厚的环形管壁密度增高(白箭),接近管腔,呈明显强化,提示管壁的炎性增厚处于活动期;C. CT 轴位图像,弓上分支包括左锁骨下动脉和双侧颈总动脉均显示高密度管腔周缘均匀的环形低密度增厚影(白箭);D. 斜矢状位薄层 MIP 重建图像全程显示胸腹主动脉管壁受累所致的管腔狭窄(白箭)和狭窄后扩张(白箭头)

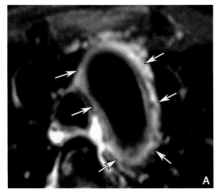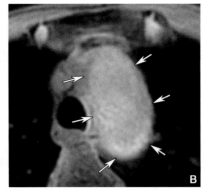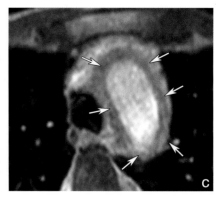

图 8-1-3　大动脉炎 MRI 表现

A. T₂WI 黑血轴位图像示主动脉弓部层面流空的管腔周缘等信号环形增厚（白箭）；B. 同一层面 T₁WI 亮血轴位图像示主动脉弓部高信号管腔周缘等信号环形增厚（白箭），与管腔信号接近；C. 增强扫描后可清晰显示弓部均匀的管壁环形增厚影（白箭），厚约 3mm，内可见强化

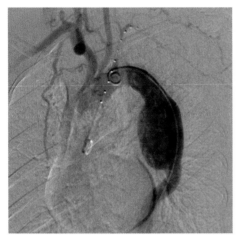

图 8-1-4　大动脉炎 DSA 表现

DSA 可见主动脉弓至胸主动脉起始管腔轻度狭窄、管径变细，狭窄后主动脉呈瘤样扩张

【相关疾病】

主动脉管壁环形增厚，最常见于大动脉炎（Takayasu 动脉炎）和巨细胞动脉炎，是其典型影像学表现。这两个大血管动脉炎是最常见的主动脉炎原因，诊断标准见表 8-1-1。其他已知的动脉炎还有 IgG4 相关血管炎、抗中性粒细胞胞质抗体（ANCA）相关血管炎、结节病、白塞病、肉芽肿性多血管炎等。大动脉炎和巨细胞动脉炎多累及胸主动脉，而 IgG4 相关血管炎最常累及腹主动脉。

【分析思路】

第一，认识这个征象。正常主动脉的管壁极薄，因此在增强 CT 的轴位图像上通常难以显示并观察，一旦高密度管腔的周缘出现增厚的环形低密度影，通常不难发现。需要注意的是，当管壁轻微增厚仅 1~2mm，处于增厚-不增厚的临界状态时，可能会被忽略，应当仔细观察确认。观察时，除轴位图像外，还应结合斜矢状位、冠状位等的 MPR、MIP 重建图像，多角度分析，全面评估病变累及的部位、范围，以及狭窄的程度、有无闭塞和扩张等。

表 8-1-1　炎性主动脉炎的诊断标准

疾病名称	诊断标准	诊断依据
大动脉炎	出现症状的年龄<40 岁 间歇性跛行 肱动脉脉搏减弱 锁骨下动脉或主动脉受累 双臂收缩压差>10mmHg 主动脉和/或分支狭窄的影像学证据	3 个以上标准（灵敏度 90.5%，特异度 97.8%）
巨细胞动脉炎	年龄>50 岁 新发的局部头痛 颞动脉压痛或脉搏减弱 血沉升高>50mm/h 动脉活检示坏死性血管炎	3 个以上标准（灵敏度 >90%，特异度>90%）

第二，分析这个征象。看到血管壁规则的环形增厚，首先应想到管壁全层出现了炎症，因为只有全层炎症才能累及整个管壁，形成环形且均匀的增厚，这与粥样硬化斑块、壁内血肿、附壁血栓等造成的管壁增厚都是不同的，很有特点。其次，基于这个征象需进一步明确是哪个血管炎所致，主动脉及分支血管的管壁环形增厚最多见于大动脉炎，巨细胞动脉炎则主要累及颈动脉颅外分支的颞动脉，故也称颞动脉炎，这对诊断极有帮助。虽然该病也可以累及主动脉和全身各动脉，但较少见。需要强调的是，如大动脉炎的诊断确定，报告还应进一步明确是活动期还是非活动期，这对于及时激素治疗和取得好的疗效至关重要。处于活动期的管壁环形增厚通常较为明显，可达 3~7mm，且管壁肉芽组织中增多的滋养血管会出现明显的延迟强化。因为处于急性期，管壁病变对管腔的影响小，管腔通常显示正常或仅有轻微狭窄，而非活动期的管壁环形增厚相对更薄，增强扫描没有延迟强化。此时的管壁因纤维化而僵硬、回缩、顺应性下降、管

腔可呈现不同程度的狭窄、狭窄后扩张甚至闭塞等。

第三，紧密结合临床。临床信息对于大血管炎的诊断至关重要。在分析影像学征象的基础上，需紧密结合患者的年龄、性别、症状、体征和实验室检查等，找寻符合诊断的相关标准，综合作出诊断。

【疾病鉴别】

主动脉管壁环形增厚征象诊断思维导图见图8-1-5。

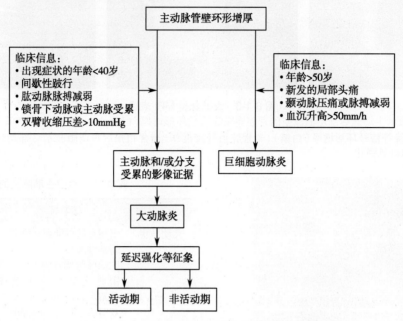

图 8-1-5　主动脉管壁环形增厚征象诊断思维导图

（二）管壁新月形增厚

【定义】

主动脉管壁新月形增厚是主动脉壁内血肿的影像学征象，指横轴位图像上主动脉管壁周缘呈规则的偏心性增厚，形态似新月形。

【病理基础】

主动脉管壁由内膜、中膜和外膜构成。管壁新月形增厚的病理基础是主动脉中膜内出血。中膜出血可能是由于主动脉中膜内的滋养血管自发性破裂，也可能是病理性新生血管，微血管增多和动脉斑块自发性出血。中膜内的含血腔隙不直接与主动脉腔相通，因此出血逐步累积形成血肿。逐步增厚的壁内血肿可致主动脉管壁变薄，有时可继发主动脉内膜显微撕裂而形成溃疡样凸起。

【征象描述】

1. **X 线表现**　对于诊断主动脉壁内血肿，X 线灵敏度低，可显示为一种高衰减的新月形或周向增厚，但不易明确诊断，对该病几乎没有诊断价值。

2. **超声表现**　主动脉壁呈环状或新月形增厚（>5mm）（图 8-1-6A），增厚区域内可能有无回声区（图 8-1-6B），无内膜撕裂，与主动脉管腔间没有交通，可见内膜钙化向管腔移位。

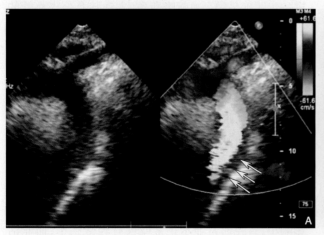
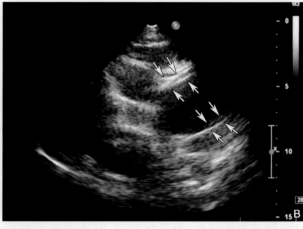

图 8-1-6　主动脉壁内血肿超声表现

A. 彩色多普勒示胸主动脉段管壁新月形增厚，厚度约 8mm，且无血流通过（白箭）；B. 二维主动脉示升主动脉段管壁规则增厚（白箭），增厚区域内存在无回声区

3. **CT 表现** CT 诊断主动脉管壁新月形增厚的标准是厚度>5mm。在病变急性期,CT 平扫可见主动脉管壁周缘密度高于管腔的新月形高密度影(图 8-1-7A),CT 值为 60~70HU,但随着时间的推移,新月形高密度影逐渐变为等密度;主动脉 CT 增强扫描后,管腔呈现高密度,但增厚的血肿无强化,呈新月形低密度影(图 8-1-7B),且内缘光整,与平扫图像的新月形高密度影对应,可合并小的内膜破口,也可没有,无明确的真腔和假腔显示。新月形管壁增厚为轴位图像的所见征象,观察血肿的范围则应基于斜矢状位或冠状位等三维重建图像。血肿的累及范围可局限也可

弥漫(图 8-1-7C),血肿最常累及胸主动脉(60%),其次是升主动脉(30%)和主动脉弓(10%),但很少累及主要分支。此外,如管壁有钙化,发生壁内血肿后可显示钙化内移(图 8-1-7D),即钙化位于新月形增厚的内缘。除了上述直接征象,一些间接征象往往提示主动脉壁内血肿的愈后与转归。以下征象被认为壁内血肿不稳定:①新月形增厚>10mm;②主动脉内径增大,升主动脉>50mm,降主动脉>40mm;③新月形增厚伴随溃疡样凸起(图 8-1-7C);④壁内血池形成;⑤心包/胸腔积液、积血。出现不稳定征象,往往提示病变进展风险高,应及时干预。

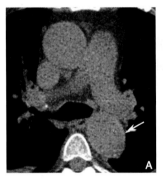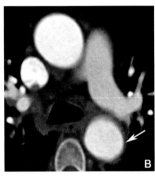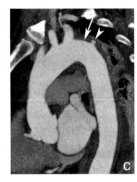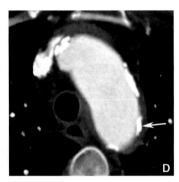

图 8-1-7 主动脉壁内血肿 CT 表现
A. CT 平扫轴位图像示胸主动脉周缘见规则增厚的新月形高密度影(白箭),高于主动脉管腔密度,厚约 3mm,CT 值约 60HU。B. 同一病例 CT 增强扫描轴位图示同一层面胸主动脉周缘规则增厚的新月形低密度影(白箭),密度低于强化的高密度主动脉管腔,且内缘光整,未见明确的线样内膜片及真腔和假腔。C. CT 斜矢状位重建图像,可见胸主动脉长段弥漫的管壁周缘规则增厚的低密度影(白箭),弓后部可见高密度的自管腔凸向血肿内的局限性小凸起(白箭头),升主动脉段及主动脉弓上分支均未累及。D. CT 增强扫描轴位图像示主动脉弓部外后侧壁周缘新月形低密度影,内缘并见多发钙化斑,即钙化内移(白箭)

4. **MRI 表现** 轴位图像可显示主动脉管腔正常或受压略变小,管壁周缘可见异常增厚部分,多数呈新月形增厚,部分可呈环形增厚。增厚的管壁出血(血肿)在出血的不同时间可呈现不同的信号,在 T_1WI 亮血序列多呈等/低信号,急性或亚急性的出血或血肿则可在 T_1WI 及 T_2WI 黑血均呈高信号,或 T_1WI 等信号、T_2WI 高信号。与 CT 不同的是,MR 成像可显示管腔与血肿之间的血管壁内侧部分,以及内膜与被血肿撕开的内侧部分中膜,在血肿与管腔之间呈线样等信号。

5. **DSA 表现** 注入对比剂后表现为主动脉真腔外周边缘光整的新月形血肿影,其内的对比剂浓度远低于真腔浓度,且没有明确的血流进入(图 8-1-8),真腔与血肿之间未见明确破口或存在微小破口。如病变处伴有钙化,可见钙化位于主动脉真腔与血肿之间。

【相关疾病】

主动脉管壁新月形增厚,是主动脉壁内血肿的典型影像学表现。但当管壁增厚不明显且周向

累及范围较广呈现环形增厚时,应与主动脉炎相鉴别。

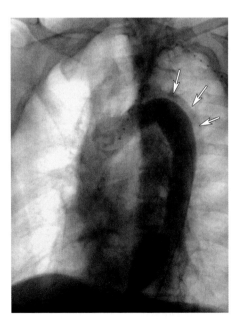

图 8-1-8 主动脉壁内血肿 DSA 表现
DSA 示胸主动脉段主动脉腔外新月形极浅淡对比剂影(白箭),且未见明确破口

【分析思路】

第一，认识这个征象。正常主动脉的管壁极薄，在 CT 平扫或增强时通常无法显示及观察。急性期的管壁新月形增厚在 CT 平扫很容易被发现，因为新鲜的出血在平扫可表现为明确的管壁周缘新月形高密度影，增强后则表现为不强化的管壁周缘新月形低密度影，可不伴或伴有小的凸向血肿内的高密度溃疡样凸起。新月形管壁增厚的内缘(内膜)光滑，管壁有粥样硬化改变时，内缘(内膜)可见钙化，即钙化内移征象。在平扫中应用窄窗宽技术(窗宽 200HU；窗位 40HU)也有助于血肿的检出。亚急性壁内血肿在 CT 平扫可能表现为与管腔相同的等密度影而无法被识别，增强扫描后能够显示出增厚但不强化的管壁。观察时，除基于轴位图像发现典型的新月形增厚外，还应结合斜矢状位、冠状位等三维重建图像观察壁内血肿累及的部位和范围，有助于血肿的分型及观察并发征象。

第二，分析这个征象。看到主动脉管壁周缘规则的新月形增厚，且平扫呈高密度，增强后呈低密度，则首先可确定该增厚病变为出血或血肿，同时基于内缘光滑、钙化内移等征象，可排除其他原因导致的主动脉管壁增厚病变或疾病，这样主动脉壁内血肿的诊断便可基本明确了。继续观察有无小的溃疡样凸起这一壁内血肿特有的并发征象，也有助于进一步明确诊断。当管壁增厚不明显(3～4mm)且周

向累及范围较广时，增厚的管壁类似于环形增厚，新月形增厚的特征表现不明显，易被误认为是管壁环形增厚的动脉炎，此时应观察有无钙化内移、溃疡样凸起等征象，且延迟增强扫描增厚部分无延迟强化等，均有助于主动脉壁内血肿的诊断。此外，在诊断主动脉壁内血肿的基础上，应进一步明确该病的分型，这与后续的治疗决策相关。Standford A 型主动脉壁内血肿累及升主动脉，伴或不伴降主动脉受累。Standford B 型主动脉壁内血肿不累及升主动脉，通常起自左侧锁骨下动脉的远端，尽管它也可能累及主动脉弓。单纯药物保守治疗的 Standford A 型壁内血肿患者发生临床不良事件的比率约为 32%，若合并有心包积液、升主动脉溃疡、升主动脉瘤的复杂病例，一般应急诊手术。药物治疗则是 Standford B 型壁内血肿的首选方案。明确主动脉壁内血肿的分型，对临床的进一步诊治显得尤为重要。

第三，紧密结合临床。和典型的主动脉夹层一样，几乎所有的壁内血肿患者都表现有突发的急性胸背痛，部分患者表现为腹痛，个别患者无症状。其疼痛可表现为锐性的切割样痛、撕裂样痛或钝痛。但壁内血肿的诊断主要依据影像学检查，将影像学表现与临床表现相结合，能提高该病诊断的准确性。

【疾病鉴别】

主动脉管壁新月形增厚征象诊断思维导图见图 8-1-9。

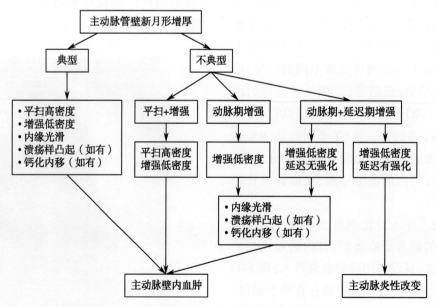

图 8-1-9 主动脉管壁新月形增厚征象诊断思维导图

(三) 溃疡样凸起

【定义】

溃疡样凸起是指在壁内血肿的基础上，内膜破

裂而形成的微小破口。影像上表现为从主动脉管腔凸向增厚壁内血肿内的局限性充血囊腔，并与管腔的强化程度相同。

【病理基础】

溃疡样凸起常和壁内血肿并存。壁内血肿的特征是主动脉管壁中膜出血并形成血肿，可伴或不伴内膜破裂。溃疡样凸起就是伴有内膜破裂的病理状态，可能和典型夹层的内膜撕裂具有同源性。值得注意是，溃疡样凸起并非造成壁内血肿的原因，大多数观点认为溃疡样凸起是继发于壁内血肿形成的。在承受径向应力和纵向应力的正常主动脉管壁中，内膜及中膜弹力板通过层间结构与外膜相连非常稳定，但增大的壁内血肿腔会切断层间结构，使得管壁要承受全部的纵向应力，由于内膜片本身非常脆弱，因此极易撕裂分离形成微小破口，血液凸向壁内血肿而在影像上显示为溃疡样凸起。溃疡样凸起仅在部分壁内血肿中存在。

【征象描述】

1. **X 线表现** X 线基本无法观察到该征象，对该征象没有诊断价值。

2. **超声表现** 溃疡样凸起超声表现为在主动脉壁呈环形或者新月形低回声，厚度>5mm，且主动脉管腔内无游离的内膜片或者在真腔和假腔的基础上，见到动脉局部呈囊状向外凸出，CDFI、SMI 显示囊内可见血流信号填充。但因受胸骨遮挡、肺内气体、患者自身条件的干扰，并且很大程度上依赖于医师的经验和水平，超声对于该征象的检出率很低。

3. **CT 表现** 在主动脉壁内血肿的背景下，因主动脉内膜小破口的存在，增强后显示为自管腔凸向血肿内且外缘不超过血管壁轮廓的局限性小凸起，类似溃疡的龛影形状。CT 征象主要有以下几个特点：①位于壁内血肿中的局限性强化小凸起灶（图8-1-10A、B）；②与主动脉管腔相通且密度相等，内膜破口>2mm（图8-1-10A、B）；③局部两侧管壁内缘通常光滑正常，无粥样硬化斑块（图8-1-10A、B），这点与穿透性溃疡不同；④溃疡样凸起的外缘不超过血管壁外缘；⑤随着病程的进展，溃疡样凸起可逐渐消失，也可逐渐增大（图8-1-10C～E）。

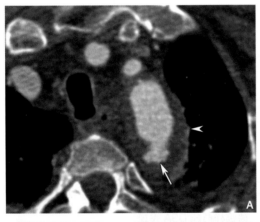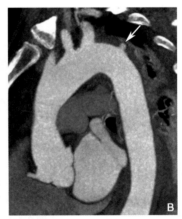
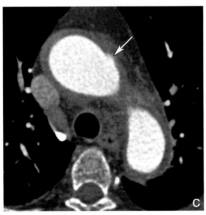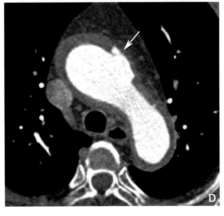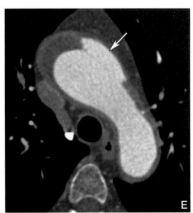

图 8-1-10　溃疡样凸起 CTA 表现

A. CT 增强扫描轴位图像示主动脉弓部管腔周缘见新月形低密度壁内血肿影环绕（白箭头），弓后部可见一宽径约 5mm 的局限性凸起（白箭），该凸起与弓部管腔相通，向后凸向低密度血肿内，但未超过血肿外缘的主动脉管壁轮廓，且局部主动脉管壁未见粥样硬化斑块。B. 同一患者斜矢状位重建图像，可以更好地观察到主动脉弓及胸主动脉段管壁周缘的长段低密度壁内血肿，血肿内缘光滑，溃疡样凸起位于主动脉弓后部凸向血肿内（白箭）。C～E. 另同一患者不同时期的增强轴位图，主动脉弓部管壁周缘均可见规则的新月形低密度增厚影包绕，且管壁未见明确粥样硬化斑块；主动脉弓左前下端较小溃疡样凸起（白箭），破口大小约 1～2mm（C）；7 天后复查，该溃疡样凸起较前明显增大（白箭），破口大小约 9mm，管壁周缘的低密度血肿较前增厚（D）；又经过 5 天后复查，溃疡样凸起增大更加显著（白箭），破口大小约 16mm，管壁周缘低密度血肿也增厚（E）

4. MRI 表现 MRI 表现为在主动脉壁间充满血栓或出血致动脉壁新月形增厚的基础上，见到与主动脉管腔同等信号的凸起（图 8-1-11）。MRI 相较 CTA，能更清楚地显示主动脉的管壁，对溃疡样凸起的破口显示较为清晰。

5. DSA 表现 表现为大量对比剂流入的主动脉真腔外周见边缘光整的、对比剂浓度远低于真腔的新月形血肿影，在此基础上，主动脉内膜局限性中断，管腔局部呈龛影状凸向血肿内，其内见强对比剂，且内膜破口 >3mm（图 8-1-12）。

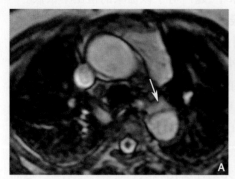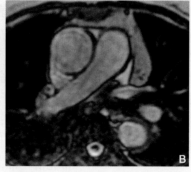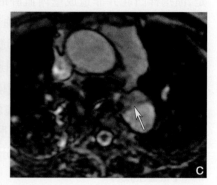

图 8-1-11　溃疡样凸起 MRI 表现

A、B. 同一患者 T₁ 像可见胸主动脉段管壁环形增厚，可见溃疡样凸起（白箭）；C. 较清晰地显示破口，大小约 5mm（白箭）

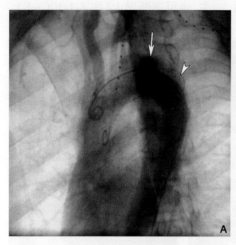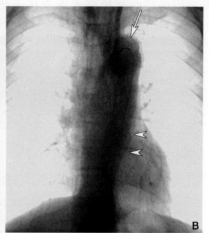

图 8-1-12　溃疡样凸起 DSA 表现

A、B. DSA 的斜矢状位（A）及冠状位（B）分别示胸主动脉段管腔外新月形极浅淡对比剂（白箭头），主动脉弓顶见强对比剂溃疡样凸起凸向极浅淡对比剂处（白箭）

【相关疾病】

溃疡样凸起是几乎仅见于主动脉壁内血肿这一疾病的影像学征象。类似小凸起征象的病变还有主动脉粥样硬化性溃疡和穿透性溃疡，但合并的基础病变和特征不同。

【分析思路】

第一，认识这个征象。在主动脉壁内血肿的基础上，如见到主动脉管腔凸向血肿内的局限性小凸起，大小通常是毫米级，且管壁（即血肿的内缘）无粥样硬化斑块，应想到溃疡样凸起的可能。明显的溃疡样凸起通常不会漏诊，但对于极小的病变，则需要仔细观察，运用三维重建技术，多方位多角度分析。对于未显示溃疡样凸起的主动脉壁内血肿，也应随诊观察，随诊过程中如出现溃疡样凸起，应动态

对比小凸起的大小和形态的变化，以及血肿厚度的增加情况，为进一步诊治提供依据。

第二，分析这个征象。溃疡样凸起影像学表现的第一个特点是小，大小通常为毫米级，因此首先可以排除主动脉真性和假性动脉瘤，因为这两个疾病的瘤体通常较大，几乎不可能会是这么小的凸起。其次，应观察血管壁有无增厚，并分析增厚的管壁是否规则。内缘光滑规则且长段的管壁周缘低密度增厚病灶可判断为壁内血肿。在此基础上，还需进一步观察管壁有无钙化等粥样硬化改变，如无，则可得出溃疡样凸起的诊断。而管壁如呈不规则增厚，则应考虑为粥样硬化斑块；不增厚但有钙化，则可考虑为管壁有粥样硬化改变，出现这两种表现的不考虑该凸起性病变为溃疡样凸起，则有可能是斑块溃疡

或穿透性溃疡。

第三,紧密结合临床。该征象为主动脉壁内血肿诊断的次要征象,仅见于主动脉壁内血肿内,其诊断通常无须结合临床症状、体征等。需要注意的是,溃疡样凸起如果继续进展,可能会并发主动脉瘤、主动脉夹层、主动脉破裂甚至死亡,在首诊或随访中出现都具有一定风险。急性期溃疡样凸起如持续进展,会导致不良事件,但慢性溃疡样凸起与不良事件无关,仅伴随主动脉缓慢扩张。有研究认为,动脉瘤是溃疡样凸起最常见的慢性并发症(平均 6 个月出现),并且新发溃疡样凸起进展为动脉瘤的风险大于首诊出现的风险。溃疡样凸起的位置和大小均与主动脉不良事件关系密切,当其出现在主动脉升弓部或者降主动脉近端等血流剪切力较大的位置时,发生主动脉不良事件的风险大大增加。溃疡样凸起的最大直径超过 10mm、内膜破损深度>5mm,预测病变进展的灵敏度、特异度、阳性预测值也大大增加,因此首诊发现主动脉壁内血肿合并溃疡样凸起直径>10mm 或深度>5mm 时应给予及时干预。

【疾病鉴别】

主动脉壁内血肿并发的溃疡样凸起需在小的主动脉瘤样凸起病变中进行鉴别。小的主动脉凸起性病变主要有主动脉粥样硬化性溃疡、穿透性溃疡和溃疡样凸起。主动脉粥样硬化性溃疡见于较大的粥样硬化斑块内,以腹主动脉管壁多见,可见不规则的低密度或混合密度斑块附着于管壁,溃疡位于斑块表面,表现为斑块管腔侧的凹陷,也即主动脉管腔凸向斑块内的局限性小凸起,但该凸起不超过斑块和管壁外缘;穿透性溃疡必须在管壁粥样硬化的基础上发生,分为局部有壁内血肿和无血肿两种,无合并局部壁内血肿的穿透性溃疡类似动脉瘤,呈局限性瘤样凸向正常管壁外,与主动脉瘤体壁和两侧主动脉管壁均呈钝角不同,穿透性溃疡的瘤体凸向管壁外,且瘤壁至少一侧与管壁呈直角或锐角;而两侧伴有局限性壁内血肿的溃疡样凸起则表现为凸向血肿内但不突破管壁外缘。溃疡样凸起征象不见于主动脉粥样硬化的背景基础,几乎仅见于主动脉长段壁内血肿内,为凸向血肿内但不突破血肿和管壁外缘的小凸起,且至少一侧与血肿内缘呈锐角或直角。此外,大的主动脉凸起性病变如真性动脉瘤和假性动脉瘤偶尔也需要鉴别:真性动脉瘤本质为主动脉管壁的局限性膨突,因此瘤体壁与两侧正常管壁的夹角均为钝角;而假性动脉瘤则为主动脉全层管壁的局部破裂致血液外渗,但被纤维组织包绕,在血管外形成局限性高密度血肿包,因此会有占位效应,局部主动脉段会受压凹陷甚至狭窄,瘤体(血肿包)与两侧正常管壁的夹角均为锐角。

主动脉凸起病变征象诊断思维导图见图 8-1-13。

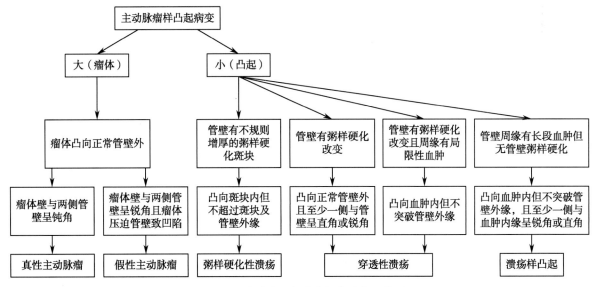

图 8-1-13　主动脉凸起病变征象诊断思维导图

(四)壁内血池

【定义】

主动脉低密度壁内血肿内的异常小囊样均匀充盈的强化灶,与主动脉腔无明显交通或存在微破口,但与主动脉小分支相交通,也被称为主动脉分支假性动脉瘤。

【病理基础】

目前普遍认为,壁内血池是主动脉壁内血肿在跨分支延伸的过程中,因管壁剪切力增加而对分支小动脉造成损伤,致血液外渗形成的小积血池;也可能是这些分支小动脉壁内节段的自发破裂而形成，推测与滋养血管破裂的机制相同。壁内血池最常见于降主动脉段的肋间动脉、腰动脉等分支血管旁。

【征象描述】

1. **X线表现** 胸部X线无法显示并观察到该征象。

2. **超声表现** 超声虽可诊断壁内血肿，但在大范围的壁内血肿中找到极小的壁内血池对于超声诊断是困难的，因此这一征象极少被认知或即使观察到也不能被正确诊断。有针对性的超声造影有可能观察到这一征象。

3. **CT表现** 壁内血池并发于主动脉壁内血肿的基础上，CTA是最佳诊断方法，可表现为以下特征：①发生在壁内血肿内；②位于主动脉小分支旁；③非孤立病灶，可多个病灶同时出现；④局限性囊样高密度强化灶；⑤内侧端与主动脉管腔无交通（图8-1-14A）或可见极小的细线样（<2mm）交通（图8-1-14B）；⑥外侧端可见与小动脉（肋间动脉、支气管动脉或腰动脉）相通（图8-1-14A、C）。壁内血池常出现于降主动脉大于10mm的壁内血肿中（图8-1-14D、E），约82%表现为与主动脉以微孔相交通，且与肋间动脉、腰动脉等小动脉相连的特性。

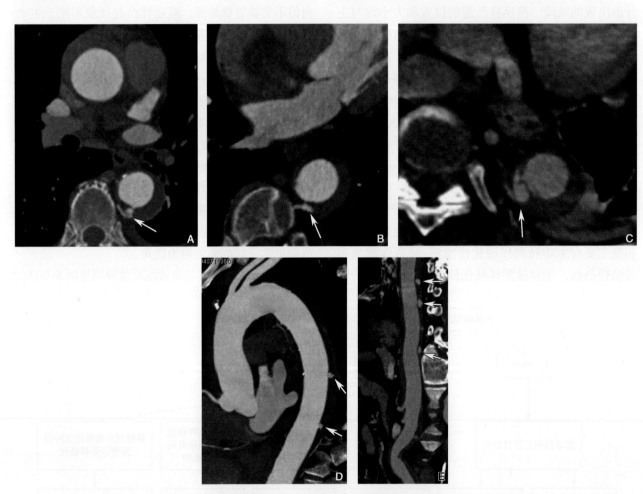

图8-1-14 壁内血池CTA表现

A、C.CT轴位增强示胸主动脉管壁新月形低密度增厚影，其内见局限性小囊样高密度强化灶（白箭），内侧端与主动脉管腔无明显交通，但外侧端与后方细小的肋间动脉相交通。B.CT轴位增强示胸主动脉管壁新月形低密度增厚影，其内可见高密度囊样高密度灶（白箭），内侧端与主动脉管腔见大小约1mm的细线样微小交通的破口。D.CT增强，斜矢状位重建图像示主动脉弓及胸主动脉管壁弥漫性长段增厚的新月形高密度影，管壁增厚约10mm，低密度血肿内见两处小囊样高密度灶（白箭）。E.CT增强，曲面重组图像示胸主动脉管壁两侧均可见长段不对称的弥漫性低密度增厚影，内见多发小囊样高密度灶（白箭）

4. **MRI表现** MRI表现为在主动脉壁间充满血栓或出血致动脉壁新月形增厚的基础上，见到与主动脉管腔同等信号的囊样小病灶。MRI相较CTA，能更清楚地显示主动脉的管壁，对溃疡样凸起的破口显示较为清晰（图8-1-15）。

5. **DSA表现** 有创的主动脉DSA目前已基本被主动脉CTA所替代。

【相关疾病】

壁内血池仅见于主动脉壁内血肿，不存在与其他疾病的鉴别。

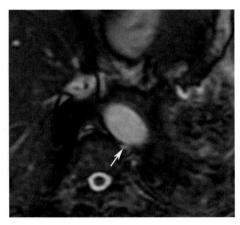

图 8-1-15 壁内血池 MRI 表现

MRI 见主动脉周围环形增厚，并见局部囊袋状小凸起（白箭），远端与细小分支相交通

【分析思路】

第一，认识这个征象。该征象在轴位图像上，为主动脉管壁周缘新月形或环形增厚影内的局限性小囊状异常强化灶，与管腔密度/信号相同，内侧端可与管腔有极细小（<2mm）的交通或无交通。其在壁内血肿内的位置比较特殊，通常位于肋间动脉、腰动脉等主动脉小分支旁，外侧端可以见到与这些小分支动脉相通。较大的血池不难发现，对于较小的血池，除了标准轴位图像外，冠状位、矢状位等 MPR 和 MIP 三维重建图像对于征象的显示与观察尤为重要，可以更好地同时观察多个病灶，多方位观察病变的内侧端和外侧端是否与主动脉管腔或小分支相通。

第二，分析这个征象。这个征象仅见于主动脉壁内血肿，因此不存在和其他疾病异病同征的鉴别。但在该疾病内，需要和溃疡样凸起相鉴别。当看到存在于壁内血肿的强化灶时，首先要想到溃疡样凸起和壁内血池两个征象。与管腔相交通且破口>2mm 的考虑为溃疡样凸起；而与管腔有极细小交通且破口<2mm，则要想到壁内血池的可能，如果进一步观察到该病灶与邻近主动脉小分支动脉相交通，则可明确诊断为壁内血池；如病灶与管腔不交通，但与邻近的主动脉小分支动脉相交通，也可诊断为壁内血池。壁内血池好发于胸主动脉段。有研究发现，在血肿厚度超过 10mm 的急性壁内血肿中更容易出现壁内血池，并且首诊 CT 中出现壁内血池的患者在随访时也会有新发壁内血池的趋势；另外，年龄超过 70 岁的患者壁内血池发生率较低，可能是因为老年患者主动脉管壁粥样硬化较为严重，较多局灶性微瘢痕限制了壁内血肿的发展，从而减少了壁内血池的出现。在冠状或矢状面重建的图像上，可以

看到多个壁内血池。壁内血池似乎并不增加壁内血肿进展的风险，但更多可能会导致血肿不完全吸收。较大的壁内血肿在不完全吸收的情况下，与分支动脉相交通的血池可能会随着时间的推移而增大，从而需要进行血管内栓塞治疗，但多数壁内血池可在随诊观察中完全消失。

第三，紧密结合临床。壁内血池通常与临床症状无关，其诊断依据影像学表现，无须结合临床表现。

【疾病鉴别】

壁内血池仅见于主动脉壁内血肿，无须与其他疾病的征象进行鉴别，但需要与同处于壁内血肿内的溃疡样凸起相鉴别，二者均为主动脉壁内血肿的继发征象，有相似的影像学表现。

主动脉壁内血肿血池征象诊断思维导图见图 8-1-16。

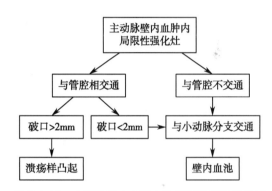

图 8-1-16 主动脉壁内血肿血池征象诊断思维导图

（五）穿透性溃疡

【定义】

主动脉穿透性溃疡是指主动脉粥样斑块破溃并穿透内膜，破入中膜。

【病理基础】

主动脉穿透性溃疡因动脉粥样硬化斑块破裂所致。斑块表面的纤维帽破裂，使得粥样物质溢入血流，随后斑块脱落形成溃疡。溃疡穿透内弹性膜，进入中膜。溃疡的深度不一，可以局限于中层或者超过中层，也有可能穿破外膜。当主动脉壁的滋养血管遭受侵蚀时，可以形成壁内血肿。主动脉穿透性溃疡可以单发或者多发，分布于整个主动脉，尤其是降主动脉中远段交界的 1/3 处。

【征象描述】

1. **X 线表现** X 线检查通常不应用于该病的诊断。

2. **超声表现** 超声图像显示动脉壁增厚，表面不规则，并存在火山口样突出的溃疡面，其内表面不

规则或呈锯齿状形态。彩色多普勒血流成像(CD-FI)观察到红蓝相间的彩色血流信号进入溃疡处。

3. CT 表现　主动脉穿透性溃疡的动脉壁不规则增厚,常见钙化。在动脉期轴位图像上可以看到对比剂渗入到主动脉壁内部,形成大小不一的突出区域,类似于囊袋状的结构,也被称为"龛影"(图8-1-18)。龛影的口部与主动脉腔相连,局部较窄呈狭颈征。龛影形状可以是乳头状、手指状、蘑菇状、半圆形等。当溃疡伴有壁内血肿时,可以看到低密度影环绕龛影周围呈新月形,通常伴有内膜钙化移位。由于壁内血肿与主动脉腔没有连通,所以

没有内膜片。有时,溃疡可以进一步发展为壁内血肿,甚至沿主动脉管壁纵向发展为不同程度的主动脉夹层;或者由于壁内血肿的压迫,导致邻近主动脉壁变薄并形成真性动脉瘤。当溃疡直径超过20mm或深度大于10mm时,主动脉壁穿孔的风险增加,进一步穿透中膜甚至外膜形成假性动脉瘤,主动脉壁破裂可导致急性大出血。通过三维重组图像可以立体显示主动脉溃疡的位置、数量、直径、深度和周围软组织情况(图8-1-17)。它还可以显示管壁的粥样钙化和并发症,如纵隔血肿、心包积液和胸腔积液等。

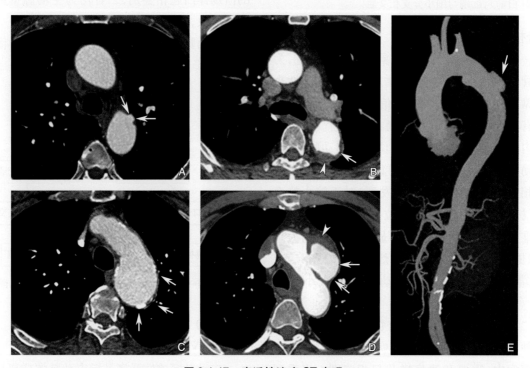

图 8-1-17　穿透性溃疡 CT 表现
A. CT 增强轴位图像示主动脉弓降部动脉韧带附着处管腔龛影样突出(白箭);B. CT 增强轴位图像显示降主动脉局部管腔龛影样突出(白箭),深度 5.9mm,周围可见低密度影环绕(白箭头);C. CT 增强轴位图像显示主动脉弓降部扩张,伴溃疡形成(白箭);D. CT 增强轴位图像显示主动脉弓左侧缘囊袋状突起影(大小约 38mm×30mm×51mm)与主动脉相连(白箭和白箭头);E. MIP 图像显示降主动脉局部管腔突出(白箭)

4. MRI 表现　MRI 检查能很好地显示主动脉管腔与粥样斑块,主动脉穿透性溃疡的管壁呈锯齿样改变(图8-1-18),局部边缘囊样突起,斑块表面不规则凹陷,凹陷处见低信号。在黑血 T_1WI 图像上,急性期血肿表现为等信号,亚急性期血肿信号增高。在黑血 T_2WI 图像上,急性期血肿表现为高信号,亚急性或慢性表现为等信号。在增强 MRA 图像上,斑块表面不规则,血肿不强化。

【相关疾病】
动脉穿透性溃疡,亦称穿透性动脉粥样硬化性

溃疡,是指在主动脉粥样硬化的基础上形成的溃疡。其诊断标准包括单纯粥样斑块和/或钙化斑块,主动脉内膜斑块厚度≥4mm,管腔不规则且可见钙化灶,不伴有动脉瘤、壁内血肿和夹层的形成。活动性溃疡是指溃疡侵蚀主动脉中层导致壁内血肿,其诊断标准为主动脉壁呈环形或新月形增厚(>5mm),无内膜片且无明确强化。主动脉夹层的腔内可观察到内膜片与真腔和假腔。粥样硬化性主动脉瘤的诊断标准包括:①真性动脉瘤:主动脉直径持续性扩张至少>50%,管壁因粥样斑块而不规则或呈锯齿状,常

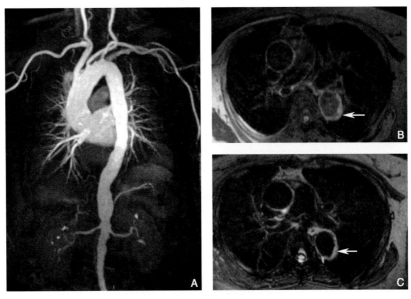

图 8-1-18　穿透性溃疡 MRI 表现

A. MR 增强 MIP 图像示降主动脉管壁呈锯齿样改变,局部边缘囊样突起;B. 黑血 T_1WI 图像显示降主动脉局部管腔溃疡样凸出,周围斑片状高信号影环绕(白箭);C. 黑血 T_2WI 显示溃疡内斑块呈等 T_2 信号影

伴有溃疡、钙化和血栓的形成。②假性动脉瘤:主动脉壁破裂导致出血,形成巨大血肿,其特点是瘤口小而瘤体大,瘤壁由血管周围的结缔组织和机化的血栓构成。

【分析思路】

第一,认识这个征象。广泛的主动脉壁粥样硬化可引起溃疡病变,即凸出于主动脉腔的龛影,龛影口部与主动脉管腔相通,呈现狭颈征。通常伴有壁内血肿,这种血肿通常是局限性的,没有内膜剥离和假腔形成。为了全面评估病变累及的位置、范围和可能的主动脉破裂迹象,观察时除了轴位图像外,还应结合斜矢状位、冠状位等重组图像,如 MPR 和 MIP 进行多角度观察与分析。

第二,分析这个征象。主动脉壁不规则增厚和钙化往往提示主动脉粥样硬化。增强扫描动脉期,当主动脉壁局部出现充盈缺损和深度不规则的龛影时,应考虑溃疡性病变的可能性。主动脉穿透性溃疡的诊断相对较容易,但有时与局限性主动脉夹层的鉴别存在困难。此时,需要注意的是,主动脉夹层的假腔范围一般较长,可见到钙化的内膜向主动脉腔内移位,而穿透性溃疡只延伸数厘米并不形成假腔。另外,对溃疡的深度也应予以关注,因为不同深度的溃疡可能引起不同的并发症,如壁内血肿、夹层和动脉瘤等。当主动脉壁呈新月形增厚时,可能与主动脉穿透性溃疡合并壁内血肿有关;当主动脉壁周围出现真腔和假腔并内膜钙化内移时,可能与主动脉穿透性溃疡合并夹层有关;当主动脉壁增宽超过正常径线的 50%,且瘤体与主动脉壁相连续、管壁增厚、密度增高时,可能与主动脉穿透性溃疡合并真性动脉瘤有关;当溃疡穿透主动脉壁导致破裂出血时,可形成形态不规则的瘤样囊状结构,主动脉壁不连续、腔内可见大量附壁血栓,对比强化部分较小,此时可能与主动脉穿透性溃疡合并假性动脉瘤有关。

第三,紧密结合临床。临床信息在主动脉穿透性溃疡的诊断中起着至关重要的作用。穿透性溃疡常伴随不同程度的壁内血肿或主动脉夹层,并且溃疡的位置和壁内血肿或主动脉夹层的程度,临床表现也各异。胸背部疼痛是最常见的症状,其特点为撕裂样或针刺样的疼痛,尤其需要重点关注老年高血压患者。

【疾病鉴别】

动脉粥样硬化征象鉴别诊断思维导图见图 8-1-19。

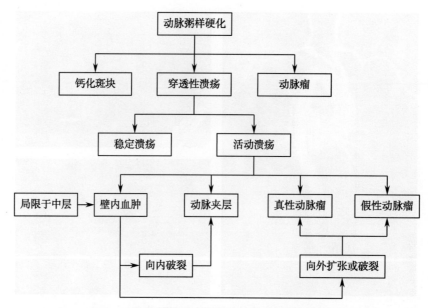

图 8-1-19 动脉粥样硬化征象鉴别诊断思维导图

(六) 管壁环形钙化(瓷化主动脉)

【定义】

管壁环形钙化(瓷化主动脉)是指升主动脉或主动脉弓内膜或中膜广泛近圆周状钙化,形似蛋壳。

【病理基础】

目前尚不清楚主动脉壁环形钙化征象的病理基础。最近的研究表明,钙化形成涉及两个独立的过程。首先,动脉粥样硬化钙化是由内膜炎症反应引起的。炎症会增加细胞外钙和磷的浓度,并导致内皮受损。这进一步引发巨噬细胞和泡沫细胞聚集,以及血管平滑肌细胞从中膜迁移到内膜并增殖。此外,弹性蛋白存在于血管平滑肌细胞和内膜巨噬细胞中,它们分泌许多在正常情况下主要存在于骨骼中的调节蛋白,例如骨钙素、骨胶原和碱性磷酸酶等。随着疾病的进展,大量的纤维结缔组织形成,最终导致内膜广泛钙化。其次,中膜非粥样硬化钙化是由尿毒症、放射治疗和血管炎症等因素引起的血管平滑肌细胞表型转变为成骨细胞所致。成骨细胞进一步产生一些在血管壁中通常不表达的骨相关蛋白,例如碱性磷酸酶和骨唾液蛋白等。基质金属蛋白酶介导的弹性蛋白降解被认为是中膜钙化的起点。随着进程的推进,最终在中膜内形成了被血管平滑肌细胞包围的广泛环形钙化,通常含有骨小梁和成骨细胞。

【征象描述】

1. **X 线表现** 升主动脉和主动脉弓管壁蛋壳样钙化轮廓(图 8-1-20)。

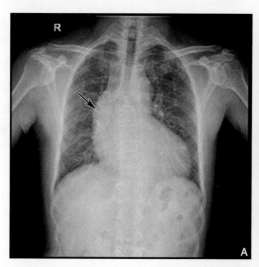
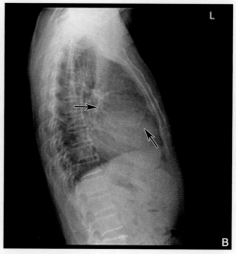

图 8-1-20 瓷化主动脉 X 线表现

A、B.胸部 X 线正位(A)和侧位(B)图像示升主动脉明显增宽,升主动脉管壁钙化呈蛋壳状(黑箭)

2. **超声表现** 超声检查通常不应用于该病的诊断。

3. **CT 表现** 轴位 CT 显示升主动脉和主动脉弓壁的环形钙化,钙化分布呈完全或接近完全的环绕管壁模式,主要集中在升主动脉前壁和主动脉弓上壁。严重情况下,钙化可能涉及整个主动脉。在主动脉瓣置换术前的检查中,通常使用 CTA 检查。为了准确评估钙化程度,可使用 CT-MRP 重组区分瓷化主动脉(全周性钙化)与轻度的主动脉钙化,并确定其在升主动脉和主动脉弓中的确切位置。通过

使用 3D-VR 重组技术,可以更直观地显示管壁钙化的分布和严重程度。根据主动脉钙化的部位,有学者将瓷化主动脉分为两种类型:①Ⅰ型,管壁环形钙化仅位于升主动脉区域。根据钙化评分(定义为钙化环周长度与整个升主动脉环周的比率),该类型进一步细分为两个亚型:ⅠA 型,钙化评分超过 75%,在心脏手术期间不能夹闭主动脉;ⅠB 型,钙化评分低于 75%,可选择夹闭主动脉,但风险增加。②Ⅱ型,管壁环形钙化仅位于主动脉弓和降主动脉区域(图 8-1-21)。

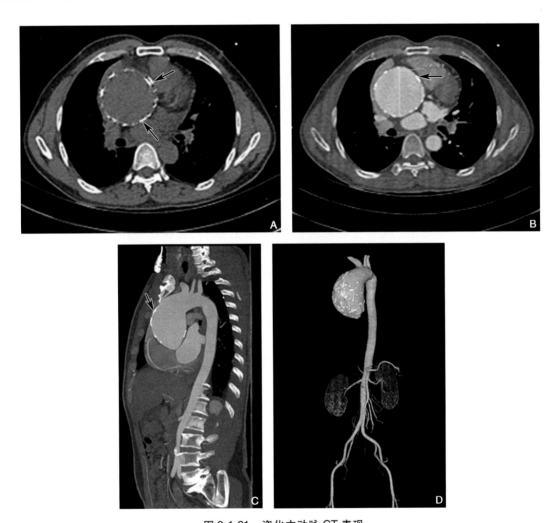

图 8-1-21 瓷化主动脉 CT 表现
A～D. 轴位 CT 平扫(A)和增强(B)显示升主动脉瘤样扩张(最大径约 6.8cm),管壁呈弥漫性环形钙化(黑箭),多平面重组(C)和 VR 图像(D)进一步直观显示管壁钙化的分布和严重程度

4. **MRI 表现** MRI 对钙化灶不敏感,通常不应用于该病的诊断。

【相关疾病】

主动脉壁环形钙化(瓷化主动脉)相关疾病具有复杂多变的特点。主要包括两种因素:内膜动脉粥样硬化钙化和中膜非粥样硬化钙化。这两种因素可以独立存在,也可以相互影响(表 8-1-2)。动脉粥样硬化型与高血压、高脂血症、吸烟等因素密切相

关;而非粥样硬化钙化则与慢性肾脏疾病、纵隔放疗和慢性系统性炎症性疾病有关。准确识别内膜动脉粥样硬化钙化和中膜非动脉粥样硬化钙化,对于临床外科手术和介入治疗瓣膜或冠状动脉疾病具有重要的临床意义。

【分析思路】

第一,认识这个征象。瓷化主动脉是一种罕见的无症状疾病,通常在对心血管或肺部疾病进行评

表 8-1-2　瓷化主动脉相关病因

病因	主动脉内膜钙化（粥样硬化）	主动脉中膜钙化（非粥样硬化）
心血管风险因素		
年龄	+	+
高血压	+	－
吸烟	+	－
血脂异常	+	－
糖尿病	+	+
慢性肾病	+	+
纵隔放疗	+	+
系统性炎性疾病		
Takayasu 动脉炎	－	+
系统性红斑狼疮	+	+
类风湿性关节炎	+	－

估的患者检查中偶然发现。瓷化主动脉的 X 线检查表现为管壁呈蛋壳样钙化轮廓。然而,由于分辨率和结构重叠的影响,只有在瓷化主动脉较为严重的患者中,X 线检查才能清晰显示。正常主动脉的管壁非常薄,在平扫 CT 轴位图像上,如果与管腔缺乏密度差别,通常难以观察到其内缘。但是,一旦低密度管腔的周缘出现增厚并环形钙化的管壁,很容易发现瓷化主动脉。需要注意的是,如果患者检查的目的是评估肺、腹、盆部疾病,而不是血管问题,年轻医生可能会忽略轻度节段性的瓷化主动脉。因此,应该仔细观察和确认。观察时,除了轴位图像外,还应结合斜矢状位、冠状位等 MPR 和 VR 重组图像,从多个角度进行观察分析,全面评估病变累及主动脉的部位、范围,以及是否存在动脉瘤、夹层、血栓等并发问题。

第二,分析这个征象。当观察到血管壁具有规则的环形钙化时,首先需要考虑的是血管壁存在慢性炎症损伤。只有长期的全层炎症才能影响整个管壁,从而形成环形且均匀的钙化特征。这种钙化特征与常见的由粥样硬化斑块引起的管壁钙化不同,具有独特性。在心血管手术的术前评估中,CT 扫描的结果对于准确诊断主动脉钙化的程度和范围非常重要,因为这可能会增加心脏或血管手术的复杂性,甚至改变手术方案。此外,在外科或介入治疗瓣膜病和冠心病时,区分动脉粥样硬化引起的内膜钙化和非动脉粥样硬化引起的中膜钙化具有潜在的重要临床意义。主动脉内膜严重粥样硬化的存在在常规心脏手术中会显著增加栓塞性脑卒中的风险。另外,如果主动脉的钙化仅限于中膜,尽管不能对主动脉进行安全夹闭或导管插入,但如果内膜相对完整且没有外源性损伤,将降低未来发生血管栓塞的风险。目前的 CT 技术还难以区分主动脉内膜钙化与中膜钙化,这限制了对患者的临床管理。除了注意瓷化主动脉的自身征象外,我们还应该注意它与瓣膜或冠状动脉钙化的关联,这可能增加患者因冠状动脉粥样硬化引起的瓣膜疾病或缺血性心肌病的风险。此外,严重的主动脉钙化和进一步的管腔狭窄会增加左心室流出道的血流阻力,随着时间的推移,可能演变为心脏代偿性肥大、充血性心力衰竭和心律失常。

第三,紧密结合临床。诊断瓷化主动脉的临床信息至关重要。许多慢性系统性疾病(例如系统性红斑狼疮、慢性肾病和类风湿性关节炎)与瓷化主动脉密切相关。在分析影像学征象的基础上,需要结合患者的年龄、性别、症状、体征和实验室检查等临床信息,找到符合诊断的相关标准,并综合考虑作出最终诊断。

【疾病鉴别】
主动脉管壁钙化征象鉴别诊断思维导图见图 8-1-22。

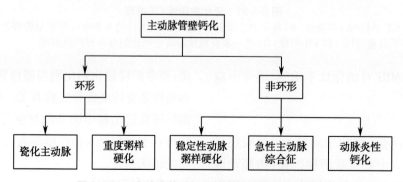

图 8-1-22　主动脉管壁钙化征象鉴别诊断思维导图

（七）粥样硬化斑块致管壁不规则增厚

【定义】

主动脉管壁偏心性钙化和/或非钙化斑块沉积所致的管壁增厚，常常呈不均匀、不规则增厚。

【病理基础】

主动脉粥样硬化的特点是动脉壁发生非炎症性、退行性和增生性改变。这一病理进展包括脂质条纹、纤维斑块、粥样斑块和继发病变。动脉粥样硬化在人的一生中伴随存在，早在怀孕 36 周的胎儿冠状动脉就发现了粥样硬化高发区域的弥漫性血管内膜增厚变化。尸检研究发现，动脉粥样硬化可能始于儿童期的脂质条纹形成，通常位于主动脉瓣以上和动脉导管区内，并随年龄增加而进展。在青少年时期，脂质条纹会扩展并围绕主动脉分支口部。而在年轻和成年人，脂质条纹部分纤维化形成纤维斑块，导致主动脉管壁重塑和管腔狭窄。在老年人中，斑块进一步钙化、溃疡、合并血栓形成而复杂化，斑块体积增大导致动脉壁变硬、管腔狭窄或闭塞。

【征象描述】

1. **X 线表现**　通过胸部和腹部 X 线片，特别是侧位 X 线片，可以观察到主动脉扩张、扭曲，管壁较明显的多发钙化也可见（图 8-1-23）。然而，普通 X 线检查对于主动脉管腔狭窄或闭塞的评价有限。

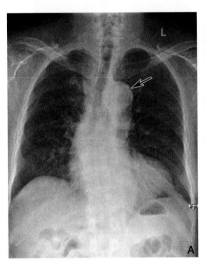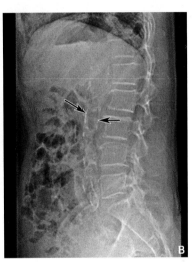

图 8-1-23　主动脉粥样硬化 X 线表现
A. 胸部正位片显示主动脉结凸出并呈蛋壳状钙化（黑箭）；B. 腰椎侧位片示椎前腹主动脉管壁广泛钙化（黑箭）

2. **超声表现**　超声检查通常不应用于该病的诊断。

3. **CT 表现**　CT 被认为是诊断主动脉粥样硬化与管腔狭窄的"金标准"，特别是 CTA 检查能够准确评价管腔狭窄的位置和附壁血栓情况，同时也是检测钙化最敏感的方法。粥样硬化斑块中的钙化最常见表现为主动脉壁散在的斑点状、线状钙化，程度较重者呈环形钙化，最终导致管腔狭窄或瘤样扩张（图 8-1-24）。此外，粥样硬化的主动脉壁常见偏心性低密度的非钙化斑块和附壁血栓，以及管腔变形、狭窄、扩张、合并血栓形成、管壁溃疡、夹层等情况。CT 后处理技术可以清晰地显示主动脉的三维解剖结构，包括钙化斑块、非钙化斑块和血栓的形态，以及病变范围，确定管腔狭窄的位置并定量狭窄程度（图 8-1-24）。有时，CT 在鉴别附壁血栓与壁间血肿方面存在一定难度。需要注意的是，如果没有应用心电门控技术采集数据，主动脉壁随心动周期的运动可能导致其边缘模糊并影响病变评价的准确性。

4. **MRI 表现**　MRI 具有类似于 CTA 的能力和表现，可以检测到主动脉粥样硬化引起的管壁不均匀增厚和管腔狭窄。与 CTA 相比，MRI 在显示主动脉壁病理改变方面更加优越。通过不同序列与任意平面图像，MRI 可以显示增厚主动脉壁的特征性病理改变，如在 T_1WI 上显示高信号，在 T_2WI 上显示低信号的非钙化斑块。然而，MRI 的主要缺点是无法显示内膜钙化斑块。

【相关疾病】

目前认为主动脉粥样硬化的管壁不均匀增厚是多种因素共同作用导致的，这些因素被称为易患因素或危险因素。主要危险因素包括年龄、性别、高血压、糖尿病、高脂血症、吸烟、职业、饮食、肥胖和遗传等。年龄是一个重要的因素，因为动脉粥样硬化的形成速度随年龄增长而加快，即使青壮年也可能出现粥样硬化的早期改变。男性更容易患病，男女发

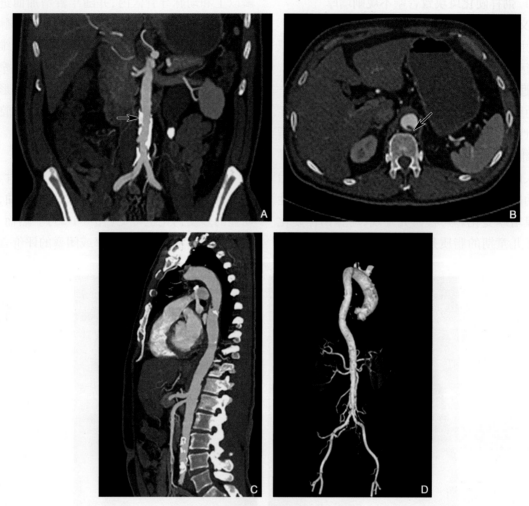

图 8-1-24 主动脉粥样硬化 CT 表现
A. CTA 冠状位图像示主动脉管壁偏心性钙化、非钙化斑块,管腔轻度狭窄(黑箭);B. 部分截面可见管腔局部低密度附壁血栓(黑箭);C.斜矢状位薄层 MIP 图像全程显示胸腹主动脉管壁散在钙化斑块,管壁厚薄不均,管腔轻微狭窄,并可见主动脉主要分支起始部管壁钙化斑块;D. 3D-VR 图像直观显示主动脉管壁钙化的分布情况

病比例约为 2∶1,女性主要发生在绝经后。高血压会增加动脉粥样硬化的风险,高血压患者患该病的风险是血压正常人的 4 倍,无论收缩压还是舒张压增高,都会增加患病风险。糖尿病患者的动脉粥样硬化发病率是无糖尿病者的 2 倍,而冠状动脉粥样硬化患者中糖耐量减退者很常见。高脂血症是一种隐匿、渐进的全身性疾病,是动脉粥样硬化、脑卒中和冠心病的独立危险因素,临床上比较常见。吸烟会增加冠状动脉粥样硬化的发病率和病死率,增加的比例为 2~6 倍,且与每日吸烟支数成正比。除了上述常见因素之外,动脉粥样硬化还与职业、饮食、肥胖和遗传等因素有关。

【分析思路】

第一,认识这个征象。影像学主要表现为广泛主动脉壁粥样硬化斑块和管腔狭窄,而没有内膜片和夹层形成。X 线检查可观察到主动脉扩张、扭曲,以及管壁的部分钙化,但是其灵敏度和特异度均较低。CTA 和 MRI 均可显示因主动脉粥样硬化所致的管壁不均匀增厚与管腔狭窄,CT 平扫能够清晰显示主动脉壁的钙化,表现为主动脉壁弧形或环形高密度或致密影,主动脉走行迂曲,管腔狭窄或异常扩张形成动脉瘤。增强扫描显示管壁不光整、不规则增厚,并向管腔内凸出形成低密度充盈缺损,或可见低密度影凸向管腔外,斑块密度均匀或不均匀,一般无强化。血栓表现为管壁内缘无强化的弧形低密度影,边缘较光整。MRI 的主要缺点是不能显示内膜钙化斑块,但是 MRI 多序列成像能显示增厚主动脉壁的病理学改变,包括粥样硬化斑块与斑块内出血,鉴别主动脉壁内血肿与附壁血栓等。

第二,分析这个征象。观察到血管壁斑块形成并不均匀增厚时,首先需要考虑的病因就是动脉粥样硬化。动脉壁上的脂质沉积可致管壁增厚、硬化、管腔狭窄，甚至闭塞。该病的影像学征象较易发现，诊断需要与急性主动脉综合征和动脉炎等进行鉴别。目前，主动脉影像学技术无法区分内膜和中膜。然而，钙化分布模式可以在一定程度上提示潜在病因。内膜和中膜钙化的病理学基础部分重叠，斑块状钙化通常是动脉内膜粥样硬化的典型特征，与之相比，环形分布的钙化可能与中膜钙化有关，其病因可能包括动脉炎和放射相关心血管疾病。动脉粥样硬化常见于主动脉后壁，以及其分支的开口处。病变的严重程度依次为腹主动脉、胸主动脉、主动脉弓和升主动脉。这一现象主要与局部血流动力学应力变化、局部营养血管缺乏和血管管壁变薄有关。由于升主动脉的血流速度较快，较少出现动脉粥样硬化，但在一些糖尿病和Ⅲ型高脂血症患者中，升主动脉也可以发生动脉粥样硬化。由于主动脉管腔较

大，即便出现严重的动脉粥样硬化，通常并不会引起明显的症状。病变严重者，主动脉内膜广泛受累，存在不同发展阶段的病变，常见的继发性改变包括溃疡、出血和动脉瘤等。主动脉瘤主要见于腹主动脉，一旦破裂，可发生致命的大出血。

第三，紧密结合临床。临床信息对于动脉粥样硬化管壁不均匀增厚与管腔狭窄的诊断和鉴别诊断非常重要。虽然主动脉粥样硬化并无典型的临床症状，但可出现与主动脉弹性降低相关的一些体征，例如收缩期血压升高和脉压增大。此外，因血栓脱落而引起的远端血管栓塞与闭塞，如肠系膜上动脉和肾动脉栓塞，可致相应肠壁坏死和肾梗死，而表现出相应的临床症状与体征。

【疾病鉴别】

主动脉管壁不规则增厚的鉴别诊断思维导图见图 8-1-25。

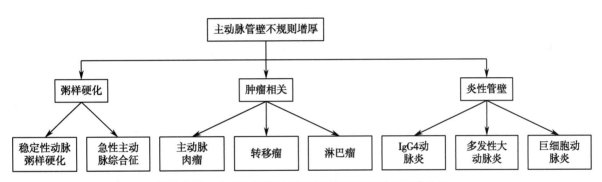

图 8-1-25　主动脉管壁不规则增厚征象鉴别诊断思维导图

（八）主动脉管壁炎性不规则增厚（IgG4 相关）

【定义】

IgG4 相关主动脉炎是一种全身系统性慢性炎症累及主动脉的疾病，表现为动脉壁不规则增厚并均匀强化。

【病理基础】

IgG4 相关主动脉炎的病理学表现主要是血管外膜有大量 IgG4 阳性浆细胞浸润，伴纤维化，而内中膜受累较少。目前，该疾病的确切病因和病理机制仍未完全阐明。病理学诊断标准包括：①大体组织病检结果与主动脉炎或主动脉周围炎一致，且不能简单解释为动脉粥样硬化等因素所致；②免疫组化染色显示至少 50% 的浆细胞呈 IgG4 阳性；③在放大400 倍的高倍镜下，至少在 3 个视野中，每个视野中计数 IgG4 阳性浆细胞达到 50 个。该疾病常累及主动脉，表现为主动脉炎、主动脉周围炎和主动脉瘤形成。动脉瘤形成可能与 Th2 介导的免疫细胞所致的血管平滑肌细胞死亡有关。虽然组织病理学检查仍

然是评估受累器官并诊断 IgG4 相关性疾病的首选方法，但从血管壁获取活检或手术标本仍具有挑战性。鉴于患者症状表现轻微，无创性影像学在 IgG4 相关心血管疾病的诊断和管理中起着重要作用。

【征象描述】

1. **X 线表现**　X 线检查通常不应用于该病的诊断。

2. **超声表现**　超声检查通常不作为该病的诊断依据。

3. **CT 表现**　IgG4 相关主动脉炎的典型 CT 表现为受累主动脉壁的弥漫性增厚，通常大于 20mm。病变密度欠均，增强扫描延迟期呈较均匀强化。病变通常不会出现囊变或钙化，并且相关区域淋巴结增大也较少见。一般炎症引起的主动脉管壁增厚无明显管腔狭窄，形成的软组织肿块主要位于管壁周围，边缘不规则（图 8-1-26）。当炎性主动脉瘤与增厚的主动脉管壁被周围的炎症和纤维化包裹时，可能出现"灯罩征"或"晕征"。少数情况下，IgG4 相关

的主动脉炎或主动脉周围炎可致胸或腹主动脉瘤的形成,其中一部分主动脉瘤内可见附壁血栓形成。因此,轴位CTA图像可以显示三层结构,即明显强化的管腔、无强化的血栓层和轻度强化的管壁。虽然IgG4相关的血管病变通常影响大动脉,但各种中型动脉,如主动脉的大分支和脾动脉也可能受到影响。较小的血管病变在CT增强后期也表现为均匀强化,有时形成假瘤,其动脉壁增厚但无管腔闭塞。

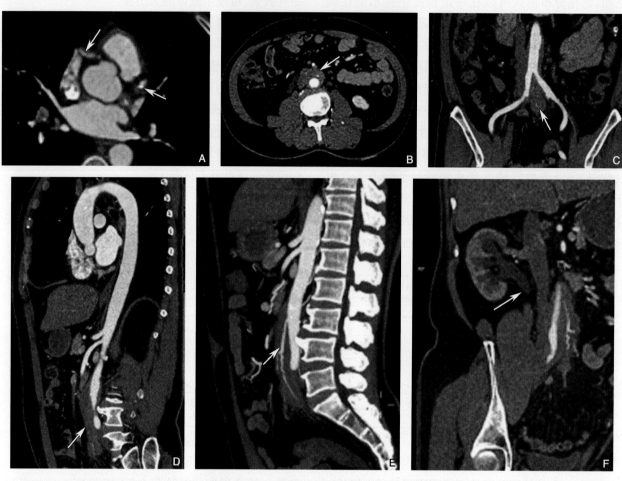

图8-1-26 IgG4相关主动脉炎CT表现

A. 横轴位主动脉根部平面冠状动脉前降支、回旋支和右冠被轻度增厚的软组织密度影包绕(白箭)。B~D.CTA横轴位(B)和MPR图像(C、D)可见轻度强化的软组织密度影弥漫性包绕双肾水平以下腹主动脉和髂总动脉,升主动脉、主动脉弓和胸主动脉周围管壁未见明显增厚(白箭)。E.CTA-MIP图像显示肠系膜下动脉主干全程走行于增厚的软组织内,管腔略显粗细不均(白箭)。F.MPR图像示右肾及输尿管上段梗阻积水表现(白箭)

4. MRI表现 除了显示与CT检查相似的形态学表现外,MRI还可以通过T_1WI和T_2WI的信号特征推测病变的组织成分。在MRI上,病变通常呈现为管壁增厚伴有T_2WI高信号的水肿信号。周围肿块在T_1WI上通常表现为低信号或中等信号,在T_2WI上通常呈高信号,随着纤维化程度的增加,信号逐渐减低。使用钆剂延迟增强技术显示病变明显强化。DWI序列呈明显弥散受限表现(图8-1-27)。此外,心脏MRI还能发现与IgG4相关的其他心血管系统损伤,如心脏瓣膜病、心包炎和心肌疾病等。

5. PET/CT表现 这种方法主要用于评估血管壁和周围炎症。通过检测血管炎症部位的葡萄糖摄取增加,会导致标准摄取值(SUV)异常增高(图8-1-

28)。这一指标有助于判断血管局部炎症的活动状态。

【相关疾病】

IgG4相关性疾病是一种免疫介导的慢性炎症伴纤维化疾病。该疾病几乎能够影响全身各个器官。有些患者只有一种器官受累,而大部分患者则同时或先后出现多个器官的病变。常见的全身表现包括肝胰胆管浸润、淋巴结病变、IgG4相关的泪囊炎和涎腺炎(Mikulicz病)、腹膜后纤维化及大动脉炎。其中,IgG4相关大动脉炎是该疾病在心血管方面的表现。

【分析思路】

第一,认识这个征象。IgG4相关动脉炎的征象虽然具有比较典型的特点,但缺乏特异性。血管周

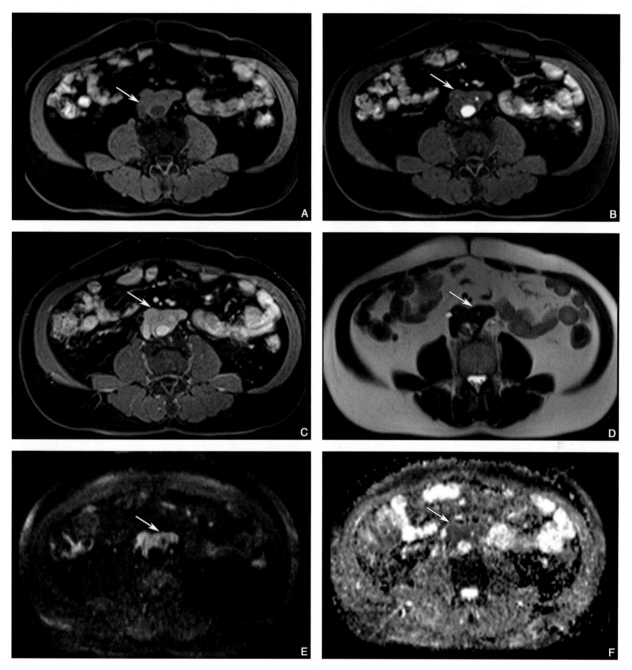

图 8-1-27 IgG4 相关主动脉炎 MRI 表现

A~F. 腹主动脉及双侧髂动脉周围被软组织信号影包绕,平扫序列(A、D)病灶呈 T_1WI 稍低信号,T_2WI 为等信号,压脂 T_1WI 增强动脉期(B)病灶均匀性轻度强化,延迟期强化相对明显(白箭)。病灶具有弥散受限表现,DWI 序列(E)呈高信号(白箭),ADC 序列(F)呈低信号(白箭)

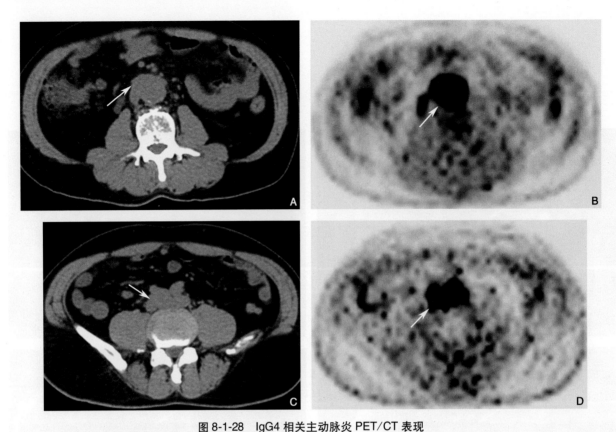

图 8-1-28 IgG4 相关主动脉炎 PET/CT 表现
A～D. 腹主动脉和双侧髂动脉周围软组织肿块,局部^{18}F-FDG 摄取明显[最大标准化摄取值(SUVmax):4.5～6.5](白箭)

围的损伤主要发生在主动脉及其主要分支处。CT 和 MRI 显示管壁增厚和明显的延迟期强化,可能伴有腔内改变,如动脉瘤样扩张和局限性动脉粥样硬化改变。此外,其他器官受损的情况也很常见。PET/CT 显示多个区域性主动脉壁和/或动脉周围的^{18}F-FDG 高摄取。根据受累血管的腔内改变,IgG4 相关动脉炎可分为四种类型:①动脉周围炎伴正常管腔,即血管周围软组织肿块,病变段血管管径保持正常;②动脉周围炎伴轻度管腔狭窄(狭窄程度小于50%);③动脉周围炎伴中度管腔狭窄(狭窄程度50%～70%);④动脉瘤样扩张伴动脉周围炎。此外,由于 IgG4 相关主动脉炎与腹腔后纤维化存在重叠,这取决于病变的主要部位。如果主要是主动脉周围受累,应称为主动脉周围炎;如果是输尿管周围的病变,则应称为腹膜后纤维化。关于腹膜后纤维化的具体征象描述,请参考下一征象的内容。

第二,分析这个征象。IgG4 相关主动脉炎主要为淋巴浆细胞浸润主动脉的外膜,在内膜、中膜中较少见。相比之下,多发性大动脉炎和巨细胞动脉炎主要累及主动脉的中膜。这些特点可用于区分不同类型的动脉炎。与无血管受累的患者相比,IgG4 相关血管性疾病的患者通常年龄较大且男性更为常见。因此,在临床上准确区分 IgG4 相关血管性疾病和动脉粥样

硬化非常重要。IgG4 相关血管炎的临床表现通常模糊且缺乏特异性,导致有时针对缺乏腹膜后纤维化和肾积水症状的患者进行初步检查时可能会被忽略。放射科医生应熟悉 IgG4 相关血管性疾病的临床特征和影像学表现。对于全身血管的评估,对比增强延迟期比早期更适合评估大动脉炎。联合 PET/CT 可以描述炎症过程,并有助于区分 IgG4 血管炎和动脉粥样硬化,但是诊断的准确性与敏感性尚不清楚。此外,使用 PET/CT 的一个潜在缺陷是将尿路和心肌生理摄取误诊为异常摄取。当 IgG4 相关血管炎发生于近尿路的髂动脉时,应综合增强 CT 谨慎甄别。

第三,紧密结合临床。IgG4 主动脉炎的诊断需要关键的临床信息。IgG4 相关性疾病是一种全身系统性慢性炎症性疾病,其特征包括血清 IgG4 水平升高(≥1.35g/L),组织病理学检查中出现 IgG4 阳性浆细胞和淋巴细胞浸润的特征。该病几乎可以影响每个器官系统,通常发生在老年男性患者中,临床症状缺乏特异性,糖皮质激素治疗通常比较敏感。上述有价值的临床表现可以用于诊断和鉴别大动脉炎与主动脉周围炎。

【疾病鉴别】

主动脉管壁不规则增厚的鉴别诊断思维导图见图 8-1-29。

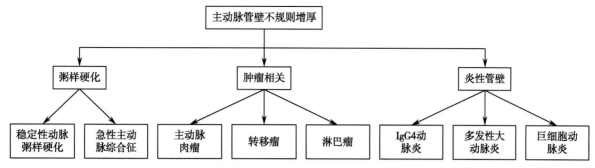

图 8-1-29 主动脉管壁不规则增厚征象鉴别诊断思维导图

（九）腹主动脉管壁不规则增厚（腹膜后纤维化）

【定义】

腹膜后纤维化是指腹膜后组织的慢性非特异性炎症伴纤维组织增生，包绕腹主动脉、髂动脉、下腔静脉和/或输尿管，无明显推移征象。

【病理基础】

目前尚不清楚腹膜后纤维化的病因和病理机制。最近的研究指出，可能有两种原因。一种假说认为，纤维化的形成源于病变动脉内膜的变薄和破坏，从而释放出氧化脂质。这些氧化脂质被巨噬细胞摄取，并被递呈给 B 细胞和 T 细胞，进而激活了自身炎症反应。另一种假说认为，炎症反应起源于动脉外膜，随后逐渐发展成为动脉炎和动脉周围炎，少数可能进展为钙化。腹膜后纤维化的病理表现主要为灰白色无包膜的胶样物质，它包绕腹膜后的器官和组织，如腹主动脉、髂动脉、下腔静脉和输尿管等。组织学上显示出一种非特异性炎症过程，并在疾病进展过程中发生变化。早期为细胞活跃期，存在不成熟的纤维化，松散的胶原纤维网中有毛细血管、成纤维细胞和炎症细胞。晚期表现为纤维化，血管成分逐渐减少，胶原纤维透明化。

【征象描述】

1. **X 线表现** X 线检查不应用于该病的诊断。

2. **超声变现** 超声检查通常不作为该病的诊断依据。

3. **CT 表现** 腹膜后纤维化的 CT 表现多无特异性，具体表现取决于病变的部位、形态、大小和范围。病变主要集中在中线和脊柱旁区域，在肾水平以下并可向下扩展至髂总动脉水平。病变通常呈等密度的软组织肿块影，环绕腹主动脉、髂动脉、下腔静脉和输尿管，边界可能清晰或模糊，密度均匀。增强扫描显示病变的强化程度与其活动性有关，活动期的病变通常含有丰富的毛细血管网，因此呈明显的强化。腹主动脉和下腔静脉可清晰显示，可有受压表现，通常没有明显的向前移位（图 8-1-30）。CT 检查还能发现肾盂及上段输尿管积水和下段输尿管的狭窄移位表现（图 8-1-30）。病变可累及十二指肠和肾脏，但在这种情况下，必须排除恶性病变的可能性。

4. **MRI 表现** MRI 可以通过 T_1WI 和 T_2WI 信号特征推测病变的组织成分（图 8-1-31），同时显示与 CT 相近的形态学表现。如果病变主要为慢性纤维增生，一般 T_1WI、T_2WI 呈低信号；如果主要是炎症性水肿，则 T_1WI 呈低信号、T_2WI 呈高信号；如果介于两者之间，可能 T_1WI、T_2WI 呈等信号或混杂信号。病变处于成熟稳定期时，增强扫描没有明显的强化；如果处于明显的活动期，可表现为轻到中度的强化（图 8-1-31）。

【相关疾病】

腹膜后纤维化可根据发病原因分为原发性（特发性）和继发性。原发性腹膜后纤维化占比超过 2/3，它可以单独发生，也可以与其他自身免疫性疾病同时存在。继发性腹膜后纤维化约占本病的 1/3，其病因明确，常见的危险因素包括服用甲基麦角酸丁醇酰胺、感染（例如结核和梅毒）、原发性和转移性肿瘤、主动脉瘤、外伤、出血，以及放疗和外科手术等。

【分析思路】

第一，认识这个征象。CT 平扫显示肾门以下脊柱中线与两旁均匀分布、不规则形状的软组织影，常对称或非对称出现，边界清晰或模糊，病变局限或广泛。一般认为它起源于腹主动脉下段，范围大的病变沿腹主动脉纵轴分布，下方可达髂总动脉周围。这些病变通常包绕下腔静脉和输尿管，且与其分界不清，但无明显推移征象。CT 多平面重组图像可以更好地显示病变的形态、范围、边界，以及其对周围器官组织的影响。在延迟期增强扫描中，能更加清晰地显示尿路梗阻的位置和程度。通过 CT 引导下

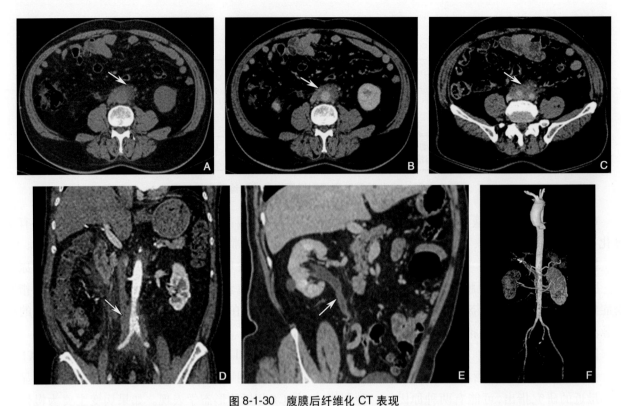

图 8-1-30　腹膜后纤维化 CT 表现

A~D. CT 平扫（A）和增强（B~D）示软组织密度影弥漫性包绕腹主动脉至两侧髂总动脉,增强扫描呈轻度均匀强化（白箭）;E. 多平面重组示右侧输尿管局部受压狭窄,致其以上尿路梗阻积水（白箭）;F. 血管 VR 图像示主动脉管腔通畅,未见明显受侵和肿块推移血管征象

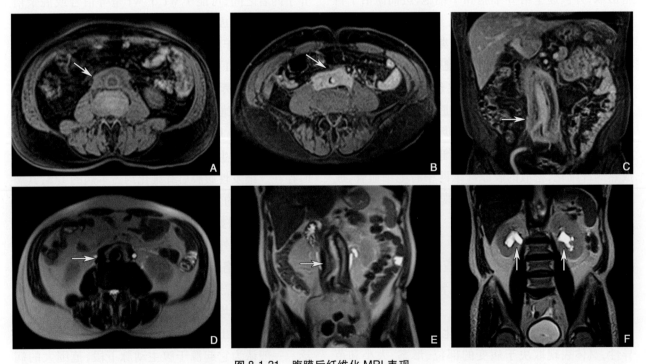

图 8-1-31　腹膜后纤维化 MRI 表现

A~F. 腹膜后病灶包绕腹主动脉及双侧髂总动脉,平扫序列（A、D、E）病灶呈 T_1WI 等和 T_2WI 混杂（以 T_2WI 高信号为主）信号,压脂 T_1WI 增强序列（B、C）病灶弥漫性中度强化,平扫 T_2WI 序列（D、F）可见双肾及输尿管梗阻积水（白箭）

的穿刺活检,可以早期明确诊断,并排除继发性腹膜后纤维化的可能。MRI 在诊断腹膜后纤维化方面优于 CT,其形态学表现与 CT 相似。基于 T_1WI 和

T_2WI 信号特征可推测病变的组织成分,早期炎症活跃期时呈 T_1WI 低信号、T_2WI 高信号,晚期纤维化则呈 T_1WI 等信号、T_2WI 低或等信号。

第二,分析这个征象。腹膜后纤维化缺乏明确的诊断标准,由于腹膜后组织往往难以进行病理学检查,目前多数研究以影像学典型表现为主要依据之一。CT 和 MR 图像上通常表现为软组织密度(信号)肿块,包绕腹主动脉、髂动脉、输尿管等,器官推移效应不明显。强化程度与纤维化分期、炎症细胞浸润程度及病灶内血管的多少有关,早、中期病灶多有强化,晚期几乎无强化。单纯的纤维组织MR 图像上呈 T_1WI 低信号、T_2WI 高信号,由于腹膜后纤维化通常伴有亚急性及慢性炎症反应,导致 T_2WI 呈等或稍高信号。根据腹膜后纤维化的发病部位、范围、无明显临床症状及上述影像学表现,不难作出诊断。本病需与具有融合表现的淋巴瘤或转移瘤相鉴别,淋巴瘤常推压腹主动脉明显前移,转移瘤有原发性肿瘤,且增强 CT 和 MRI 检查的强化程度均不及活动期的腹膜后纤维化,有助于三者间的鉴别;此外,相关临床表现的差异对病变鉴别也有很大帮助。当病变累及输尿管时,产生尿路梗阻症状。超过80%的患者可能会出现"三联征",

即输尿管腔外有大量的软组织环绕输尿管、输尿管局部狭窄导致集合系统扩张积水、输尿管向中线移位,这一征象对于诊断具有重要的提示作用。此外,直肠、乙状结肠发生狭窄则有排便障碍;少数患者由于下腔静脉受累导致下肢水肿或深静脉血栓形成。

第三,紧密结合临床。腹膜后纤维化的临床表现起初可能相对轻微,因此早期诊断十分困难。患者可能出现腹部或腰背部的隐匿性钝痛,下肢水肿,低热,乏力,厌食和消瘦等非特异症状。很多患者最初是因为在体检或因腰背部疼痛,行超声检查时发现肾积水而进一步检查。后期,一些患者由于输尿管梗阻导致肾功能不全或肾衰竭,也有一些患者可能出现胆总管梗阻、门静脉高压和胃肠道梗阻等相关临床症状与体征。以上临床信息对于区分不同类型的腹膜后疾病非常有帮助。

【疾病鉴别】

腹主动脉管壁不规则增厚的鉴别诊断思维导图见图 8-1-32。

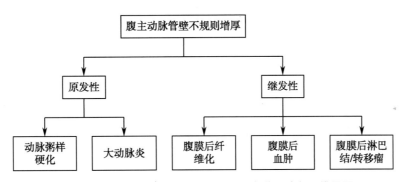

图 8-1-32　腹主动脉管壁不规则增厚征象鉴别诊断思维导图

二、管壁撕裂

主动脉管壁撕裂包含内膜片影、蛛网征、双腔征、三腔征、主动脉鸟嘴征/喙突征和局限性内膜撕裂。

(一) 内膜片影

【定义】

内膜片影是指主动脉的内膜被撕裂并与中膜分离形成的主动脉腔内线状或条状影。

【病理基础】

主动脉管壁由内膜、中膜和外膜构成。内膜片征象的病理基础是主动脉内膜因各种原因(如动脉粥样硬化、高血压、外伤、妊娠、遗传性结缔组织疾病如 Marfan 综合征等)导致撕裂,撕裂的内膜与主动脉中膜分开,主动脉内形成真腔和假腔,即主动

脉夹层;内膜撕裂范围可为局限性撕裂到广泛撕裂不等。

【征象描述】

1. X 线表现　普通胸腹部 X 线片无法显示主动脉内膜片。数字减影血管造影(DSA)过去被视为诊断主动脉疾病的"金标准",DSA 显示主动脉内膜片为条状、条片状透亮影。

2. 超声表现　主动脉腔内可见撕裂的主动脉壁内膜,呈线状或条带状高回声(图 8-1-33A),可随心动周期改变位置,此回声带将主动脉腔分为真腔和假腔(图 8-1-33B)。

3. CT 表现　在 CT 图像上,内膜片表现为主动脉腔内的线状、条状低密度充盈缺损,将主动脉分为真腔和假腔,内膜片可呈弧形、螺旋形或"袖套样"(图 8-1-34A、B)。多平面重组便于显示主动脉内膜

片撕裂范围及主动脉分支受累,如冠状动脉、主动脉弓上三大分支及腹主动脉分支,表现为内膜片延伸至主动脉分支腔内(图8-1-34C)。内膜片累及主动

脉分支可引起分支动脉狭窄,导致对应脏器缺血、梗死。三维后处理有助于显示和评估内膜片形态和累及范围(图8-1-34D)。

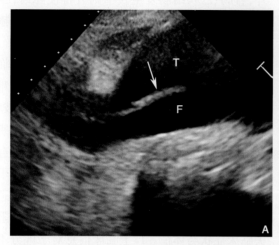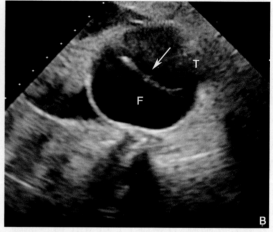

图 8-1-33 主动脉内膜片超声表现

A. 二维超声长轴位示腹主动脉内条带状高回声撕裂内膜片影(白箭),内膜片前方为真腔(T),后方为假腔(F)。B. 短轴位示腹主动脉腔内高回声内膜片(白箭)将主动脉分为双腔,即真腔(T)和假腔(F)

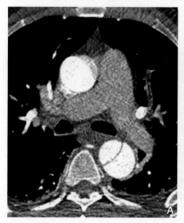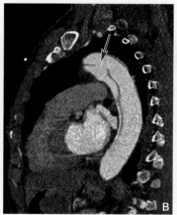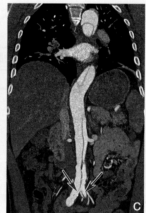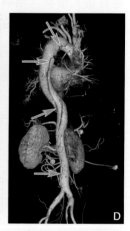

图 8-1-34 主动脉内膜片 CT 表现

A. CT 血管成像横轴位图像示降主动脉内膜片呈弧形线状低密度充盈缺损;B. 斜矢状位,内膜片累及主动脉弓后部和降主动脉,并可见内膜破口(红箭);C. 冠状位重建有助于显示内膜片累及范围,受累双侧髂总动脉内见内膜片伸入(红箭);D. 容积再现三维后处理重建显示可清晰显示主动脉夹层内膜撕裂范围(蓝箭)

4. MRI 表现 T_1WI 和 T_2WI 黑血轴位图像内膜片呈等信号条状影,与主动脉管壁信号接近,增强扫描主动脉内膜片表现为条带状、弧线状低信号充盈缺损;电影亮血序列显示内膜片呈弧形条状低信号影,与管壁信号相似(图8-1-35)。

【相关疾病】

主动脉内膜片征见于主动脉夹层和主动脉局限性内膜撕裂,主动脉夹层和局限性内膜撕裂常见的病因包括:马方综合征、先天性心血管畸形、特发性主动脉中膜退行性变、主动脉粥样硬化、主动脉炎性疾病等;血流动力学改变时,也容易造成动脉壁损伤,最为常见的原因是高血压,几乎所有的主动脉夹层患者都存在控制不良的高血压现象。妊

娠是另外一个高发因素,与妊娠期间血流动力学改变相关。

【分析思路】

第一,认识这个征象。正常主动脉的管壁极薄,在增强 CT 图像上主动脉腔内呈均匀高密度影,当观察到主动脉腔内线状、条带状、"袖套样"低密度影/充盈缺损时,为诊断主动脉夹层和主动脉局限性内膜撕裂的特异征象。需要注意的是,主动脉的搏动伪影可在主动脉根部区观察到条状低密度影,不要误判为主动脉夹层内膜片影。鉴别点为主动脉夹层内膜片低密度影位于主动脉腔内,边缘较清晰,伪影则表现为主动脉腔内和腔外连续的条状低密度影。

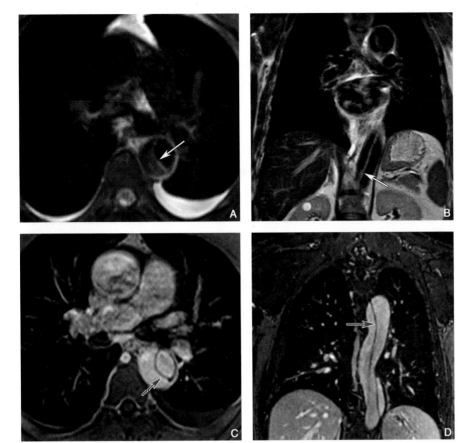

图 8-1-35　主动脉内膜片 MRI 表现

A、B. T₂WI 黑血序列横轴位及冠状位示降主动脉等信号条状影,与主动脉管壁信号接近(白箭);C、D. 增强 MRI 扫描横轴位及冠状位示降主动脉内膜片呈弧形条状低信号充盈缺损,与管壁信号相似(红箭)

第二,分析这个征象。当看到主动脉内内膜片征象伴真腔和假腔形成,即可明确主动脉夹层的诊断。在临床实践中,除了诊断主动脉夹层,需要结合轴位、斜矢状位、冠状位等多平面重组图像,多角度分析,全面评估主动脉内膜撕裂累及的范围和主动脉分支受累情况,以及受累分支的脏器供血情况,为临床决策提供详细的影像学信息。需要注意的是,当主动脉内膜片范围较小,未能将主动脉分为真腔和假腔时,为局限性内膜撕裂,而不诊断为主动脉夹层。

第三,紧密结合临床。由于内膜片征为诊断主动脉夹层或局限性内膜撕裂的特异征象,无须结合临床即可明确诊断。

【疾病鉴别】

主动脉内膜片影征象诊断思维导图见图 8-1-36。

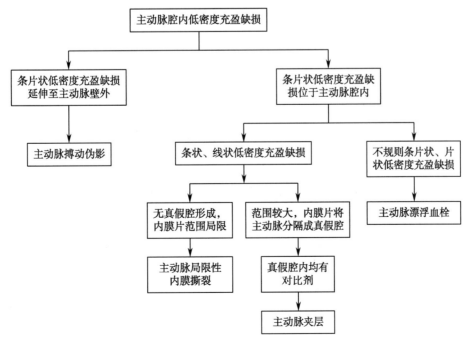

图 8-1-36　主动脉内膜片影征象诊断思维导图

（二）蛛网征

【定义】

蛛网征是指撕裂的内膜与主动脉中膜分开时，部分中膜未完全断离，连接于内膜片与假腔壁之间，呈"蛛网状"改变。

【病理基础】

主动脉管壁由内膜、中膜和外膜构成。蛛网征的病理基础是主动脉内膜因各种原因（如动脉粥样硬化、高血压、外伤、妊娠、遗传性结缔组织疾病如 Marfan 综合征等）导致撕裂，撕裂的内膜与主动脉中膜分开时，部分中膜未完全断离，连于内膜片与假腔壁之间，形成"蛛网状"改变，显微镜下发现这些结构由新生内膜包围的中层弹性纤维组成。因此，主动脉夹层"蛛网征"的病理基础为主动脉中膜撕裂。

【征象描述】

1. **X 线表现**　胸腹部 X 线片对显示主动脉夹层蛛网征无价值，DSA 图由于分辨率和重叠的问题，亦难以显示蛛网征。

2. **超声表现**　蛛网征表现为主动脉腔内撕裂的主动脉壁内膜与假腔之间线状或条索状高回声，但由于主动脉壁内膜与假腔之间的弹力纤维很细，多数情况下难以观察到，有文献报道，这种征象在血管内超声检查中出现率较高，可能与其空间分辨力较高有关。

3. **CT 表现**　蛛网征在动脉期显示较清楚，表现为主动脉夹层假腔内的线状或网状低密度充盈缺损，可一端连于假腔壁，另一端连于内膜片，也可表现为一端连于假腔壁或内膜片，另一端漂浮于假腔之中（图 8-1-37）。蛛网征在急性主动脉夹层中更常见。线状充盈缺损在急性主动脉夹层中更多见，条索状充盈缺损在慢性主动脉夹层中更多见。蛛网征常见于胸段降主动脉及腹主动脉。

4. **MRI 表现**　蛛网征在 MRI 上的表现与 CT 表现相似，表现为假腔内的线状、条索状低信号充盈缺损（图 8-1-38）。

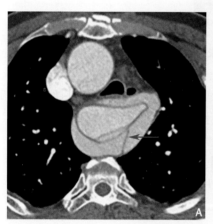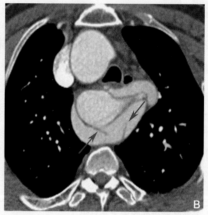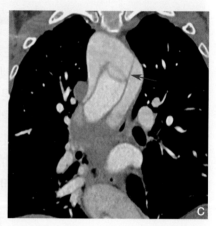

图 8-1-37　主动脉蛛网征 CT 表现

A. 横轴位显示主动脉夹层蛛网征，部分撕裂的中膜，一端附着于假腔壁，另一端附着于内膜片（红箭）；B. 部分撕裂中膜一端附着于内膜片或假腔壁，另一端漂浮于假腔（红箭）；C. 冠状位，撕裂中膜一端附着于假腔壁，另一端附着于内膜片（红箭）

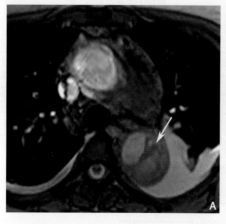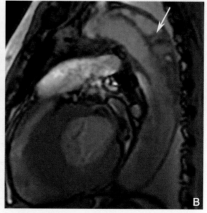

图 8-1-38　主动脉蛛网征 MRI 表现

A、B. 横轴位及矢状位显示主动脉夹层假腔内网状低信号影，两端分别与主动脉夹层内膜片及假腔壁相连（白箭）

【相关疾病】

主动脉蛛网征是主动脉夹层中膜撕裂的表现，位于主动脉夹层假腔内，蛛网征对鉴别真腔和假腔有很高的特异度（100%），但是灵敏度较低（24%）。胸主动脉腔内修复术是目前较常用的治疗主动脉夹层的治疗方案，而蛛网征在该手术中对鉴别真腔和假腔具有重要意义。可能与蛛网征类似的征象为主动脉夹层伴假腔内血栓，但血栓一般为紧贴假腔壁的低密度充盈缺损。

【分析思路】

第一，认识这个征象。通常主动脉夹层由内膜片将主动脉分为真腔和假腔，增强后假腔内充满强化的血液，CT上呈高密度，当强化假腔内出现线状、条索状或网状低密度充盈缺损，为蛛网征，代表撕裂的中膜，较容易识别。

第二，分析这个征象。当主动脉夹层影像观察到内蛛网征时，首先应该想到该腔为假腔，为主动脉夹层假腔识别的特异征象。

第三，紧密结合临床。由于识别主动脉夹层假腔对于胸主动脉腔内修复术非常重要，因此能依据蛛网征可靠判断主动脉夹层假腔。

【疾病鉴别】

蛛网征仅见于主动脉夹层，是主动脉夹层假腔较特异的征象，极少情况下需要与假腔内的血栓相鉴别。

主动脉夹层蛛网征诊断思维导图见图8-1-39。

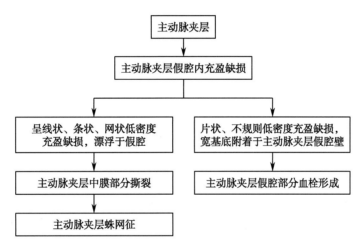

图 8-1-39　主动脉夹层蛛网征诊断思维导图

（三）双腔征

【定义】

主动脉内膜撕裂后管腔内的血液通过内膜破口进入主动脉壁，导致内膜、中膜分离，并沿主动脉远端扩展，最终将主动脉管腔分为真腔和假腔，呈双腔改变，即主动脉夹层双腔征。

【病理基础】

主动脉夹层双腔征的病理基础是主动脉内膜由于各种原因撕裂形成破口，血液通过内膜破口进入主动脉壁导致管壁内膜和中膜剥离，血液并沿着主动脉壁长轴蔓延扩大，最终将原始管腔分为真腔和假腔；假腔一般较大，假腔远端可形成再破口与真腔相通；当假腔远端没有再破口时，由于其内血液流速缓慢，易形成血栓；与未受累主动脉相延续的管腔为真腔，真腔一般较小，是由于血液通过内膜破口快速涌入、压力较高，假腔压迫真腔所致。

【征象描述】

1. X线表现　胸腹主动脉X线片对于显示主动脉夹层双腔征无价值；DSA可显示主动脉被条带状透亮影分隔为双腔改变。

2. 超声表现　主动脉腔内可见呈线状或条带状撕裂的内膜，呈高回声；该回声带将主动脉腔分隔为真腔和假腔。真腔内血流通畅，血流颜色较鲜艳明亮；假腔血流速度缓慢，血流颜色偏暗淡，且假腔内可伴附壁血栓形成（图8-1-40）。

3. CT表现　平扫CT显示内膜片困难；增强后，主动脉腔内线状、条带状低密度的内膜片将主动脉分为真腔和假腔；真腔一般较小，与未受累的主动脉相通，对比剂充盈快，增强呈早期明显强化（图8-1-41A）；假腔一般较大，包绕真腔，当假腔远端无再破口或再破口较小时，由于假腔内血流不通畅、流速缓慢，假腔内的密度往往低于真腔，且对比剂充盈慢，增强呈延迟强化，其内还可见低密度无强化的血栓或尚未强化的低密度血液（图8-1-41B、C）。此外，需着重观察主要分支血管的开口处是位于真腔、假腔或是混合腔，并同时评估受累分支血管对应脏器的灌注情况（图 8-1-41D）。若真腔明显受压导致管腔狭窄甚至闭塞，或分支血管开口于假腔，均可导致相应器官缺血或梗死。三维重建可更加直观地观察病变，有助于鉴别真腔和假腔，以及显示真腔和假腔的形态、内膜破口和累及范围。

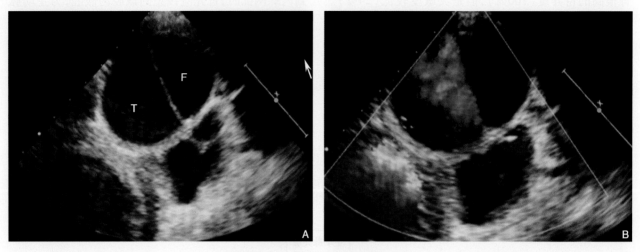

图 8-1-40 主动脉双腔征超声表现

A.二维超声短轴位图像示高回声内膜片将升主动脉分隔成真腔（T）和假腔（F）；B.超声多普勒图像示真腔内血流流速快，呈亮蓝色

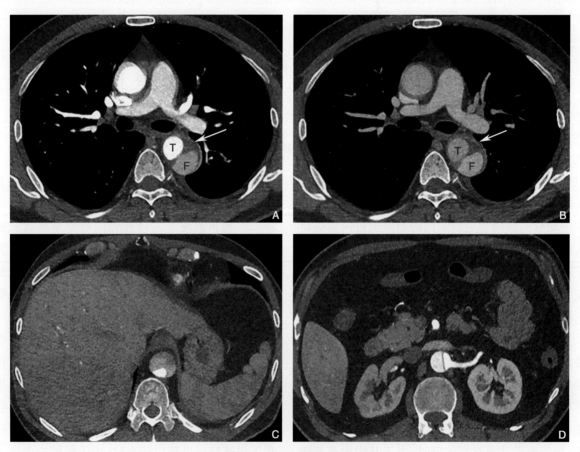

图 8-1-41 主动脉双腔征 CT 表现

A,B.CT 血管成像早期横轴位图像示主动脉夹层呈双腔改变，真腔（T）较小，增强呈早期明显强化，假腔较大（F），强化相对稍弱；延迟期假腔（F）呈延迟强化，其内还可见低密度未强化的血栓（白箭）。C.轴位图像示假腔包绕真腔。D.轴位图像示左肾动脉开口于真腔

4. MRI 表现 T_1WI 黑血序列，真腔内血液流速快产生流空效应，呈低信号，内膜片呈等信号；当假腔远端没有破口时，其内血流流速缓慢，呈 T_1WI 稍低或 T_2WI 略高信号（图 8-1-42A、B）。电影亮血序列可见真腔和假腔均呈高信号（图 8-1-42C），动态电影可见血液通过内膜破口。斜矢状位可更加直观地观察真腔和假腔的空间关系。MR 增强早期，真腔内对比剂充盈而呈高信号，假腔呈相对稍低信号，延迟期假腔对比剂充盈而呈高信号。假腔内血栓信号因形成时间不同而变化，增强扫描时血栓区域无对比剂充盈（图 8-1-42D、E）。

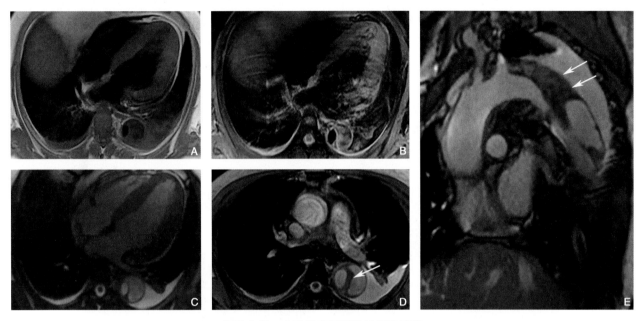

图 8-1-42　主动脉夹层双腔征 MRI 表现

A、B. T_1WI 和 T_2WI 示降主动脉夹层真腔较小，其内血流速度快，产生流空效应，呈低信号；假腔较大，在 T_1WI 呈稍低信号，T_2WI 呈稍高信号。C. 亮血电影序列示真腔及假腔均高信号，内膜片呈低信号。D、E. 亮血序列示真腔和假腔内均见对比剂，假腔内见低信号血栓（白箭），矢状位亮血序列直观显示真腔和假腔的形态及累积范围

【相关疾病】

主动脉双腔样改变疾病包括主动脉夹层和主动脉壁内血肿，主动脉夹层双腔征为主动脉撕裂内膜片将主动脉分为真腔和假腔，真腔和假腔之间存在内膜破口，增强后真腔和假腔均可见对比剂充盈。主动脉壁内血肿的双腔改变在增强后仅真腔内见对比剂充盈，壁内血肿区无对比剂充盈。

【分析思路】

第一，认识这个征象。在 CT 增强图像上，可见主动脉腔内线状、条带状低密度的内膜片将主动脉分为真腔和假腔，真腔和假腔均有对比剂充填。

第二，分析这个征象。看到双腔征征象时，首先应鉴别真腔和假腔。真腔一般较小，与未受累的主动脉相连，增强呈早期强化；假腔一般较大，常包绕真腔，增强呈相对延迟强化，其内可伴有血栓形成。其次应观察主要分支血管的开口位于真腔、假腔或是混合腔，以评估供血器官的血流灌注情况。最后除轴位图像外，还应结合矢状位、冠状位等重建图像，多角度、多方位观察真腔和假腔的形态及夹层累及范围等，全面评估分析，为临床决策提供详细的影像学信息。

第三，紧密结合临床。无论患者是否出现临床上典型的背部撕裂样疼痛，增强 CT 发现主动脉双腔征时，可诊断主动脉夹层，因双腔征为主动脉夹层的特异征象。

【疾病鉴别】

主动脉双腔征影像诊断思维导图见图 8-1-43。

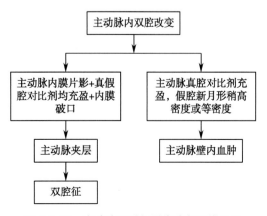

图 8-1-43　主动脉双腔征影像诊断思维导图

（四）三腔征

【定义】

在主动脉夹层病例，主动脉腔被撕裂的内膜片和撕裂的中膜分隔成 1 个真腔和 2 个假腔，称为三腔征，见于三通道主动脉夹层。

【病理基础】

主动脉中层囊性坏死，动脉弹力纤维和平滑肌断裂，形成纤维化和玻璃样变性，内膜和中膜的附着力下降，在内外力的作用下导致内膜撕裂，血流进入内膜与中膜之间，使内膜和中膜剥离，形成真腔和假腔。由于主动脉壁的易脆性，在双腔征的基础上，中膜撕裂导致 1 个假腔被分隔为 2 个假腔，假腔间亦有破口，形成三腔征改变。2 个假腔压迫真腔，继而出现器官灌注不良。若 1 个真腔和 2 个假腔大小均匀，处于平衡状态，则呈现 Mercedes-Benz 征，常见于主动脉夹层慢性期，Mercedes-Benz 征是一种特殊的主动脉夹层三腔征。

【征象描述】

1. **X 线表现** 胸腹部 X 线片显示三腔征困难。

2. **超声表现** 轴位图像显示主动脉管腔两条条状高回声影将主动脉腔分隔为三腔改变，形成 1 个真腔，2 个假腔改变，真腔和第 1 假腔存在破口，第 1 假腔和第 2 假腔存在破口。

3. **CT 表现** 主动脉管腔内可见条状低密度内膜片和撕裂的中膜，将主动脉管腔分隔为 1 个真腔及 2 个假腔，第 1 假腔开口于真腔，第 2 假腔开口于第 1 假腔。容积再现图像可显示主动脉受累范围（图 8-1-44、图 8-1-45）。

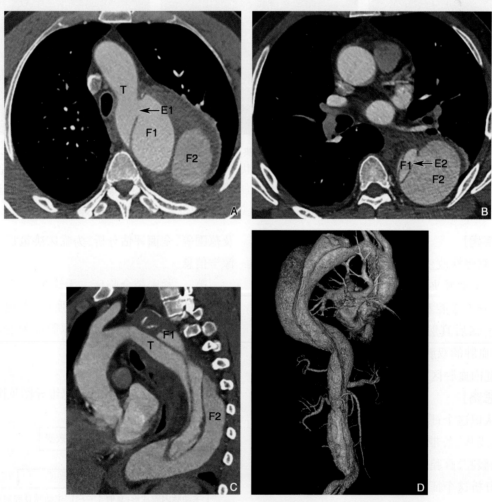

图 8-1-44 主动脉三腔征 CT 表现

A. CT 血管增强扫描横轴位图像显示主动脉夹层真腔（T）、假腔 1（F1）、假腔 2（F2）及第 1 内膜破裂口（E1，黑箭）；B. 横轴位图像显示 F2 于胸₈椎体水平开口于 F1（E2，黑箭）；C. 矢状位图像显示真腔和假腔的累及范围，假腔内有未强化的血栓形成；D. 容积再现三维后处理重建可直观显示主动脉夹层的真腔和假腔

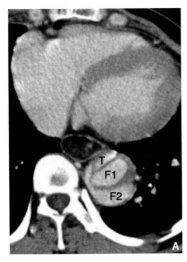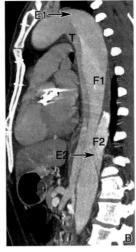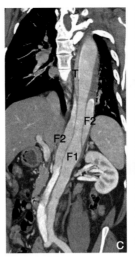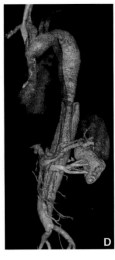

图 8-1-45　主动脉三腔征 CT 表现

A.CT 血管增强扫描横轴位图像显示主动脉夹层真腔(T)、假腔 1(F1)、假腔 2(F2);B、C.矢状位及冠状位重建有助于显示夹层累及范围,矢状位可显示破裂口 1(E1,黑箭)及破裂口 2(E2,黑箭);D.容积再现三维后处理重建可直观清晰地显示主动脉夹层内膜撕裂范围

4. MRI 表现　亮血电影序列可显示主动脉管腔内条状低信号内膜片和撕裂的中膜影,将主动脉管腔分隔为 1 个真腔及 2 个假腔,第 1 假腔开口于真腔,第 2 假腔开口于第 1 假腔;电影序列可显示内膜破口和中膜破口,甚至局部血流通过情况。T_1WI 和 T_2WI 黑血序列,真腔内血液流速快产生流空效应,呈低信号,当内膜破口和中膜破口较小,假腔内血流流速缓慢,可呈等信号或略高信号。MR 增强早期真腔内对比剂充盈而呈高信号,假腔内根据破口大小可存在不同程度强化延迟,但延迟期可因含对比剂血流滞留,强化高于真腔。

【相关疾病】

三腔征提示三通道主动脉夹层,较少见,多见于马方综合征,也可见于高血压、动脉粥样硬化、遗传性血管病变和主动脉炎性疾病等。虽然其发病机制尚不明确,但部分研究表明,这可能和结缔组织疾病引起的主动脉壁易脆性相关。与双腔型主动脉夹层相比,由于主动脉壁的易脆性和 2 个假腔对真腔的压缩,使得真腔塌陷和潜在器官灌注不良的风险增高。三腔征可发生于急性 Stanford B 型主动脉夹层,也可继发于主动脉夹层治疗后。三腔征主要需要与蛛网征鉴别,三腔征主动脉夹层可见主动脉被分为 3 个腔,而蛛网征是在主动脉双腔征的基础上,假腔内见局限性中膜撕裂,呈"网状"或"条状",并未将假腔分隔为 2 个腔。

【分析思路】

第一,认识这个征象。主动脉内膜撕裂伴中膜撕裂,将主动脉分为 3 个腔,即为主动脉夹层三腔征。Mercedes-Benz 征指 3 个腔处于较平衡状态,大小较一致,为主动脉三腔征的特殊征象。但大多数三腔征表现不典型,结合斜矢状位、冠状位等多平面重组图可显示 2 个假腔破口的位置,通常新发假腔破口于第 1 假腔壁,因此第 2 假腔壁更薄,也更大。

第二,分析这个征象。看到主动脉夹层三腔征,需高度怀疑三通道主动脉夹层,但是需要和蛛网征鉴别。三腔征主动脉夹层可见主动脉被分为 3 个腔,而蛛网征是在主动脉双腔征的基础上,假腔内见局限性中膜撕裂,呈"网状"或"条状",并未将假腔分隔为完整的 2 个腔,通过连续横轴位图或矢状位观察病变范围可资鉴别,不能仅观察单个层面。

第三,紧密结合临床。主动脉三腔征为诊断主动脉夹层和判定主动脉中膜撕裂的特异征象,通常无须结合临床。若主动脉夹层患者再次出现胸背部撕裂样疼痛,需警惕三通道主动脉夹层发生,尤其是马方综合征患者。

【疾病鉴别】

主动脉夹层三腔征诊断思维导图见图 8-1-46。

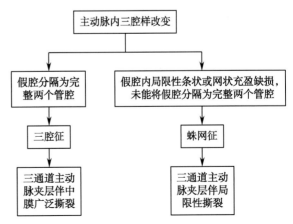

图 8-1-46　主动脉夹层三腔征诊断思维导图

（五）主动脉鸟嘴征/喙突征

【定义】

鸟嘴征/喙突征是指主动脉夹层内膜片和假腔外壁之间呈锐角，假腔的边缘部分呈"鸟嘴样"或"喙突样"改变。

【病理基础】

鸟嘴征/喙突征形成的病理基础是主动脉夹层的真腔压力大于假腔，假腔较大，真腔较小，内膜片在横轴位上呈弧线形凸向假腔，假腔的边缘部分呈"鸟嘴样"或"喙突样"改变。

【征象描述】

1. X 线表现　胸腹部 X 线片由于无法对主动脉短轴位成像，对显示主动脉鸟嘴征/喙突征无价值。

2. **超声表现**　在超声图像上，主动脉腔内高回声内膜片呈弧形凸向假腔面，内膜片与假腔壁呈锐角，表现为"鸟嘴样"或"喙突样"形态。

3. CT 表现　在 CT 增强图像上，鸟嘴征或喙突征表现为主动脉夹层假腔大、真腔小，低密度内膜片和假腔外壁之间呈锐角的征象（图 8-1-47）。

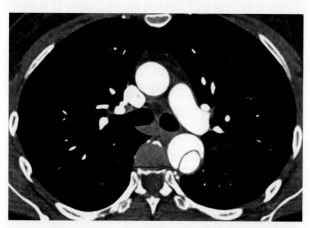

图 8-1-47　主动脉鸟嘴征/喙突征 CT 表现
CT 血管成像横轴位图像示低密度内膜片和假腔外壁之间呈锐角（红箭）

4. MRI 表现　T_1WI 轴位增强扫描图像表现为低信号内膜片与假腔外壁之间呈锐角的征象（图 8-1-48）。

【相关疾病】

鸟嘴征/喙突征见于主动脉夹层和主动脉壁内血肿，鉴别点为，在主动脉夹层中假腔内有对比剂充盈，明显强化，而壁内血肿由主动脉内膜和壁内血肿组成，呈等密度或稍高密度。

【分析思路】

第一，认识这个征象。主动脉夹层内膜片和假

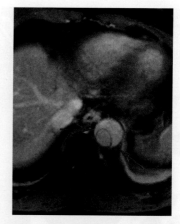

图 8-1-48　主动脉鸟嘴征/喙突征 MRI 表现
T_1WI 横轴位增强图像示低信号弧形内膜片影和假腔外壁之间呈锐角（红箭）

腔外壁间形似"鸟嘴样"和"喙突样"改变。在增强 CT 上，当假腔中的这个三角形区域有血液时，则呈高密度，伴有血栓时，则呈低密度。

第二，分析这个征象。在临床实践中，可借助鸟嘴征来直观、快捷地判断真腔和假腔。

第三，紧密结合临床。该征象识别容易，无须结合临床。

【疾病鉴别】

主动脉鸟嘴征/喙突征诊断思维导图见图 8-1-49。

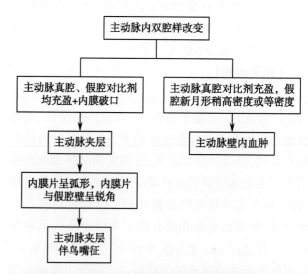

图 8-1-49　主动脉鸟嘴征/喙突征诊断思维导图

（六）局限性内膜撕裂

【定义】

主动脉局限性内膜撕裂是指主动脉的不完全性夹层或内膜与邻近的中膜撕裂分离，但无实质性的夹层形成伴随血液进入中膜。

【病理基础】

主动脉管壁由内膜、中膜和外膜构成。主动脉

局限性内膜撕裂代表轻微的主动脉内膜撕裂,是一种罕见的急性主动脉综合征病因。病理研究显示,局限性内膜撕裂为囊性中膜变性的表现之一。研究表明,主动脉直径和年龄可能与囊性中膜变性发展为局限性内膜撕裂有关,绝大多数 Type A 主动脉内膜局限性撕裂患者主动脉直径大于 40mm,平均直径约 50mm,与经典主动脉夹层类似;此外,局限性内膜撕裂患者的年龄显著高于经典主动脉夹层患者(不包括合并结缔组织疾病患者),但与壁内血肿患者发病年龄差异不大。局限性内膜撕裂可发生在胸主动脉的任何位置,但主要见于升主动脉,而壁内血肿和其他病因所致的急性主动脉综合征更倾向于累及降主动脉。

【征象描述】

1. X线表现 局限性主动脉内膜撕裂为轻微主动脉内膜病变,X线显示困难。

2. 超声表现 局限性主动脉内膜撕裂表现为主动脉腔内条状高回声影,与主动脉壁一致,内膜撕裂区主动脉壁局部向外膨隆。

3. CT表现 不典型局限性内膜撕裂可能仅表现为轻微主动脉轮廓不规则,容易与主动脉搏动伪影混淆;典型的 CT 表现为轴位图像或多平面重组图像上呈主动脉腔内条状低密度充盈缺损,与主动脉壁相连,不伴真腔和假腔及壁内血肿形成,即无典型主动脉夹层双腔征改变,局部内膜撕裂区的主动脉壁局部向外膨隆;三维容积再现图像有助于直观显示局限性内膜撕裂病变范围,局部主动脉可呈"带状""分叶状"或"不规则"向外膨隆(图 8-1-50、图 8-1-51)。

4. MRI表现 T_1WI、T_2WI 平扫图像可见主动脉腔内短条状等信号内膜片影,一端与主动脉壁相连,一端游离于主动脉腔内,电影亮血序列可见高信号主动脉腔内短条状低信号,并可随心动周期轻微摆动,未将主动脉分隔为真腔和假腔。

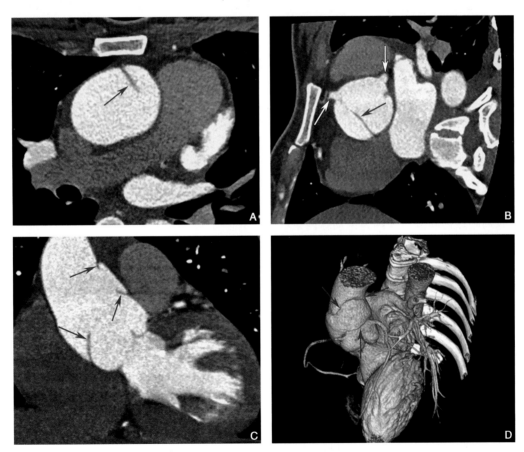

图 8-1-50 升主动脉局限性内膜撕裂

A. CT 心电门控扫描横轴位图像示升主动脉内见条状低密度充盈缺损,为局限性撕裂内膜(红箭),一端与主动脉前壁相连,另一端游离于主动脉腔内;B. 斜轴位图多平面重组示内膜片(红箭)未累及左右冠状动脉(白色箭号);C. 冠状位重建升主动脉腔内多条局限性撕裂内膜片呈线状低密度(红箭),未将主动脉分隔为真腔和假腔;D. 容积再现三维后处理重建可清晰显示主动脉局限性内膜撕裂范围(红箭)

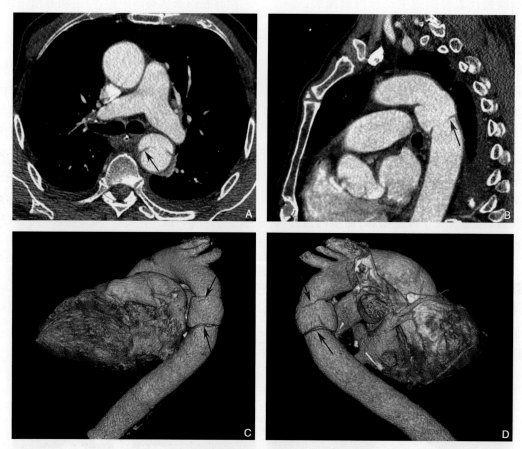

图 8-1-51   主动脉局限性内膜撕裂（主动脉峡部）

A. 主动脉 CT 血管成像横轴位图像示主动脉弓降部（主动脉峡部）内见局限性短条状低密度充盈缺
损，为局限性撕裂内膜（红箭），与主动脉前壁相连；B. 斜矢状位图多平面重组显示局限性内膜撕裂，
无真腔和假腔形成（红色箭号）；C、D. 容积再现技术显示主动脉峡部区局部主动脉壁向外膨隆，可
直观显示局限性内膜撕裂受累范围（红箭）

【相关疾病】

因主动脉局限性内膜撕裂表现为主动脉内条状
低密度充盈缺损。主动脉腔内条状、条片状充盈主
要见于主动脉夹层、主动脉局限性内膜撕裂、主动脉
搏动伪影和主动脉漂浮血栓。主动脉夹层是主动脉
内条状低密度充盈缺损伴真腔和假腔形成，可有双
腔征、三腔征和蛛网征改变；主动脉局限性内膜撕裂
有主动脉腔内条状低密度充盈缺损，但不分隔主动
脉形成真腔和假腔；而心脏运动所致主动脉搏动伪
影可从主动脉腔内延续至主动脉壁外，这是与内膜
撕裂的鉴别要点。主动脉漂浮血栓可为主动脉腔内
条片状、片状低密度充盈缺损，病变较主动脉内膜撕
裂宽大，较易鉴别。

【分析思路】

第一，认识这个征象。增强 CT 发现轻微主动脉
轮廓不规则或者典型的主动脉腔内条状低密度充盈
缺损，与主动脉壁相连，不伴真腔和假腔及壁内血肿
形成，局部内膜撕裂区的主动脉壁局部膨隆，在排除

运动伪影的前提下应该怀疑主动脉局限性内膜撕裂
可能。

第二，分析这个征象。首先，同主动脉夹层一
样，局限性内膜撕裂可靠的诊断依据是主动脉内条
状低密度充盈缺损，代表撕裂内膜，但范围较为局
限，可见于胸主动脉任何部位，但主要见于升主动
脉；撕裂的内膜未将主动脉分为真腔和假腔，也无壁
内血肿形成。其次，在升主动脉怀疑局限性内膜撕
裂时，需要注意鉴别是否是心脏运动所致主动脉搏
动伪影，搏动伪影可从主动脉腔内延续至主动脉壁
外，这是与内膜撕裂的鉴别要点。

第三，紧密结合临床。当患者有胸痛或胸部不
适，但未发现肺部病变、肺血管病变（如肺动脉夹层
或肺栓塞等）、主动脉病变（如典型主动脉夹层、壁内
血肿、穿透性溃疡、溃疡样凸起等）或冠状动脉病变
可解释该临床表现时，需要注意是否存在隐匿性的
局限性主动脉内膜撕裂。此外，明确诊断局限性内
膜撕裂后，需要注意病变位置、范围，是 Stanford A 型

还是 B 型,该分型同主动脉夹层一致。潜在的病理、自然病史和破裂风险意味着一种类似于主动脉夹层和壁内血肿的治疗方法,即 Stanford A 型病变采用开胸手术修复,Stanford B 型病变进行内科治疗,除非出现相关并发症。

【疾病鉴别】

局限性内膜撕裂征象诊断思维导图见图 8-1-52。

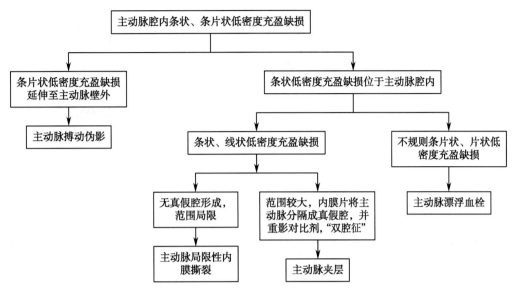

图 8-1-52 局限性内膜撕裂征象诊断思维导图

三、管壁破裂

【定义】

主动脉破裂是指主动脉管壁的完整性被破坏,即主动脉壁三层包括内膜、中膜及外膜不连续,血液经主动脉壁破口进入主动脉周围组织或间隙。

【病理基础】

主动脉破裂可见于多种原因,如外伤、主动脉夹层和动脉瘤破裂等;外伤性主动脉破裂以车祸伤最常见,最常见的发生部位为主动脉峡部,其他少见的损伤部位包括升主动脉、主动脉弓、膈水平降主动脉和肾动脉水平腹主动脉等;偶尔误吞食的粗大鱼刺、锐器物可经食管刺入主动脉造成主动脉破裂。主动脉瘤破裂通常会导致致命后果,其中约 50% 的患者在到达医院之前死亡,另外 40%～50% 的死亡率发生于接受手术的患者。

【征象描述】

1. X 线表现 胸腹部 X 线片无法显示主动脉破裂,DSA 显示主动脉壁不连续,主动脉腔内对比剂溢出,为诊断主动脉破裂的可靠征象。

2. 超声表现 二维超声可显示主动脉壁不连续,彩色多普勒可显示主动脉腔内血流经局部不连续主动脉壁流出。

3. CT 表现 平扫 CT 无法直接显示主动脉破裂的主动脉壁不连续,仅能通过主动脉周围脂肪间隙模糊伴稍高密度积血间接判断;CT 血管成像可显示主动脉壁旁脂肪间隙模糊、局部主动脉壁不连续和对比剂外溢,伴胸腹腔积血及心包积血等(图 8-1-53、图 8-1-54)。若为慢性小破口主动脉破裂,主要见于主动脉瘤患者,尤其是腹主动脉瘤,主动脉周围积血可能呈稍低密度,此时要注意与感染性动脉瘤鉴别,后者一般反复发热伴腹痛,血常规或真菌实验室指标异常。

主动脉瘤先兆破裂征象:①高密度新月征:急性或即将破裂的动脉瘤的 CT 表现在平扫 CT 图像上较明显,提示急性附壁血栓或动脉瘤壁内急性血肿(图8-1-55)。②主动脉披挂征:主动脉后壁显示不清,主动脉后壁一侧或两侧紧邻椎体。③主动脉内膜钙化不连续:该征象常伴切线钙化征。④切线钙化征:钙化内膜超出动脉瘤圆周并伴有腹膜后渗漏。另外,主动脉破裂可有一些并发症,如腹主动脉-肠瘘,如果存在瘘,则 CT 增强可能显示对比剂从主动脉外渗到肠道受累部位或主动脉瘤周见积气;主动脉-腔静脉瘘,在平扫 CT 上,主动脉瘤和下腔静脉之间的正常脂肪平面消失,下腔静脉可能出现扩张,在动脉期 CT 血管成像表现为主动脉瘤腔内和下腔静脉同时增强。

对于外伤性穿通性主动脉破裂,CT 可显示误吞食的鱼刺和锐器物经食管直接刺穿邻近主动脉或体外异物刺穿主动脉;对于急性减速所致钝性主动脉损伤,损伤主要见于主动脉弓后部,尤其是主动脉峡部区(图 8-1-56)。

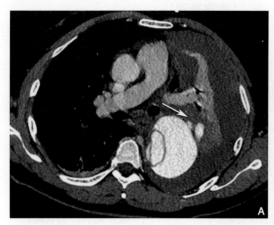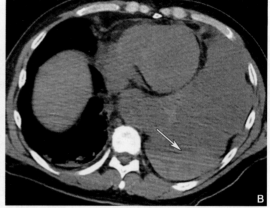

图 8-1-53 降主动脉瘤破裂

A. 主动脉夹层 CT 血管增强横轴位主动脉夹层假腔周围结节样强化灶（白箭），提示对比剂漏出，强化程度与主动脉假腔一致，为假腔壁破裂伴对比剂外溢；B. 平扫 CT 显示左侧胸腔积血（白箭）

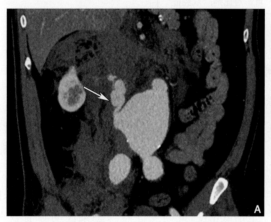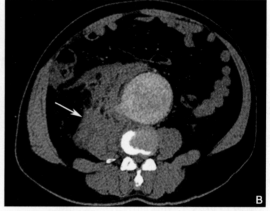

图 8-1-54 腹主动脉瘤伴破裂

A. CT 血管成像斜冠状位图像示腹主动脉瘤伴有右侧壁局部不连续，对比剂经此破口进入腹腔（白箭），周围脂肪间隙模糊；B. 横轴位图示周围片团状稍高密度影，脂肪间隙模糊，为腹腔积血继发腹膜炎改变（白箭）

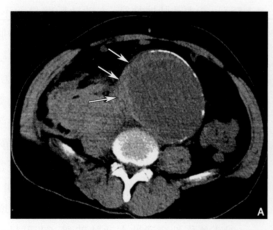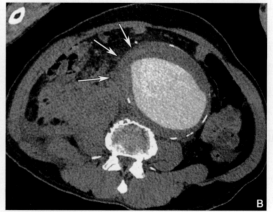

图 8-1-55 腹主动脉瘤先兆破裂

A. 横轴位平扫图像示腹主动脉瘤，伴有高密度新月征（CT 值 40~50HU）（白箭），代表动脉瘤壁内的急性附壁血栓，周围腹腔见片状稍高密度积血；B. CT 血管增强图像示主动脉壁未见明显破裂口

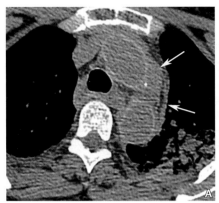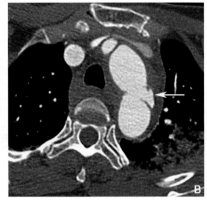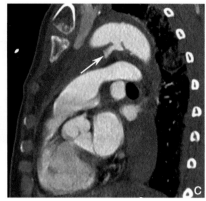

图 8-1-56　车祸伤所致主动脉破裂

A.横轴位平扫图像示主动脉弓后部旁稍高密度积液,提示出血(CT 值 40~50HU)(白箭);B、C.CT 血管增强图像横轴位和斜矢状位示主动脉弓后部下外侧壁局部连续性中断,对比剂漏出,提示主动脉破裂(白箭)

4. **MRI 表现**　因怀疑主动脉破裂病情紧急,而 MRI 扫描速度慢,故极少患者选择行 MRI 检查。与 CT 类似,MRI 增强可显示局部主动脉壁不连续,对比剂外溢,但 MRI 显示钙化不敏感。

【相关疾病】

主动脉破裂主要见于主动脉瘤或主动脉夹层破裂、外伤性主动脉破裂和感染性主动脉瘤破裂,偶尔见于食管内鱼刺导致主动脉破裂等。钝性或穿透性胸外伤可引起完全性或不完全性主动脉破裂,钝性损伤通常由严重的减速性损伤引起;患者常有多处肋骨骨折,第 1 和/或第 2 根肋骨骨折,或严重胸外伤的其他表现;穿透伤的伤口可横穿纵隔(如乳头或肩胛骨之间穿入)。穿透性损伤可以直接造成主动脉壁的损伤。食管内鱼刺导致主动脉破裂见于较粗大和硬质的鱼刺,经食管壁刺入主动脉形成食管-主动脉瘘,部分患者主动脉刺穿但无对比剂漏出,部分患者可出现主动脉假性动脉瘤,临床多采用经食管内镜取鱼刺+主动脉腔内支架治疗。

【分析思路】

第一,认识这个征象。主动脉破裂为主动脉壁完整性被破坏,局部不连续,血液外漏,可能原因包括主动脉瘤破裂、外伤性主动脉破裂、感染性主动脉瘤破裂和鱼刺等。

第二,分析这个征象。主动脉破裂的影像学表现差异较大,但通过血管增强 CT 诊断并不困难,部分主动脉破裂能明确观察到主动脉壁破口和局部对比剂外溢,则很容易明确诊断;部分主动脉破裂破口隐匿,不能在增强 CT 直接观察到破口,可通过平扫 CT 主动脉周围稍高密度积液(积血)、胸腹腔稍高密度积液(积血)和心包积血进行间接判断。主动脉瘤破裂的主要征象,包括周围血肿和对比剂外溢,次要征象包括主动脉包含征、高密度新月征、内膜钙化不连续。当出现相关征象时,即使没有主要破裂迹象,我们也需要提示医生该患者主动脉破裂的风险。

第三,紧密结合临床。如果主动脉瘤随访患者出现腹痛,甚至低血容量性休克,一定要注意行急诊 CT 血管成像排除主动脉瘤破裂;胸腹部外伤患者,亦要注意观察主动脉壁连续性及主动脉周围是否存在积血和对比剂外溢;粗大鱼刺卡在食管,一定要注意行 CT 检查,观察鱼刺是否刺入主动脉造成主动脉破裂。

【疾病鉴别】

主动脉破裂征象诊断思维导图见图 8-1-57。

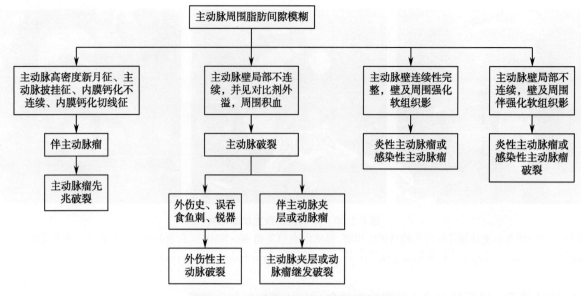

图 8-1-57 主动脉破裂征象诊断思维导图

（郑敏文 史河水 彭礼清）

第二节 主动脉附壁异常

一、主动脉附壁血栓

【定义】

主动脉附壁血栓是指以宽基底附着在主动脉内膜上的血栓，在横轴位增强图像上表现为主动脉管腔内膜侧的低密度充盈缺损影。

【病理基础】

主动脉管壁由内膜、中膜和外膜构成。当主动脉内膜受损后，血液内的血小板立即黏附于内膜损伤处裸露的胶原表面，形成血小板黏集堆，接着内源性、外源性凝血系统启动，凝血酶将血小板间纤维蛋白原转变为纤维蛋白，使血小板黏集堆牢固黏附于受损的血管内膜表面，从而在受损的主动脉内膜处形成附壁血栓。主动脉附壁血栓主要为白色血栓，镜下为淡红色无结构物，由血小板和少量纤维蛋白构成。

【征象描述】

1. X 线表现　X 线常规不能较好地显示主动脉管腔内的附壁血栓，但是对于合并有主动脉粥样硬化患者的钙化斑块有一定的提示作用。

2. 超声表现　在超声上呈均质低回声，自主动脉内壁向管腔内凸出，形态常不规则，彩色血流成像未见血流信号，超声造影检查无强化。

3. CT 表现　CT 诊断主动脉附壁血栓的标准是，横轴位增强图像上主动脉管腔内膜侧低密度充盈缺损影厚度>3mm（图 8-2-1、图 8-2-2A）。动脉期轴位图像上表现为主动脉管腔内膜侧宽基底的低密度充盈缺损影，可以呈结节状局限性突起或新月形，管腔血管面通常不光滑，与内膜壁呈锐角相贴。不同程度的附壁血栓可致主动脉管腔不同程度狭窄甚至闭塞，多数病例可伴有主动脉粥样硬化的钙化斑块和非钙化斑块或者主动脉瘤。三维重建图像对于显示和评估病变的范围和程度更有优势（图 8-2-2B）。

4. MRI 表现　T_1WI、T_2WI 图像可清晰显示腹主动脉瘤内附壁血栓表现为新月形短 T_1 长 T_2 信号影（图 8-2-3A、B），而正常管腔呈低信号的流空信号影，高分辨率 MR 可以观察到主动脉内膜位于血栓外侧，增强时附壁血栓呈低信号充盈缺损影（图 8-2-3C）。MR 检查能帮助识别主动脉内膜是否内移，从而鉴别主动脉附壁血栓与主动脉壁间血肿。

【相关疾病】

主动脉附壁血栓最常见于主动脉粥样硬化、主动脉瘤，也可见于大动脉炎、主动脉溃疡、主动脉夹层、血小板增多症等疾病。

【分析思路】

第一，认识这个征象。在增强 CT 的轴位图像上，正常主动脉的管壁连续性完整，内膜光滑，一旦被对比剂充填的高密度管腔内出现不规则形、新月形或环形低密度影时，需要考虑到主动脉附壁血栓的可能。同时应结合矢状位、冠状位等 MPR、MIP 重建图像多方位分析，全面评估病变的部位、形态、密度、累及范围，以及狭窄的程度、有无闭塞等。

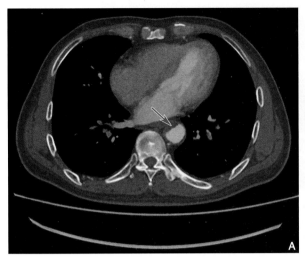
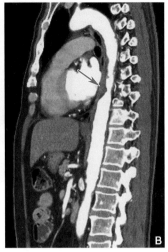

图 8-2-1　主动脉附壁血栓增强 CT 表现
A、B.CT 增强动脉期横轴位(A)、矢状位(B)图像示胸主动脉管腔内膜侧局限性的低密度
充盈缺损影,较厚处约 5mm(红箭)

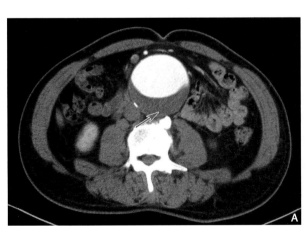
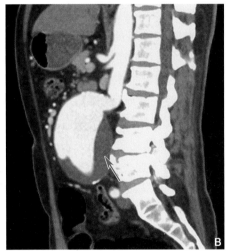

图 8-2-2　主动脉瘤内附壁血栓增强 CT 表现
A.CT 增强动脉期轴位图像示腹主动脉瘤内新月形低密度充盈缺损影(红箭);B.矢状位 MPR 重建图像
显示整个腹主动脉瘤形态及附壁血栓范围,钙化内膜位于低密度影外侧(红箭)

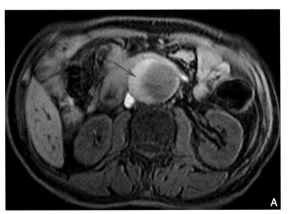
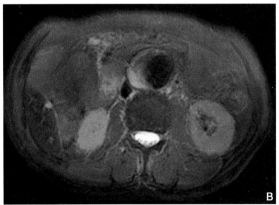

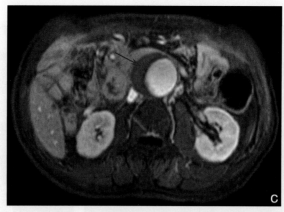

图 8-2-3 主动脉瘤内附壁血栓 MRI 表现

A、B.T₁WI、T₂WI 轴位图像示腹主动脉瘤样扩张并见流空信号影及
边缘新月形短 T₁ 长 T₂ 信号影(红箭);C.增强扫描呈新月形充盈缺
损,未见撕裂内膜(红箭)

第二,分析这个征象。看到主动脉管腔内的充盈缺失影,首先应观察病变发生的部位,附壁血栓位于主动脉腔内(内膜内侧),与主动脉壁间血肿发生于主动脉内、中膜之间是不同的。其次应观察病变的范围,附壁血栓的范围可以局限,也可以弥漫,病变可以连续或者不连续。当病变较小且局限性时,需观察病变是整个主动脉壁增厚,还是局限性内膜侧凸向管腔的增厚,从而与主动脉壁局限性增厚相鉴别。需要强调的是,附壁血栓的腔内血流面通常不光滑,可以见到病变呈尖角凸向腔内或与内膜壁呈锐角相贴。这一征象对于诊断附壁血栓具有重要价值。同时需要注意的是,对于主动脉瘤

形成的附壁血栓,常可表现为新月形、环形低密度充盈缺损,如果这时能观察到内膜的钙化位于充盈缺损影的外侧,则更加支持主动脉瘤合并附壁血栓的诊断。

第三,紧密结合临床。在分析影像学征象的基础上,需紧密结合患者的年龄、性别、临床表现和实验室检查等,综合作出诊断。附壁血栓的患者通常合并有主动脉粥样硬化、主动脉瘤、血液高凝状态的基础病史。

【疾病鉴别】

主动脉附壁血栓基于临床信息的鉴别诊断思维导图见图 8-2-4。

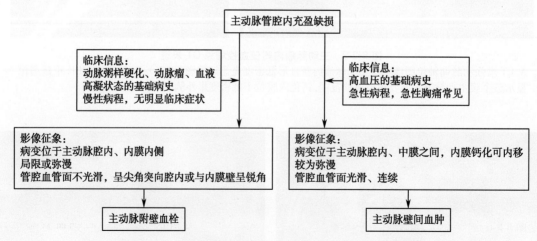

图 8-2-4 主动脉附壁血栓基于临床信息的鉴别诊断思维导图

二、主动脉漂浮血栓(附着管壁)

【定义】

主动脉漂浮血栓(aortic floating thrombus,AFT)在 CT 血管成像(computed tomography angiography,

CTA)表现为横断面上至少连续 2 个层面表现为低密度充盈缺损,血栓近端黏附在动脉壁上,远端为对比剂环绕;经食管超声心动图(transesophageal echo-cardiography,TEE)可以看到血栓远端随着血流摆动,呈漂浮状态。

【病理基础】

主动脉漂浮血栓的形成病因目前仍不清楚,可能与主动脉相关性疾病,如粥样硬化、动脉瘤和各种动脉内皮细胞损伤,以及高凝状态、恶性肿瘤、创伤、医源性操作等相关。引起动脉管壁发生损伤目前有三种学说,分别是脂质渗入学说、损伤-应答反应学说、慢性炎症学说,其基本病理变化为脂纹、纤维斑块及粥样斑块的形成,在此基础上又会继发斑块内出血、斑块破裂、附壁血栓的形成、动脉瘤的形成。

【征象描述】

1. X线表现　X线对于主动脉漂浮血栓的诊断并无价值。

2. 超声表现　血栓远端随着血流摆动,呈漂浮状态,回声似烟雾状,形态如球形,在主动脉内呈无规律性翻滚、飘动,容易脱落。

3. CT表现　横断面显示主动脉弓部及降部局部管壁增厚,并见低密度充盈缺损,无强化,近端附壁,远端游离,长轴与血流方向一致(图8-2-5);主动脉漂浮血栓形态较规则,大小各异,近端以宽或窄蒂与管壁相连,远段游离状态长短不一。为评估其脱落风险,提出了"脱落风险系数"这一定义,即血栓游离部分与附着部分的长度之比(图8-2-6),理论上,脱落风险系数越大,血栓脱落的可能性越大。

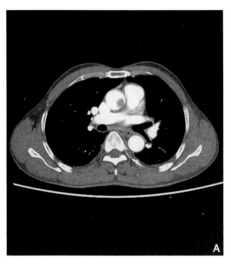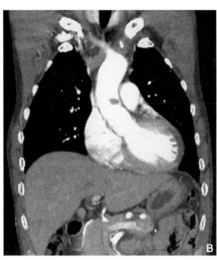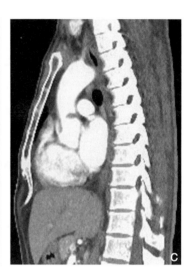

图 8-2-5　升主动脉漂浮血栓 CTA 表现

A. CTA 横断面显示升主动脉左侧壁局部管壁增厚,并可见一个大小约 8mm×9mm 的充盈缺损;B、C. 多平面重组显示病灶长轴与血流方向一致,近段附壁,远段游离

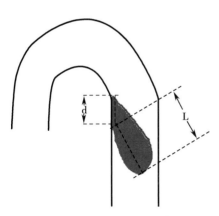

图 8-2-6　"脱落风险系数"计算模式图

【相关疾病】

主动脉漂浮血栓可发生于动脉粥样硬化、动脉瘤、各种内皮细胞性相关动脉疾病,也可发生于高凝性疾病、恶性肿瘤、创伤、医源性操作等。

【分析思路】

第一,认识这个征象。主动脉漂浮血栓具有典型的影像征象,诊断不难。值得注意的是,动脉粥样硬化在主动脉漂浮血栓的发生和发展中有着很大的相关性,漂浮血栓可与 CTA 上的复杂斑块重叠,两者均表现为不同长度和形态的腔内充盈缺损。区分这些病变至关重要,因为它决定了治疗的选择和紧迫性,所以观察时,除轴位图像外,还应结合矢状位、冠状位等 MPR、MIP 重建图像,多角度分析,全方面动态评估病变累及的部位、范围,以及有无闭塞和扩张等。

第二,分析这个征象。看到血管壁血栓,首先应该判断是附壁型还是游离型,不同分型的治疗方式截然不同,小而无蒂血栓给予抗凝治疗并密切影像学随访,大而带蒂血栓具有较高的复发栓塞风险,应考虑体外循环下手术取栓。其次,分析动脉血栓的发生部位,在一定条件下,血管壁剪切力与血流速度成正比;升主动脉后壁附近血流速度较慢,低剪切力,而靠近右前壁的血流速度较快,剪切

243

力较大；低剪切力与炎症引起的高风险斑块的形成有关，而高剪切力与动脉粥样硬化斑块的形成有关；主动脉的形态变化随着年龄的增长而改变，因此主动脉壁剪切力的变化更可能发生在右后壁，从生物力学角度来看，右后壁是最容易形成血栓的部位。最后，需进一步明确是斑块还是血栓，既往的回顾性研究表明，充盈缺损的头尾（长度）>3.8mm可以用来区分漂浮血栓和斑块，其灵敏度和特异度分别为88%和86%，若腔内充盈缺损长度未发生变化，则在1周内、第2周和第4周复查CTA。充盈缺损消失或长度缩短，则诊断为漂浮血栓，

如果第4周后充盈缺损形态保持不变，则诊断为斑块。

第三，紧密结合临床。主动脉漂浮血栓的临床表现不典型，但血栓脱落时可导致脏器梗死，甚至危及生命，早期诊断有重要意义。因此在观察主动脉、肺动脉及心脏CTA等图像时，应注意有无主动脉漂浮血栓这一少见征象，避免漏诊、误诊，尤其是有吸烟史、高龄及高凝水平的患者。

【疾病鉴别】

主动脉漂浮血栓基于临床信息的鉴别诊断思维导图见图8-2-7。

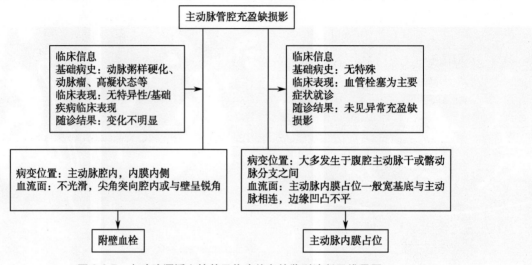

图 8-2-7　主动脉漂浮血栓基于临床信息的鉴别诊断思维导图

三、术后附壁异常

（一）支架贴壁不良

【定义】

支架贴壁不良（stent malposition，SM）指在支架植入术后，有1处或1处以上的支架梁与动脉管壁内膜未能完全贴合，且在支架梁后存在血流。

【病理基础】

胸主动脉腔内修复术（thoracic endovascular aneurysm repair，TEVAR）是将覆膜支架释放固定于靶病变处，隔绝主动脉瘤的瘤腔或封闭夹层破裂口的一种治疗方法，是治疗主动脉夹层的主流方案。支架贴壁不良是TEVAR术后的常见并发症，也是影响远期疗效的关键。根据支架发生贴壁不良的时间，可分为急性（ASM，即术后即刻）、持续性（persistent，即术后诊断和持续随访评估）和获得性（acquired，即术后未表现，但在随访评估中确认）三种类型，而持续性和获得性（原因包括原部位血栓溶解或血管发生正性重构）统称为晚期支架贴壁不良。

急性支架贴壁不良（ASM）有两种可能性：①支架尺寸与腔内尺寸明显不匹配（即支架直径小于参考管腔直径），在这种情况下，无论支架扩张是否最佳，都会发生ASM；②支架未充分扩张，尤其是在病变形态不规则处，如钙化结节，容易发生ASM。晚期获得性SM源于几个不同的因素：首先是血管正性重构的发生；其次还包括慢性支架回弹、初次介入支架植入术后血栓溶解及不充分的（不足和/或延迟）新生内膜增生等。

【征象描述】

1. **X线表现**　支架植入术后，当主动脉支架发生明显贴壁不良时，可以在支架外看到对比剂填充，但是由于DSA是重叠影像，其很难判断支架贴壁的细微变化，且DSA不能显示管壁钙化及壁内血肿，因此，还是更多依靠术者的判断和经验。

2. **超声表现**　金属支架梁对超声波有很强的反射作用，超声图像上看支架为沿血管走行的强回声点或回声弧。当发生支架贴壁不良时，超声图像上可以观察到在支架后方闪烁的血流信号。

3. **CT 表现**　成功的 TEVAR 需要在其近端和远端着陆区有足够的稳定性,以避免支架移位、塌陷或血管内漏的发生。因此,观察动脉管壁是否平整光滑、支架尺寸大小是否合适、支架扩张是否充分、支架径向支撑力和顺应性是否良好等是判定发生支架贴壁不良的重要因素。

临床中,导致支架贴壁不良的常见原因有:支架管径偏小(图 8-2-8A);动脉管壁钙化斑块致内膜面不平整(图 8-2-8B);支架扩张不充分(图 8-2-8C),支架与动脉管壁之间存留间隙;三维重建图像对于显示和评估支架贴壁不良的范围和程度更有优势(图 8-2-8D)。

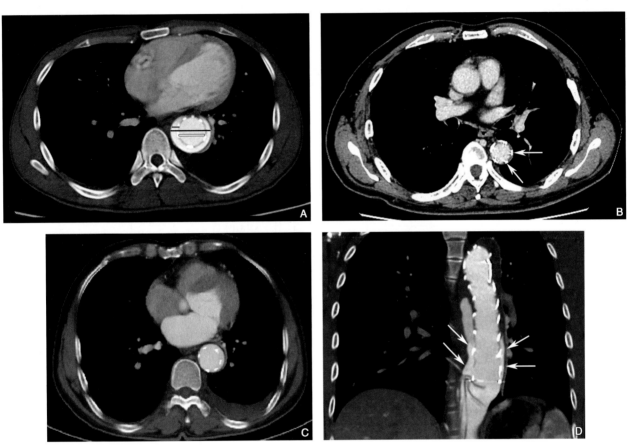

图 8-2-8　支架贴壁不良 CT 表现

A. 黑线代表动脉管壁内径,测量约 4.56cm,白线代表支架内径,测量约 2.76cm,红线代表两者之间的距离,测量约 1.02cm,并可见支架梁与管壁之间有高密度对比剂填充;B. 白箭代表内膜钙化斑块(白箭);C. 支架扩张不充分,支架与动脉管壁之间存留间隙;D.CT 增强冠状位重建可更清晰地显示支架与管壁间存留间隙(白箭)

4. **MRI 表现**　MRI 对于大动脉覆膜支架的安全性和适用性在临床上还没有被充分评价,应用 MRI 存在一定的危险性,研究显示,支架在磁区进行扫描时会产生伪影,对支架周围组织的判断产生影响,因而,利用 MRI 判读支架贴壁不良存在诸多局限性。

【相关疾病】

胸主动脉疾病包括胸主动脉瘤、主动脉夹层和主动脉溃疡等,常用的外科治疗方法为主动脉置换,但外科手术创伤较大。1994 年,DAKE 首次报道了应用 TEVAR 治疗胸主动脉瘤,我国临床医生从 20 世纪 90 年代末也相继开展主动脉夹层的 TEVAR。目前 TEVAR 是治疗主动脉夹层或动脉瘤的首选介入治疗方法,其主要经股动脉将血管内支架置入动

脉瘤,隔绝动脉瘤囊内血流。胸主动脉覆膜支架一般由金属支架和聚合物覆膜组成。支架可强化主动脉中的薄弱部位,防止血管的扩大及破裂。SM 不仅是 TEVAR 术后的常见并发症,而且 SM 会干扰血流动力学的稳定性,使血流方向、流速产生改变,从而影响患者的疗效及预后。

【分析思路】

第一,认识这个征象。成功的支架移植物与动脉管壁的关系是紧密相贴的,支架植入术后应注意观察支架附着处,两者之间有无血流存在,观察时,除轴位图像外,还应结合斜矢状位、冠状位等 MPR、MIP 重建图像,多角度观察,尤其是主动脉弓处,全面评估支架贴壁不良发生的部位、范围和贴壁不良的程度,以及有无内漏发生等。

第二,分析这个征象。支架贴壁不良受到多种因素的影响,包括临床医生技术和经验、支架材料、支架管径选择、支架张力、支架顺应性及动脉管壁内膜等。当怀疑或观察到支架梁与动脉管壁发生贴合不良时,在管壁与支架梁间就会观察到对比剂填充,这个时候,我们需要仔细观察支架的尺寸和管壁是否相符合,支架扩张是否充分、动脉管壁内膜面是否平整,是否存在钙化斑块及观察斑块累及范围,因为支架贴壁不良与患者发生内漏的风险性直接相关,

进而影响患者远期预后及导致一系列并发症。

第三,紧密结合临床。TEVAR 术后,应常规进行 6 个月、18 个月随访,应注意观察支架附着处支架与内膜的情况,无论两者中任何一个发生变化,都会增加支架贴壁不良的风险,因而,对于 TEVAR 术后的患者,随诊动态观察是必要的。

【疾病鉴别】

支架贴壁不良基于临床信息的鉴别诊断思维导图见图 8-2-9。

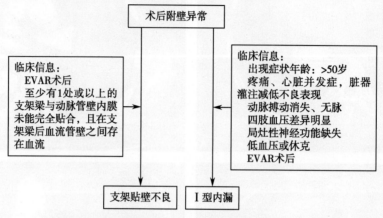

图 8-2-9 支架贴壁不良基于临床信息的鉴别诊断思维导图

(张 燕)

(二) 支架内漏

【定义】

支架内漏(endoleak,EL)的定义是主动脉瘤或主动脉夹层患者行主动脉腔内修复术(endovascular aneurysm repair,EVAR),血管腔内覆膜支架植入后,血液仍持续进入已被封闭的瘤腔,在 CTA 表现为对比动脉期和静脉期图像,看到支架附着处或封闭的瘤腔内对比剂渗漏/渗出的征象,DSA 上表现为已封闭的动脉瘤囊内见异常充盈的对比剂。

【病理基础】

EVAR 是治疗主动脉夹层或动脉瘤的主流微创手段。支架是由金属网支撑的管状结构构成,可强化主动脉中的薄弱部位,防止血管扩大及破裂。EL 是 EVAR 术后特有的并发症,发生率为 3% ~ 50%,通常无症状。然而,内漏干扰了血流动力学的稳定性,使血流方向、流速发生改变,以及移植物对血管壁的压迫,使血管壁局部产生了水肿、炎性改变,管壁脆性增加,可出现动脉瘤或夹层破裂的风险。

根据血流的起源,EL 分为五种类型:

Ⅰ型 EL 被认为是支架移植物和天然动脉附着部位的渗漏,与天然血管壁钙化、支架附着处长度与

主动脉颈或髂血管成角、支架尺寸过小或过大及支架放置问题相关;可分为Ⅰa 型(涉及近端附着部位)、Ⅰb 型(涉及远端附着部位)和Ⅰc 型(涉及髂血管封堵器)。Ⅰc 型 EL 是指主动脉-单侧髂内移植物联合股骨-股骨旁路术患者对侧髂总动脉闭塞失败。

Ⅱ型 EL 是最常见的类型。典型 EAVR 后,肠系膜上动脉(SMA)中血流正常,通过与肠系膜下动脉(IMA)灌溉区域共享的侧支循环向肠道的主要部分提供血液,IMA 中无来自动脉瘤囊的血流;而Ⅱ型 EL 中侧支血管向 IMA 提供逆行血流,将血液带入动脉瘤囊内。根据涉及的未闭分支数量,Ⅱ型 EL 可分为Ⅱa 型(只有一条副动脉)和Ⅱb 型(两条或更多动脉)。

Ⅲ型 EL 是一种罕见的并发症,发生的原因是支架构件之间重叠不足、构件分离或织物撕裂。Ⅲ型 EL 可分为Ⅲa(设备模块化组件的连接分离)和Ⅲb(支架-移植物纤维断裂)。

Ⅳ型 EL 是一种非常罕见的、自限性的、由内移植物的孔隙引起的并发症,可在植入装置期间或之后立即通过血管造影观察到。

Ⅴ型 EL,也称为"内压(endotension)",是指动

脉瘤囊扩张,没有其他类型 EL 的迹象。引起血管内压的其他原因包括通过支架-移植物织物超滤血液、通过装置周围的血栓将血压传递到主动脉壁、感染和血清瘤。Ⅴ型 EL 是一种排除性诊断,因此必须使用其他技术(MRA、CEUS)排除隐匿性内漏,才能作出诊断。

【征象描述】

1. **X 线表现** 腹部正位和侧位平片有助于评估移植物的位置和完整性。因此,使用 X 线摄影可以很容易地检测到假体迁移、模块分离和金属丝骨折。由于该技术不会受到与金属物体相关的人工制品的影响,因此它对机械损伤的灵敏度甚至高于横截面成像模式。然而,X 线平片不能显示动脉瘤的大小和渗漏,因此不能作为单独的随访方法。

2. **超声表现** 超声作为一种无创的影像学方法,具有经济、简便、可重复、无辐射及无肾毒性等优点,已广泛应用于 EVAR 术后复查,常用的检查技术包括能量多普勒超声(power Doppler ultrasound,PDUS)、彩色多普勒血流成像(color Doppler flow imaging,CDFI)、超微血流成像(superb microvascular imaging,SMI)及超声造影(contrast-enhanced ultrasound,CEUS)等,其中 CEUS 在 EVAR 术后内漏探测及分型方面有独特的优势。但 CEUS 无法全面完整

地显示支架形态,不能对支架移位或断裂进行详细评估;金属支架的反射回声对超声的干扰及患者自身如肥胖、广泛血管壁钙化、术后皮下气肿等因素,也干扰了超声诊断的精确性。

典型的 CEUS 表现:Ⅰ型、Ⅲ型内漏表现为内漏与支架快速而持续的同步强化;Ⅱ型内漏的表现为内漏显影明显滞后于支架型血管,增强延迟≥5s,并可观察到内漏的流入及流出道;Ⅳ型、Ⅴ型内漏的典型表现尚无相关报道。

3. **CT 表现** CT 被认为是 EVAR 术后检测内漏的"金标准"。典型的 CT 成像方案包括非对比期、动脉成像期和 120~300 秒的延迟成像期。为了区分可能出现在动脉瘤囊内的高密度物质(如钙化)和可能在随后的后期成像中看到的异常(如内漏),非对比成像是必要的。动脉和延迟期成像用于评估内移植物的完整性,检测和表征内渗漏,并评估其他异常的存在,如肢体闭塞或内移植物感染。应在每次检测扫描中测量残余动脉瘤囊的直径或体积,以确保稳定性或证明被排除的动脉瘤囊的大小减少。通常采用双斜短轴定向测量动脉瘤囊的最大直径,以提高测量精度和增加阅读器间的重复性。

Ⅰ型 EL 在动脉瘤囊内发现对比剂外溢于支架外(图 8-2-10),靠近内移植物近端附着部位。

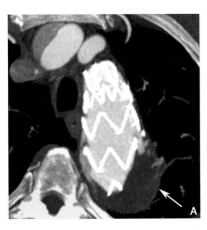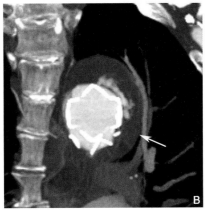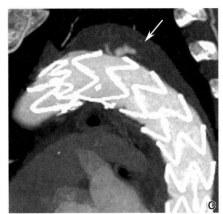

图 8-2-10 Ⅰa 型内漏 CTA 征象

A~C.主动脉 CTA MIP 重建横轴位图像(A)、冠状位图像(B)、矢状位图像(C)示主动脉夹层 EVAR 术后,动脉瘤囊内可见对比剂溢出于支架外(白箭)

Ⅱ型 EL 动脉瘤囊周围靠近受累血管起源处(肠系膜下动脉囊前壁,腰动脉囊后壁)存在对比剂,可见侧支血管(肠系膜下动脉或腰动脉)逆流的血液进入动脉瘤囊供血(图 8-2-11)。

Ⅲ型 EL 显示动脉瘤囊中心存在对比剂外渗,与移植物相邻,但不立即靠近其附着部位(如果是Ⅲa

型内漏,可能靠近模块组件的连接处)(图 8-2-12)。

Ⅳ型 EL 不能观察到 EL 的直接征象,表现为支架移植物周围模糊、可见混杂等、稍高密度影及邻近组织结构的改变(图 8-2-13)。

Ⅴ型 EL 术后随访可发现动脉瘤囊体积扩大,而不能直接观察到 EL 征象(图 8-2-14)。

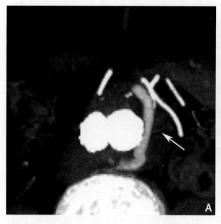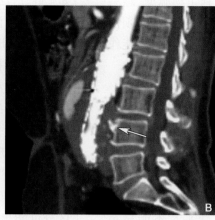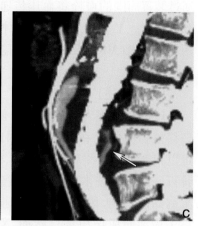

图 8-2-11 Ⅱ型内漏 CTA 征象

A~C. 主动脉 CTA MIP 横轴位重建图像（A）、动脉期矢状位图像（B）、MIP 矢状位重建图像（C）示动脉瘤囊周围存在对比剂，可见侧支血管逆流入动脉瘤囊（白箭）

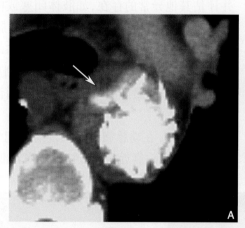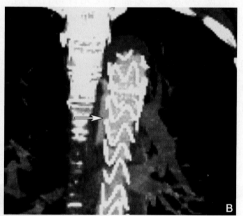

图 8-2-12 Ⅲb 型内漏 CTA 征象

A、B. 主动脉 CTA 动脉期横轴位图像（A）、MIP 冠状位重建图像（B）示动脉瘤囊中心、移植物附件存在对比剂外渗（白箭）

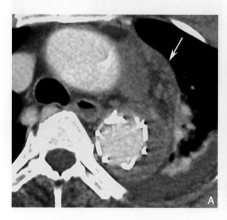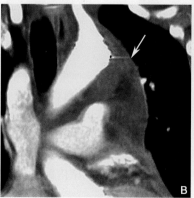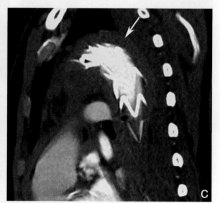

图 8-2-13 Ⅳ型内漏 CTA 征象

A~C. 主动脉 CTA 动脉期横轴位（A）、冠状位（B）、矢状位（C）重建图像示主动脉夹层 EVAR 术后，可见支架周围模糊、混杂稍高密度影（白箭）

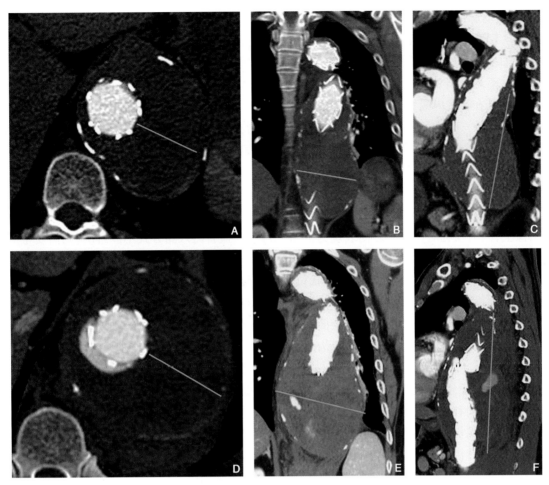

图 8-2-14　Ⅴ型内漏 CTA 征象

A~C. 主动脉 CTA 动脉期横轴位（A）、冠状位（B）、矢状位（C）重建图像为患者确诊主动脉夹层行 EVAR 术后复查图像；D~F. 主动脉 CTA 动脉期横轴位（D）、冠状位（E）、矢状位（F）重建图像为患者行 EVAR 术后 2 年复查图像，对比患者 2 年图像，可观察到动脉瘤囊体积持续增大（蓝线），周围结构清晰

4. **MRI 表现**　MRI 用于 EVAR 术后随访的技术包括非对比增强血管造影（MRA）及对比增强磁共振成像血管造影（CE-MRA），后者可作为 CTA 的无辐射替代方案，在检测内漏尤其是Ⅱ型内漏方面具有很高的灵敏度。MRA 可不使用对比剂对 EVAR 患者的主动脉进行评估，避免辐射暴露和对比剂的使用。然而，MRI 可用性有限、成本高、扫描时间长等局限性，铁磁植入物和异物、电子植入物和幽闭恐惧症等禁忌证及移植物的材料等限制了 MRI 技术在 EVAR 术后随访的应用。最常用的 EVAR 术后检测方案是采集在对比剂前的 T_1 加权序列和对比剂后动脉期及晚期的 T_1 加权序列，动脉期图像主要观察主动脉腔，晚期的图像用于观察内漏。EL 在 MRA 的表现类似 CTA。

5. **DSA 表现**　目前用于二次干预之前或期间的术前计划或术中指导，也允许在临床上有明显 EVAR 术后并发症的患者中，可不进行术后随访影像学检查而行术后 DSA。DSA 的优势在于检测内漏的方向性和识别Ⅱ型内漏的逆流血管。然而，DSA 是一种侵入性手术，具有不可忽视的风险，包括进入部位并发症，如血肿或假性动脉瘤形成，以及其他不良事件，如动脉夹层或血栓形成，腹膜后出血和血管破裂。

典型的Ⅰ型内漏表现为内移植物放置后，可见对比剂在装置范围外填充动脉瘤囊。Ⅱ型内漏表现为髂动脉周围有侧支血管对比剂显影。Ⅲ型内漏表现为对比剂从腔内移植物破损处流入瘤腔。Ⅳ型内漏表现为对比剂从腔内移植物针孔向外少量渗出而导致瘤腔内压力增加。

【相关疾病】

EVAR 是治疗主动脉夹层或动脉瘤的首选介入治疗方法，与传统开放修复术相比，EVAR 具有创伤小、住院周期短、早期发病率和病死率低等特点，其主要经股动脉将血管内支架置入动脉瘤，隔绝动脉瘤囊内血流。支架是由金属网支撑的管状结构,可强化主动脉中的薄弱部位,防止血管的扩大及破裂。但 EVAR 的这些早期优势会随着时间延长而丧失,如瘤体扩大及随之破裂的发生率、再干预率和病史率均会升高。因此,正确、规范的术后随访观察,尤其在怀疑内漏发生时,对患者的预后尤为重要。

【分析思路】

第一,认识这个征象。已行 EVAR 的患者,支架植入物在 CTA 上表现为连续、网状致密影,附着于天然血管内壁,能隔绝血管腔及瘤腔,被隔绝的瘤腔在 CTA 图像上,因为没有对比剂显影而表现为低密度。若支架植入物周围或已封闭的瘤腔内出现对比剂显影,应考虑到内漏的可能;同时应结合矢状位、冠状位、最大密度投影(MIP)、曲面重构(MRP)和容积再现(VR)等重建图像多方位分析,综合全面评估内漏出现的部位、瘤体的变化及周围组织结构的改变等。

第二,分析这个征象。看到移植物周围的动脉瘤囊内持续出现不同程度和形状的对比剂显影,提示内漏的发生。不同类型的内漏,临床的治疗方式不同,因此,正确进行内漏的分型,对患者预后及是否需要二次干预治疗,尤为重要。根据内漏发生的部位和血流的来源可对内漏进行分型:如果内漏发生在支架移植物和原生动脉的附着部位,则为 I 型内漏;II 型内漏则需要注意侧支血管的数量;III 型内漏可通过观察移植物组件是否连续来进行观察;IV 型内漏不易观察到对比剂渗漏的直接征象,而是通过周围脂肪间隙模糊、渗出等征象来间接分析;V 型内漏则需要排除以上类型内漏后,结合患者连续的复查随诊资料综合分析诊断。

第三,紧密结合临床。EVAR 术后患者需终身进行检测,这会造成患者累积辐射剂量明显增大,因此,目前的指南建议 CTA 随访时间间隔为:1 个月、6 个月、12 个月或怀疑有并发症时的任何时刻。而不同类型的内漏,临床处理方式也有所不同,如 I 型内漏常可在术中检测到,因此大部分可在术中进行处理;如血管内入路方式不能解决,则需要考虑更换手术方式;II 型可选择采用包括经动脉、经颅、经腰和经腹入路栓塞等微创治疗,经腰动脉栓塞是一种安全有效、并发症低、再干预率低的治疗 II 型内漏的方法;相较于 I 型内漏,III 型内漏压力更高、渗漏风险更高,因此需要紧急处理,治疗方式包括血管内入路,将覆膜支架放置在原始支架-移植物组件之间的间隙或织物断裂处;IV 型内漏与患者的抗凝治疗有关,并在 30 天内自发消退;V 型内漏则不需要特殊处理。因此,在分析征象时应结合患者的临床信息、手术情况和既往检查资料等,综合分析对比,作出与临床实际相符的诊断。

【疾病鉴别】

支架内漏基于临床信息的鉴别诊断思维导图见图 8-2-15。

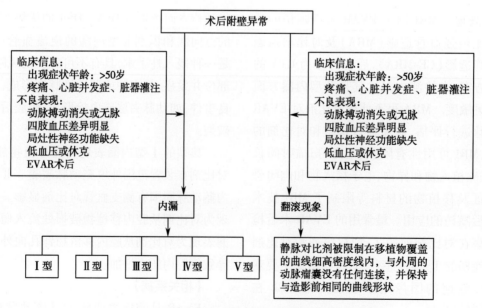

图 8-2-15　支架内漏基于临床信息的鉴别诊断思维导图

（张　燕）

第三节 主动脉管腔异常

一、管腔扩张

（一）真性扩张

【定义】

主动脉真性扩张是指由于各种原因造成的主动脉局部或多处管径增宽，胸主动脉直径≥4.0cm 视为扩张，腹主动脉直径≥3.0cm 视为扩张，主动脉管径大于正常管径的 50% 以上称为主动脉真性动脉瘤。

【病理基础】

主动脉管壁由内膜、中膜和外膜构成。主动脉

真性扩张是由主动脉管壁局部结构薄弱或中层损伤，管壁变薄，在管腔内高压血流的冲击下，局部向外膨胀、异常扩张而形成。主动脉不可逆性扩张，扩张的主动脉壁外观呈梭形，可与周围组织粘连或形成压迫。扩张的主动脉壁也称瘤壁，瘤壁保留了主动脉内膜、中膜和外膜三层完整的结构，但这三层结构中存在着某些病理改变，即动脉壁弹性纤维、平滑肌细胞及动脉粥样硬化等改变和慢性炎症细胞浸润等。

【征象描述】

1. **X 线表现** 主动脉局限性扩张，胸主动脉扩张表现为纵隔增宽或局部凸出（图 8-3-1），瘤体较大时可见对邻近组织的压迫征象。若主动脉钙化显著，结合正侧位片，也可观察到腹主动脉管腔扩张。

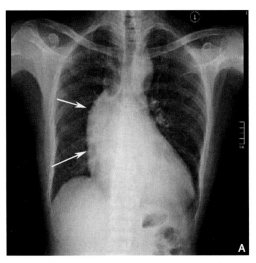
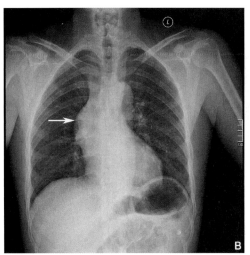

图 8-3-1 真性扩张 X 线表现

A. 胸部 X 线正位图像示纵隔右侧升主动脉走行区增宽（白箭）；B. 胸部 X 线正位图像示升主动脉局部弧形凸出（白箭）

2. **超声表现** 二维超声可见主动脉局部呈梭形或囊状扩张，瘤体前后壁清晰（图 8-3-2A）；彩色多普勒示瘤体内血流速度减慢，可见涡流，伴血栓时可见充盈缺损（图 8-3-2B）。

3. **CT 表现** CT 平扫真性扩张可见主动脉瘤样或较广范围管腔明显增宽，管壁可见钙化，钙化可呈片状、环状或斑点状（图 8-3-3A）。CTA 可见异常扩张的主动脉与主动脉腔连续，无明显瘤颈和内膜片，瘤壁可见钙化、粥样硬化及附壁血栓形成（图 8-3-3B）。主动脉扩张到一定程度，可压迫推移周围脏器；主动脉扩张渗漏或破入周围脏器可表现为主动脉周围积液及胸腔积液，通常为高密度（图 8-3-3C）。VR 重建图像对于显示瘤样扩张的大小及位置更加直观（图 8-3-3D），CPR 重建图像在显示和评估瘤体

范围及附壁血栓范围上更有优势（图 8-3-3E）。

4. **MRI 表现** 真性扩张的 MRI 表现为主动脉局部不同程度扩张、迂曲，形态不规则，各段管径比例不均匀，主动脉壁增厚，病变段主动脉呈局限性梭形及囊状扩张。瘤腔内开放管腔与主动脉内流空信号相通，MRI 还可显示附壁血栓，SE 序列可清晰显示附壁血栓的存在及主动脉残留的开放管腔（图 8-3-4）。T_1WI 由于受血流速度影响产生一些信号，使附壁血栓与慢血流不易区别，加做 T_2WI，在 T_2WI 上慢血流为高信号，而陈旧血栓呈低信号。附壁血栓在 SE 序列的信号改变视其时间长短不同而不同。机化性血栓在 T_1WI 和 T_2WI 上均显示为低信号，未机化性血栓在 T_1WI 和 T_2WI 上均示为高信号。

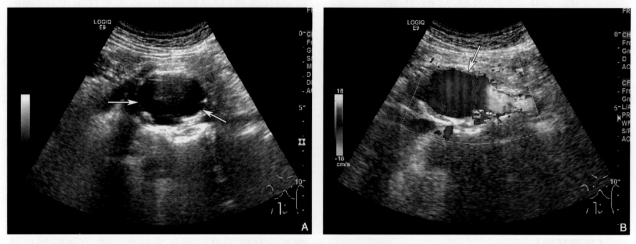

图 8-3-2 真性扩张超声表现

A. 二维超声图像示腹主动脉内膜毛糙,增厚,内壁可见许多大小不等的强回声团,腹主动脉管腔局部扩张(白箭);B. CDFI 图示扩张的腹主动脉管腔内可见红蓝相间的血流信号充盈(白箭)

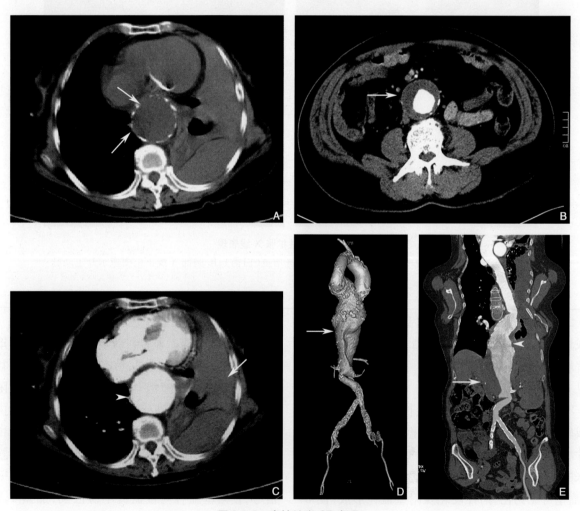

图 8-3-3 真性扩张 CT 表现

A. CT 平扫轴位图像示胸主动脉局部管腔明显扩张,管壁多发斑点状钙化灶,管壁毛糙(白箭);B. CTA 轴位图像示腹主动脉局部扩张,与主动脉腔连续,无明显瘤颈和内膜片(白箭);C. CTA 轴位图像示胸主动脉局部管腔明显扩张(白箭头),心脏受压移位,左侧胸腔内见稍高密度积液影(白箭);D. VR 图像可直观观察瘤体的大小及位置(白箭头);E. CPR 重建图像显示瘤体范围(白箭头)及附壁血栓范围(白箭)

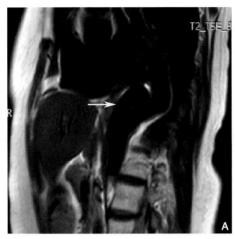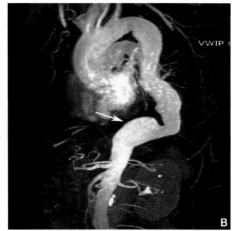

图 8-3-4 真性扩张 MRI 表现

A. T₂WI 轴位图像示流空的降主动脉走形迂曲,形态不规则,局部管腔扩张,扩张血管与主动脉内流空信号相通(白箭);B. MRA 图像示降主动脉局部管腔扩张(白箭)

【相关疾病】

真性扩张常见于动脉粥样硬化、马方综合征及感染性动脉瘤。动脉粥样硬化引起的主动脉真性扩张多见于 40 岁以上的男性和绝经后的女性,主要累及大型及中型的肌弹力型动脉,以主动脉、冠状动脉及脑动脉多见。患者临床症状大多数无特异性,可表现为收缩期血压升高、脉压增宽等。CT 扫描示主动脉走行迂曲、管腔扩张,管腔不光整,管壁可有钙化。马方综合征是一种常染色体显性遗传病,各年龄段均可发病,主要表现为心血管、骨肌及眼部三大系统的病变。病变可累及升主动脉根部、瓣膜区和窦部,通常合并左心室增大,提示主动脉瓣关闭不全。CT 扫描可发现主动脉扩张或动脉瘤。实验室检查可出现血清黏蛋白降低,尿中轻羟氨酸升高等异常。感染性主动脉瘤是由于各种致病菌感染所致的一类特殊类型的动脉瘤,好发于老年体弱患者,常合并心血管疾病或感染性疾病如败血症等。典型的感染性主动脉瘤临床三联征为发热、疼痛及搏动性肿块。CT 表现为囊状、偏心性的软组织密度肿块,瘤壁较少出现钙化,主动脉周围可出现气体密度影。其他相关病变还有先天性发育异常及梅毒等。

【分析思路】

第一,认识这个征象。正常主动脉管腔由起始处至远端均匀变细,平扫及增强 CT 的轴位及 CT 后处理图像上通常很容易观察到主动脉管腔的变化。

一旦主动脉管腔局部扩张,通常不难发现。需要注意的是,当管腔扩张处于临界状态时,可能会被粗心忽略,应当仔细观察确认。观察时,除轴位图像外,还应结合斜矢状位、冠状位等 MPR、MIP 重建图像,多角度分析,全面评估扩张的程度。

第二,分析这个征象。看到主动脉管腔扩张,首先,需进一步观察扩张血管是否有正常的管壁结构,真性扩张为主动脉管腔的延续,累及主动脉壁的三层结构,无明显瘤颈和内膜片,瘤壁与主动脉延续。其次,需基于影像进一步分析扩张主动脉的形态,扩张的大小,是否符合真性动脉瘤的标准,真性动脉瘤大多为梭形,一般认为胸主动脉直径≥4.0cm、腹主动脉直径≥3.0cm 为主动脉扩张,若主动脉管径大于正常管径的 50% 以上,可以诊断主动脉真性动脉瘤。

第三,紧密结合临床。真性扩张是一种多因素疾病,遗传和环境因素起一定作用,吸烟、男性和阳性家族史是最重要的危险因素。主动脉真性扩张在 65 岁以上的男性中最常见,无症状主动脉真性扩张常因其他原因行影像检查而发现,当动脉瘤逐渐增大时可发生疼痛,性质为深部钻孔样疼痛。在分析影像学征象的基础上,需紧密结合患者的年龄、症状、体征和实验室检查等,找寻符合诊断的相关标准,综合作出诊断。

【疾病鉴别】

主动脉真性扩张征象诊断思维导图见图 8-3-5。

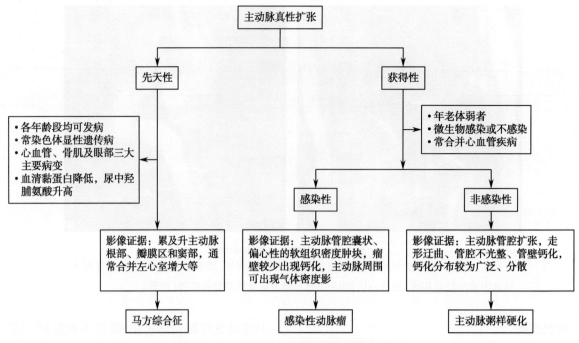

图 8-3-5　主动脉真性扩张征象诊断思维导图

（二）假性扩张

【定义】

主动脉假性扩张指动脉管壁被撕裂或穿破,血液自此破口流出而被主动脉邻近的组织包裹而形成血肿,多由于创伤所致。

【病理基础】

假性扩张为多种原因导致的血管壁缓慢撕裂,多见于外伤、动脉硬化和感染。血液从动脉内溢出至动脉周围的组织内,血块及其机化物、纤维组织与动脉壁一起构成动脉瘤的壁,血肿机化形成外壁,血肿腔内面为动脉内膜细胞延伸形成内膜,其瘤壁仅由纤维结缔组织构成,而不具有正常的动脉壁结构。瘤内血流通过破裂口与母血管相通,中央部分在高压血流的冲击下逐渐腔化,发展成破口小、瘤腔大的囊性肿块。它与真性扩张有所不同,真性扩张的瘤壁由动脉内膜、中膜和外膜构成,而假性扩张的瘤壁由纤维组织构成。

【征象描述】

1. **X 线表现**　病变处有异常膨突影(图 8-3-6)。

2. **超声表现**　二维超声主动脉周围出现无回声肿块,形态多不规则,无明确囊壁回声,与主动脉之间有通道(图 8-3-7A);彩色多普勒显示瘤体内五彩血流信号,收缩期可见一高速血流进入,舒张期可见反向血流(图 8-3-7B)。

3. **CT 表现**　CT 平扫可见紧贴主动脉壁的瘤样突起,壁欠光整,可见管壁钙化(图 8-3-8A)。CTA表现为:①瘤体:瘤体多位于主动脉轮廓之外,呈类圆形或不规则形;主动脉管壁不完整,可见明确的破口,即瘤颈,瘤颈与主动脉腔相通,以细颈相连者可表现为挂果征或纽扣征(图 8-3-8B)。②附壁血栓:表现为瘤腔周围中等密度影。③邻近组织压迫受侵:瘤体较大时,可压迫周围脏器,造成其变形、狭窄等;VR 重建图像对于显示瘤体大小及位置更加直观(图 8-3-8C)。

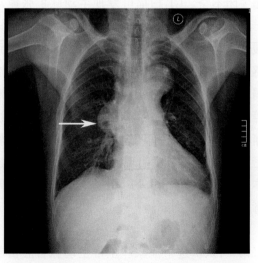

图 8-3-6　假性扩张 X 线表现

胸部 X 线正位图像示纵隔右侧升主动脉走行区异常凸起(白箭),需要进一步 CT 检查明确诊断

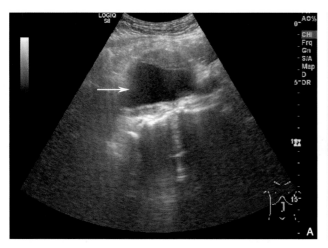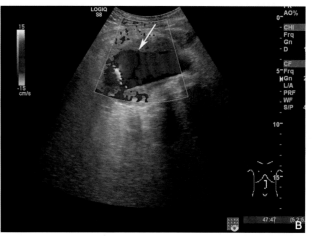

图 8-3-7 假性扩张超声表现

A. 二维超声图像示腹主动脉内膜毛糙,增厚,内壁可见许多大小不等的强回声团,腹主动脉管腔局部扩张(白箭);B. CDFI 图示扩张的腹主动脉管腔内可见紊乱的血流信号,以及红蓝相间的血流信号充盈(白箭)

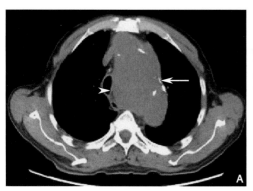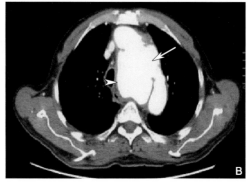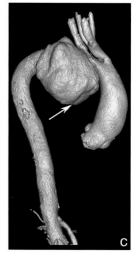

图 8-3-8 假性扩张 CT 表现

A. CT 平扫轴位图像示主动脉弓下方可见软组织密度瘤样突起(白箭头),主动脉形态异常,管壁毛糙,管壁多发斑点状钙化灶(白箭);B. CTA 轴位图像示主动脉弓局部管壁不完整,可见明确的破口,瘤腔紧贴主动脉壁,瘤体位于主动脉轮廓之外,呈不规则形,与邻近主动脉同步同程度强化(白箭头),并经破口与相邻主动脉相通(白箭);C. VR 图像可直观观察瘤体的大小及位置(白箭)

4. MRI 表现 主动脉旁瘤体内见不规则软组织信号,动脉瘤经破口与主动脉相通,主动脉经破裂口向瘤内喷射高信号血流,瘤体内信号不均。瘤壁为机化的血肿及纤维组织,边缘毛糙,瘤体内因有不同时期的血肿而呈混杂信号。血肿的形成时期不同,信号表现也不同:中心有流空开放管腔,与主动脉狭颈相连,主动脉管腔可正常或轻度受压。血肿常破入胸腔而在后胸壁形成包裹性积血,边缘清楚(图 8-3-9)。

【相关疾病】

假性扩张常见于主动脉穿透性溃疡和主动脉壁间血肿破裂引起的假性动脉瘤。主动脉壁间血肿:影像表现为血管壁弧形或环形增厚,增厚程度多超

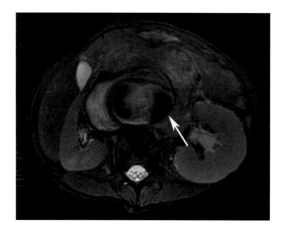

图 8-3-9 假性扩张 MRI 表现

T$_2$WI 压脂序列轴位图像示腹主动脉旁瘤体内见不规则软组织信号,动脉瘤经破口与主动脉相通,瘤体内信号不均(白箭)

过 5.0mm,内壁光滑,无内膜撕裂口,增厚血管壁一般无明显强化,增厚的主动脉壁呈"新月形"或"环形",并沿血管纵轴延伸,注射后对比剂,增厚的血管壁可显示得更清楚,血管内壁光滑,外壁钙化斑外移。主动脉穿透性溃疡:影像见血管腔局限性深入血管壁,呈"狭颈状"改变,腔内见对比剂充填并且密度均匀,溃疡长径超过 2.0cm 或深度达到 1.0cm 时,穿孔的危险性会增加,血管腔造影见血管壁出现龛影是其特征性改变,邻近血管壁会局限性增厚,血管腔内对比剂沿血管壁偏心性聚集,主动脉壁局限性节段扩张,一般血管 MIP 图可清晰显示这一种改变。

【分析思路】

第一,认识这个征象。主动脉的贴壁瘤样突起,增强扫描后,对比剂自主动脉腔溢出壁外进入假腔,表现为紧贴主动脉壁的软组织密度肿块中心显影,周围境界模糊。血管造影显示的瘤腔影像小于瘤体实际大小是其特征,为诊断、鉴别诊断提供依据。此外,CT 和 MRI 检查对诊断也有较大的参考价值,尤其是 MRI 在检查巨大动脉瘤时,可确定瘤内有无附壁血栓。观察时,除轴位图像外,还应结合斜矢状位、冠状位等 MPR、MIP 重建图像,多角度分析,全面评估。

第二,分析这个征象。疑似主动脉管腔扩张,首先要明确是真性扩张还是假性扩张,明确扩张处是否有完整的主动脉壁三层结构,如果主动脉壁不完整,提示假性动脉瘤的诊断。其次,需进一步基于影像观察假性动脉瘤,了解假性动脉瘤的部位、大小、数目、载瘤动脉及瘤内有无附壁血栓。巨大动脉瘤往往显示各种成分的混杂信号,如血流与涡流因流空效应呈无信号,钙化呈无信号,血栓为高信号,含铁血黄素为低信号,动脉瘤为同心圆状分层混杂信号,血栓均在动脉瘤壁的内面,可呈同心圆状,动脉瘤腔因此缩小,仅占瘤体的一部分。最后,需观察瘤体的周围情况,假性扩张形成巨大的血肿,压迫周围器官,表现为移位、狭窄、梗阻等。

第三,紧密结合临床。假性扩张诊断一般不困难。临床表现为局部有肿块,并有膨胀性搏动。临床信息对于假性扩张的诊断至关重要。在分析影像学征象的基础上,需紧密结合患者的年龄、症状、体征和实验室检查等,找寻符合诊断的相关标准,综合作出诊断。

【疾病鉴别】

主动脉假性扩张征象诊断思维导图见图 8-3-10。

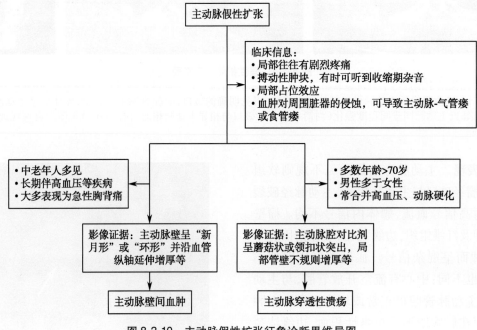

图 8-3-10 主动脉假性扩张征象诊断思维导图

二、管腔狭窄

见管壁增厚章节。

三、管腔闭塞

(一)主动脉血栓栓塞性闭塞

【定义】

主动脉血栓栓塞性闭塞是指主动脉末端由于栓塞或血栓形成而使肾动脉水平以下腹主动脉和/或双侧髂动脉发生闭塞而引起的一系列下肢缺血或盆腔缺血症状的病变,最常见的原因为动脉粥样硬化,急性腹主动脉闭塞的临床表现为双下肢脉搏消失,皮肤苍白,温度下降及坏疽的一组病征,病情危重,如不及时治疗,死亡率极高。

【病理基础】

主动脉闭塞大多由心脏内较大栓子脱落,阻塞于腹主动脉末端分叉处,使两侧髂总动脉的血液供应阻断,造成双下肢乃至下腹部急性缺血。在国内,原发病以风湿性心脏病合并心房纤颤者居多,欧美国家以动脉硬化性心脏病合并其他各种心律失常为主,在腹主动脉粥样硬化的基础上继发血液高凝状态,促发血栓形成。

【征象描述】

1. **X线表现** 不能直接显示主动脉闭塞,不作为评估主动脉闭塞的主要检查方法。

2. **超声表现** 腹主动脉及髂动脉等血管壁增厚、毛糙,内壁附着大小不等的强回声斑块(图 8-3-11A),局部管腔内未见血流信号(图 8-3-11B)。

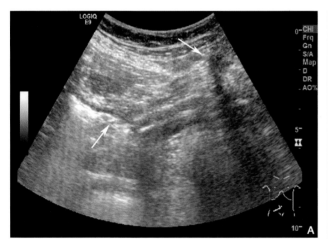
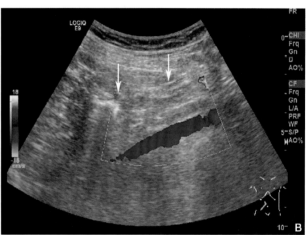

图 8-3-11 主动脉血栓栓塞性闭塞超声表现

A. 二维超声图像示双侧髂总、髂外动脉内膜增厚、毛糙,内壁可见许多大小不等的强回声团(白箭);B. CDFI 图示右侧髂总、髂外动脉管腔内未见血流信号(白箭)

3. **CT表现** 显示肾动脉水平下方的腹主动脉、双侧髂总及髂外动脉完全充盈缺损,主动脉管壁毛糙且不规则,主动脉广泛管壁钙化,主动脉壁粥样硬化(图 8-3-12A);腹部侧支血管扩张(图 8-3-12B);CPR 重建图像显示血管闭塞范围有优势(图 8-3-12C);MIP 重建图像可直观观察闭塞血管范围(图 8-3-12D);VR 图像可直观观察闭塞血管及侧支扩张血管(图 8-3-12E、F)。

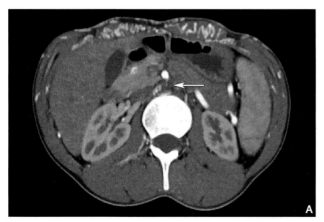
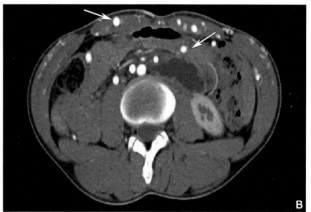

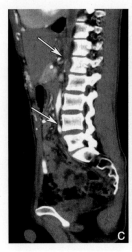
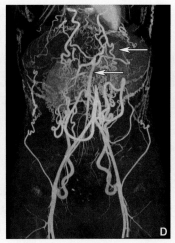
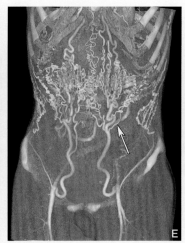
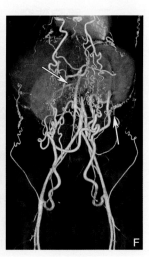

图 8-3-12 主动脉血栓栓塞性闭塞 CT 表现

A. CTA 轴位图像示腹主动脉局部管腔内未见对比剂填充,管壁多发斑点状钙化灶,管壁毛糙且不规则(白箭);B. CTA 轴位图像示腹部多发侧支血管扩张(白箭);C. CTA 矢状位图像可观察闭塞血管(白箭);D. MIP 图像显示血管闭塞范围(白箭);E、F. VR 图像可直观显示闭塞血管及周围侧支循环血管

4. MRI 表现 腹主动脉 MRA 显示肾动脉水平以下腹主动脉闭塞,腹主动脉和下腔静脉之间的腹腔及腹后壁广泛侧支循环开放(图 8-3-13)。

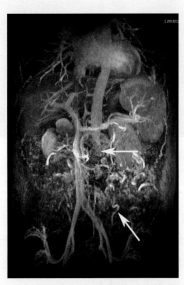

图 8-3-13 主动脉血栓栓塞性闭塞 MRI 表现

腹主动脉 MRA 显示腹主动脉局部闭塞,腹主动脉和下腔静脉之间的腹腔及腹后壁广泛侧支循环开放(白箭)

【相关疾病】

主动脉血栓栓塞性闭塞常见于主动脉穿透性溃疡和血栓闭塞性脉管炎,穿透性溃疡动脉内膜及中层改变,血管壁变硬及缩小,失去弹性,继发血栓形成;血栓闭塞性脉管炎管壁增厚、管腔狭窄闭塞,血栓闭塞性脉管炎无动脉钙化斑块出现,肢端坏死多位于肢体末端。

【分析思路】

第一,认识这个征象。正常主动脉管腔显示均匀,管腔内血流通畅,一旦发现主动脉广泛粥样硬化,主动脉至双侧髂总及髂外动脉充盈缺损,要考虑到主动脉血栓栓塞性闭塞可能。最常见的闭塞发生在主动脉分叉附近。它通常始于远端主动脉或髂总动脉起点,并随着时间的推移向近端和远端缓慢发展。观察时,除轴位图像外,还应结合斜矢状位、冠状位等 MPR、MIP 重建图像,多角度分析,全面评估。

第二,分析这个征象。看到主动脉管腔局部狭窄或血流异常,首先应想到主动脉内膜及中层退变或增生改变,使血管壁变硬、缩小、失去弹性,继发血栓形成,致使远端血流进行性减少。其次,需进一步基于影像观察,在动脉粥样硬化的基础上,血管壁毛糙且不规则,管壁可见钙化,局部管腔内见低密度充盈缺损,好发于腹主动脉分叉处、髂总动脉等。由于动脉狭窄或闭塞进展缓慢,常有侧支循环形成,是通往下肢最常见的侧支通路,随着狭窄加重,侧支血管也逐渐增多。

第三,紧密结合临床。主动脉血栓栓塞性闭塞在患有晚期动脉粥样硬化性疾病的老年人中更为常见。临床表现和严重程度取决于血栓形成的主动脉水平。在急性病例中,症状主要为疼痛、无脉搏、苍白、肢体感觉异常、麻痹等。在慢性发作的病例中,主要是动脉硬化,症状可能包括勃起功能障碍或阳痿、跛行和股动脉搏动缺失。在分析影像学征象的基础上,需紧密结合患者的年龄、症状、体征和实验室检查等,找寻符合诊断的相关标准,综合作出诊断。

【疾病鉴别】

血栓栓塞性闭塞征象诊断思维导图见图 8-3-14。

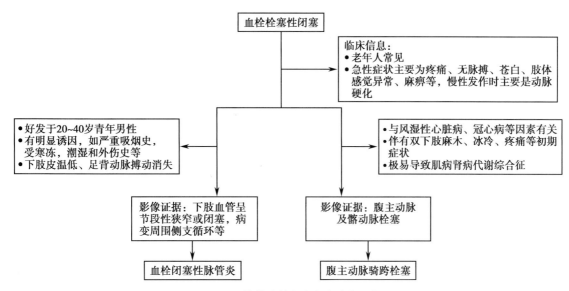

图 8-3-14　血栓栓塞性闭塞征象诊断思维导图

（二）主动脉钙化性闭塞

【定义】

主动脉钙化性闭塞,又称珊瑚礁主动脉,是一种以肾动脉水平以上或肾旁主动脉血管腔内凸出的钙化为特征的罕见疾病,累及肾上或肾旁主动脉,导致管腔严重阻塞,出现内脏缺血、顽固性肾性高血压及下肢缺血的疾病。

【病理基础】

主动脉钙化性闭塞的病理生理尚不清楚,其经常发生在具有传统动脉粥样硬化危险因素的患者身上:高甘油三酯血症、高胆固醇血症、吸烟、糖尿病和高血压。可能存在继发于缺乏血清胎蛋白-α(也称 α-2-HS 糖蛋白)的钙化调节缺陷,其可抑制异位钙化。

【征象描述】

1. X 线表现　腹主动脉见广泛钙化。

2. 超声表现　目前不常用。

3. CT 表现　CT 平扫显示主动脉壁致密,局部管腔内见广泛性钙化,呈珊瑚样或分叶状,病变通常位于肾上和/或邻近主动脉处,导致主动脉管腔严重闭塞(图 8-3-15A)。主动脉 CTA 显示管腔局部未见对比剂填充;薄层 MIP 重建图像对于显示主动脉钙化受累范围有优势(图 8-3-15B)。

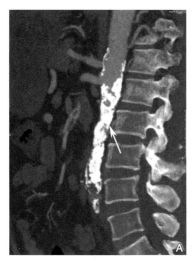
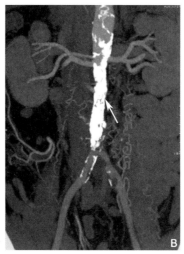

图 8-3-15　主动脉钙化性闭塞 CT 表现

A. CT 重建 MIP 矢状位图像示腹主动脉局部管壁致密,管腔内广泛性多发钙化(白箭);B. 重建 MIP 冠状位图像对于显示腹主动脉钙化受累范围有优势(白箭)

4. MRI 表现　目前不常用。

【相关疾病】

主动脉钙化性闭塞可能与动脉粥样硬化有关，两者可存在共同的危险因素及发病年龄。动脉粥样硬化可累及所有大中动脉，受累部位为肾下主动脉及分叉部位，且钙化较为广泛、分散，而主动脉钙化性闭塞通常发生于后壁，且呈偏心性凸向管腔内，累及范围较局限，易发于肾上或近肾动脉开口附近。可能与中主动脉综合征（middle aortic syndrome，MAS）也有关，主要临床表现也可以是肾血管性高血压，其病理生理改变主要是主动脉内膜及外膜增生，导致主动脉管腔狭窄，少数可伴有钙化，受累部位也和主动脉钙化性闭塞类似，但钙化形态不同于主动脉钙化性闭塞的珊瑚礁样外观及管腔偏心性狭窄。

【分析思路】

第一，认识这个征象。正常主动脉管腔显示均匀，管腔内血流通畅，一旦发现主动脉广泛钙化，要考虑到主动脉钙化性闭塞的可能。观察时，除轴位图像外，还应结合斜矢状位、冠状位等 MPR、MIP 重建图像，多角度分析，全面评估有无侧支循环及形成情况。

第二，分析这个征象。看到主动脉局部管腔内广泛性钙化，呈珊瑚样或分叶状，首先要考虑主动脉钙化性闭塞。其次，需进一步基于影像观察，主动脉管壁毛糙且不规则，以局部管腔内突出的广泛性钙化为特征，累及肾上或肾旁主动脉，导致管腔严重阻塞，局部管腔内未见对比剂填充。

第三，紧密结合临床。主动脉钙化性闭塞患者通常在 50 岁左右，比大多数患有其他动脉闭塞性疾病的患者年轻。患者出现动脉闭塞样症状，如间歇性跛行和内脏缺血，若肠道受累，会导致腹泻、体重减轻和腹痛。肾血管性动脉高压的症状也很常见。主动脉管腔内普遍性钙化，结合患者的年龄、症状、体征等可综合作出诊断。

【疾病鉴别】

主动脉钙化性闭塞征象诊断思维导图见图 8-3-16。

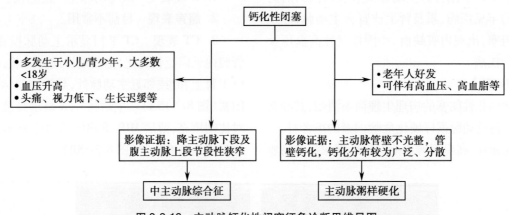

图 8-3-16　主动脉钙化性闭塞征象诊断思维导图

（邢　艳）

参 考 文 献

1. Gao J，Cao H，Hu G，et al. The mechanism and therapy of aortic aneurysms［J］. Signal Transduct Target Ther，2023，8（1）：55.

2. Lin J，Chen S，Yao Y，et al. Status of diagnosis and therapy of abdominal aortic aneurysms［J］. Front Cardiovasc Med，2023，10：1199804.

3. Writing Committee Members，Isselbacher EM，Preventza O，et al. 2022 ACC/AHA guideline for the diagnosis and management of aortic disease：A report of the American Heart Association/American College of Cardiology Joint Committee on Clinical Practice Guidelines［J］. J Thorac Cardiovasc Surg，2023，166（5）：e182-e331.

4. Wu Y，Xu J，Wang M，et al. Utility of contrast-enhanced echocardiography in the diagnosis and follow-up of a pseudoaneurysm of the aortic arch［J］. Echocardiography，2022，39（1）：149-152.

5. Baldaia L，Antunes LF，Silva M，et al. Coral Reef Aorta：Literature Review and Analysis of the Published Cases in the Last 20 Years［J］. Ann Vasc Surg，2024，98：374-387.

6. Ide T，Masada K，Kuratani T，et al. Challenging endovascular treatment of a thoracic saccular aneurysm in extensive coral reef aorta［J］. J Vasc Surg Cases Innov Tech，2022，8（4）：620-622.

7. Steinbrecher KL，Marquis KM，Bhalla S，et al. CT of the Difficult Acute Aortic Syndrome［J］. Radiographics，2022，42（1）：69-86.

8. Mantella LE，Liblik K，Johri AM. Vascular imaging of athero-

sclerosis：Strengths and weaknesses［J］. Atherosclerosis，2021，319：42-50.

9. 张文，董凌莉，朱剑，等. IgG4 相关性疾病诊治中国专家共识［J］. 中华内科杂志，2021，60（13）：15.

10. Sayed A，Munir M，Bahbah EI. Aortic Dissection：A Review of the Pathophysiology，Management and Prospective Advances［J］. Curr Cardiol Rev，2021，17（4）：e230421186875.

11. Chen D，Matsunaga F. Aortic cobweb sign［J］. Abdom Radiol（NY），2022，47（4）：1505-1506.

12. Murillo H，Molvin L，Chin AS，et al. Aortic Dissection and Other Acute Aortic Syndromes：Diagnostic Imaging Findings from Acute to Chronic Longitudinal Progression［J］. Radiographics，2021，41（2）：425-446.

13. Bossone E，Eagle KA. Epidemiology and management of aortic disease：aortic aneurysms and acute aortic syndromes［J］. Nat Rev Cardiol，2021，18（5）：331-348.

14. 邹艳君，肖振平. 主动脉壁间血肿影像学诊断及预后评估的研究进展［J］. 心肺血管病杂志，2021，40（6）：646-648.

15. Toudou-Daouda M，Ouanounou G，Aghasaryan M，et al. Floating aortic arch thrombus involving the left common carotid artery complicated with ischemic stroke associated with cocaine use［J］. Neurol Sci，2022，43（9）：5629-5632.

16. Gozzo C，Caruana G，Cannella R，et al. CT angiography for the assessment of EVAR complications：a pictorial review［J］. Insights Imaging，2022，13（1）：5.

17. 中华医学会放射学分会介入学组. 中国 Standford B 型主动脉夹层影像诊断和介入治疗临床指南［J］. 中华放射学杂志，2023，57（5）：457-473.

第九章　肺动脉

第一节　肺动脉管腔异常

一、管腔狭窄

【定义】

肺动脉管腔狭窄指右心室流出道至肺内肺动脉分支之间任何部位的狭窄。

肺动脉主干及左右肺动脉管径因年龄、性别不同而略有差异（表9-1-1），肺内肺动脉分支管径参考伴随支气管（支气管的内径/伴随肺动脉的直径 = 0.65～0.70）。

表 9-1-1　不同年龄组不同性别正常人主肺动脉及左/右肺动脉主干管径值

部位	年龄<40 岁	
	男	女
肺动脉干（mm）	23.7±1.3	22.3±2.3
右肺动脉（mm）	20.0±2.4	18.3±1.6
左肺动脉（mm）	19.3±2.3	17.6±1.4
年龄 40~60 岁		
肺动脉干（mm）	24.1±2.31	22.8±2.5
右肺动脉（mm）	20.1±2.1	18.5±1.4
左肺动脉（mm）	19.4±1.6	17.8±1.5
年龄>60 岁		
肺动脉干（mm）	26.2±2.8	24.1±1.3
右肺动脉（mm）	22.1±1.6	20.4±2.8
左肺动脉（mm）	21.2±2.4	19.5±2.3

资料来源：《中华影像医学·心血管系统卷》（第2版）。

主肺动脉测量：选取主肺动脉最大层面，测量升主动脉与主肺动脉相切点到主肺动脉另一缘的最短距离。右肺动脉主干：选取右肺动脉主干最大层面，测量升主动脉与右肺动脉主干相切点到右肺动脉另一缘的最短距离。左肺动脉主干：选取左肺动脉主干最大层面，测量左上肺静脉与左肺动脉主干相切点到左肺动脉另一缘的最短距离。肺动脉测量方法

见图9-1-1。不同年龄组、不同性别正常人主肺动脉及左/右肺动脉主干管径值见表9-1-1。

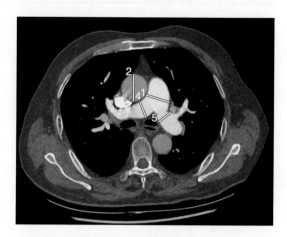

图 9-1-1　肺动脉测量方法

【病理基础】

肺动脉狭窄多为先天性（见儿科分册），后天性狭窄主要为外压性狭窄，肺动脉外压性狭窄的病理基础取决于原发病，可为肺癌侵犯、压迫或纤维素性纵隔炎。中央型肺癌发生于肺门附近，故容易侵犯肺门及纵隔大血管，引起血管壁毛糙，管腔受压变细或闭塞，肺动脉是最常侵犯的血管之一。纤维素性纵隔炎是纵隔对病原体、自身免疫性疾病等作出的一种异常免疫增殖反应，纵隔中致密的纤维组织进行性浸润性增生，取代了正常的纵隔脂肪，并压迫纵隔和肺门结构，继发纵隔及肺门气管、血管狭窄或闭塞性改变。

【征象描述】

1. **X 线表现**　肺动脉狭窄胸片缺乏特征性表现。对于肺癌所致的肺动脉狭窄，表现为肺门区软组织肿块影，远侧肺血管影细小。对于纤维素性纵隔炎和大动脉炎所致的肺动脉狭窄，早期多表现正常；直到出现肺高血压时，胸片可表现为肺动脉段凸出和右心增大。值得注意的是，当观察到肺动脉段凸出、肺不张、胸腔积液、肺淤血或间质性肺水肿等

纤维素性纵隔炎二联征、三联征、四联征时,需结合临床除外纤维素性纵隔炎。

2. 超声表现 缺乏特异性表现。对于左右肺动脉及远侧的肺动脉狭窄,超声因为受到声窗限制而难以显示;当出现肺动脉高压时,超声心动图可以显示肺动脉主干增粗和右心室室壁增厚等继发性改变,并评估患者右心室大小、功能和肺动脉收缩压等。

3. CT 表现 无论是肺动脉主干还是分支的狭窄,在 CT 图像上,尤其是 CT 增强图像或 CT 肺动脉造影图像,都表现为受累病变段的肺动脉管腔较同层面、同级肺动脉管腔缩小,有时可以选用对侧肺同层面、同级肺动脉管腔进行比较。根据病因的不同,肺动脉狭窄受累的范围和伴随的征象也不同。如中央型肺癌主要累及肺门区肺动脉,表现为大的肺动脉分支被软组织肿块包绕或推移,管腔明显狭窄,血管走行僵硬,管壁毛糙(图 9-1-2)。而肺动脉大血管炎则表现为大的血管分支呈渐进性狭窄,累及范围较长,管壁增厚,延迟扫描可见增厚的管壁呈轻度强化(图 9-1-3);纤维素性纵隔炎表

现为纵隔和肺门区局灶性或弥漫性浸润性软组织可伴有点状或致密钙化,造成近肺门区肺动脉局部狭窄、分支稀疏,甚至发生闭塞(图 9-1-4)。其他 CT 表现包括肺不张、马赛克灌注、磨玻璃密度阴影、小叶间隔增厚等。

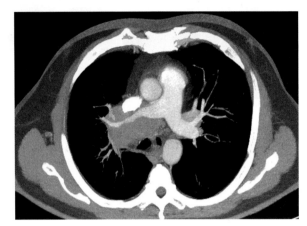

图 9-1-2 中央型肺癌致右肺动脉主干狭窄

46 岁,男性,确诊右肺上叶腺癌 1 年,拟行化疗前行胸部 CT 增强检查。右肺动脉被纵隔内和右肺门区软组织包绕,右肺动脉管腔明显狭窄且粗细不均,右肺动脉走行僵硬

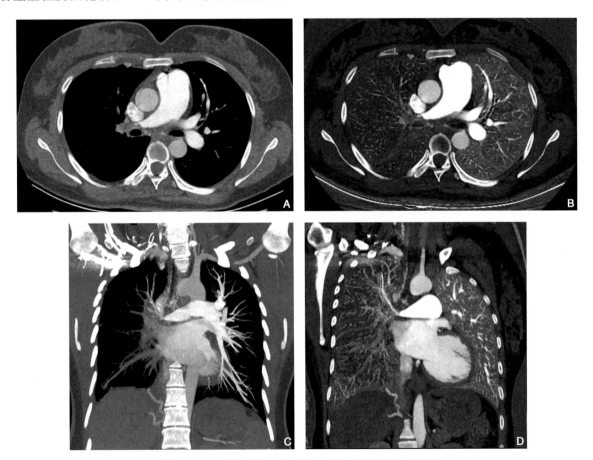

图 9-1-3 大动脉炎致右肺动脉主干及右肺上叶动脉狭窄

31 岁,女性,确诊大动脉炎 5 年,劳力性呼吸困难 2 年,咯血 1 周就诊。A~D. 行能谱胸部 CTPA 检查。A、C. 显示右肺动脉远侧及右肺上叶肺动脉呈渐进性狭窄闭塞,管壁增厚;B、D. 能谱 CT 碘基图像显示,由于右肺动脉和右肺上叶肺动脉的狭窄闭塞,导致右肺组织内对比剂流入量较左肺组织少,碘含量较左肺少,碘基图像呈低密度区

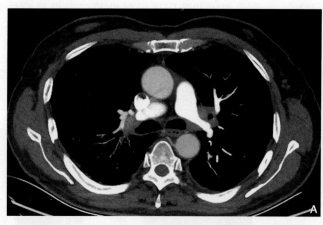
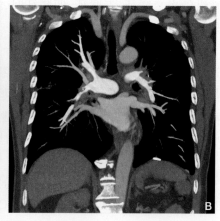

图 9-1-4　纤维素性纵隔炎致左肺动脉及其分支狭窄

72 岁,男性,主因"反复咳嗽咳痰伴喘息、气短 8 年余,加重 2 个月余"就诊。行胸部 CTPA 检查,完善相关检查,经多学科讨论诊断纤维素性纵隔炎。A、B. CTPA 图像显示左右肺门部可见局限性软组织影,软组织影内未见明显的点状钙化灶,左肺动脉主干及其分支被软组织影包绕,导致左肺动脉主干及其分支明显狭窄

4. MRI 表现　MRI 不受电离辐射影响,可评估肺动脉和肺实质异常,以及肺血流动力学和右心功能状态,与其他成像技术一致性良好,增强 MRI 还有助于区分血管内血栓性肿块和肿瘤。在确定纤维素性纵隔炎纤维增生程度方面与 CT 相似,纤维组织在 T_1 加权图像上通常表现为中等信号,在 T_2 加权图像上为不同程度的高信号。但在评估气管和支气管受累程度和识别钙化方面,CT 比 MRI 更准确。

【相关疾病】

纤维素性纵隔炎:包括肉芽肿性及非肉芽肿性亚型。

肉芽肿性纤维素性纵隔炎是纤维素性纵隔炎最常见的类型,占所有病例的 80% ~ 90%,主要由病原体如组织胞浆菌、结核分枝杆菌等感染引起,二者区别见表 9-1-2。也可由一些炎症性疾病如结节病引起。国内研究报道的纤维素性纵隔炎的常见类型是结核分枝杆菌感染。

非肉芽肿性纤维素性纵隔炎是较少见的亚型,其患病率尚不清楚,可由自身免疫性疾病(如系统性红斑狼疮、白塞病等)引起,也可作为放疗或先前使用二甲麦角新碱等药物治疗的并发症。部分非肉芽肿性纤维素性纵隔炎患者表现出属于 IgG4 相关性疾病范围内的组织病理学和免疫学特征,并伴有其他相关疾病,如腹膜后纤维化、硬化性胆管炎、自身免疫性胰腺炎和木样甲状腺炎等。这种亚型也被称为弥漫性或特发性纤维素性纵隔炎。患者通常是中老年人,并且男性比女性更易发病。

1. CT 表现　肉芽肿性纤维素性纵隔炎通常表现为局灶性或弥漫性浸润性软组织可伴有点状或致密钙化,纵隔结构受压,造成近肺门区肺动脉局部狭窄、分支稀疏,甚至发生闭塞,以及支气管狭窄、阻塞性肺炎、阻塞性肺不张等,以右肺中叶肺不张常见。肺内可出现灌注减低区的马赛克征。由于肺动脉狭窄或闭塞,可引起肺血管阻力增加,肺动脉压力增高和肺动脉主干增粗。

胸部增强 CT 是评估疑似纤维素性纵隔炎的首选方法。增强 CT 结合多平面和三维重组图像能准确描述异常的位置、受影响的特定纵隔和/或肺门结构,以及疾病的严重程度。

2. MRI 表现　MRI 在识别病变范围方面相当于 CT,但 CT 对气道的评估及钙化识别效果更好。在 T_1 加权图像上纤维组织常表现为中等信号强度,在 T_2 加权图像上表现为可变的信号强度,在 MR 血管成像上表现为近肺门区肺动脉局部狭窄、分支稀疏,甚至发生闭塞。

【分析思路】

第一,认识这个征象。掌握和熟悉肺动脉的解剖走行及血管管径的正常标准,诊断肺动脉狭窄并不困难。正常情况下,纵隔内脂肪结构清晰,左右肺动脉和大的血管分支显示清楚,可以很好地进行观察和测量,但对于肺门区血管和肺内的血管,尤其是伴有肺门区淋巴结肿大的情况下,仅观察平扫 CT 图像对识别和测量肺血管直径存在困难,此时增强 CT 图像或 CTPA 图像,尤其是多平面重组图像对识别肺动脉狭窄,以及比较、测量肺动脉和支气管管径非常有帮助。

第二,分析这个征象。对于由于肺肿瘤和纵隔肿瘤导致的肺动脉狭窄病例,详细了解病史和仔细观察 CT 图像,正确诊断并不困难。对于纤维素性纵

表 9-1-2 组织胞浆菌相关纤维素性纵隔炎和结核相关纤维素性纵隔炎的临床及影像特征比较

特征	组织胞浆菌相关纤维素性纵隔炎	结核相关纤维素性纵隔炎
病理生理学	肉芽肿;由针对病原体的异常免疫反应引起的纵隔内局灶性、侵袭性、钙化的病变	肉芽肿;由针对病原体的异常免疫反应引起的纵隔内局灶性、侵袭性、钙化的病变
人口统计学	美国更常见;年龄中位数 42 岁,范围 21~75 岁;无性别差异	亚洲更常见;年龄中位数 66 岁,范围 50~90 岁;无性别差异
在纵隔中的位置	局灶性多于弥漫性;单侧多于双侧	局灶性多于弥漫性;双侧多于单侧
主要受累纵隔结构	肺动脉、支气管、上腔静脉、肺静脉(较少)	肺动脉、支气管、肺静脉、上腔静脉(较少)
影像学	不规则软组织伴钙化;纵隔结构受压,包括血管、气道、上腔静脉狭窄、闭塞;肺不张、阻塞性肺炎	不规则软组织伴钙化;纵隔结构受压,包括血管、气道、上腔静脉狭窄、闭塞;肺不张、阻塞性肺炎

隔炎患者,由于纤维素性纵隔炎持续的纤维炎症反应,使正常的纵隔脂肪被替代为局灶性或浸润性软组织,CT 平扫可显示支气管狭窄,但对肺动脉狭窄易出现漏诊,仔细观察纵隔内软组织影是否存在多发点状钙化灶,对提示诊断具有较大意义。此外,结合增强 CT 图像和多平面重组图像,多角度观察纵隔软组织影累及的部位、范围,以及肺动脉狭窄的范围和程度,是否合并支气管、肺静脉及上腔静脉受累情况,将有助于纤维素性纵隔炎的诊断和鉴别诊断。对于大动脉炎所致的肺动脉狭窄,此类患者的肺动脉狭窄常呈渐进性狭窄,累及病变的长度通常较长,边缘较光滑,受累肺动脉管壁呈轻度增厚。患者常常合并主动脉病变和其他大血管病变,行颈、胸、腹部联合大范围的血管 CTA 检查,仔细观察各部位大

血管有无管壁环形增厚和管腔渐进性狭窄,对诊断大动脉炎肺动脉累及有很大帮助。

第三,紧密结合临床。患者的人口特征和临床病史,对诊断纤维素性纵隔炎十分重要,在分析影像征象的基础上需密切结合以上,最终诊断不需要组织病理。

【疾病鉴别】

肺动脉狭窄的病因鉴别思维导图见图 9-1-5。

二、管腔扩张(肺动脉高压)

【定义】

肺动脉管腔扩张是指主肺动脉管径增大,通常认为男性大于 29mm,女性大于 27mm;此外,也可用主肺动脉与同层升主动脉管径之比大于 1.0。

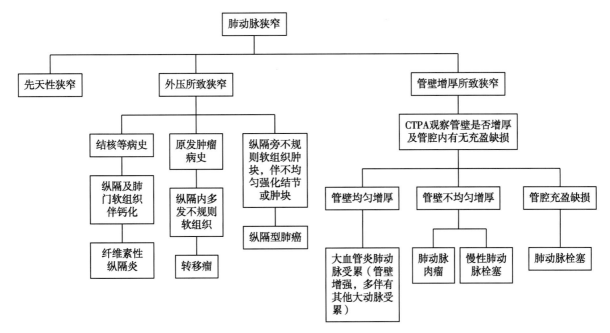

图 9-1-5 肺动脉狭窄的病因鉴别思维导图

肺动脉管径扩张可以分为先天性管径扩张和继发性管径扩张两类。先天性肺动脉管径扩张根据病因可以分为左向右分流所致的管径扩张和狭窄后管径扩张，前者常见于房间隔缺损、室间隔缺损、动脉导管未闭等疾病，后者常见于肺动脉狭窄、右心室流出道狭窄等疾病，这些疾病的详细影像特征和诊断、鉴别诊断要点请见儿科分册。继发性肺动脉管径扩张常见于各种原因所致的肺动脉高压（pulmonary hypertension，PH）。

【病理基础】

肺动脉高压的病理改变主要累及远端肺小动脉，其特征性表现为肺动脉内膜增殖伴炎症反应、内皮间质化，甚至形成向心性或偏心性改变，中膜肥厚及持续地收缩、外膜纤维化、基质重塑，以及肺小血管周围炎症浸润而导致其增厚、滋养血管屈曲增生形成丛状病变；还可见病变远端扩张和原位血栓形成，从而导致肺动脉管腔进行性狭窄、闭塞。近年来的研究还发现，肺静脉也会出现血管重塑，出现"动脉化"表现，参与肺动脉高压的发生；支气管动脉因为"血管分流"会出现管壁增厚和管腔扩大等表现。

【征象描述】

1. X线表现 X线胸片（chest X ray，CXR）在肺动脉高压的诊断中具有重要作用，其作用包括：①发现肺动脉高压征象；②显示右心室增大、右心功能不全的征象；③显示COPD等原发病变情况。

具体肺动脉高压、右心室增大的X线表现如下：①右下肺动脉干横径≥16mm，诊断COPD患者出现肺动脉高压的准确性超过92%；右下肺动

脉干横径与支气管横径比值≥1.07；或经动态观察较原右下肺动脉增宽2mm以上。②肺动脉段中度凸出或其高度≥3mm。③中心肺动脉扩张与外周肺动脉分支纤细，二者形成鲜明对比。④肺动脉圆锥部显著凸出（右前斜位45°）或锥高≥7mm。⑤右心室增大（结合不同体位判断）（图9-1-6～图9-1-8）。具有上述①～④项中的1项可以提示诊断，2项或以上者可以诊断，具有⑤项可诊断。

CXR检查也有助于PH病因的鉴别，肺血流量增多，外周肺血管相对增粗，透视下中央肺血管有搏动，提示可能为先天性心脏病引起的PH。肺门结构模糊（无中央肺血管搏动），上肺野血管相对增粗，而下肺野血管突然变细（截断征）提示可能为IPAP和COPD等其他原因引起的PH。肺血分布不对称提示可能为慢性血栓栓塞性肺动脉高压（CTEPH）或肺血管炎。此外，CXR显示的肺纤维化、肺气肿和不同病因心脏病的心脏大小形态特征等表现，也有助于PH的病因诊断。虽然胸片检查可以帮助排除中到重度的肺部疾病或肺静脉高压患者，但肺动脉高压的严重程度和肺部放射性检查的结果可不一致。

CHX有助于为不明原因呼吸困难患者的进一步检查提供指导，但对肺动脉高压的检测不敏感，尤其是在肺动脉压升高不大的情况下。它提供的关于肺动脉高压病因的信息有限，但可以确定是否存在重大肺部疾病，如肺气肿、肺纤维化或结节病。它的优点是可广泛使用，使用的辐射剂量最小，并且很容易被医生解释。

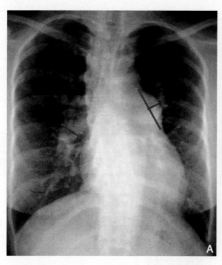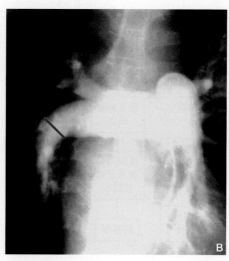

图9-1-6 肺动脉高压
A.胸部正位片示肺血增多，肺动脉段膨隆，二尖瓣型心影；B.肺动脉造影示肺动脉增粗、增多

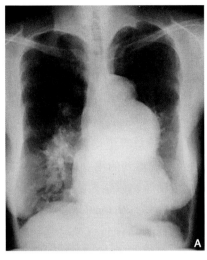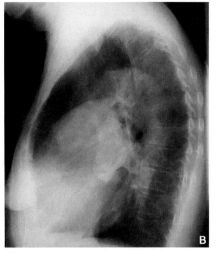

图 9-1-7 肺源性肺动脉高压

A、B. 正(A)侧(B)位胸片示胸腔呈前后径与左右径接近桶状,肺野透光度增加,膈肌低平,肋间隙增宽。心影呈二尖瓣型,肺动脉段凸出,右下肺动脉干明显扩张,外围肺血管细小

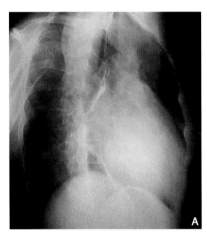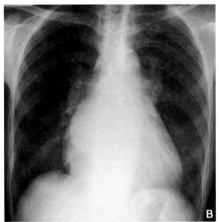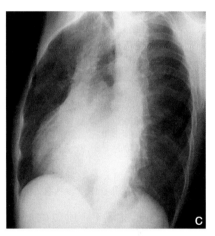

图 9-1-8 风湿性心脏病二尖瓣狭窄、肺淤血

A. 右心缘可见双房影,右前斜位示食管左心房压迹加深,心前间隙变窄;B. 正位片示心脏增大呈二尖瓣型,主动脉结凸出,肺动脉段凸出,左心缘可见第四弓;C. 左前斜位示左主支气管抬高,心后间隙消失

2. **超声表现** 超声心动图由于在临床上广泛使用,通常作为疑诊 PH 患者的首选无创性影像学检查,并且具有便携式和易于在床边进行的优点。超声心动图具有高时间分辨率的优点,可直接显示心脏运动,准确测量心腔和大血管内的血流速度,并估算肺动脉压力。通过多普勒超声心动图测量的三尖瓣反流峰值射流速度(v),利用改进的伯努利方程计算三尖瓣压力梯度(TG)(右心室和右心房之间的压差),$TG=4v^2$,以评估右心室收缩压。在没有肺动脉瓣疾病的情况下,右心室收缩压应等于肺动脉收缩压力。目前指南推荐根据静息状态下超声心动图测量的三尖瓣反流峰值流速和其他指标评估 PH 的可能性(表 9-1-3),用低、中、高度可能表示,同时根据临床表现和超声心动图评估的 PH 可能性判断是否需要行右心导管检查。

表 9-1-3 可疑肺动脉高压(PH)患者超声心动图诊断 PH 的可能性

三尖瓣反流峰值流速/(m/s)	存在其他支持 PH 的超声心动图征象	PH 的可能性
≤2.8 或测不出	无	低
≤2.8 或测不出	有	中
2.9~3.4	无	中
2.9~3.4	有	高
>3.4	不需要	高

3. **CT 表现** 随着 CT 设备的发展和普及,CT 已成为诊断肺循环高压的首选无创性方法。CT 在 PH 诊断中的作用与 X 线平片相似,但由于肺组织天然对比的特性和 CT 较 X 线片更高的空间和密度分辨力,CT 目前在肺循环高压的诊断、病因筛查、疗

效判断等方法扮演着越来越重要的角色。

常用的 CT 检查方法包括高分辨率 CT（HRCT）和 CT 肺动脉造影（CTPA），可用于肺动脉高压的诊断和病因诊断。当肺实质是唯一的问题时，多采用高分辨率 CT；当怀疑慢性肺栓塞或其他非肺 PH 原因，如纤维性纵隔炎时，需使用对比剂。

主肺动脉测量：选取主肺动脉最大层面，测量升主动脉与主肺动脉相切点到主肺动脉另一缘的最短距离，该值大于 29mm 时即可怀疑存在肺动脉高压。升主动脉测量：在主肺动脉最大层面，升主动脉与主肺动脉相切点到升主动脉另一缘的最短距离，当肺动脉/主动脉比值大于 1.0 时即可怀疑存在肺动脉高压（图 9-1-1）。

但是由于受到年龄、性别和体表面积的影响，主肺动脉直径和肺动脉/主动脉比值在不同人群中的阈值和诊断效能有所不同。例如，基于从 706 名健康美国人的心电门控胸部 CT 扫描获得的测量值，正常主肺动脉直径的第 90 百分位值男性为 28.9mm，女性为 26.9mm；男女肺动脉/主动脉比值的相应第 90 百分位临界值均为 0.91。同样，在 813 名健康韩国人中观察到的第 90 百分位主肺动脉直径和肺动脉/主动脉比值临界值男性分别为 31.3mm 和 1.05，女性分别为 29.6mm 和 1.03。

因此，Fleischner 协会建议根据患者不同的临床背景，采用不同的主肺动脉直径和肺动脉/主动脉比值用于 PH 的诊断标准，如表 9-1-4。

表 9-1-4　根据临床情况提示潜在 PH 的主肺动脉直径的建议阈值

CT 检查标准	偶然发现			
	PH 风险较低的人群*	PH 中等风险人群†	PH 高危人群‡	疑似 PH*
主肺动脉直径（mm）	>34	>32	>30	任何大小
肺动脉与主动脉比值	>1.1	>1.0	>0.9	任何比值

注：在患有先天性心脏病的患者中，肺动脉（PA）测量对诊断肺动脉高压（PH）是不可靠的，这些先天性心脏病包括主动脉或肺动脉瓣狭窄、动静脉畸形、结缔组织疾病（如马方综合征和埃勒斯-当洛综合征）、脉管炎（如 Behçet 病和 Takayasu 大动脉炎）和特发性/真菌/创伤性动脉瘤或假性动脉瘤。

*没有已知的风险因素。预计 PH 风险小于 1%。

†估计 PH 风险为 1%～10%。易患疾病包括结缔组织病（系统性硬化病除外）、门静脉高压、既往肺栓塞、人类免疫缺陷病毒感染、地中海贫血、血吸虫病。

‡估计 PH 的风险大于 10%。易患疾病包括左心疾病、慢性阻塞性肺疾病、间质性肺病、阻塞性睡眠呼吸暂停、系统性硬化病、需要透析的慢性肾脏疾病、先天性心脏病、镰状细胞疾病。

CT 还能发现 PH 所致的右心室重构和右心衰竭。右心室重构的 CTPA 特征包括右心室扩张、右心室肥厚（定义为壁厚超过 4mm）和室间隔向左心室移位。右心室肥厚的变化通常在右心室流出道最为明显，可能反映了心肌小梁数量的减少（图 9-1-9）。

除此之外，CT 还可以看到心脏失代偿的特征，如胸腔和心包积液，下腔静脉增大，所有这些都与预后不良有关。

此外，胸部 CT 检查常用于 PH 病因的鉴别，如对间质性肺疾病和肺气肿的诊断及对其程度的判

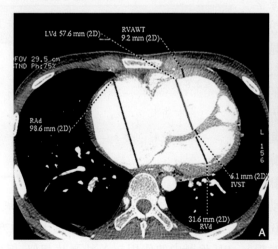
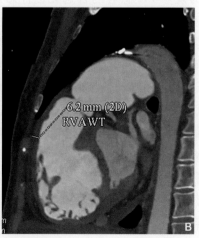

图 9-1-9　慢性血栓栓塞性肺动脉高压

男性，53 岁。慢性血栓栓塞性肺动脉高压、肺心病患者。A. 右心房及右心室明显增大，右心室横径/左心室横径>1；B. 右心室流出道扩张，流出道肌壁增厚

断;增强 CT 检查有助于大多数慢性血栓栓塞性肺动脉高压和(肺)大动脉炎、肺动脉肿瘤或发育异常的诊断。此外,胸部 CT 检查对 PVOD 的诊断及评价肺动脉有无被肿大淋巴结、肿瘤压迫也有一定价值。

4. MRI 表现 近年来,磁共振成像技术发展迅速,其中最重要的是磁共振血管造影检查已成为肺动脉高压诊断和鉴别诊断的一项重要手段,它可直接测定右心室壁厚度、上腔静脉和肺动脉平均直径,估测右心室收缩压和肺动脉压力,观察右心室、肺动脉的大小、形态、容积和生理改变。心脏磁共振影像特别适合通过血流动力学检测,评估患者的预后(图9-1-10)。

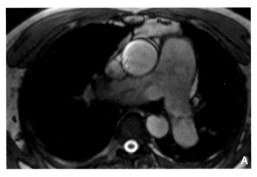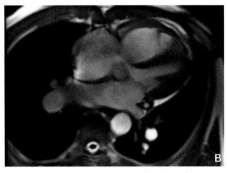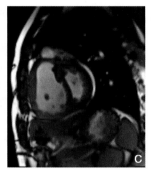

图 9-1-10　慢性血栓栓塞性肺动脉高压

男性,60 岁。慢性血栓栓塞性肺动脉高压、肺心病患者。A. 主肺动脉干明显增宽,横径宽于同水平升主动脉横径;B. 右心房及右心室明显增大,右心室横径/左心室横径>1;C. 右心室壁增厚,室间隔向左心室膨隆

(1) 肺动脉高压在 MRI 的表现

1) 主肺动脉及左右肺动脉扩张,主肺动脉直径≥29mm,右肺动脉干≥20mm,主肺动脉径大于同水平升主动脉径。

2) 右心房、右心室增大,右心室横径/左心室横径>1,室间隔平直或向左心室膨隆,右心室游离壁及流出道肌壁增厚,隔缘肉柱增粗,三尖瓣反流。

3) 延迟成像显示右心室与左心室结合部(insertion point)延迟强化。

【相关疾病】

导致出现肺动脉高压的相关疾病分类自1998 年以来经过了若干次修订,最近一次修订为2022 年欧洲心脏病学会(ESC)和欧洲呼吸学会(ERS)肺动脉高血压诊断和治疗指南,分类包括动脉性肺动脉高压、左心疾病所致肺动脉高压、肺部疾病和/或低氧所致肺动脉高压、肺动脉阻塞性疾病所致肺动脉高压和未知因素所致肺动脉高压(表 9-1-5)。

表 9-1-5　2022 年修订的肺循环高压分类

1. 动脉性肺动脉高压(pulmonary arterial hypertension,PAH)

　1.1　特发性(idiopathic)

　1.2　遗传性(heritable)

　1.3　药物和毒物相关肺动脉高压(associated with drugs and toxins)

　1.4　疾病相关性肺动脉高压(associated with)

　　1.4.1　结缔组织疾病(connective tissue diseases)

　　1.4.2　HIV 感染(human immunodeficiency virus infection)

　　1.4.3　门静脉高压(portal hypertension)

　　1.4.4　先天性心脏病(congenital heart diseases)

　　1.4.5　血吸虫病(schistosomiasis)

　1.5　肺动脉高压有明显的静脉/毛细血管(肺静脉闭塞病和/或肺毛细血管瘤样增生症)受累的特征 PAH[with features of venous/capillary(PVOD/PCH) involvement]

　1.6　新生儿持续性肺动脉高压(persistent pulmonary hypertension of the newborn)

2. 左心疾病所致肺动脉高压(PH associated with left heart disease)

　2.1　射血分数保留的心力衰竭(heart failure with preserved ejection fraction)

　2.2　射血分数轻度减低的心力衰竭(heart failure with mildly reduced ejection fraction)

　2.3　射血分数降低的心力衰竭(heart failure with reduced ejection fraction)

　2.4　心脏瓣膜病(valvular heart disease)

2.5　导致毛细血管后肺动脉高压的先天性/后天性心血管疾病(congenital/acquired cardiovascular conditions leading to post-capillary PH)

3. 肺部疾病和/或低氧所致肺动脉高压(pulmonary hypertension owing to lung diseases and/or hypoxia)

3.1　阻塞性肺疾病或肺气肿(obstructive lung disease or emphysema)

3.2　限制性肺疾病(restrictive lung disease)

3.3　限制性与阻塞性并存的肺部疾病(lung disease with mixed restrictive/obstructive pattern)

3.4　通气不足综合征(hypoventilation syndromes)

3.5　非肺部疾病导致的低氧血症(hypoxia without lung disease)

3.6　肺发育异常(developmental lung disorders)

4. 肺动脉阻塞引起的肺动脉高压(PH due to pulmonary artery obstructions)

4.1　慢性血栓栓塞性肺动脉高压(chronic thrombo-embolic PH)

4.2　其他肺动脉阻塞性疾病(other pulmonary artery obstructions[b])

5. 未明多因素机制所致肺动脉高压(PH with unclear and/or multifactorial mechanisms)

5.1　血液系统疾病(hematologic disorders)

5.2　系统性疾病(systemic disorders)

5.3　代谢性疾病(metabolic disorders)

5.4　慢性肾功能衰竭伴有或不伴有血液透析(chronic renal failure with or without haemodialysis)

5.5　肺肿瘤血栓性微血管病(pulmonary tumor thrombotic microangiopathy)

5.6　纤维性纵隔炎(fibrosing mediastinitis)

【分析思路】

第一，认识这个征象。

1. X线征象　90%的肺动脉高压患者在诊断时胸片出现异常，胸片有助于评估 PH 的存在，但 PH 的程度与影像学异常的程度无关(正常的胸片并不能排除肺动脉高压)，X 线征象包括由于右心房、右心室和主肺动脉增宽而引起的心脏轮廓的改变，有时还伴有外周血管的截断，以及左心或肺部疾病所致肺动脉高压的一些异常征象，见表9-1-6。

表 9-1-6　肺动脉高压及伴随的影像学征象

肺动脉高压和伴随的异常征象	左心疾病/肺充血征象	肺部疾病的征象
右心房增大	肺门模糊	膈肌低平(COPD/肺气肿)
右心室增大	小叶间隔增厚 Kerley B 线	透亮度增高(COPD/肺气肿)
主肺动脉增宽(包括动脉瘤样扩张)	胸腔积液	肺容量减低(纤维化肺疾病)
外周血管截断征	左心房增大	网状影(纤维化肺疾病)
	左心室扩张	

2. CT 征象　通常用于诊断 PH 的 CT 征象包括主肺动脉直径(main pulmonary artery, mPA)和肺动脉/主动脉比值(pulmonary artery/aorta ratio)。主肺动脉、升主动脉测量方法和临床意义详见 CT 表现部分。

CT 是肺动脉高压诊断和病因诊断首选的检查方法，在 CT 上看到的一些特征可以提示 PH 的一个亚型或可能的原因，有助于将患者置于正确的分类中。这些特征性的 CT 征象可分为肺动脉、肺实质、心脏和纵隔的表现。肺动脉 CT 表现包括：周围钙化、周围扩张、偏心充盈缺损、动脉内软组织；肺实质 CT 表现包括：小叶中心结节、"马赛克灌注"征、小叶间隔增厚、支气管扩张、外周胸膜下模糊影、磨玻璃密度影、弥漫实性结节；心脏改变包括：先天性病变和左心瓣膜病的表现，以及支气管动脉增粗。

第二，分析这个征象。对肺实质、肺动脉、支气管动脉和心脏的 CT 征象进行分析，可为 PH 的亚型提供有价值的信息，并有助于进行适当的分类。

1. 肺动脉表现

(1)周围钙化：肺动脉周围钙化是长期 PH 的典型表现，通常见于严重和晚期的 PH。最常见于长期存在心脏分流(通常是房间隔缺损和艾森门格综合征)的患者。这些钙化的原因可能是肺动脉粥样硬化性钙化或肺动脉偏心附壁血栓钙化。二尖瓣疾病可表现为肺动脉钙化，但左心房钙化更常见。慢性血栓栓塞性疾病会有肺动脉钙化(图9-1-11)。

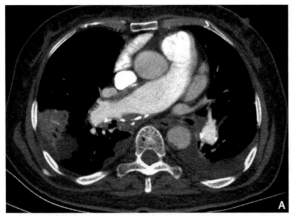
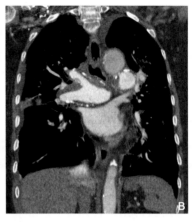
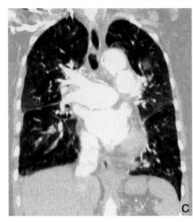
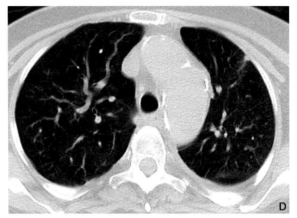

图 9-1-11　慢性血栓栓塞性肺动脉高压

男性,55 岁。主因"渐进性呼吸困难 1 年余"就诊行 CTPA 检查。患者 4 年前因"突发呼吸困
难 2 天"就诊,诊断为急性肺动脉栓塞。A、B. 显示右肺动脉扩张,肺动脉内可见偏心性附壁血
栓,血栓外侧壁呈不连续的线状钙化。C. 显示两侧肺野密度不均,呈马赛克灌注征。D. 显示
右肺上叶肺动脉迂曲扩张

（2）外周肺动脉扩张:大多数肺动脉高压患者
都有主肺动脉扩张,外周动脉变细,但少数 PH 患者
外周肺动脉增粗,可见于门静脉高压或遗传性出血
性毛细血管扩张或微小肿瘤栓子。肝硬化患者
2%～10% 出现 PH,15%～20% 出现肝肺综合征,外
周肺动脉扩张是肝肺综合征的一个特征。遗传性出
血性毛细血管扩张症通常可见扩张的周围血管与相
邻的静脉相连。当外周动脉扩张并出现树芽征时,
考虑肺动脉微小瘤栓的可能。

（3）偏心性充盈缺损:肺动脉中存在附壁血栓
或偏心性栓塞是诊断慢性肺栓塞的关键,表现为管
腔狭窄,管壁不规则,其他表现有狭窄后扩张,串珠
样血管,以及间接征象包括马赛克灌注征和支气管
动脉增粗。原发性血栓常继发于慢性肺动脉高压,
几乎在任何第 1 类 PH 的病例中都可见,最常见的
是门静脉肺动脉高压和艾森门格综合征,这两种情
况不伴有马赛克灌注,艾森门格综合征可见支气管
动脉扩张,门静脉肺动脉高压不出现支气管动脉
扩张。

（4）动脉内软组织:见于肺动脉肿瘤或瘤栓引

起的肺动脉高压。

2. 肺实质表现

（1）小叶中心磨玻璃结节:被认为是严重 PH
的表现,常见于长期接受血管扩张剂治疗的特发性
PH 患者,未治疗的特发性 PH 则很少出现。未经治
疗的 PH 患者中,肺毛细血管瘤病（PCH）或肺静脉
闭塞性疾病（PVOD）可见弥漫小叶中央的磨玻璃密
度结节。PCH 中的结节代表肺泡壁内毛细血管管壁
增生,而 PVOD 则代表内膜纤维化伴肺静脉狭窄和
闭塞。两者的鉴别点为 PVOD 更可能表现为小叶间
隔增厚、胸膜或心包积液和淋巴结病。左心性疾病
的一些影像学表现与静脉闭塞性疾病的表现重叠,
鉴别的关键是左侧心脏病患者的左心房增大,而在
PVOD 患者中没有。

（2）马赛克灌注征:马赛克灌注征源于肺实质
灌注的差异,表现为缺血区（低密度）与充血区（高
密度）。低密度区的血流减少多因为节段或亚段的
血管狭窄或闭塞,从而引起正常实质的血管扩张。
慢性血栓栓塞性 PH 是 PH 患者中最常出现马赛克
灌注征的病因。第 2 类和第 3 类 PH 中也可以出现,但频率要低得多。在第 2 类疾病中,高密度区域往往代表肺水肿灶。在第 3 类疾病中,高密度区域往往代表炎症或纤维化灶。在 CTEPH 中,77%~100% 的患者出现马赛克灌注征,倾向于段和亚段分布。而心脏原因的患者出现率为 74%(第 2 类),肺部疾病(第 3 类)患者出现率低于 8%。

(3) 小叶间隔增厚:PH 患者中小叶间隔增厚常见于左心疾病患者,小叶间隔增厚分为光滑增厚(左心疾病)、不规则增厚(特发性间质性肺炎、纤维化、职业性肺部疾病)、结节样增厚(结节病、淋巴管癌),PVOD 和 PCH 也可以出现小叶间隔光滑增厚,超声观察左心有无异常可鉴别。其他引起肺动脉高压及小叶间隔增厚的少见病如纵隔纤维化及第 5 类的疾病。

(4) 支气管扩张:继发于低氧性肺血管收缩和血管床破坏的长期支气管扩张可进展为 PH。第 3 类 PH 的肺实质纤维化也可引起牵拉性支气管扩张。第 4 类 PH 中的 CTEPH,大部分病例也发生支气管扩张。第 5 类 PH 中的结节病也可伴发支气管扩张。

(5) 外周胸膜下模糊影:外周胸膜下的模糊影是间质性肺疾病的特征性表现(第 3 类),72%~87% 的 CTEPH 患者存在外周胸膜下模糊影,主要源于肺梗死或梗死愈合的瘢痕。慢性溶血性贫血或血吸虫病患者(分别为第 5 类和第 1 类)也可能继发肺梗死。

(6) 磨玻璃密度影:磨玻璃密度影常继发于与 PH 无关的肺部疾病。当肺动脉高压时,可见于肺水肿(第 2 类)、一些间质性肺疾病(第 3 类)、结缔组织疾病(第 1 类)、继发性药物或毒性反应(第 1 类),以及慢性溶血性贫血(第 5 类)或血吸虫病(第 1 类),表现为小叶中心结节时,它们可能继发于 PVOD 或 PCH(第 1 类)。

(7) 弥漫实性结节:PH 中与弥漫实性结节相关的疾病是结节病,5%~74% 的结节病患者合并肺动脉高压,15%~25% 的结节病患者出现弥漫实性结节。在 PH 的背景下,弥漫实性结节的不常见原因包括肺肿瘤血栓性微血管病(PTTM)(第 5 类),表现为弥漫性结节、串珠状肺动脉,偶见淋巴管癌。

3. 左心疾病及瓣膜异常引起的影像表现　左心疾病是引起 PH 的主要原因之一,包括限制型心肌病、左心室收缩/舒张功能障碍和瓣膜异常。左心疾病的一些影像学表现与静脉闭塞性疾病的表现重叠,鉴别的关键是在左心疾病中存在的左心房增大,而在 PVOD 中则没有。据报道,严重的左心瓣膜病患者 100% 伴有 PH、小叶增厚、瓣膜钙化和左心房室扩张,是二尖瓣疾病的影像学表现。左心房肿瘤或肿块(如黏液瘤、肉瘤、转移瘤或血栓)影响肺静脉回流可能导致 PH。主动脉瓣钙化和左心室心肌增厚与主动脉瓣狭窄有关,这是 PH 的另一个常见原因。

4. 纵隔表现

(1) 支气管动脉增粗:支气管动脉直径超过 1.5mm 可认为增粗。支气管动脉增粗常继发于近段肺动脉的梗阻,常见于 PH 中的 CTEPH。艾森门格综合征和修复后的紫绀型心脏病也常发生支气管动脉增粗。其他与支气管动脉增粗相关的情况包括动脉炎和纤维性纵隔炎。

(2) 无纵隔异常:如果没有任何相关的肺部和纵隔表现,需考虑 PH 的特殊类型——特发性 PAH。放射学上,特发性 PAH 是一种排除性的诊断,主要特征包括主肺动脉明显扩张,周围亚段肺动脉突然变细,并无腔内栓塞。支气管动脉增粗是特发性 PAH 和 CTEPH 之间的另一个显著区别,特发性肺动脉高压患者通常不存在支气管动脉增粗。

第三,紧密结合临床。临床信息对肺动脉高压的诊断及病因诊断极其重要,在分析影像学征象的基础上,需紧密结合患者的症状、体征、危险因素、心电图,以及超声心动态、心导管、肺功能、血气分析检查等,找寻符合诊断的相关标准,综合作出诊断。

【疾病鉴别】

本病的诊断核心是肺动脉高压的病因诊断,找到导致肺动脉高压的病因即是该病的鉴别诊断(图 9-1-12)。

三、管腔充盈缺损

【定义】

肺动脉管腔充盈缺损是指在注射对比剂后,肺动脉管腔内出现的低密度未填充区域。

【病理基础】

肺动脉管腔充盈缺损通常为两类病因:肺动脉栓塞(pulmonary embolism,PE)及肺动脉原发性肿瘤,前者更为常见。PE 是肺动脉分支被内源性或外源性栓子堵塞后发生的、以肺循环和呼吸功能障碍为主要表现的临床病理综合征。堵塞肺动脉的栓子类型可有血栓(多来源下肢深静脉)、脂肪、羊水、空气或肿瘤栓子,以血栓栓子最为常见,因而狭义的肺动脉栓塞均指肺动脉血栓栓塞,因其与肺动脉原发

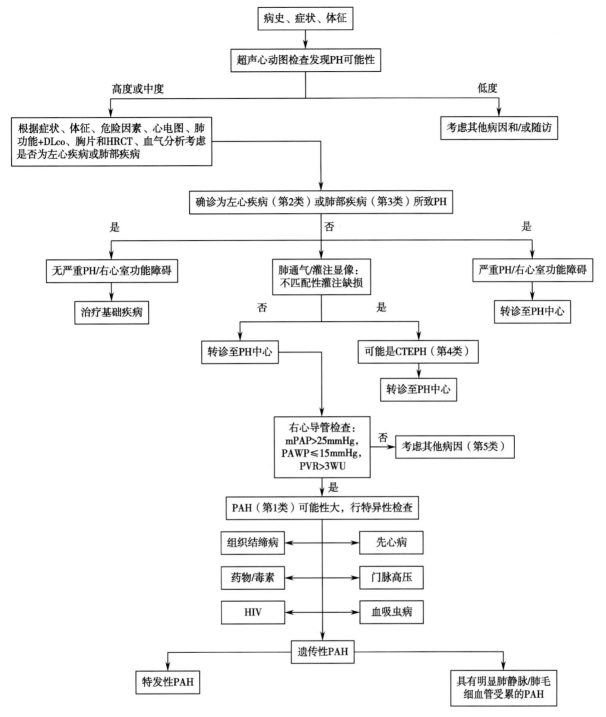

图 9-1-12 肺动脉高压病因鉴别诊断思维导图

性肿瘤影像相似,因而最需鉴别。后文均以肺动脉血栓栓塞为例讲述。PE 的病理生理学改变主要为栓子阻塞肺动脉造成机械性肺动脉前动脉高压,肺血管床减少,肺循环阻力增加,肺动脉压力升高。当血管阻塞面积达 50% 时,肺动脉压力骤然升高,右心室负荷明显增加,心输出量下降,引起右心衰竭、血压下降,当血管阻塞面积达 85% 时,可发生猝死。同时肺栓塞可引发血管内皮损伤,释放大量血管活性物质,引起肺小动脉广泛收缩,形成恶性循环。肺动脉栓塞后发生肺出血或坏死者称为肺梗死。肺动脉

内未完全溶解的血栓机化、肺血管重构导致管腔狭窄或闭塞,可引起肺动脉压力及肺血管阻力进行性升高,形成慢性血栓栓塞性肺动脉高压(chronic throm-boembolic pulmonary hypertension,CTEPH),最终导致右心衰竭。

在少数情况下,肺动脉管腔充盈缺损可由原发性肺动脉肉瘤(pulmonary artery sarcoma,PAS)所致。根据肿瘤细胞起源不同,PAS 分为内膜型和壁型,以内膜型为主,多起源于内膜的多能造血干细胞,通常表现为成纤维细胞或肌成纤维细胞分化。

PAS 的组织病理类型多样,主要有未分化肉瘤、平滑肌肉瘤、横纹肌肉瘤、纤维肉瘤和恶性纤维组织细胞瘤等,以前两者为多。PAS 以中央肺动脉受累为主,常发生在主肺动脉的背侧区域,90% 的 PAS 病例肿瘤累及 2 个以上的区域。大多呈息肉样或手指状,延伸至主肺动脉分叉部,以及左、右肺动脉干,某些累及肺动脉瓣的肿瘤也可能同时累及或扩散到右心室流出道。内膜肉瘤类似于充满血管腔的黏液样或凝胶状凝块,肿瘤的远端延伸可能具有坚硬的纤维化区域,为骨质或沙砾状,壁病变中可能存在软骨黏液样病灶,出血和坏死常见于高级别肿瘤内。

【征象描述】

1. **X 线表现** PE 多在发病后 12~36 小时或数天内出现 X 线改变,可表现为区域性肺纹理稀疏,肺野透过度增强,肺实变或肺不张、胸膜渗出(图 9-1-13),患侧横膈抬高;最典型的征象为横膈上方外周楔形致密影(Hampton 征),但较少见。当伴有肺动脉高压时,表现为中心肺动脉凸出、右下肺动脉干增宽伴"截断征"、肺动脉段膨隆及右心室增大等。PAS 患者 X 线检查通常是非特异性的,典型的 PAS 患者可显示肺门肿块、肺动脉节段凸出、单侧肺动脉、近端分支扩张、肺结节、右心室增大和外周血管系统稀疏,对诊断有一定的指向意义。

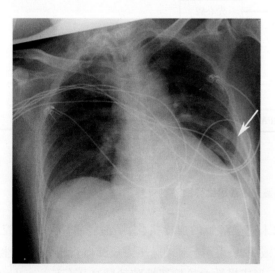

图 9-1-13 肺栓塞 DR 表现
左下肺动脉栓塞,胸部正位 DR 图像示左肺散在渗出(白箭),左侧胸腔少量积液

2. **超声表现** 可以通过多个切面直接观察到肺动脉主干及近分叉处左、右肺动脉内栓子。同时,其也可以显示间接征象,包括右心室/左心室前后径比值>0.5,右心室/左心室横径(右心房/左心房横径)比值>1.1,或者左心室收缩末期和舒张末期径均减小等。

3. **CT 表现** CT 肺动脉造影(computed tomography pulmonary angiography,CTPA)是目前诊断肺动脉管腔充盈缺损的首选方法,对肺动脉主干、叶、段肺动脉内的栓子具有较高灵敏度和特异度,但对亚段及外周肺动脉栓子的灵敏度有限。直接征象表现为不同程度、不同类型的管腔充盈缺损,常见条状、团块状及不规则形状,依据栓塞状态可分为完全性充盈缺损、中央型充盈缺损及附壁型充盈缺损三种类型(图 9-1-14)。CTPA 可以直观地显示肺动脉内血栓形态部位及血管堵塞程度。急性 PE 的 CTPA 特异征象有"漂浮征"(图 9-1-15)、"轨道征"(图 9-1-16)、"蜂窝征""马鞍征"(图 9-1-17)等。这些征象均提示血栓正漂浮于肺动脉管腔内,是刚上行的新鲜血栓。当血栓刚附着于管壁时,表现为偏心性低密度影,与肺动脉管壁成锐角,而当肺动脉被血栓完全充填时,则显示为整支血管内无血流,呈现低密度受累的肺动脉管径可为正常或轻微增粗。PE 在面向血流面的截面常呈"杯口状"(图 9-1-18)。慢性 PE 的 CTPA 直接征象为低密度附壁血栓,但血栓与两侧管壁成钝角(图 9-1-18)。致管腔闭塞的慢性 PE 显示为整支血管内低密度,但其管径缩小。慢性血栓机化,栓子内可见钙化。间接征象则包括肺动脉高压、右心增大、肺梗死、"马赛克征"等。急、慢性血栓 CTPA 鉴别见表 9-1-7。PAS 患者 CTPA 示主肺动脉、左右肺动脉及远端管腔不均匀扩张,内见不规则软组织影凸向血流方向,边缘饱满隆起,病变与血管壁分界不清("蚀壁征"),病变可见不均匀强化(图 9-1-19),以及出血、坏死,并可见远处转移病灶,可与 PE 血栓栓子内部不强化及无远处转移进行鉴别。

4. **MRI 表现** 磁共振肺动脉造影(MRPA)可以直接显示段以上肺动脉内的栓子,PE 表现为偏心、附壁充盈缺损,并有潜在识别急慢性血栓的能力(急性血栓于 T_2WI 呈较高信号,慢性血栓 T_1WI 和 T_2WI 均表现为低或等信号)(图 9-1-20),同时还可显示 PE 导致的肺内低灌注区,但对肺段以下水平的 PE 诊断价值有限。在钆对比剂增强时,急性 PE 血栓无强化,慢性栓子边缘强化。MRI 对于诊断 PAS 同样具有重要价值,对肺动脉内软组织肿块具有较高的分辨率及良好的成像效果,可显示病变自肺动脉干向左右肺动脉分支内蔓延,在 T_1WI 呈稍低或等信号,T_2WI 可呈中等至稍高信号影,MRI 电影序列可以评估病变与肺动脉内膜的关系及活动性,PAS 肿块可见中等或明显不均匀强化。

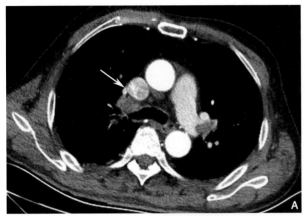
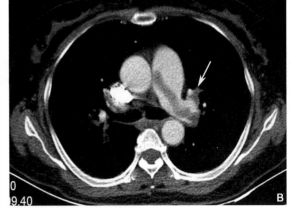
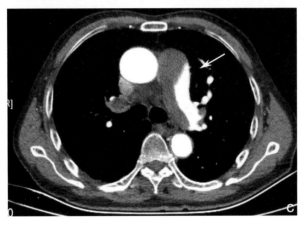

图 9-1-14 肺栓塞 CT 表现

A~C.胸部增强 CT 可显示肺栓塞的直接征象,常表现为条状、团块状及不规则形状的充盈缺损影,依据栓塞状态可分为完全性充盈缺损(白箭)(A)、中央型充盈缺损(白箭)(B)及附壁型充盈缺损(白箭)(C)

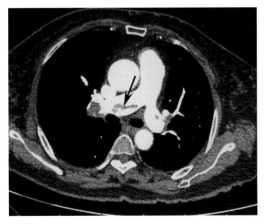

图 9-1-15 肺栓塞 CT 表现

增强 CTA 显示急性肺栓塞的特异征象"漂浮征"(黑箭)

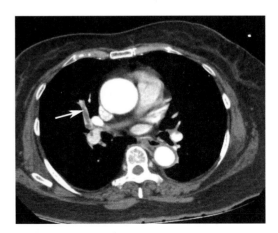

图 9-1-16 肺栓塞 CT 表现

增强 CTA 显示急性肺栓塞的特异征象"轨道征"(白箭)

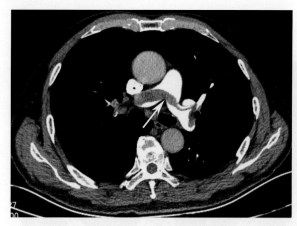

图 9-1-17　肺栓塞 CT 表现

增强 CTA 显示急性肺栓塞的特异征象"马鞍征"
（白箭）

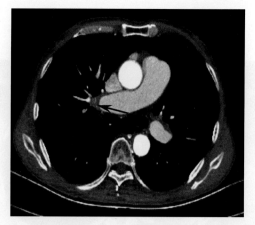

图 9-1-18　肺栓塞 CT 表现

增强 CTA 显示肺动脉内低密度的血栓栓子
面向血流面的截面呈"杯口状"（黑箭），与两
侧管壁成钝角

表 9-1-7　急性、慢性肺栓塞的鉴别要点

鉴别要点	急性肺栓塞	慢性肺栓塞
	中心型	附壁型,栓子与管壁呈钝角
栓子形态	周围型,栓子与管壁呈锐角	不规则型
		可有钙化
栓子边界	清楚	不清楚
动脉管径	正常或增粗	变细
远端分支情况	正常,清楚,近端动脉完全闭塞时,远端动脉可因对比剂含量少而显示不清	变细,不清楚,动脉分支管径不成比例
右心功能不全	右心房、右心室增大,右心室壁不厚	右心房、右心室增大,右心室壁增厚

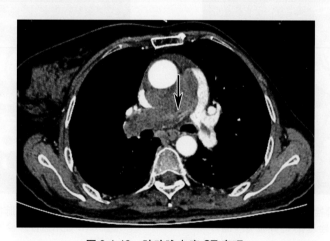

图 9-1-19　肺动脉肉瘤 CT 表现

增强 CTA 显示主肺动脉、右肺动脉及远端管腔不均匀扩张,内见不规则软组织影
凸向血流方向,边缘饱满隆起,病变与血管壁分界不清（"蚀壁征"）,病变可见不
均匀强化（黑箭）

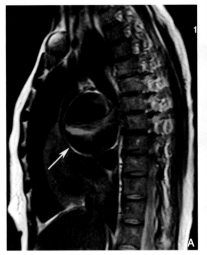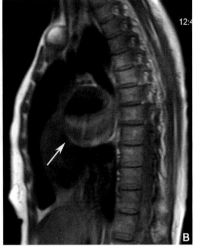

图 9-1-20 肺动脉栓塞 MRI 表现

A、B. 右肺动脉干管径呈瘤状扩张,内见半月形短 T_2 信号(A)及等 T_1 信号 (B)团块影(白箭),周边呈长 T_2 短 T_1 信号,病变与肺动脉管壁关系密切,其 外膜似与右肺动脉管壁相延续

5. 核素肺通气/灌注(V/Q)成像表现 可清晰 显示肺血流灌注的异常部位、范围和程度,以及通气 和灌注的不匹配区域,是诊断早期肺栓塞最敏感、最 可靠的方法。典型征象是呈肺叶、肺段或多发亚肺 段分布的肺灌注缺损,并与正常的通气成像不匹配 (图 9-1-21),此时 V/Q 成像诊断 PE 的灵敏度为 92%、特异度为 87%,若 V/Q 成像灌注缺损与通气 缺损并存,此时发生 PE 的概率为 16%~33%,尚需 作进一步检查。PAS 患者存在肺血流通气失调时亦 有相同表现,两者鉴别需要结合其他影像学检查。

6. PET/CT 表现 对于高度怀疑 PAS 患者, PET/CT 检查不仅有助于明确诊断,对于术前评估有

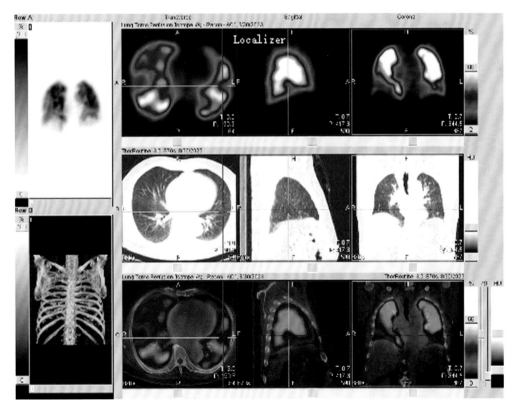

图 9-1-21 肺动脉栓塞 SPECT 表现

SPECT 肺灌注断层成像示双肺显影清晰,边缘轮廓不完整,双肺多叶段、亚段可见散在放射性分 布稀疏缺损区,大部分呈楔形改变,双肺下叶为著,同机 CT 图像对应位置未见确切异常

无肿瘤转移及手术指征同样具有重要意义。大部分 PAS 的特异性表现为 ^{18}F-FDG 显像剂摄取增高,肿瘤组织的 SUV 值明显升高(图 9-1-22),提示病变性质为肿瘤组织,而血栓组织无 ^{18}F-FDG 摄取。

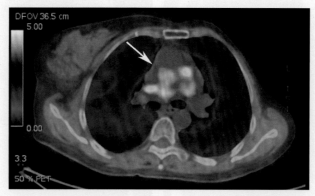

图 9-1-22　肺动脉栓塞 PET/CT 表现
肺动脉干、左右肺动脉多发结节样及团块状影,SUV 值明显升高(白箭)

【相关疾病】

肺动脉管腔充盈缺损,多见于肺动脉血栓栓塞,根据发病时间长短分为急性和慢性,前者通常为发病 2 周内,后者通常病程超过 3 个月。原发性肺动脉肉瘤罕见,发病率为 0.001% ~ 0.003%,影像学表现与 PE 相似,临床表现缺乏特异性,易误诊为肺栓塞,误诊率约 50%,因此需明确其诊断要点(表 9-1-8)。此外,其他引起肺动脉管腔充盈缺损的病变包括肿瘤栓子、脂肪栓子及纵隔或肺内恶性病变侵袭肺动脉等。

表 9-1-8　肺动脉血栓栓塞与原发性肺动脉肉瘤的诊断要点

疾病名称	诊断要点
肺动脉急性血栓栓塞	突发性呼吸困难、胸痛、咯血、晕厥,发病 2 周内
	存在下肢深静脉血栓病史
	肺动脉瓣噪声、收缩期射血杂音伴第二心音(P2)、颈静脉扩张、肝肿大和外周水肿
	血浆 D-二聚体>500μg/L
	动脉血气分析氧分压下降
	NT-proBNP 值升高
	ECG 示右心负荷过重
	肺动脉腔内的急性充盈缺损的影像学证据
	对于溶栓或抗凝治疗反应良好
肺动脉慢性血栓栓塞	进行性呼吸困难、双下肢水肿、反复晕厥、胸痛,病程超过 3 个月
	存在急性肺栓塞病史
	肺动脉瓣噪声、收缩期射血杂音伴第二心音(P2)、颈静脉扩张、肝肿大和外周水肿
	血浆 D-二聚体>500μg/L
	动脉血气分析氧分压下降
	NT-proBNP 值升高
	ECG 示慢性肺源性心脏病
	肺动脉腔内的慢性充盈缺损的影像学证据
	对于溶栓或抗凝治疗血栓体积可减小或无变化
原发性肺动脉肉瘤	多见于 13 ~ 86 岁的患者,男女比例为 2:1
	晕厥、胸痛、呼吸困难、咳血、右心功能衰竭;发热、乏力、体重减轻
	无明确下肢深静脉血栓病史
	肺动脉瓣噪声、收缩期射血杂音伴第二心音(P2)、颈静脉扩张、肝肿大和外周水肿
	血浆 D-二聚体正常
	肺动脉腔内的充盈缺损呈侵袭性、膨胀性生长的影像学证据,且增强扫描肿瘤组织有强化
	可有肺内或远处转移
	对抗凝或溶栓治疗反应无效,体积不断增大

【分析思路】

第一，认识这个征象。正常肺动脉管腔粗细均匀、通畅，在增强检查中对比剂充盈良好，因此一旦出现管腔形态不规则、内见充盈缺损影时，不难发现。需要注意的是，CTPA 扫描时相过早，对比剂尚未完全充盈均匀时，可能会误认为存在充盈缺损，应当仔细观察静脉期图像进行确认。观察时，除轴位图像外，还应结合 MIP、肺动脉血管 VR、MPR 等重建图像，多角度分析，全面评估病变部位、形态、与肺动脉管壁的关系、累及范围和充盈缺损引起的狭窄程度、有无病变处管径扩张、肺内间接征象及是否存在远处转移病变等。

第二，分析这个征象。当看到肺动脉充盈缺损时，首先应当想到此征象可以由肺动脉栓塞、肺动脉占位性病变、纵隔或肺内恶性占位侵犯肺动脉导致。纵隔病变或者靠近纵隔的肺癌侵及肺动脉时，肿块的主体部分通常不位于肺动脉内，可资鉴别。肺动脉充盈缺损病因诊断的主要任务是鉴别是血栓栓子，还是原发性肿瘤。可以从充盈缺损的部位和累及范围；与血管壁的关系；病变形态、边缘；病变强化特征；受累血管外径及轮廓；周围脂肪间隙受累情况等方面综合分析（表 9-1-9）。此外，在对肺动脉内充盈缺损进行病因分析时，肺内间接征象具有一定的提示作用，如肺窗显示的"马赛克"征、胸膜下斑片状高密度影（代表梗死、出血或不张）、肺动脉高压、心脏增大，右心功能不全，上述征象常提示 PE。

表 9-1-9　肺动脉血栓栓塞与肺动脉肉瘤的鉴别要点

鉴别要点	肺动脉肉瘤	肺动脉血栓栓塞
充盈缺损主体位置及范围	主肺动脉干及右心室流出道，单发	主肺动脉分叉部及肺叶、段以下分支，多发
充盈缺损与血管壁关系	与血管壁宽基底相贴	与血管壁之间可见对比剂，完全或部分充填血管腔
充盈缺损形态、边缘	病变血流面不光滑、呈结节状，迎着血流逆向生长	病变边缘相对光滑，顺着血流方向塑形
病变强化特征	动脉期斑片状强化，延迟期强化明显	动脉期密度均匀、无强化，延迟期急性血栓无强化、慢性血栓少数可见边缘强化
受累血管外径及轮廓	血管外径增粗，轮廓不规则、向外结节状凸出	血管外径正常，轮廓光整，远端血管纤细
受累血管周围脂肪间隙	病变段血管周围脂肪间隙密度增高，提示外侵征象	病变段血管周围脂肪间隙清晰，提示病灶无外侵袭
右心房、右心室	右心室增大、饱满，右心室壁肥厚，提示慢性肺动脉高压改变	右心室增大，右心室壁厚度正常，提示急性肺动脉高压

第三，紧密结合临床。临床信息对于肺动脉管腔充盈缺损的病因学诊断至关重要。大多数 PE 患者的临床症状和体征缺乏特异性，易被漏诊或误诊，应高度关注引发静脉血栓栓塞症的危险因素，包括骨折、创伤、手术、妊娠、口服避孕药、激素替代治疗、抗磷脂抗体综合征、恶性肿瘤等。多数患者表现为呼吸困难、胸痛、咳嗽、咯血，晕厥比较少见，但往往提示血流动力学不稳定。症状严重程度取决于栓子的大小、数量、栓塞的部位，以及是否存在心、肺等器官的基础疾病。D-二聚体增高常被用于急诊 PE 的筛查，其灵敏度高，特异度低。临床评估低度可能患者，如 D-二聚体检测阴性，可基本除外急性 PE；对于血流动力学不稳定的 PE 疑诊患者，D-二聚体意义不大，可直接进行 CT 肺动脉造影（CTPA）或超声心动图检查。当起病慢伴有发热、贫血及体重下降等全身表现，且缺乏血栓形成的原发或继发危险因素时，虽然可见肺动脉内大的充盈缺损，但是肺栓塞临床预测评分却较低，溶栓抗凝治疗无效甚至加重均需考虑肿瘤性病变。综上，需要在分析影像学征象的基础上，紧密结合临床病史、高危因素、症状体征、D-二聚体等实验室检查结果，以及是否有远处转移等，找寻符合诊断的相关要点，综合作出诊断。

【疾病鉴别】

肺动脉管腔充盈缺损鉴别诊断思路导图见图 9-1-23。

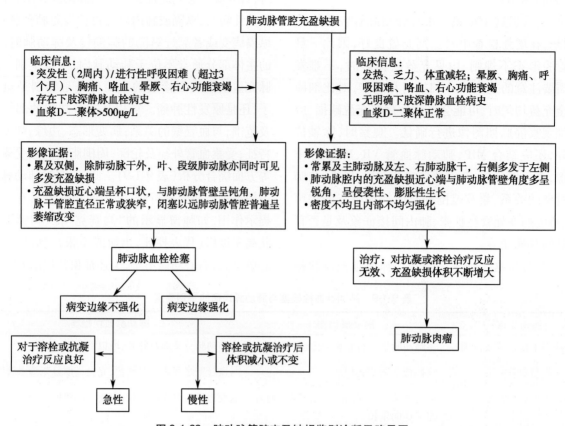

图 9-1-23　肺动脉管腔充盈缺损鉴别诊断思路导图

（侯　阳）

第二节　肺动脉管壁异常

一、肺动脉管壁增厚

【定义】

肺动脉管壁环形增厚是指横轴位图像上肺动脉管壁呈环形增厚，且管壁厚度>2mm。

【病理基础】

肺动脉管壁环形增厚征象的病理基础是动脉管壁各层的炎性改变。病理改变主要为肺动脉壁无菌性炎症，可有大量浆细胞及淋巴细胞浸润；中膜的肌层及弹力纤维层被破坏，伴有纤维组织增生；内膜则出现水肿、增生、肉芽肿形成等。随着病情的进展，病变可逐渐累及全层，导致内膜纤维性增生、增厚，中膜出现灶状纤维化、弹力板断裂、弹力纤维变细等病理改变。晚期，管壁增厚不如活动期明显，这是由于管壁内、外膜均出现纤维化，中膜萎缩破坏，滋养血管狭窄、闭塞所致。

【征象描述】

1. X线表现　X线无法直接显示肺动脉管壁异常，但由肺动脉管壁增厚继发管腔狭窄、闭塞可显示闭塞肺动脉所在肺野透光度增高、肺纹理吸收；如继发肺动脉高压，可显示肺动脉段膨隆。

2. 超声表现

（1）病变动脉外径局限性增宽或变化不明显，管壁外膜、内膜中层均弥漫性增厚，回声减低不均匀。

（2）病变动脉内径向心性狭窄，狭窄处血流速纤细，闭塞者无血流信号。

3. CT表现

（1）管壁特点：在活动期CTA（图 9-2-1）可显示受累肺动脉管壁呈环形增厚表现。稳定期管壁由增厚逐渐变为不规则，表现为肺动脉闭塞，并可伴肺动脉壁钙化形成。

（2）管腔特点：早期管腔可无明显改变；随着病变发展，管腔狭窄、闭塞；管腔不规则扩张，可继发原位血栓形成（极为罕见）；累及肺动脉主干及叶以上大中血管，右侧多于左侧，表现为肺动脉鼠尾样狭窄、闭塞（图 9-2-2）。

4. MRI表现

（1）管壁特点：在活动期MRI各序列图像均可显示受累肺动脉管壁呈环形增厚。T_2WI 脂肪抑制序列能够显示管壁水肿程度，受累肺动脉管壁可见

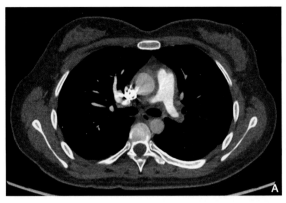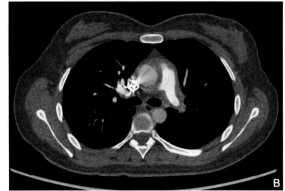

图 9-2-1　肺动脉壁增厚 CT 表现

A. CT 肺动脉增强轴位图像示主动脉弓周缘呈环形增厚,肺动脉干管壁增厚;B. 轴位图下一层面示左肺动脉干管壁增厚

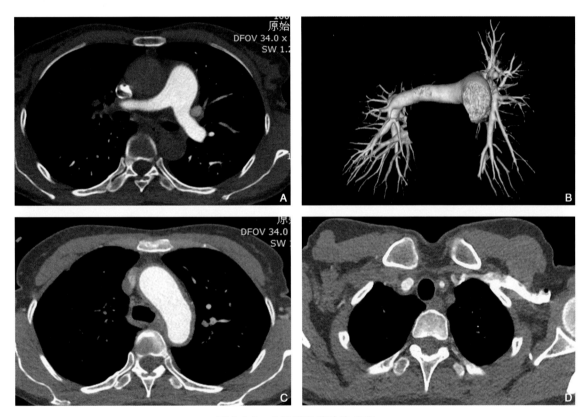

图 9-2-2　主动脉及肺动脉 CTA

A. CT 肺动脉增强轴位图像示右肺动脉狭窄;B. VR 显示右肺上叶肺动脉闭塞;C. CT 主动脉增强显示主动脉弓周缘呈环形增厚;D. 轴位图显示右侧头臂干、左侧颈总动脉管壁呈环形增厚,左锁骨下动脉管腔闭塞

环形稍高 T_2 信号影,表现为向心性增厚(图 9-2-3),MRI 管壁增强成像显示动脉壁强化(图 9-2-4)。中晚期管壁由环形逐渐变为不规则增厚,CT 及 MRI 图像表现为肺动脉管腔闭塞,CT 还可提示肺动脉壁钙化改变。

(2)管腔特点:早期管腔可无明显改变;随着病变发展,管腔逐渐狭窄、闭塞;当管腔不规则扩张(极为罕见)时,可继发原位血栓形成;可累及肺动脉主干及叶以上大中血管,右侧多于左侧,表现为肺动脉鼠尾样狭窄、闭塞(图 9-2-4)。

【相关疾病】

单独的肺动脉管壁增厚十分罕见。其表现主要见于大动脉炎肺动脉受累时,偶见巨细胞动脉炎肺动脉受累。大动脉炎是亚洲人群常见的一种原发性血管疾病,发病年龄多为 20~30 岁,30 岁以前发病约占 90%,青年女性多见,男女之比为 1∶8~10。本病是以中膜损害为主的非特异性全层动脉炎,有50%~80% 可累及肺动脉及其分支。炎症活动期主要表现为肺动脉管壁增厚、慢性期可出现肺动脉壁钙化,管腔狭窄或闭塞,部分病例最终可出现肺动脉

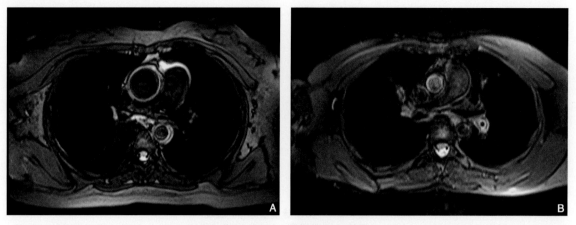

图 9-2-3 肺动脉壁增厚 MRI 表现

A. T_2WI 脂肪抑制序列轴位图像示主动脉壁环形增厚,呈稍高 T_2 信号灶;B. 轴位图下一层面示左肺动脉干管壁增厚,呈稍高 T_2 信号灶

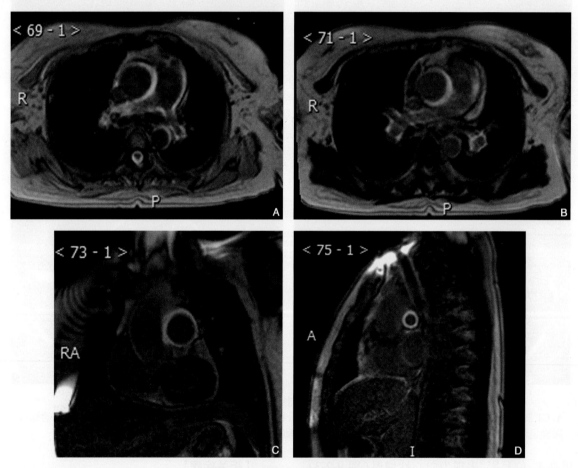

图 9-2-4 肺动脉 MRI 增强表现

翻转恢复快速小角度激发(3D IR-FLASH)增强:A、B. 轴位图像显示升主动脉、肺动脉主干及左右肺动脉干管壁呈环形增厚伴强化;C. 冠状位图像显示主肺动脉管壁呈环形增厚伴强化;D. 矢状位图像显示左肺动脉干管壁呈环形增厚伴强化

高压。本病的肺动脉受累可早于主动脉,累及肺动脉的大动脉炎又称"肺动脉型"大动脉炎,以主干-叶-段分支受累为主。

由于血管损害的范围和累及程度不同,本病患者的临床表现差异性较大。具有重要意义的症状及体征包括:①上肢脉搏和血压异常,桡动脉脉搏减弱或者消失、双上肢血压明显不对称;②颈部、背部或者腹部血管杂音;③心脏杂音,主要来源于主动脉瓣反流;④年轻患者出现高血压改变;⑤眼底改变,包括高血压眼底改变、低血压眼底改变、视力减退等。

实验室检查:①活动期血沉升高、C 反应蛋白升高、白细胞增多、γ 球蛋白增高;稳定期实验室检查可无异常。②免疫异常：免疫球蛋白(IgG、IgA)、C3、C4增多。③易栓指标会有增高，血小板及纤维蛋白原功能明显增强，而凝血功能及纤维溶解过程无明显变化。

【分析思路】

第一，认识这个征象。正常肺动脉的管壁极薄，因此在增强CT的轴位图像上难以观察，当高密度管腔的周缘出现增厚的环形低密度影时，通常不难发现。需要注意的是，当管壁轻微增厚(1~2mm)处于临界状态时，应当仔细观察确认。观察时，除轴位图像外，还应结合斜矢状位、冠状位等MPR重建图像，从多角度进行分析，全面评估病变累及的部位、范围，以及狭窄程度、有无闭塞和扩张等。

第二，分析这个征象。看到肺动脉管壁环形增厚，首先应想到是管壁全层出现了炎症，因为只有全层炎症才能累及整个管壁，表现为环形且均匀的增厚，是鉴别粥样硬化斑块、壁内血肿、附壁血栓等造成的管壁局限性不规则增厚的显著差异征象。其次，需进一步分析这个征象，明确是哪种血管炎所致。年轻女性，同时伴有主动脉及分支血管的管壁环形增厚，最多见于大动脉炎。巨细胞动脉炎则主要见于老年女性，常累及颈动脉颅外分支的颞动脉，对诊断极有帮助。需要强调的是，当大动脉炎的诊断明确后，影像报告还应进一步判断炎症是活动期还是非活动期，这对于及时进行激素治疗、取得好的疗效至关重要。处于活动期的管壁环形增厚通常表现较为明显，可达3~7mm，且因管壁肉芽组织中增多的滋养血管，增强图像会出现明显的延迟强化改变。由于炎症处于急性期，管壁病变对管腔的影响较小，管腔通常显示正常或仅有轻微狭窄；而非活动期的管壁环形增厚相对更薄，增强扫描没有延迟强化。此时的管壁因纤维化而僵硬、回缩、顺应性下降，管腔可呈现不同程度的狭窄、狭窄后扩张，甚至闭塞等。

第三，紧密结合临床。在分析影像学征象的基础上，需紧密结合患者的年龄、性别、症状、体征和实验室检查等，找寻符合诊断的相关标准，综合作出诊断。

【疾病鉴别】

肺动脉管壁增厚伴强化是动脉炎的典型征象，需要鉴别的疾病为大动脉炎和巨细胞动脉炎，确诊需要动脉的病理结果；但对于年轻人群，尤其是女性患者，主肺动脉及肺动脉管壁增厚，主要考虑大动脉炎；而老年患者，尤其是女性患者，新发头痛伴

有颞浅动脉管壁增厚、闭塞，则首先考虑巨细胞动脉炎。

二、肺动脉双腔征

【定义】

肺动脉内膜撕裂，内膜发生移位后位于肺动脉管腔内，CT肺动脉造影或MRI肺动脉成像显示肺动脉腔内线状等低密度(信号)影分割肺动脉腔，形成"双腔征"，为肺动脉夹层的特征性表现。

【病理基础】

肺动脉夹层多发生于肺动脉瘤或肺动脉扩张处。肺动脉高压并发肺动脉夹层的肺动脉中层囊性坏死，与肺动脉中层黏液样变性及弹力纤维断裂有关，肺动脉组织薄弱，肺动脉壁无法承受增高的压力，导致肺动脉夹层。肺动脉组织的感染或结缔组织病变导致肺动脉局部血栓，造成局部组织感染加重，促使肺动脉内膜剥脱。

【征象描述】

1. **X线表现** 由于成像条件限制，X线无法显示肺动脉"双腔征"。

2. **超声表现**

(1) 肺动脉腔内可见撕裂的内膜片，纤细膜样回声，将动脉分为真腔和假腔。

(2) 撕裂的内膜上有时可见连续性中断，为真腔和假腔相交通的破口。

(3) 真腔内血流速度相对较快，假腔内血流速度缓慢、血流回声延迟出现或无血流显示；在入口处可见自真腔流向假腔的血流，而出口处可见自假腔流向真腔的血流。

3. **CT表现** 肺动脉CTA能够显示肺动脉双腔征。与主动脉夹层相似，肺动脉内膜片内移并可见内膜破口，形成"双腔"改变(图9-2-5)。典型表现为真腔与右心室流出道相连，对比剂较浓，密度较高，假腔对比剂较淡，密度较低(图9-2-6)。

4. **MRI表现** MRI黑血技术、亮血技术及肺动脉增强技术均可显示肺动脉内"双腔征"，与CTA一致，表现为肺动脉内膜片内移并可见内膜破口，形成"双腔"改变。

【相关疾病】

肺动脉"双腔征"，与主动脉"双腔征"一样，是动脉夹层的特征性表现。肺动脉夹层多发生于肺动脉瘤或肺动脉扩张处。肺动脉高压并发肺动脉夹层的肺动脉中层囊性坏死，与肺动脉中层黏液样变性及弹力纤维断裂有关，肺动脉组织薄弱，不能承受肺

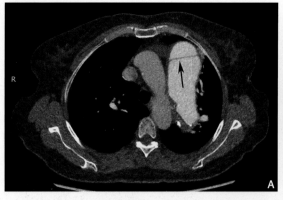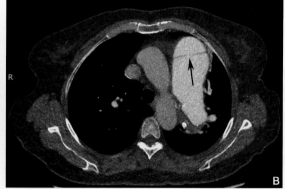

图 9-2-5　肺动脉双腔征
A.肺动脉 CTA 轴位图肺动脉干可见线状低密度影,形成双腔改变(黑箭);B.下一层面内可见内膜破口(黑箭)

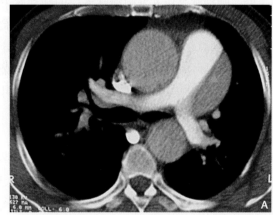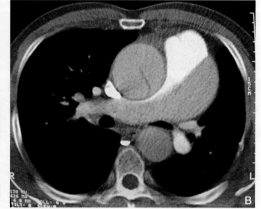

图 9-2-6　肺动脉夹层
A、B.肺动脉 CTA 轴位图,肺动脉内可见双腔改变,假腔密度较低(蓝三角),真腔密度较高

动脉壁的压力增大,导致肺动脉夹层。肺动脉组织感染或结缔组织病变导致局部肺动脉血栓,加重局部组织感染,使肺动脉内膜剥脱。

【分析思路】

第一,认识这个征象。肺动脉 CTA 及 MRI 的轴位及多平面图像能够清晰显示肺动脉腔内线状低密度影或线状等信号影,为内膜瓣撕裂内移,肺动脉形成"双腔征",部分层面可以显示内膜破口,真腔与右心室流出道相连,对比剂较浓,密度较高,假腔对比剂较淡,密度较低。

第二,分析这个征象。肺动脉内"双腔征"为肺动脉夹层的特异性征象,常见于特定疾病,如肺动脉高压、肺动脉介入术后,特发性肺动脉夹层非常罕见。当观察到肺动脉"双腔征"时,要注意内膜破口、累及范围,真腔及假腔,还要注意观察肺动脉增宽、狭窄、管壁增厚钙化等其他动脉病变征象。

第三,紧密结合临床。在分析影像学征象的基础上,需紧密结合患者的病史及其他征象,如肺动脉高压、肺动脉炎或介入术后等病史资料,对肺动脉夹层的病因作出诊断。

【疾病鉴别】

肺动脉"双腔征"是肺动脉夹层的特征性表现,无须鉴别。

（刘　敏）

第三节　肺静脉异常

一、肺静脉增粗

【定义】

肺静脉增粗是指肺静脉血管管腔异常增粗扩张。

【病理基础】

肺静脉通常有 4 支血管,接收肺动脉血液回流入左心房。肺静脉形态及走行异常详见本节第三部分。肺静脉弥漫性增粗征象的主要病理基础是左心疾病引起肺毛细血管楔压(pulmonary capillary wedge pressure,PCWP)升高,作为机体容量血管的肺静脉受压力影响,导致管腔异常增粗扩张。早期表现为肺静脉压力升高,PCWP>13mmHg 时将导致血液重新分布;PCWP>18mmHg 时,超过了血浆胶体渗透压,液体会在肺间质积聚,出现间质性肺水肿;PCWP>25mmHg 时,液体开始在肺泡腔积聚,出现肺泡性肺水肿,最终在反复发作或缓慢上升的肺静脉高压下导致肺静脉增粗扩张。

【征象描述】

1. **X 线表现**　直接征象表现为双肺纹理增粗、扭曲、紊乱,双肺上叶较下叶更明显,常合并心影增大(图 9-3-1)。肺水肿时可见下肺野外带条状小叶间隔(Kerley B)线,双肺门见对称性蝶翼状高密度影,双侧胸腔积液。

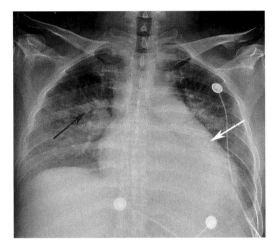

图 9-3-1　肺静脉增粗 X 线平片表现
双上肺静脉增粗(红箭),心影增大(白箭)

2. **超声表现**　超声检查肺静脉增粗征象,通常只能观察汇入左心房的肺静脉入口部位增粗扩张,对肺静脉增粗的整体观察受肺部气体影响存在局限性,所以该检查并不适合观察肺静脉弥漫性增粗征象。超声对观察肺静脉异位引流等先天发育异常有一定优势。

3. **CT 表现**　获得性肺静脉增粗的直接表现为肺静脉弥漫性管腔增粗,早期多见于双上肺静脉。目前,肺静脉增粗的径线标准并无明确界定,所以当肺静脉管径无显著增粗时,管径很难作为疾病的诊断依据,通常需要结合肺静脉高压相关的其他征象联合诊断。左心衰竭引起的肺静脉增粗,可见左心室、左心房增大,间质性肺水肿引起的小叶间隔增厚(图 9-3-2),肺泡性肺水肿可见以中央或重力依赖性部位为主要分布区的斑片状高密度影和磨玻璃影,双侧胸腔见片状液性密度影。二尖瓣狭窄引起的肺静脉增粗,可见二尖瓣区瓣叶增厚、扭曲和钙化,导致二尖瓣瓣口狭窄,左心房明显增大。CT 增强可以更清晰直观地观察肺静脉管腔和心脏结构的变化,并且对于一些少见病引起的肺静脉增粗,可以作出进一步的影像诊断,如左心房黏液瘤表现为左心房增大,内见低密度肿块,多呈分叶状改变,密度欠均匀,增强后不均匀斑片状强化(图 9-3-3A)。缩窄性心包炎引起的肺静脉增粗可见心包增厚钙化,心脏增大。三维重建图像对于显示和评估增粗肺静脉的范围和程度更有优势(图 9-3-3B)。

4. **MRI 表现**　磁共振成像通常是在检查心脏病变时发现肺静脉增粗的征象,受呼吸和心脏运动伪影的影响,对肺静脉血管的显示效果不佳,MRI 不是观察肺静脉增粗征象的合适检查方法。但 MRI 的优势是观察血管的血流动力学改变和心脏功能情况,对肺静脉内的血流动力学分析有一定的应用价值,在观察心衰患者心脏结构和功能方面,MRI 的优势更显著,除了明确左心室和左心房增大外,心脏电影可以发现心脏运动功能减弱,处理心肌应变、射血分数、收缩和舒张末期容积等参数。4D flow 可以准确测量二尖瓣狭窄患者二尖瓣区血流速度和血流方

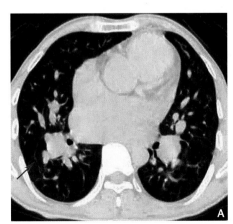
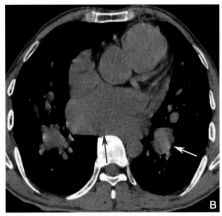

图 9-3-2　左心衰合并肺静脉增粗 CT 表现
A. CT 平扫轴位肺窗图像示双肺静脉增粗,双肺小叶间隔增厚(红箭);B. 轴位纵隔窗图像示左心房增大(红箭)合并双肺静脉增粗(白箭)

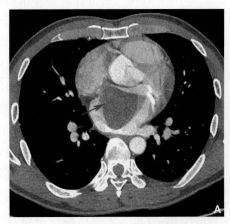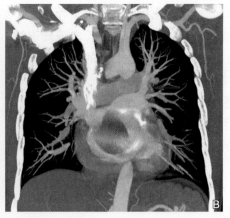

图 9-3-3 左心房黏液瘤 CT 表现

A. CT 增强轴位图像示左心房内低密度肿块（红箭）；B. MPR 重建冠状位图像示左心房
内占位及双肺静脉增粗（红箭）

向，而且可以提供肺静脉的高级血流参数用于分析，如管壁压力、壁剪切力等。虽然高分辨率 MRI 血管成像技术可以更好地显示病变血管壁结构，但多用于动脉血管，MRV 也很少用于肺静脉成像。对于引起肺静脉增粗的少见病例，MRI 有更高的诊断价值，在左心房黏液瘤可以动态观察肿瘤随心脏搏动的位置变化情况，肿瘤阻塞二尖瓣口引起左心房增大、肺静脉增粗；缩窄性心包炎表现为心包增厚，并且可以识别心包少量的渗出、粘连和心包炎症，增强后可见心包强化；若发现肺静脉增粗，心房显著增大，心室腔正常或缩小，舒张功能障碍而收缩功能正常，应考虑限制型心肌病可能，延迟强化和心肌 mapping 技术对限制型心肌病的疾病分型有一定的诊断价值。

【相关疾病】

肺静脉增粗主要见于左心衰竭、二尖瓣狭窄，诊断标准见表 9-3-1，但肺静脉增粗征象并不是这两种常见疾病的典型表现，多伴发于这两种疾病其他常见征象，病程较长时可以表现为双肺静脉明显增粗扩张。左心房黏液瘤、缩窄性心包炎和限制型心肌病也可出现肺静脉增粗的影像表现，但疾病相对少见，肺静脉增粗程度也相对较轻。

【分析思路】

第一，认识这个征象。肺静脉明显增粗时很容易识别这个征象，尤其是在增强 CT 检查中。然而肺静脉增粗的径线标准并无明确界定，但正常肺静脉主干管腔截面都近似于卵圆形，当肺静脉高压时，可以表现为圆形管腔，观察时，除轴位图像外，还应结合冠状位的 VR、MPR 等重建图像，全面评估病变累及的部位、范围和增粗的程度。对于肺静脉局限性增粗的征象很容易识别，但对于肺静脉整体弥漫性

表 9-3-1 肺静脉增粗常见相关疾病的诊断标准

疾病名称	诊断标准	诊断依据
左心衰竭	左心衰的症状和体征，如气急、全身水肿	
	射血分数降低或保留	
	心脏结构性改变，如左心房室增大	临床表现、心功能评估、利钠肽水平
	脑钠肽水平升高	
	证实导致左心衰的基础心血管疾病	
二尖瓣狭窄	呼吸困难	
	左心房、右心室增大	
	间质性肺水肿	临床表现、影像指标
	二尖瓣瓣口开放面积 $<2.0cm^2$	
	二尖瓣增厚、粘连、钙化	

轻度增粗时，很难作出征象的诊断，需要结合肺静脉高压引起的其他征象进行间接判断，同时也需要了解正常肺静脉的径线和影响因素。双上肺静脉（平均直径 16～23mm）较双下肺静脉（平均直径 15～16mm）粗，右下肺静脉直径最小；肺静脉开口处直径受性别影响，左上肺静脉开口处直径男性显著大于女性，其他 3 支肺静脉开口直径男女无显著差异；肺静脉开口处直径与年龄无明显相关性。

第二，分析这个征象。X 线平片发现双上肺静脉增粗，首先应该想到可能是由于肺静脉压升高导致肺血重新分布，因为早期双下肺血管保护性收缩，双上肺血管床开放增粗。其次，需进一步明确这个征象是什么原因所致，多数情况是左心衰竭引起，可

见心影增大,尤其是左心房和左心室,进一步观察是否合并肺水肿引起的相关其他征象,对肺静脉增粗这一征象明确诊断极有帮助。虽然该征象很少单独出现,但需要强调的是,肺静脉增粗这一诊断的确定,说明肺静脉高压已经处于相对长期的过程中,必要的 CT 或 MRI 检查可以对肺静脉增粗的严重程度和病因的诊断作出更进一步的判断,对于临床治疗前评估和能否取得较好的疗效有重要意义。

第三,紧密结合临床。临床信息对于肺静脉增粗的诊断极其重要。在发现肺静脉增粗征象前,根据临床病史,患者通常已经出现了肺静脉压升高引起的肺水肿或左心功能异常表现,结合患者的心脏和肺脏的相关体征和检查,对肺静脉增粗征象的早期发现和诊断具有重要意义。需紧密结合患者的年龄、性别、症状、体征和实验室检查等,找寻符合诊断的相关标准,综合作出诊断。

【疾病鉴别】

肺静脉增粗征象诊断思维导图见图 9-3-4。

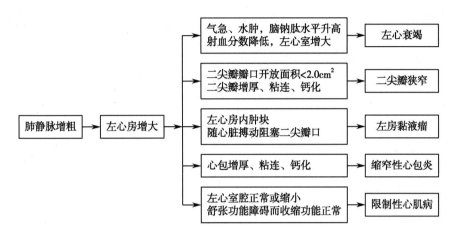

图 9-3-4　肺静脉增粗征象诊断思维导图

二、肺静脉狭窄

【定义】

肺静脉狭窄(pulmonary vein stenosis,PVS)是指由于多种因素造成的肺静脉管腔狭窄,根据狭窄段管腔直径占狭窄远端及近端肺静脉直径平均值的百分比,PVS 分为轻度(<50%)、中度(50%~70%)和重度(>70%)。

【病理基础】

先天性 PVS 是胚胎发育时期,左右肺静脉与左心房吻合异常导致的一支或多支肺静脉狭窄,狭窄多在肺静脉与左心房连接处,可伴有一段肺静脉发育不良,部分可随年龄进展,常合并先天性心脏病,房间隔缺损最常见,其次是肺静脉异位引流。

获得性 PVS 在心房颤动(房颤)消融术后最常见,其病理表现为早期消融部位的肺静脉内膜局部慢性增生和胶原沉着,伴随进行性内膜纤维化、肌性增生及血管收缩,该阶段患者的临床症状一般较轻;病程晚期,肺静脉主干管腔完全闭塞,出现远端肺小静脉闭塞性改变,继而引起肺静脉压增高、肺静脉血回心受阻,从而出现肺淤血,最终导致肺动脉高压、右心室压力负荷增加,狭窄较重、受累支数较多者,可出现气促、反复发生的肺部感染和咯血。

【征象描述】

1. X 线表现　PVS 缺乏特异性 X 线表现,仅在获得性 PVS(如肺部或纵隔病变继发)患者的肺野内可见肺部或纵隔病变的影像表现。

2. 超声表现　经胸超声心动图(transthoracic echocardiography,TTE)在成人 PVS 诊断中缺乏灵敏度。经食管超声心动图(transesophageal echocardiography,TEE)可一定程度上检出 PVS 并评估狭窄程度和狭窄处血流速度,但其仅限于肺静脉口部的狭窄。

3. CT 表现　对比增强 CT 血管成像(CT angiography,CTA)是评估肺静脉解剖结构及检测 PVS 的常用成像方法。采用轴位原始图像、多平面重组及容积再现后处理图像完成 PVS 诊断。先天性 PVS 常表现为一支或多支肺静脉狭窄,位于肺静脉与左心房连接处,且狭窄程度较重(图 9-3-5);CTA 还可检出其他心脏大血管畸形,房间隔缺损最常见,其次是肺静脉异位引流。获得性 PVS 的 CTA 影像表现因不同致病因素而呈现不同的特征。房颤消融术后继发 PVS 多表现为肺静脉口部(消融术区)向心性狭窄或不对称的偏心性狭窄(图 9-3-6)。肺部或纵隔内病变合并 PVS 多表现为受累的肺静脉干和口部弥漫性狭窄(图 9-3-7),CTA 图像中肺部或纵隔内病变的影像表现有助于疾病诊断。

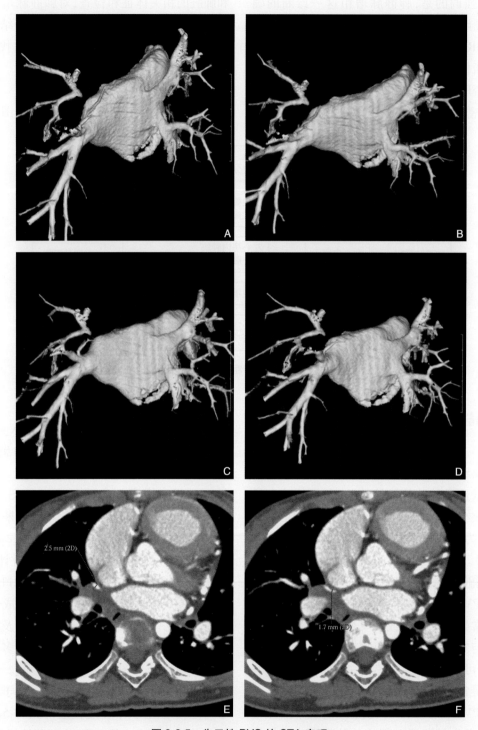

图 9-3-5 先天性 PVS 的 CTA 表现

患者,女性,11 岁,右上、中肺静脉干先天性重度狭窄,继发性房间隔缺损。A～F. 右上、中肺静脉近心房段肺静脉干管腔显著变窄,管径 0.17～0.25cm,肺静脉口部重度狭窄至闭塞

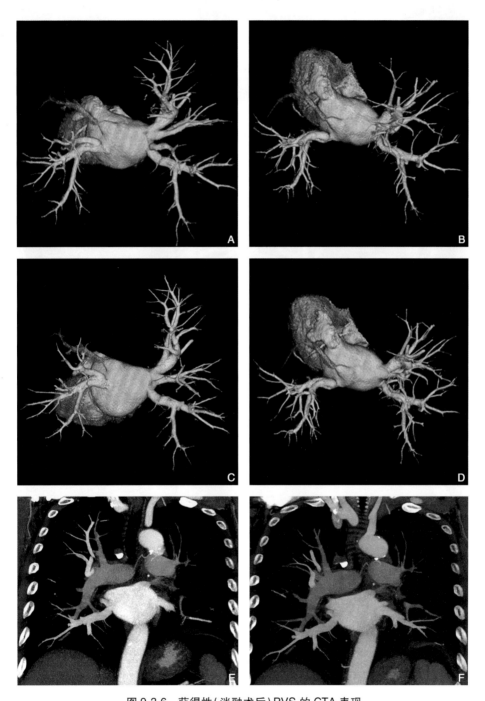

图 9-3-6 获得性(消融术后)PVS 的 CTA 表现

患者,男性,66 岁,医源性左上肺静脉口部重度狭窄。A~F. 患者因持续性房颤接受经导管射频消融术,术后继发左上肺静脉口部重度狭窄

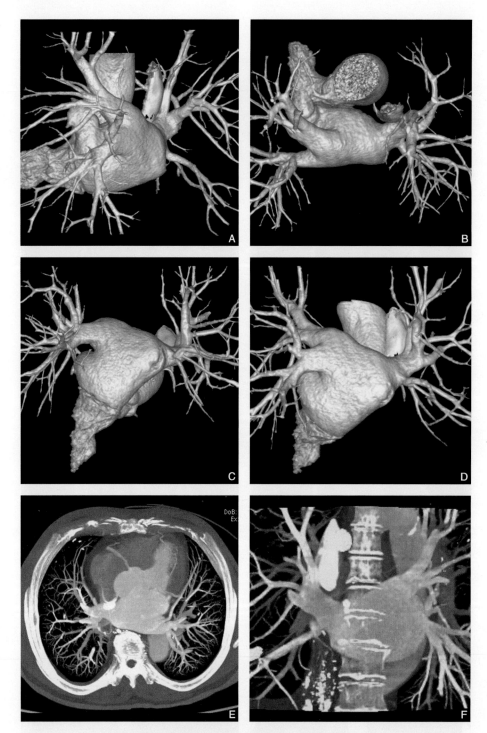

图 9-3-7 获得性(肺部疾病继发)PVS 的 CTA 表现

患者,男性,66 岁,获得性右下肺静脉干重度狭窄。A~F. 右下肺结核导致右肺下叶严重
纤维化、钙化,继发右下肺静脉干及口部重度狭窄

4. MRI 表现 对比增强 MR 血管成像(MR an-giography, MRA)可全面评估肺静脉结构及检测 PVS,且无电离辐射。在临床疑诊 PVS 或已确诊 PVS 且需多次随访评估的患者中,对比增强 MRA 可作为一项推荐的成像方法。

【相关疾病】

肺静脉狭窄可见于先天性发育异常,也可继发于后天获得性病变,如纵隔炎症性、肉芽肿性、肿瘤

压迫性等。近年来,随着房颤射频消融术的广泛开展,肺静脉狭窄也可继发于射频消融术后的并发症(医源性狭窄)。肺静脉狭窄患者的影像学表现较典型,但部分患者的临床症状轻微,因此更应重视影像学检查技术的应用。

【分析思路】

第一,认识这个征象。识别各类肺静脉狭窄的影像学征象。根据狭窄段平均管腔直径占狭窄远端

及近端肺静脉最大直径平均值的百分比,严重程度分为轻度（< 50%）、中度（50% ~ 70%）和重度（>70%）。

第二,分析这个征象。进一步分析征象可能的病因,以及是否合并其他心血管病变,如先天性畸形、肺动脉高压等。

第三,紧密结合临床。临床信息对于明确肺静脉狭窄的病因至关重要,因此应询问患者是否有射频消融术等手术病史,在分析影像学征象的基础上,需紧密结合患者的年龄、性别、症状、体征和实验室检查等,根据诊断标准综合作出诊断。

【疾病鉴别】

基于临床信息和影像表现的鉴别诊断思维导图见图 9-3-8。

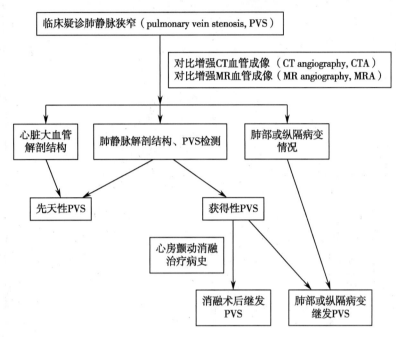

图 9-3-8　基于临床信息和影像表现的鉴别诊断思维导图

三、肺静脉形态及走行异常

肺静脉形态及走行异常包括:正常引流肺静脉的解剖变异与肺静脉异位引流。

肺静脉异位引流（anomalous drainage of pulmonary veins,ADPV）,又称肺静脉连接异常（anomalous pulmonary venous connection,APVC）,或肺静脉回流异常（anomalous pulmonary venous return）,主要指汇入点的变异,部分或全部的肺静脉没有汇入正常的左心房,而是直接汇入右心房及其属支,多为先天性。肺静脉有两个胚胎起源:一是来自原始左心房背侧的共同肺静脉（common pulmonary vein,CPV）;二是来自肺芽的内脏静脉丛,是形成肺内静脉的原基,以后逐渐汇合成四支肺静脉与上述共同肺静脉相连。在正常的发育过程中,共同肺静脉扩张融入原始左心房,构成左心房体部,于是四支肺静脉随内脏静脉丛逐级汇合自然闭合。一旦 CPV 发育障碍未能与远端的肺静脉支相连接,则内脏静脉丛与体静脉系统的交通永存,即形成不同部位的肺静脉畸形连接。根据肺静脉异常发生的程度分为:部分性

肺静脉异位引流和完全性肺静脉异位引流。

（一）正常引流肺静脉的解剖变异

【定义】

肺静脉的正常解剖为 4 根,分别为右上静脉、右下静脉、左上静脉及左下静脉,左右一对各有开口,分别汇入左心房。但多项通过 MDCT 进行的解剖研究表明,左心房与肺静脉的解剖变异较为常见（变异率为 50% ~60%）。解剖分型包括:①左侧或右侧肺静脉共干;②额外肺静脉,包括独立右中肺静脉及左副肺静脉;③肺静脉的"早发分支"或开口分支。

【病理基础】

在胚胎开始发育的 2 个月内,肺静脉血回流入体静脉,随着胚胎的发育,左心房背壁形成原始肺静脉总干,其逐渐向肺芽延伸,与来自肺芽静脉丛的 4 支肺静脉干对接,对接完成后与体循环连接的通道退化,随着左心房不断扩大,肺静脉总干及与其相连的 4 支肺静脉干被不断扩大的左心房背壁吸收,成为心房背部的一部分,4 支肺静脉就分别开口于左心房。在此过程中,如果吸收过度,即可形成多支独立引流肺静脉,或因吸收不良而形成肺静脉共干现象。

【征象描述】

1. **X 线表现**   缺乏特异性表现,临床应用受限。

2. **超声表现**   是肺静脉解剖变异的首选检查方法,特别是经食管超声心动图检出肺静脉变异具有更高的灵敏度,但其对心外病理学的评估受限。

3. **CT 表现**   CT 是目前诊断肺静脉解剖变异最常用的检查方法,对心脏外血管结构显示优势明显,横断面结合多种三维重建可直观显示肺静脉的形态、走向、引流途径及部位(图 9-3-9)。

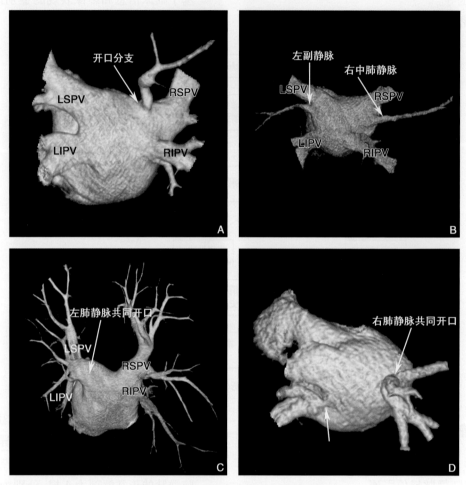

图 9-3-9   静脉的解剖变异 MDCT 表现

肺静脉 MDCT 图像显示肺静脉的解剖变异。A. 右肺静脉的"早发分支"或开口分支,较为常见;B. 左副静脉引流左肺舌叶的血流,右中肺静脉引流右肺中叶的血流;C. 左侧肺静脉共同开口;D. 右侧肺静脉共干。当肺静脉接近左心房时,其直径增大,而下肺静脉尤其是左下肺静脉反而变细,为正常解剖变异,不应误诊为真性狭窄

LSPV＝left superior pulmonary vein,左上肺静脉;LIPV＝left inferior pulmonary vein,左下肺静脉;RSPV＝right superior pulmonary vein,右上肺静脉;RIPV＝right inferior pulmonary vein,右下肺静脉

【相关疾病】

肺静脉解剖常见变异有左侧或右侧肺静脉共干,见于 25% 的人群,左侧多于右侧。额外肺静脉也比较常见,最常见的额外肺静脉是独立的右肺静脉,它引流右肺中叶的血液,可见一根或两根独立的中叶静脉开口。右中肺静脉的开口直径比其他肺静脉小,平均(9.9±1.9)mm。起源于右中肺静脉的异位兴奋灶可触发心房颤动,消融右中肺静脉则能治愈心房颤动。肺静脉早发分支邻近开口发出。如果发现某根肺静脉缺如,必须仔细检查所有静脉系统,这种情况可能与部分肺静脉异位连接有关。

(二)部分性肺静脉异位引流

【定义】

部分性肺静脉异位引流(partial anomalous pulmonary venous connection,PAPVC)是指正常连接于左心房的 4 支肺静脉有部分而非全部直接或间接经体循环静脉系统回流至右心房,导致氧合血回流到右心房,占先天性心脏病发病率的 0.4%~0.7%。

【病理基础】

胚胎 3~4 周,仅为肺静脉共同干的左侧或右侧部分闭锁,闭锁侧肺静脉与体静脉交通,则形成部分性静脉异位引流。胚胎发育期,左心房壁吸收肺静

脉的过程发生异常,导致一支或多支肺静脉未直接
与左心房相连。部分肺静脉异位引流可单独发生,
但大多数都合并有房间隔缺损,据文献报道,80%~
90%的患者合并静脉窦性或者继发孔型房间隔缺

损。分型包括(图9-3-10):右上肺静脉引流至上腔
静脉或右心房;右下肺静脉引流至下腔静脉;左肺静
脉通过垂直静脉引流至无名静脉和左肺静脉引流至
冠状静脉窦。

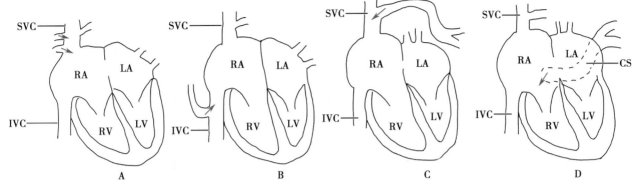

图9-3-10　部分性肺静脉异位引流分型示意图

SVC:superior vena cava,上腔静脉;IVC:inferior vena cava,下腔静脉;LA:left atrium,左心房;RA:right atrium,右心房;LV:left
ventricle,左心室;RV:right ventricle,右心室;CS:coronary sinus,冠状窦

本病的血流动力学特征仅为部分连接异常的肺
静脉左向右分流。单支肺静脉连接异常其血流量占
所有肺静脉血流的20%,故其临床症状的轻重程度
取决于连接异常的肺静脉支数,即导致左向右分流
量的大小、是否有房水平分流存在和异位引流的肺
静脉是否存在梗阻等,大部分患者无症状或症状轻
微,常以肺动脉高压及其相关临床症状就诊。

【征象描述】

1. **X线表现**　缺乏特异性表现,临床应用受限。

2. **超声表现**　是肺静脉异常连接的首选检查
方法,特别是经食管超声心动图检出肺静脉变异具
有更高的灵敏度,但其对心外病理学的评估受限。

3. **CT表现**　CT是目前诊断肺静脉异位引流最
准确的检查方法,其可同时显示体循环和肺循环的血
管,对心脏外血管结构显示优势明显,横断面结合多
种三维重建可直观显示肺静脉的形态、走向、引流途

径及部位,对于畸形导致的右心回流血量增加、右心
容量负荷增大等间接征象亦可清晰显示(图9-3-11)。

(三) 完全性肺静脉异位引流

【定义】

完全性肺静脉异位引流(total anomalous pulmo-
nary venous connection,TAPVC)是一种少见的先天
性心脏畸形,占先天性心脏病发病率的1%~3%。
其特征是所有肺静脉均不与左心房连接,而直接或
间接通过异常血管回路异位连接于右心房,同时必
须合并有持续性的体循环和肺循环分流,通常为心
房水平右向左持续分流以维持存活,因而房间隔缺
损或卵圆孔未闭是TAPVC最常见的合并畸形。

【病理基础】

肺静脉异位引流主要是由于肺总静脉发育异
常(肺总静脉从左心房突出发育过程受阻),导致
胚胎期肺血管与体静脉系(由主静脉及卵圆黄静

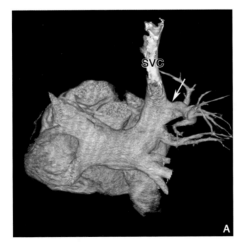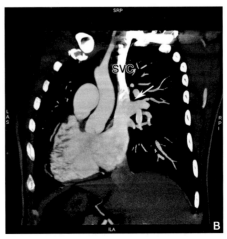

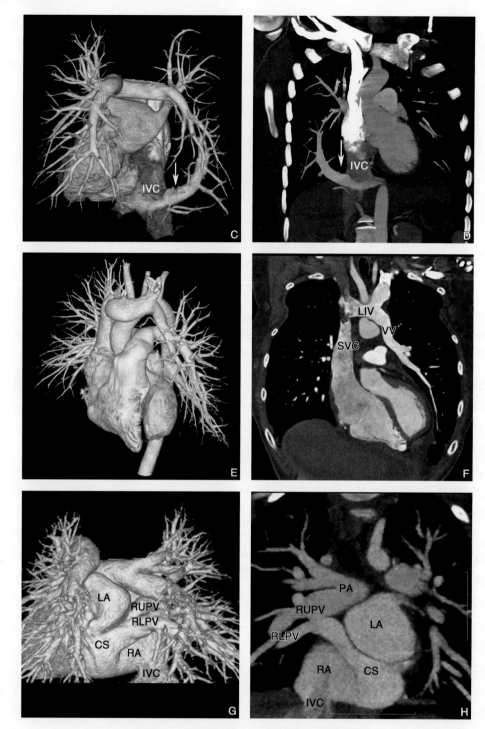

图 9-3-11 部分性肺静脉异位引流 MDCT 表现

不同类型的部分性肺静脉异位引流患者。A、B. 右上肺静脉（箭头）直接汇入上腔静脉，是最常见的类型，约占 90%；C、D. 右下肺静脉（白箭）穿过膈肌裂孔汇入下腔静脉，因形状像土耳其弯刀而被称为弯刀综合征；E、F. 左上肺静脉经垂直静脉汇入左无名静脉；G、H. 右侧两支肺静脉汇合成干，平行于右心房汇入冠状静脉窦后入右心房，右心房、冠状静脉窦明显扩张

CS＝冠状动脉窦；SVC＝上腔静脉；IVC＝下腔静脉；PA＝肺动脉；LA＝左心房；RA＝右心房；RUPV＝右上肺静脉；RLPV＝右下肺静脉；LIV＝左无名静脉；VV＝垂直静脉

脉发育而来）相连接，肺静脉血流经体静脉异位引流到心脏，再经房间隔缺损或卵圆孔未闭回流至左心房。完全性肺静脉异位连接分型，目前最常用的是由 Darling 于 1957 年提出的分类方法，分为 4 种类型（图 9-3-12）：Ⅰ型，心上型，最常见（约占

45%），左、右肺静脉在左心房后面汇合成共同肺静脉干，经垂直静脉，连接于左无名静脉，引流至上腔静脉进入右心房。Ⅱ型，心内型（约占 25%），多为左、右肺静脉分别开口于右心房或左、右肺静脉汇合呈共同肺静脉干，开口于冠状静脉窦。Ⅲ型，心下型

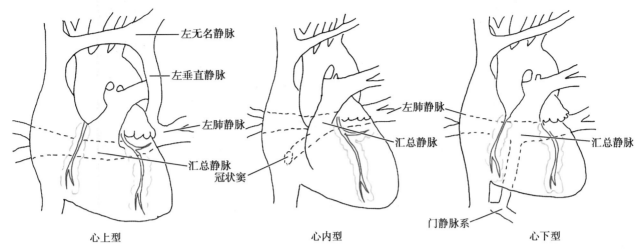

左无名静脉
左垂直静脉
左肺静脉
汇总静脉
冠状窦

左肺静脉
汇总静脉

汇总静脉
门静脉系

心上型　　　　　　　　　　　心内型　　　　　　　　　　　心下型

图 9-3-12　完全性肺静脉异位引流分型示意图

（约占 25%），左、右肺静脉汇合成共同肺静脉干，经垂体静脉穿过膈肌进入腹部，引流至门静脉或下腔静脉进入右心房。Ⅳ型，混合型，（占 5%～10%），为以上两种或两种以上类型的合并畸形，最常见左肺静脉经垂直静脉引流至上腔静脉，其余肺静脉引流至冠状静脉窦。

完全性肺静脉异位连接导致肺循环与体循环血液在右心房或其上方混合，大量混合后的血液回流至右心房、右心室，促使右心异常扩大，发生早期心力衰竭。另外，大量回流至右心房内的左到右分流，导致肺循环的血流量增加，肺动脉高压形成早而严重。这些病理生理改变程度取决于房间隔缺损的大小，异位连接处的梗阻及合并畸形等。Karamlou 等认为，低年龄、梗阻型 TAPVC 和肺静脉的解剖特异性是影响 TAPVC 病死率的主要因素。多数患者在婴儿期即出现严重临床症状而需要急诊手术治疗，未治疗者 1 岁内病死率超过 80%。

【征象描述】

1. 心上型　最常见两侧肺静脉在左心房后汇

入肺静脉总干，经垂直静脉引流到无名静脉，再进入右上肺静脉，回流到右心房。少数患者肺静脉总干经垂直静脉直径开口于右侧上腔静脉与右心房交界处（图 9-3-13）。还有极少数患者肺静脉可能直接引流到右上腔静脉、奇静脉，或通过右垂直静脉直接到无名静脉。

2. 心内型　分为两个亚型。较常见的亚型是两侧肺静脉汇合后在房室沟处汇入右心房后壁的冠状静脉窦，通常通过一个管性窦道进入右心房（图 9-3-14）。另一种亚型是左右肺静脉分别或共同开口到右心房腔静脉窦部。

3. 心下型　多数肺静脉总干连接一根下行静脉在食管前通过膈肌后食管裂孔入腹部，汇入门静脉系统或静脉导管与下腔静脉连接（图 9-3-15）。梗阻多发生在肺静脉总干与门静脉或静脉导管开口处或穿膈处。

4. 混合型　此型罕见。国外报道占所有 TAPVC 的 5%～10%，国内报道占所有 TAPVC 的 2%～5%，分为两型："3+1"型和"2+2"型。其中"3+1"型：心上型+

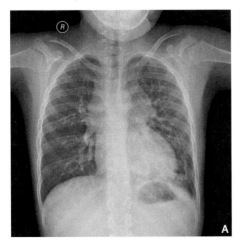

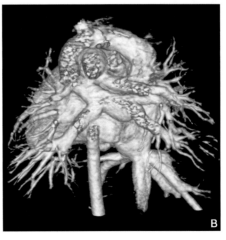

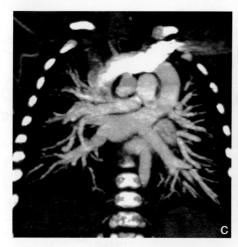
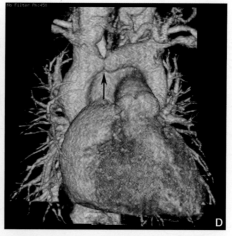

图 9-3-13 心上型完全性肺静脉异位引流 MDCT 表现

心上型完全性肺静脉异位引流。A. 胸部正位 X 线图示双侧上纵隔阴影呈弧形向肺野凸出呈"雪人征"或"8 字征";B、C. 分别为心脏 VR 重建后位观、肺静脉 MIP 图像,示两侧肺静脉在左心房后汇入肺总静脉干后经垂直静脉向上引流到无名静脉,回流到右心房;D. 另一心上型肺静脉异位连接患者,示无名静脉与右侧上腔静脉吻合处梗阻(黑箭)

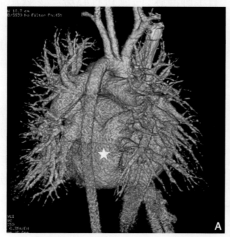
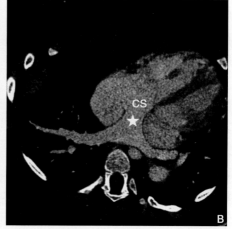

图 9-3-14 心内型完全性肺静脉异位引流 MDCT 表现

心内型完全性肺静脉异位连接。A、B. 分别为心脏 VR 图像后位观、肺静脉至冠状静脉窦 MPR 图像,示两侧肺静脉汇合后在房室沟汇入右心房后壁冠状静脉窦,可见一管性窦道(星号)进入右心房

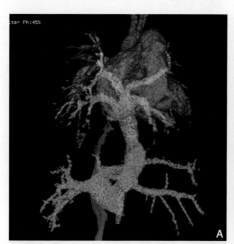
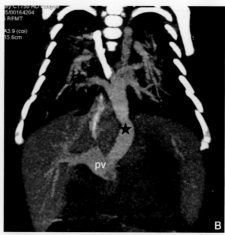

图 9-3-15 心下型完全性肺静脉异位引流 MDCT 表现

心下型完全性肺静脉异位连接。A. 肺静脉至肝门静脉的 VR 伪彩图像;B. 肺静脉至肝门静脉 MPR 图像,示两侧肺静脉连接到一根下行静脉(星号),在食管前通过膈肌后食管裂孔入腹部与肝门静脉系统连接

心内型最常见,通常为左上肺静脉经过垂直静脉到无名静脉、右上腔静脉到右心房,其余肺静脉经冠状静脉窦连接于右心房(图 9-3-16、图 9-3-17)。

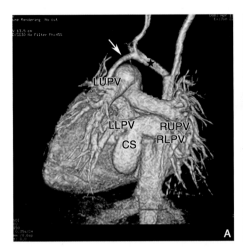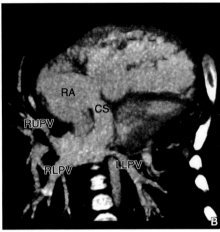

图 9-3-16　混合型完全性肺静脉异位引流 MDCT 表现

混合型完全性肺静脉异位连接。A.去除主动脉的心脏后前位 VR 图像;B.肺静脉与冠状静脉窦连接的 MPR 图像,示右侧肺静脉及左下肺静脉经肺总静脉后汇入冠状静脉窦,左上肺静脉经过垂直静脉到无名静脉

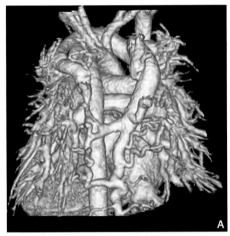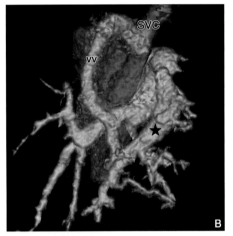

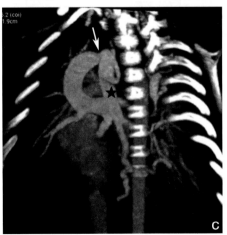

图 9-3-17　混合型完全性肺静脉异位引流 MDCT 表现

混合型完全性肺静脉异位连接。A、B.心脏 VR 图像后位观和只保留肺静脉和右心的 VR 图像;C.肺静脉-奇静脉 MPR+MIP 图像,示左上肺静脉经过垂直静脉汇入无名静脉到右侧上腔静脉入右心房,其余 3 支肺静脉汇入肺总静脉与奇静脉(星号)连接,吻合口狭窄(白箭)

【分析思路】

第一，认识肺静脉异位连接的征象。直接征象，即肺静脉可单支单独或多支汇合成一支静脉干后引流入腔静脉-右心系统。间接征象，合并心脏增大，右心室壁及室间隔明显增厚，肺动脉干及分支明显增粗。

第二，分析肺静脉异位连接的征象。直接征象：在横断位自双侧上、下肺静脉连续层面逐支追踪观察，确定其最终引流部位。肺静脉可单支单独引流入腔静脉-右心系统，也可多支汇合成一支静脉干后，再引流入腔静脉-右心系统，以左侧垂直静脉常见。注意合并畸形，包括有无肺静脉狭窄、房间隔缺损等。间接征象：由于畸形导致右心的回流血量明显增加，右心容量负荷明显增大，因此常合并有心脏增大，且为右心房及右心室的明显增大，而明显增大的右心可推挤房室间隔左偏，同时左心的回心血流量少，而导致左心房及左心室变小；右心容量负荷的明显增加也导致了心肌肥厚、肺动脉压力增高，常表现为右心室壁及室间隔的明显增厚，肺动脉干及分支的明显增粗。

第三，紧密结合临床。CT 是目前诊断肺静脉异位连接最准确的诊断方法，其可同时显示体循环和肺循环的血管，对心脏外血管结构显示优势明显，横断面结合多种三维重建可直观显示肺静脉的形态、走向、引流途径及部位，有经验的医生诊断准确率可达 100%。

【疾病鉴别】

肺静脉异位引流的 CT 诊断不难，主要与永存左上腔静脉相鉴别，心上型肺静脉异位引流的垂直静脉与其位置、形态相同，但是血流方向相反，心上型肺静脉异位引流血流方向为从下到上，永存左上腔静脉血流方向为从上到下，此外，永存左上腔静脉多合并冠状静脉窦扩张，此时要与心内型肺静脉异位引流相鉴别。

完全性肺静脉异位引流鉴别诊断思维导图见图 9-3-18。

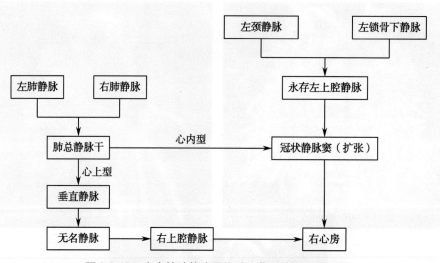

图 9-3-18　完全性肺静脉异位引流鉴别诊断思维导图

（张　同　杨本强）

参 考 文 献

1. Wang A, Su H, Duan Y, et al. Pulmonary Hypertension Caused by Fibrosing Mediastinitis [J]. JACC Asia, 2022, 2 (3): 218-234.

2. Zhou M, Li B, Chen Y, et al. Chest X-ray features facilitate screening for pulmonary hypertension caused by fibrosing mediastinitis[J]. Ther Adv Chronic Dis, 2022, 13: 20406223221143245.

3. Humbert M, Kovacs G, Hoeper MM, et al. 2022 ESC/ERS Guidelines for the diagnosis and treatment of pulmonary hypertension[J]. Eur Heart J, 2022, 43(38): 3618-3731.

4. Aluja Jaramillo Felipe, Gutierrez Fernando R, Díaz Telli Federico G, et al. Approach to Pulmonary Hypertension: From CT to Clinical Diagnosis [J]. Radiographics, 2018, 38 (2): 357-373.

5. Konstantinides SV, Meyer G. The 2019 ESC Guidelines on the Diagnosis and Management of Acute Pulmonary Embolism [J]. Eur Heart J, 2019, 40(42): 3453-3455.

6. Lashari BH, Kumaran M, Aneja A, et al. Beyond Clots in the Pulmonary Circulation: Pulmonary Artery Tumors Mimicking Pulmonary Embolism[J]. Chest, 2022, 161(6): 1642-1650.

7. 中华医学会呼吸病学分会肺栓塞与肺血管病学组, 中国医师协会呼吸医师分会肺栓塞与肺血管病工作委员会, 全国肺栓塞与肺血管病防治协作组. 肺血栓栓塞症诊治与预防指南[J]. 中华医学杂志, 2018, 98(14): 1060-1087.

8. 郑敏文.肺栓塞的影像学诊断认识及策略[J].诊断学理论与实践,2019,18(1):21-27.

9. He Y,Lv N,Dang A,Cheng N. Pulmonary Artery Involvement in Patients with Takayasu Arteritis[J]. J Rheumatol,2020,47(2):264-272.

10. Siwik D,Apanasiewicz W,Żukowska M,et al. Diagnosing Lung Abnormalities Related to Heart Failure in Chest Radiogram,Lung Ultrasound and Thoracic Computed Tomography[J]. Adv Respir Med,2023,91(2):103-122.

11. Kany S,Rämö JT,Hou C,et al. Assessment of valvular function in over 47,000 people using deep learning-based flow measurements[J]. medRxiv[Preprint],2023,2023. 04. 29. 23289299.

12. Simard T,Sarma D,Miranda WR,et al. Pathogenesis,Evaluation,and Management of Pulmonary Vein Stenosis:JACC Review Topic of the Week[J]. J Am Coll Cardiol,2023,81(24):2361-2373.

13. Goitein O,Konen E,Lieberman S,et al. Pulmonary Computed Tomography Parenchymal and Vascular Features Diagnostic of Postablation Pulmonary Vein Stenosis[J]. J Thorac Imaging,2020,35(3):179-185.

14. Schoene K,Arya A,Jahnke C,et al. Acquired Pulmonary Vein Stenosis After Radiofrequency Ablation for Atrial Fibrillation:Single-Center Experience in Catheter Interventional Treatment[J]. JACC Cardiovasc Interv,2018,11(16):1626-1632.

15. Narasipuram A,Chandraputula M,Fatima H. Anatomic study of number of pulmonary veins draining into the left atrium and their variations[J]. Journal of Medical Sciences and Health,2020,6:43-45.

16. Goerne H,Rajiah PS. Total Anomalous Pulmonary Venous Return[J]. Radiology,2023,307(3):e222085.

第十章 外周血管

第一节 颈 动 脉

一、颈动脉粥样硬化

【定义】

颈动脉粥样硬化(carotid atherosclerosis,CAS)是指多种病因引起血管病变,从而导致患者缺血性临床症状的慢性炎症性疾病,可见于颈动脉和椎-基底动脉系统的任何部位,尤以颈动脉分叉处多见。

【病理基础】

颈动脉斑块的形成是外界环境因素和内在多基因调控异常共同作用的结果,颈动脉斑块的发展是一个动态平衡过程,即平滑肌细胞产生的胶原纤维组成斑块帽与通过金属蛋白酶等介导的基质降解之间的平衡,当平衡被打破时,斑块的稳定性下降,成为不稳定性斑块或易损斑块。

【征象描述】

1. **X线表现** 无典型征象。

2. **超声表现** 在各种无创检查中,血管超声是最早、也是应用最广泛的检查手段之一。超声检查可以观察血管管壁及管腔的形态,测量血管的内径、外径、截面积、管壁厚度。根据血管壁回声强弱分析血管内膜有无斑块形成,并可测量斑块大小、长度。一般低回声和等回声斑块内多含有富脂成分、坏死物质和出血,常与易损斑块有关。而高回声斑块多富含纤维和钙化,提示为稳定性斑块。当溃疡形成时,常表现为斑块表面不规则。由于受操作者技术熟练程度、图像空间分辨率和组织对比分辨率的限制,超声检查在斑块内部的组织学特性评价方面具有一定的局限性。

3. **CT表现** 多层螺旋CT血管成像(multi-slice spiral CT angiography,MSCTA)空间分辨率高,对颈动脉斑块的成分、形态、稳定程度、位置、管腔的狭窄程度,以及斑块周围组织的评价均具有重要价值,尤其对斑块的脂核和钙化显示较好。根据是否有钙化分为:钙化性斑块、非钙化性斑块和混合性斑块。MSCTA通过对斑块密度的CT值测量可以将斑块进行分类:CT值<50HU为脂质斑块,CT值50~120HU为纤维斑块,CT值>120HU为钙化斑块。由于富含脂质的坏死核心、结缔组织和出血的密度有重叠,CT在评价斑块表面形态和组织成分方面有一定的局限性(图10-1-1)。

4. **MRI表现** 高分辨率磁共振血管壁成像(high resolution magnetic resonance vessel wall imaging,HRMR-VWI)具有良好的软组织对比度,已经

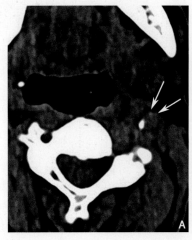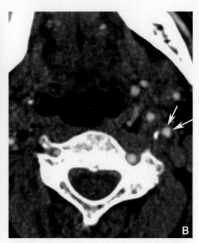

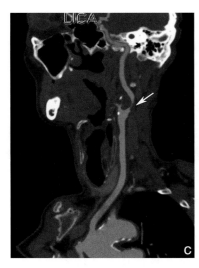
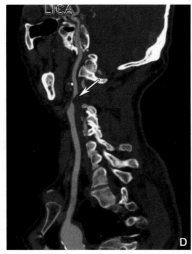
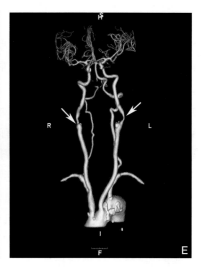

图 10-1-1　颈动脉粥样硬化 CT 表现

A、B. CT 平扫（A）及增强扫描（B）轴位图像示左侧颈内动脉颈段管壁混合性斑块（白箭）；C、D. CT 曲面重组图像 CPR，左侧颈内动脉颈段混合性斑块，管腔重度狭窄（白箭）；E. 容积再现 VR 全程显示主动脉弓、双侧颈总动脉分叉处、双侧颈内动脉颅内段及左侧颈内动脉颈段多发钙化斑块和狭窄（白箭）

逐渐成为粥样硬化疾病重要的检查手段。将黑血技术和亮血技术有效结合，能直观地反映颈动脉管壁结构，识别颈动脉狭窄，以及颈动脉斑块位置、范围和形态学特征等。黑血技术的优势在于显示斑块的形态及其组成成分，如脂质、出血及纤维组织，不足之处是采集时间相对较长。亮血技术即时间飞跃法（time of flight，TOF），采集时间短，在显示斑块表面的纤维帽等低信号成分和鉴别斑块内出血方面有优势。动态对比度增强（dynamic contrast-enhanced，DCE）MRI 是一种对斑块进行定量评估的 MRI 对比增强技术，可量化斑块的新血管生成，以及与之密切相关的斑块炎症。纤维帽在 3D-TOF 上表现为斑块内层的带状等信号或略低信号，T_1WI、T_2WI 和 PD-WI 上以高信号或较高信号多见，少数为等信号。纤维帽的完整性判断取决于纤维帽的厚度和带状信号是否连续。脂质核心在 3D-TOF 上表现为等或稍高信号，在 T_1WI 序列上表现为等或高信号（图 10-1-2）。斑块内纤维化在 MRI 各序列影像上信号不特定，但 3D-TOF 和 T_1WI 以等信号居多，PDWI 和 T_2WI 以高信号居多。钙化在 T_1WI、T_2WI 和 3D-TOF 上均呈低信号，形态呈弧形或不规则形，与邻近组织结构分界较清。斑块内出血在 MRI 上的信号特点取决于血肿内正铁血红蛋白的期龄；新鲜出血 3D-TOF 和 T_1WI 序列上多为高信号，T_2WI 呈等或低信号；陈旧性出血在各序列上也呈低信号，与钙化相比，其边界较模糊，此点对鉴别有帮助；新生血管的显示多采用 MRI 增强检查，斑块内新生血管表现为明显强化区域，而血栓由于形成时间不同，信号变化不定。

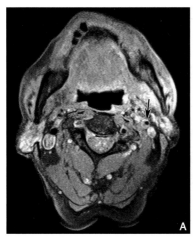
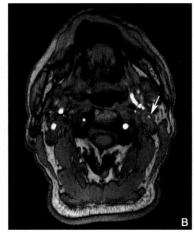
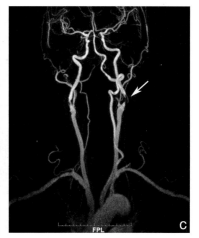

图 10-1-2　颈动脉粥样硬化 MRI 表现

A. T_2WI 黑血轴位图像示左侧颈内动脉颈段层面流空的管腔周缘偏心性斑块（黑箭）；B. 同一层面 T_1WI 亮血轴位图像示左侧颈内动脉颈段高信号管腔周缘等低信号斑块（白箭）；C. MRA 显示左侧颈内动脉颈段管腔重度狭窄

根据颈动脉易损斑块 MRI 影像学特征结合美国心脏协会(American Heart Association,AHA)病理学分型制定了标准动脉斑块 MRI 分型标准:Ⅰ~Ⅱ型,管壁厚度接近正常,管壁无钙化;Ⅲ型,内膜弥漫性增厚或小的无钙化偏心性斑块;Ⅳ~Ⅴ型,含有较大的坏死脂核、覆有纤维帽的斑块,可伴有少量钙化;Ⅵ型,斑块表面溃疡,或斑块内有出血、血栓形成;Ⅶ型,钙化斑块;Ⅷ型,无脂核的纤维斑块,可伴有少量钙化。MRI 分型中的Ⅰ~Ⅱ型为早期病变,影像上没有明显的异常变化。Ⅲ型斑块是脂蛋白沉积造成动脉内膜增厚,Ⅶ型为单纯的钙化斑块,这两种类型相对稳定。而Ⅳ、Ⅴ、Ⅵ型斑块内的成分复杂多样,常称为"复杂易损斑块"。这些斑块内的脂质核心通常较大,有时伴有少量钙化,斑块内脂质核心比例大,斑块的负荷就大,而且容易破裂,引起栓塞,造成远端器官的缺血性改变。斑块表面纤维帽是决定斑块稳定性的关键结构,MRI 能够显示纤维帽的厚薄程度、完整程度,是否有破裂。

5. DSA 表现 颈动脉血管壁不规则,管腔不同程度狭窄。

【相关疾病】

颈动脉粥样硬化的独立危险因素包括高血压、糖尿病、肥胖、血脂异常、年龄、性别、吸烟、饮酒、高尿酸和高同型半胱氨酸。如果在颈动脉粥样硬化的基础上,斑块发生侵蚀,管壁可形成龛影样突起,成为穿透性溃疡。颈动脉斑块发生破裂脱落,常造成远端血管的狭窄或闭塞,引起短暂性脑缺血发作或脑梗死。

【分析思路】

第一,认识这个征象。正常的动脉管壁极薄,在平扫图像上通常难以显示并观察,一旦管壁有明显增厚伴或不伴有钙化时,通常不难发现。需要注意的是,当管壁轻微增厚,也就是Ⅰ~Ⅱ型颈动脉粥样硬化,一般难以诊断。观察时,除轴位图像外,还应结合斜矢状位、冠状位等 MPR、MIP 重建图像,多角度分析,全面评估病变累及的部位、范围,以及狭窄的程度、有无闭塞和扩张等。

第二,分析这个征象。评估斑块性质时,横断面图像的层厚应根据需要而定。显示脂质含量时,并非层厚越薄越好,一定层厚(如 3mm 左右)的横断面图像有助于增加图像信噪比,能更清楚地显示斑块内成分。然而显示斑块表面,如溃疡时,1mm 以下层厚的效果更佳。典型的动脉粥样硬化诊断并不困难,但是当斑块内无钙化,只表现为管壁增厚时,我们需要和壁内血肿、附壁血栓和炎性病变等鉴别。对于颈动脉粥样硬化斑块的分析,高分辨磁共振血管壁成像技术在甄别高危斑块方面发挥着重要作用,可以结合黑血、亮血,以及 DCE 序列对高危斑块特征,如斑块表面破溃纤维帽、大的坏死脂核、斑块内出血及表面钙斑进行仔细观察确认。

第三,紧密结合临床。临床信息对于颈动脉粥样硬化的诊断同样非常重要。在分析影像学征象的基础上,需紧密结合患者的年龄、性别、症状、体征和实验室检查等,找寻符合诊断的相关标准,综合作出诊断。

【疾病鉴别】

颈动脉粥样硬化性斑块所致狭窄需与大动脉炎、颈动脉夹层、颈动脉穿透性溃疡等鉴别(图 10-1-3)。大动脉炎好发于中青年女性患者,CT 上可见管壁环形增厚,管腔不同程度狭窄或闭塞,且范围多较大,可同时伴有主动脉及其分支病变。颈动脉夹层多表现为管腔狭窄,多方位仔细观察可见撕裂的内膜瓣将管腔分成真腔和假腔,结合临床患者起病急剧等临床症状,有助于鉴别。颈动脉穿透性溃疡表现为颈动脉龛影样突起,常发生在颈动脉粥样硬化的基础上,必要时可进行颈动脉高分辨 MR 检查,有助于鉴别斑块性质。

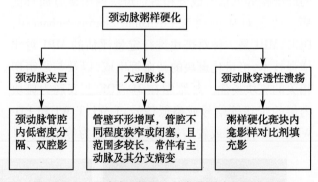

图 10-1-3 颈动脉粥样硬化征象鉴别诊断思维导图

二、颈动脉狭窄

【定义】

动脉粥样硬化斑块累及颈动脉导致动脉狭窄甚至闭塞而引起脑缺血及卒中症状,是全身性动脉硬化在颈动脉的表现,病变特点是主要累及颈动脉分叉和颈内动脉起始处,可导致相应器官供血区的血运障碍。分为两种类型:①无症状性颈动脉狭窄:指既往 6 个月内无颈动脉狭窄所致的短暂性脑缺血发作(transient ischemic attack,TIA)、卒中或其他相关神经症状,只有头晕或轻度头痛的临床表现视为无症状性颈动脉狭窄。②有症状性颈动脉狭窄:指既往6个月内有 TIA、一过性黑蒙、患侧颅内血管导致的轻度或非致残性卒中等临床症状中一项或多项的颈动脉狭窄称为有症状性颈动脉狭窄。

【病理基础】

动脉粥样硬化多发生在血流转向和分支的部位,这些都是湍流和剪应力改变的部位,因此在颈总动脉分为颈内和颈外动脉的部位特别容易形成斑块。脑卒中和 TIA 主要由下列机制引起:

1. 动脉粥样硬化部位血栓形成引起的动脉-动脉栓塞。

2. 胆固醇结晶或其他动脉粥样物质碎屑的栓塞。

3. 斑块破裂导致颅外段颈动脉急性原位血栓性闭塞。

4. 动脉壁结构破坏导致动脉夹层或内膜下血肿而致血管重度狭窄或闭塞。

5. 重度狭窄或闭塞引起脑灌注减低。

【征象描述】

1. **X 线表现** 无特异性征象。

2. **超声表现** 超声检查目前在临床上作为筛查的首选检查方法,可准确诊断胸腔外及颅外段颈动脉的病变部位及程度、术中及术后评估手术的疗效、血管通畅情况,并作为长期随访的检查方法。但是超声检查的局限性在于依赖仪器及操作者的水平才能提高准确性,而且不能提供主动脉弓分型、大血管端起始钙化程度、血管迂曲程度及 Willis 环情况。

通过超声可以测量颈动脉内-中膜厚度、斑块大小、收缩期峰值流速、病变部位与病变近心端的峰值流速比值、搏动指数等血流动力学参数,可以诊断动脉狭窄或闭塞的部位和程度,也可以通过回声的高低、回声强弱的均匀程度来辅助判断斑块的稳定性。超声检查属无创性检查,成本低、灵敏度高、便捷、可重复性好。

3. **CT 表现** CTA 是术前常用的无创性诊断方式,随着机器性能的提高和软件的更新,在一定程度上可以替代数字减影血管造影(digital subtraction angiography,DSA)。借助计算机软件对颈动脉血管进行三维重建和成像,提供主动脉弓、病变的解剖和形态学信息,对斑块的稳定性判断起到一定的帮助作用,亦可通过颅内脑动脉系统成像了解颅内血管和脑实质病变。

(1) 评价狭窄程度:CTA 定量评价颈动脉狭窄程度参照以往 DSA 定量标准进行。颈动脉狭窄主要的定量方法有两种:①无症状性颈动脉狭窄外科试验(asymptomatic carotid surgery trial,ACST)中将其定义为至少2个正交投影上管腔最窄处的直径除以同一水平估计正常管腔的直径;②北美症状性颈动脉内膜剥脱试验(north American symptomatic carotid endarterectomy trial,NASCET)和无症状性颈动脉粥样硬化研究(asymptomatic carotid atherosclerotic stenosis,ACAS)中将其定义为至少2个正交投影上管腔最窄处的直径除以邻近正常血管节段远端直径。具体定量测量方法见图10-1-4。按照 NASCET 标准,颈动脉狭窄程度分为4级:轻度狭窄 1%～29%;中度狭窄 30%～69%;重度狭窄 70%～99%;闭塞 100%。

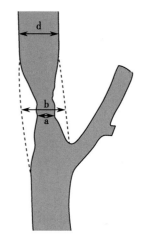

图 10-1-4 颈动脉狭窄测量方法
北美症状性颈动脉内膜切除术试验(NASCET):$(1-a/d)\times100\%$;
欧洲颈动脉外科试验(ECST):
$(1-a/b)\times100\%$

(2) 动脉支架植入术术前及术后评估:①术前评估:CTA 可通过血管狭窄程度的定量测量明确病变范围和狭窄程度(图10-1-5);还能结合横断面图像和彩色编码技术识别斑块的形态特征和性质,为操作医生选择扩张球囊、血管内支架、脑保护装置等材料的种类、型号提供帮助。②术后评估:CTA 用于术后观察支架有无塌陷、断裂、移位、管腔再狭窄或闭塞等并发症的发生;监测血管再通后脑灌注特点及局部血流循环改变,防止过度灌注及颈动脉窦综合征等并发症的出现。

4. **MRI 表现** 磁共振血管成像(MRA)也是常用的无创性检查诊断方法,可显示颈动脉狭窄的解剖部位和狭窄程度(图10-1-6),MRA 对动脉钙化的不敏感是其相对于超声和 CTA 的劣势。但 MRA 图像显示的狭窄程度常会比实际的狭窄重,不能将接

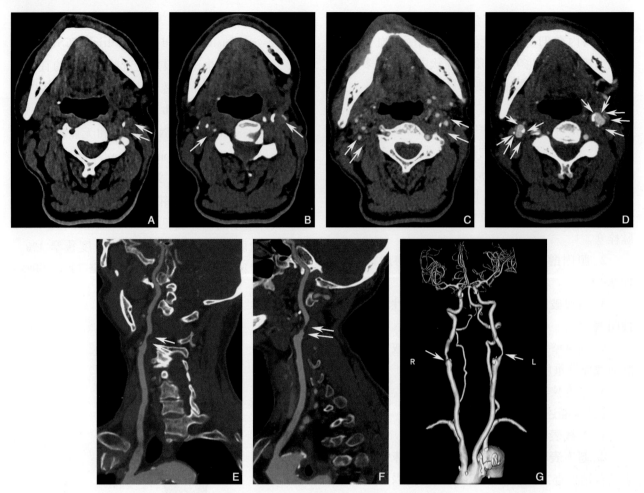

图 10-1-5　颈动脉狭窄 CT 表现

A～D. CT 平扫（A、B）及增强扫描（C、D）轴位图像示双侧颈总动脉分叉处及左侧颈内动脉颈段混合性斑块（白箭）；E～G. CT
曲面重组图像 CPR（E、F）和容积再现 VR 图像（G）示双侧颈总动脉轻度狭窄，左侧颈内动脉重度狭窄（白箭）

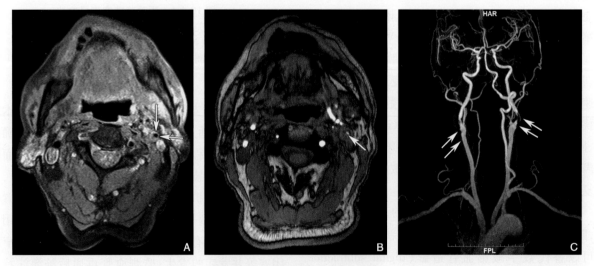

图 10-1-6　颈动脉狭窄 MRI 表现

A. T₂WI 黑血轴位图像示双侧颈总动脉及左侧颈内动脉颈段层面流空的管腔周缘偏心性斑块（白箭）；B. 同一层
面 T₁WI 亮血轴位图像示颈总动脉及左侧颈内动脉颈段高信号管腔周缘等低信号斑块（白箭）；C. MRA 显示双侧
颈总动脉轻度狭窄，左侧颈内动脉颈段管腔重度狭窄（白箭）

近闭塞的狭窄和完全闭塞区分开来。现在倾向于使
用对比剂增强的 MRA，通过放大流动血液与周围组
织之间的相对信号强度，从而对颈动脉作出更准确
的评估。高分辨率 MR 血管壁成像技术可以检测斑

块中的纤维帽是否薄弱、完整、斑块脂质核心情况和
斑块下出血，辅助判断斑块的稳定性（具体可见本节
第一部分）。

5. **DSA 表现**　颈动脉血管壁不规则，管腔不同

程度狭窄。

【相关疾病】

颈动脉狭窄最常见于颈动脉粥样硬化斑块继发管腔狭窄,是其典型影像学表现。其他较常见的相关疾病包括大动脉炎、颈动脉夹层和纤维肌发育不良等(表10-1-1)。颈动脉粥样硬化好发于颈动脉分叉处及颈动脉体部,大动脉炎多累及胸主动脉及其分支,纤维肌发育不良最常见于肾动脉及颈内动脉。

表 10-1-1　颈动脉狭窄的相关疾病

疾病名称	临床特点	影像表现
颈动脉粥样硬化	好发于老年人 最常累及颈动脉分叉处及颈动脉体部	粥样硬化斑块致使不同程度的管腔狭窄
纤维肌发育不良	好发年龄为20~60岁,女性多见 一种非炎症性、非动脉硬化性平滑肌及弹性组织异常为特征的特发性全身血管病	病变呈节段性,可单发或多发,主要累及全身中等动脉,最常见于肾动脉及颈内动脉 典型呈串珠状、平滑管状和憩室状
大动脉炎	出现症状的年龄<40岁 间歇性跛行 肱动脉脉搏减弱 双臂收缩压差>10mmHg	管壁环形增厚,管腔不同程度狭窄或闭塞,且范围多较长 常伴有主动脉及其分支病变
颈动脉夹层	40~50岁多发 急性起病 分为自发性及外伤性	颈动脉一侧附壁偏心性增厚 有时可见低密度内膜片及双腔影

【分析思路】

第一,认识这个征象。颈动脉狭窄的主要病因是动脉粥样硬化(占90%以上),其他少见原因包括慢性炎症性动脉炎(Takayasu动脉炎、巨细胞动脉炎等)、纤维肌发育不良、外伤性或自发性夹层、动脉扭转、先天性动脉闭锁、肿瘤、放疗后纤维化等。在我国中青年患者中,Takayasu动脉炎是较常见的病因。颈动脉狭窄的评估要首先排除颈动脉发育变异,包括颈动脉一侧优势,通常为左侧颈动脉优势,表现为右侧颈动脉弥漫性纤细,管壁光滑,无管壁增厚。观察时,除轴位图像外,还应结合斜矢状位、冠状位等MPR、MIP重建图像,多角度分析,全面评估病变累及的部位、范围,以及狭窄的程度、有无闭塞和扩张等。

第二,分析这个征象。看到颈动脉管腔狭窄,首先应想到管壁有粥样硬化斑块形成,因为这是造成颈动脉管腔狭窄最常见的原因,此外,还需要考虑到的疾病有壁内血肿、附壁血栓、动脉炎等造成管壁增厚,引起管腔狭窄。其次,需进一步鉴别管腔狭窄是由哪种疾病导致的。主动脉及分支血管的管壁环形增厚最多见于大动脉炎。巨细胞动脉炎则主要累及颈动脉颅外分支的颞动脉,故也称颞动脉炎,这对诊断极有帮助。虽然该病也可以累及主动脉及全身各动脉,但较少见。

第三,紧密结合临床。临床信息对于颈动脉狭窄的诊断至关重要。在分析影像学征象的基础上,需紧密结合患者的年龄、性别、是否有高血压、高脂血症、糖尿病和吸烟等,结合实验室检查,综合作出诊断。

【疾病鉴别】

颈动脉狭窄最常见于颈动脉粥样硬化性斑块所致狭窄,需与大动脉炎、颈动脉夹层、颈动脉穿透性溃疡等鉴别(图10-1-7)。大动脉炎好发于中青年女性患者,CT上可见管壁环形增厚,管腔不同程度狭

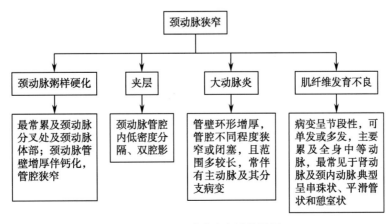

图 10-1-7　颈动脉狭窄思维导图

窄或闭塞,且范围多较长,可同时伴有主动脉及其分支病变。颈动脉夹层多表现为管腔狭窄,多方位仔细观察可见撕裂的内膜瓣将管腔分为真腔和假腔,也就是双腔征象,结合临床患者起病急剧等临床症状,有助于鉴别。颈动脉穿透性溃疡表现为颈动脉龛样突起,常发生在颈动脉粥样硬化的基础上,必要时可进行颈动脉高分辨 MR 检查,有助于鉴别斑块性质。

三、颈动脉夹层

【定义】

颈动脉夹层(cervical artery dissection,CAD)是指由于某些因素造成颈动脉内膜撕裂,血液在压力作用下进入动脉管壁内,形成壁内血肿,导致血管腔狭窄、闭塞或破裂的一种疾病。

【病理基础】

颈动脉夹层是血液通过内膜撕裂处在压力作用下进入动脉管壁内形成壁内血肿,即假腔,假腔沿着血流方向向颅内延伸。壁内血肿位于动脉中层内,常偏心性分布,可以凸向动脉内膜或外膜,内膜下夹层更易引起动脉管腔狭窄,而外膜下夹层容易引起动脉管腔的瘤样扩张,形成假性动脉瘤(夹层动脉瘤),动脉瘤处易成为血栓附着点,继发脑卒中。

【征象描述】

1. **X 线表现** 无特异性征象。

2. **超声表现** 通常首先进行超声检查。超声可以直观显示壁间血肿、动脉外径的增粗和内膜瓣。多普勒超声检查经常观察到非特异性夹层征象,表现为动脉管腔狭窄或闭塞,影响血流动力学。超声的主要局限性在于部分节段骨性遮挡无法显示整个颈动脉系统,常造成这些区域的大量漏诊。

3. **CT 表现** 包括直接征象和间接征象。直接征象表现为内膜片和双腔征,CTA 甚至可显示内膜破口,尤其有助于显示壁内血肿及病变段血管外径增粗,这两点是诊断颈动脉夹层直接而特异的征象。间接征象包括颈动脉狭窄、闭塞或扩张。横断面图像、多平面重组和曲面重组图像对血管外径、壁内血肿、残留管腔及其关系显示较好,而最大密度投影和容积再现技术对血管管腔的显示与 DSA 几乎达到等同的效果。

依据管腔的整体形态,颈内动脉夹层可分为以下 3 型:

(1)狭窄型:病变节段血管外径增大(与同水平对侧正常血管管径或病变血管近端正常管腔比较)、管壁新月形增厚(为壁内血肿)、对比剂偏心性充填残留狭窄段血管管腔,部分病例血管横断面呈靶征改变(即中央狭窄管腔为高密度对比剂填充,周围为无强化的新月形壁内血肿,最外层为强化的动脉管壁),管腔表面可光滑或不规则,狭窄段可长可短。(图 10-1-8)

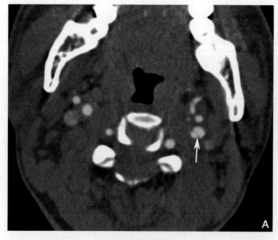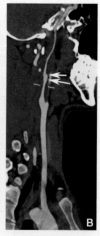

图 10-1-8 颈动脉夹层 CT 表现
A.CT 增强动脉期轴位图像示左侧颈内动脉颈段管腔内条形低密度内膜片影将管腔分为真腔和假腔(白箭);B.曲面重组 CPR 图像示左侧颈内动脉颈段局部管腔扩张(白箭)

(2)闭塞型:病变节段血管外径增大,残留血管管腔逐渐缩小至闭塞,内无对比剂充填。最大密度投影图像可显示闭塞血管的火焰状改变。

(3)瘤样扩张型:可表现为单纯瘤样扩张或瘤样扩张与狭窄交替存在,呈串珠样改变,病变段血管外径增大,可见血管内对比剂瘤样和/或偏心性充填,狭窄段血管壁呈新月形、偏心性增厚。

4. **MRI 表现** MRI 可直接显示壁间血肿,其检测灵敏度和特异度均优于 CT,并且可以检测由颈动脉夹层引起的脑缺血病变。因此,当怀疑颈动脉夹层时,首选 MRI。血肿显示出与血红蛋白分解产物顺磁效应相关的信号强度的典型演变。超急性期(几小时)存在的氧合血红蛋白和急性期(72 小时前)存在的脱氧血红蛋白使血肿在 T_1WI 呈等信号。因此,在血肿形成后的前 3 天内行 MRI 检查灵敏度

较低。72 小时后,由于细胞内和细胞外高铁血红蛋白的出现,血肿在 T_1WI 图像上表现为附壁偏心性"新月"形高信号影(图 10-1-9)。采用高分辨率 MR 血管壁成像技术,可更好地显示病变血管壁结构,并提高壁间血肿的检测灵敏度。MRA 可显示管腔狭窄、瘤样扩张及串珠征,但对细微的管腔狭窄显示欠佳,微小夹层动脉瘤难以发现。

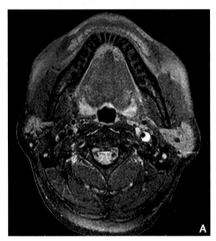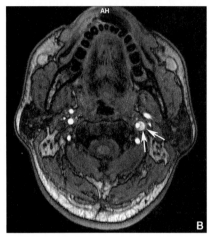

图 10-1-9 颈动脉夹层 MRI 表现
A. T_2WI 黑血轴位图像示左侧颈内动脉颈段管腔重度狭窄;B. 同一层面 T_1WI 亮血轴位图像(白箭)显示管腔呈双腔改变

5. DSA 表现 是诊断颈动脉夹层的"金标准",但管径扩张、壁内血肿有时不易显示。常表现为颈动脉血管壁不规则,管腔狭窄与扩张交替出现,真腔和假腔及内膜瓣罕见。

【相关疾病】

颈动脉夹层分为自发性和外伤性两类,有明确头颈部外伤史者称为外伤性颈动脉夹层;相反,缺乏外伤史的称为自发性动脉夹层。自发性颈动脉夹层易发生于颈内动脉,发生率为 2.5~3.0/10 万,可以发生在任何年龄组的人群,但在 40~50 岁有一个明显高发期,男女发生率无明显差异。自发性颈动脉夹层的相关疾病主要包括纤维肌发育不良(中膜)、动脉发育不良和其他结缔组织病,如马方综合征、常染色体显性遗传性多囊肾病等,纤维肌发育不良以女性多见,病因占比可高达 15%。

【分析思路】

第一,认识这个征象。颈动脉夹层最常形成壁内血肿,与管腔相通或不通,内膜下血肿常引起管腔狭窄,外膜下血肿常表现为瘤样扩张。需要注意的是,窗宽、窗位调节非常重要,当夹层范围较小时,低密度内膜片容易被遗漏,应当仔细观察确认。除轴位图像外,还应结合斜矢状位、冠状位等 MPR、MIP 重建图像进行多角度分析,全面评估夹层累及范围、

内膜片和血栓等。T_1WI 压脂成像观察壁内血肿最佳。

第二,分析这个征象。颈内动脉夹层的好发部位为颈内动脉窦远端 2~3cm 至颈内脉管外口,可分 3 种类型:①狭窄型:典型表现为管腔狭窄在颈动脉窦远端 2~3cm 开始,表面可光滑或不规则,向上可累及不同长度血管,但一般不累及颈内动脉岩段,表现为该段血管管腔突然恢复正常。②闭塞型:特征性表现为受累血管逐渐变细至闭塞,呈火焰状改变。③瘤样扩张型:以远端颅骨下节段血管受累最多见,表现为动脉呈瘤样扩张或瘤样扩张与狭窄交替存在。

第三,紧密结合临床。临床信息对于颈动脉夹层的诊断至关重要,颈动脉夹层是 35~50 岁发生缺血性卒中最常见的原因,常引起头颈部疼痛及神经症状。在分析影像学征象的基础上,需紧密结合患者的年龄、性别、症状、体征和实验室检查等,找寻符合诊断的相关标准,综合作出诊断。

【疾病鉴别】

颈动脉夹层的 CTA 诊断常面临较大困难。狭窄和闭塞型颈动脉夹层应注意与动脉粥样硬化性狭窄、纤维肌发育不良和大动脉炎相鉴别,而瘤样扩张型应注意与假性动脉瘤相鉴别(图 10-1-10)。

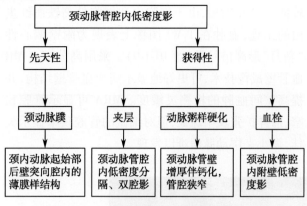

图 10-1-10 颈动脉夹层征象鉴别诊断思维导图

颈动脉粥样硬化好发于老年人,最常累及颈动脉分叉处和颈动脉体部,表现为粥样硬化斑块致使不同程度的管腔狭窄。纤维肌发育不良是一种非炎症性、非动脉硬化性,以平滑肌及弹性组织异常为特征的特发性全身血管病。好发年龄为20~60岁,女性多见,病变呈节段性,可单发或多发,主要累及全身中等动脉,最常见于肾动脉及颈内动脉。典型呈串珠状、平滑管状和憩室状。大动脉炎为主要累及主动脉及其主要分支的慢性非特异性炎症,导致阶段性动脉管腔狭窄或闭塞,可继发血栓形成,以亚洲、中东多见,年轻女性发病率高。

颈总动脉分叉处夹层需要与颈动脉蹼进行鉴别,颈动脉蹼表现为颈内动脉起始部后壁凸向腔内的薄膜样结构,横断面薄层CT显示为腔内薄层隔膜,平均年龄约50岁,好发于女性,目前倾向于是一种非典型的内膜型纤维肌发育不良。

四、颈动脉瘤样扩张

【定义】

颈动脉瘤样扩张是指颈动脉血管的局限性异常扩张,病因主要有动脉粥样硬化、感染、创伤等。根据管腔扩张的形态分为:①囊状动脉瘤,最常见,病变血管段或分叉部管壁呈球囊状扩张,常并发血栓形成;②梭形动脉瘤,血管壁均匀扩张,两端逐渐均匀缩小,直至管径缩小至正常血管直径,较少发生附壁血栓。颈动脉瘤发生部位可以是颈总动脉、颈外动脉或颈内动脉,但以颈内动脉最为常见,其中又以颈内动脉颅内段多见,颅外颈动脉瘤(extracranial carotid aneurysm,ECCA)非常少见。

颈动脉瘤的病因、病理分类、发生部位和临床症状多样。根据动脉瘤的病因,可分为动脉退行性变、外伤性和感染性所致动脉瘤;根据病理分类,又可以分为真性、假性和夹层动脉瘤。

【病理基础】

真性动脉瘤最常见的病因是动脉粥样硬化,此外,纤维肌发育不良、结缔组织疾病、炎性疾病、先天性缺陷和放疗等也可导致ECCA的发生。在感染性ECCA中,动脉壁的原发感染常导致真性动脉瘤,而颈动脉术后的继发感染常导致假性动脉瘤。颈动脉的机械性损伤,包括颈部过度伸展和旋转、颈部过度屈曲和口腔外伤造成的颈动脉钝性伤,与因枪伤、刺伤或中心静脉导管穿刺置管引起的穿透性损伤导致的动脉瘤变异较大,具体类型取决于动脉壁损伤的机制及其严重程度。此外,在自发性颅外颈动脉夹层动脉瘤患者中,高达30%的患者最终会进展为假性动脉瘤。

【征象描述】

1. **X线表现** 无特异性征象。

2. **超声表现** 颈动脉局部管腔扩张,是邻近正常管腔的1.5倍或以上。

3. **CT表现** CTA不仅有助于发现动脉瘤的载瘤动脉,进行瘤颈、瘤体的形态、大小、附壁血栓及管壁钙化等术前评估,还有助于治疗后的动态观察和评估(图10-1-11)。根据瘤腔的开放程度和腔内血栓形成情况,其CTA表现大致分为以下3种:

(1)瘤腔开放的动脉瘤:平扫表现为圆形或细长形稍高密度区,CTA显示瘤内明显均匀强化,强化程度与同层面颈动脉相同,病灶边缘清晰、锐利。

(2)部分血栓型动脉瘤:平扫表现为等密度或钙化区内的一个偏心性高密度灶,呈圆形或分叶状,边界清楚,CTA上血栓区域不强化,其余部分被对比剂填充,显示为明显均匀强化。

(3)完全血栓型动脉瘤:平扫时瘤体呈等密度或稍低密度,周围密度增高并伴有钙化,CTA无对比剂填充或少量对比剂进入,此型血管狭窄严重甚至闭塞,严重影响颅内血供,应及时处理。

4. **MRI表现**(图10-1-12)

(1)瘤腔开放的动脉瘤:通畅的瘤腔因血流速度快形成流空现象,增强扫描瘤腔内见对比剂填充,呈明显强化,病灶边缘清晰。

(2)部分血栓型动脉瘤:通常瘤腔位于瘤体中央或偏侧呈低信号,血流缓慢时可呈高信号,附壁血栓信号混杂。增强扫描血栓区域不强化,其余部分被对比剂填充,显示为明显均匀强化。

(3)完全血栓型动脉瘤:因血栓形成早晚期相不同而信号各异,急性血栓呈等信号,亚急性呈T_1WI高信号,T_2WI高信号,陈旧性血栓信号混杂,增强扫描仅有囊壁环状强化。

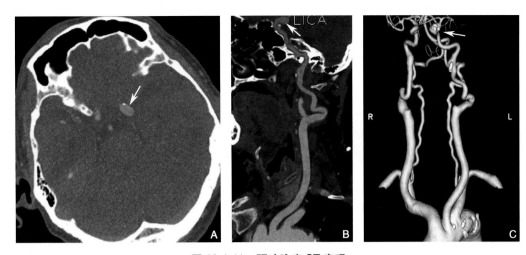

图 10-1-11　颈动脉瘤 CT 表现

A. CT 增强动脉期轴位图像示左侧颈内动脉交通段局部梭形扩张,管壁伴钙化(白箭);B、C. 曲面重组(B)及容积再现图(C)显示左侧颈内动脉交通段梭形动脉瘤(白箭)

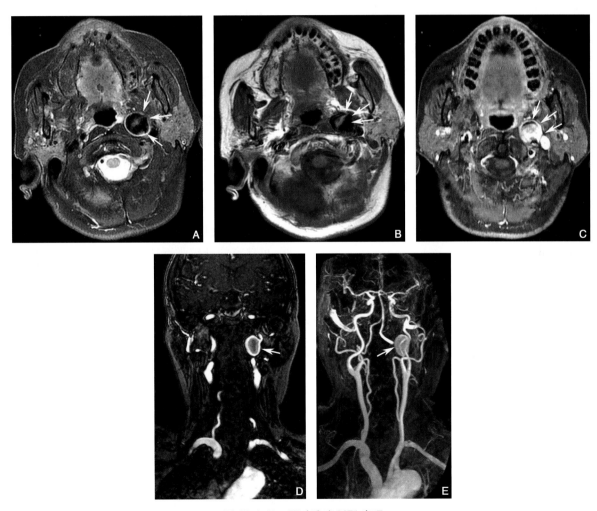

图 10-1-12　颈动脉瘤 MRI 表现

A. T_2WI 黑血轴位图像示左侧颈内动脉颈段一巨大囊状突起影,腔内呈低信号(白箭);B. 同一层面 T_1WI 轴位图像示病灶呈不均匀低信号(白箭);C. 增强扫描后可清晰显示病灶明显不均匀强化(白箭);D、E. 3D-TOF 显示左侧颈内动脉颈段巨大囊状动脉瘤

5. **DSA 表现**　颈动脉管腔局部梭形或囊状扩张,当伴有附壁血栓形成时,常表现为不规则对比剂充填,完全血栓型动脉瘤常不容易显示。

【相关疾病】

真性动脉瘤最常见的病因包括动脉粥样硬化、纤维肌发育不良、结缔组织疾病、炎性疾病、先天性缺陷和放疗等。吸烟、高血压及高血脂是引起动脉粥样硬化的重要因素,这类患者更容易出现动脉瘤的形成。而创伤则是引起颈动脉假性动脉瘤的常见病因。(表10-1-2)

表 10-1-2 颈动脉瘤的诊断标准

疾病名称	诊断标准
囊状动脉瘤	病变血管段或分叉部管壁呈球囊状扩张,常并发血栓形成
梭形动脉瘤	管壁均匀扩张,两端逐渐均匀缩小,直至原血管直径,较少发生附壁血栓

【分析思路】

第一,认识这个征象。ECCA 比较少见,占所有动脉瘤 1% 以下,占外周动脉瘤的 4%。瘤腔开放型动脉瘤的诊断并不困难,伴有血栓形成的动脉瘤需要进行鉴别。观察时,除轴位图像外,还应结合斜矢状位、冠状位等 MPR、MIP 重建图像,多角度分析。

第二,分析这个征象。影像检查的目的不仅在于发现动脉瘤,还要对动脉瘤的载瘤动脉、瘤颈、瘤体的形态、大小、附壁血栓及管壁钙化等进行评估。

第三,紧密结合临床。颈部动脉瘤患者一般无临床症状,可出现搏动性肿块。在分析影像学征象的基础上,需紧密结合患者的年龄、性别、症状、体征和实验室检查等,找寻符合诊断的相关标准,综合作出诊断。

【疾病鉴别】

典型颈动脉瘤的诊断不难,完全血栓型动脉瘤

在 CT 上表现为不强化的肿块样病变,应注意与颈部脓肿及其他软组织肿瘤鉴别(图 10-1-13)。

五、椎动脉夹层

【定义】

在动脉夹层中真腔和假腔之间的分隔称为内膜瓣。因椎动脉血管壁内出血引起的中膜层破坏导致管壁撕裂分离,继发真腔和假腔形成。

【病理基础】

椎动脉腔内高压血流经破口进入中膜将管壁层分离,椎动脉夹层沿血流方向撕裂时一般呈螺旋状,撕脱处内膜形成新的破口,即为再破口。再破口使真腔和假腔的血流可以交通共存。假腔持续扩大,真腔受压变窄,形成急性椎动脉夹层。

【征象描述】

1. **X 线表现** 不作为主要检查手段,无典型征象。

2. **超声表现** 最有特征性的表现是管腔内有膜状回声,将管腔分为真腔和假腔,但是该征象不常见;临床中最常见的椎动脉夹层表现为椎动脉不规则狭窄,狭窄向远侧逐渐加重并伴远侧闭塞,也可以表现为局部管腔外径增加,少数患者伴有椎动脉壁内血肿或假性动脉瘤。

3. **CT 表现** 头颅 CT 平扫可显示蛛网膜下腔出血及脑室内积血。CTA 显示椎动脉局限性瘤样扩张,可伴有瘤样扩张近端或远端的动脉管腔狭窄,呈串珠征,椎动脉也可表现为不扩张,显示撕裂内膜

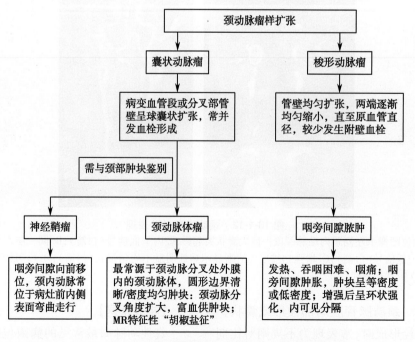

图 10-1-13 颈动脉瘤样扩张征象鉴别诊断思维导图

瓣。CTA 可显示椎动脉狭窄或闭塞,但对显示真腔、假腔和线样低密度内膜瓣欠佳。真腔一般较窄,呈类圆形,为不完全闭塞的血管腔,有血流通过。

4. MRI 表现 真腔流速较高,在 MRI 黑血序列上呈低信号,亮血序列上呈高信号(图 10-1-14、图 10-1-15);假腔较宽,多呈新月形,为内膜夹层分离所致。假腔内血流速度多较慢,易形成湍流,在 MRI 上多呈不均匀信号,常见血肿形成。

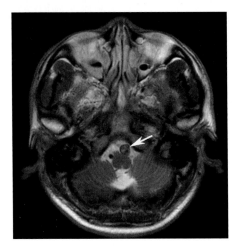

图 10-1-14 椎动脉夹层-内膜瓣征
MRI T_2WI 序列上可见左侧椎动脉硬膜内段呈双腔样改变,内见线状 T_2WI 高信号分隔(白箭)

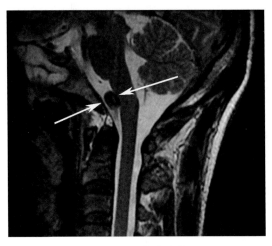

图 10-1-15 椎动脉夹层
MRI T_2WI 序列上可见左侧椎动脉硬膜内段呈双腔样改变,内见线状 T_2WI 高信号分隔(白箭)

5. DSA 表现 血管造影最典型且最具有诊断意义的是双腔征,DSA 能明显显示真腔和假腔,静脉期可见明显的对比剂滞留,但双腔征极少能见到。

【相关疾病】

若发生于中青年人,原因多由于内弹力板缺损所致或轻微外伤引起。若发生于老年人,多由高血压及高脂血症等引起,老年患者由颅颈动脉夹层引起的脑卒中为 5%~20%,亦可见于口服避孕药、偏头痛及与遗传变异有关的动脉壁病变,如埃勒斯-当洛综合征、马方综合征、纤维肌发育不良等。

【分析思路】

第一,认识这个征象。CTA 中真腔和假腔之间的线样低密度为内膜瓣;MRI 中内膜瓣在 T_2WI 表现为高信号。双腔征表现为假腔和真腔通过内弹力层破裂点相通,假腔可位于内弹力层和内膜之间、内膜层内、内膜和外膜之间,以上情况可出现在同一动脉瘤中。

第二,分析这个征象。内膜瓣是动脉夹层的直接征象,看到此典型征象即可诊断动脉夹层。内膜瓣两侧的真腔和假腔可表现为不同密度(CT 或 CTA)和信号(MRI)。双腔征是动脉夹层的直接征象,颅内段椎动脉夹层由于血管外膜薄中膜弹性纤维少,外弹性膜发育不全,更容易破裂引起蛛网膜下腔出血。

第三,紧密结合临床。椎动脉夹层(VAD)的典型表现是患有严重枕部头痛和颈后部疼痛的年轻人近期相对轻微的头部或颈部损伤后。创伤通常由微不足道的机制引起,但与一定程度的管径变形有关。85% 的患者最终出现由脑干或小脑缺血引起的局灶性神经系统体征;然而,疼痛发作和中枢神经系统后遗症发生之间长达 3 天的潜伏期并不少见。据报道,还可拖延数周至数年。许多患者仅在神经系统症状发作时就诊。

【疾病鉴别】

椎动脉夹层的 CT 诊断常较难,主要与动脉粥样硬化相鉴别(图 10-1-16)。动脉粥样硬化好发于中老年人,病变广泛,可发生在各级动脉分支的各个节段,病变主要累及动脉的内膜和内膜下,表现为边缘不规则的局限性偏心性狭窄,动脉壁表现为不规则增厚,常合并动脉局限性瘤样扩张及管壁钙化。当内膜瓣征或双腔征显示不明显时,鉴别困难。

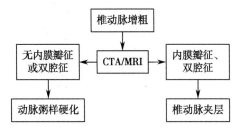

图 10-1-16 椎动脉夹层征象鉴别诊断思维导图

六、椎动脉盗血综合征

【定义】

椎动脉盗血综合征,又称锁骨下动脉盗血综合征(subclavian steal syndrome,SSS),指由于锁骨下动脉或无名动脉在椎动脉起始处的近心端出现狭窄或闭塞性病变后,由于虹吸作用,引起患侧椎动脉中的血流逆行,进入患侧锁骨下动脉的远心端,可能导致严重的椎基底动脉缺血。

【病理基础】

SSS发生的病理生理基础为虹吸现象。正常生理情况下,颅内动脉压低于主动脉弓或其分支压力以保证正常的颅内供血,而动脉粥样硬化、大动脉炎等原因造成锁骨下动脉或无名动脉狭窄,使狭窄远端压力下降,当低于同侧椎动脉压力时,产生虹吸作用,导致血液从同侧椎动脉逆流入锁骨下动脉为其远端供血而发生盗血。锁骨下动脉狭窄程度较轻时,血流尚可保证同侧椎动脉供血;当狭窄率>50%时,90%的患者椎动脉将产生间断性或永久性逆向血流而发生盗血。

【征象描述】

1. **X 线表现** 不作为主要检查手段,无典型征象。

2. **超声表现** 二维超声表现为锁骨下动脉内中膜不规则增厚和硬化斑块形成,可以对管腔内径及内膜厚度进行测量,并判定动脉粥样硬化斑块的大小、形态及性质,对SSS的病因进行初步分析。彩色多普勒及脉冲多普勒可观察血流状态的特点,其表现为锁骨下动脉的近心端湍流流血信号或血流信号消失,椎动脉表现为红蓝交替现象或与同侧颈总动脉血流方向相反。

3. **CT 表现** CT对于血管的形态、走向具有良好的显示效果,血管狭窄部位、范围、程度及侧支循环开放状态也能很好显示,对于血管狭窄成因分析具有优势。可见椎动脉起始处近心端锁骨下动脉管壁粥样硬化斑块,管腔狭窄乃至闭塞(图10-1-17)。

4. **MRI 表现** MRA技术可三维显示血管形态,能有效地筛选出头颈部动脉狭窄性病变,通过各种可用序列,具有深入研究SSS及其基础解剖结构和病理生理的潜力。

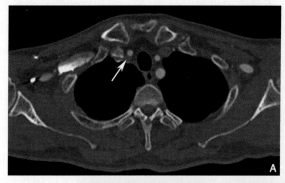
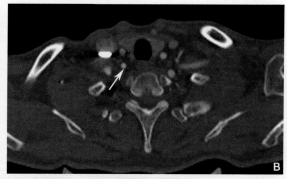
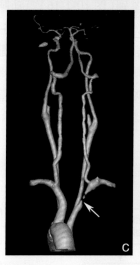
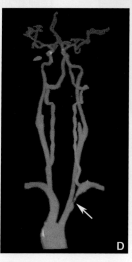
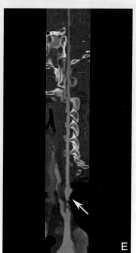

图 10-1-17 椎动脉盗血综合征 CT 表现

A. CT增强动脉期轴位图像示右侧锁骨下动脉闭塞(白箭);B. CT增强动脉期轴位图右侧椎动脉显影(白箭);C. 头颈血管VR重建图像示右侧锁骨下动脉闭塞(白箭);D. 头颈血管MIP重建图像示右侧锁骨下动脉闭塞(白箭);E. 右侧椎动脉血管拉直图像示右侧锁骨下动脉起始段闭塞(白箭),椎动脉显影良好

5. DSA 表现 仍是目前诊断血管狭窄的"金标准"。DSA 可以对锁骨下动脉或无名动脉的狭窄部位和程度、侧支循环开放路径和病侧椎动脉血流动力学变化作出准确判断,可直观地观察到血流从对侧椎动脉通过侧支循环逆流入患侧锁骨下动脉远端的过程。

【相关疾病】

椎动脉盗血综合征最常见于动脉粥样硬化和血管炎,动脉粥样硬化性病变诊断标准,结合临床病史及影像学检查结果,如果满足以下至少两项,则考虑患者病因为动脉粥样硬化:

1. 至少存在 1 个动脉粥样硬化的危险因素:年龄>40 岁、高血压、糖尿病、高脂血症、吸烟。

2. 至少符合 2 条动脉粥样硬化的影像学特征:①斑块状不规则性狭窄;②偏心狭窄;③锥形病变;④血管钙化;⑤病变主要位于动脉开口或近段;⑥其他外周动脉粥样硬化的证据。

大动脉炎性病变诊断标准,需满足以下三项,每项须符合其中至少一条:

1. 发病年龄≤40 岁,女性多见。

2. 具有血管受累部位的症状和/或体征(受累器官供血不足、病变血管狭窄相关体征、急性期可出现受累血管疼痛和炎症指标明显升高)。

3. 发现特征性的病变影像,这种病变影像综合分型包括病变部位和病变性质的组合,即任何一型或多型的病变部位加任何一型或多型的病变性质组合,需排除动脉粥样硬化、纤维肌发育不良(fibromuscular dysplasia,FMD)、先天性动脉畸形、结缔组织病或其他血管炎等疾病。其他已知的引起椎动脉盗血综合征的原因还有先天性畸形、锁骨下动脉发育不全、神经纤维瘤病、外伤、胸廓出口综合征及主动脉夹层等。

【分析思路】

第一,认识这个征象。锁骨下动脉近端狭窄或闭塞在 CTA 中清晰显示,由于斑块或血管炎等病因导致锁骨下动脉近端管腔狭窄,CTA 可以对血管的狭窄程度进行清晰显示,一般较容易诊断,观察时,除轴位图像外,还应结合斜矢状位、冠状位等 MPR、MIP 和血管拉直等重建图像,多角度分析,全面评估病变累及的部位、范围,以及狭窄的程度、有无闭塞和扩张等。

第二,分析这个征象。看到锁骨下动脉近端狭窄,如果血管管腔是偏心狭窄,首先应想到是动脉粥样硬化的原因,血管壁内形成了斑块,从而导致锁骨下动脉近端狭窄。其次,需要进一步对血管狭窄程度进行诊断及斑块成分进行分析。当看到血管管腔节段性狭窄,管壁环形增厚并伴有强化时,首先应想到是管壁全层出现了炎症,因为只有全层炎症才能累及整个管壁,形成环形且均匀的增厚,这与动脉粥样硬化的偏心狭窄不同。不同病因导致的锁骨下动脉狭窄征象不尽相同,当看到锁骨下动脉近端狭窄后,需要对病因进行初步判定。

第三,紧密结合临床。临床信息对于椎动脉盗血综合征的诊断至关重要。在分析影像学征象的基础上,需紧密结合患者的年龄、性别、症状、体征、既往病史和实验室检查等,找寻符合诊断的相关标准,综合作出诊断。

【疾病鉴别】

椎动脉盗血综合征鉴别诊断思维导图见图 10-1-18。

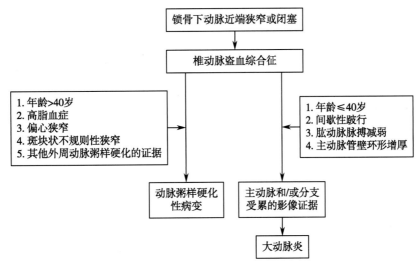

图 10-1-18 椎动脉盗血综合征鉴别诊断思维导图

七、颈静脉充盈缺损

【定义】

颈静脉充盈缺损表现为颈静脉内未见对比剂充盈，是颈静脉血栓形成的征象。

【病理基础】

静脉血栓栓塞症（venous thromboembolism，VTE）发病机制的主要理论通常称作 Virchow 三要素。该理论提出，VTE 的发生是由于血流改变（即血流淤滞）、血管内皮损伤、血液成分改变（即遗传性或获得性高凝状态）。颈静脉血栓形成是由于颈静脉内膜受损，血液循环缓慢，导致正常的头部血液循环淤滞，因而导致颈静脉血栓。临床上造成颈静脉血栓形成常见的原因有：血管内置管、外伤或手术造成血管壁损伤；卧床休息的患者造成静脉淤滞；怀孕或者口服药物造成血液高凝状态；肿瘤造成压迫导致静脉血流回流受阻。

【征象描述】

1. X 线表现 不作为主要检查手段，无典型征象。颈静脉充盈缺损在 X 线上不易显示，不作为常规检查手段。

2. 超声表现 颈静脉不同程度增宽，管腔内见均匀或不均匀的实质性回声，探头加压管腔不能压瘪，CDFI 未见血流信号。

3. CT 表现 颈静脉充盈缺损 CT 表现为增强扫描颈内静脉管腔内未见对比剂充盈（图 10-1-19），血栓无强化。三维重建图像能够更直观地显示和评估病变受累的范围和程度。

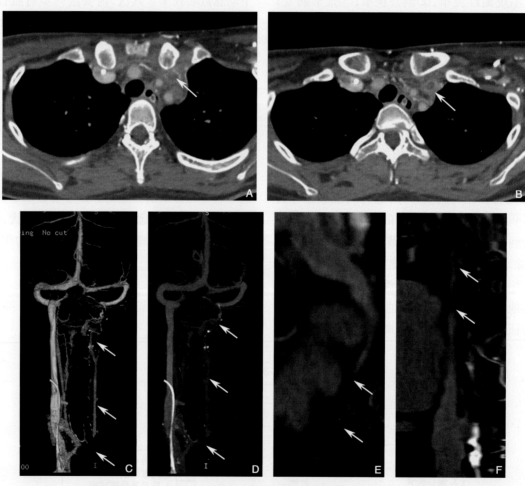

图 10-1-19 左侧颈静脉充盈缺损
A、B. 双上肢 CTV 轴位图像示左侧无名静脉纤细，左侧颈静脉自发出处以远至颈静脉颅内段前方全程管腔内可见低密度影（白箭）。C~F. 后处理 VR 图（C）、MIP（D）及左侧颈静脉曲面相（E）、拉直相（F）清晰显示病变位置（白箭）

4. MRI 表现 T_1WI 略高或等信号，T_2WI 混杂高信号。增强扫描新鲜血栓可见强化，陈旧性血栓不强化，磁共振静脉成像（magnetic resonance venography，MRV）可见充盈缺损影。

5. DSA 表现 DSA 既能动态反映血管形态学的变化，准确反映有无血栓形成，又能清晰呈现血栓的位置、形态、大小及侧支循环的建立情况。高度怀疑静脉血栓形成，而其他检查结果为阴性时，DSA 可发挥其诊断价值。

【相关疾病】

临床上造成颈静脉血栓形成常见的原因有：血管内置管、外伤或手术、长期卧床、怀孕或者口服药物、肿瘤等。不同的病因应选择的治疗方式也不一样，应积极结合临床寻找原发病，进行个体化治疗。

【分析思路】

第一，认识这个征象。颈静脉正常时，在注入对比剂后进行 CTV 扫描，可见管腔内有血液充盈，管腔通畅。一旦在 CT 增强图像上出现颈静脉增粗，管腔内未见对比剂充盈，管壁增厚并见强化，通常可以诊断。观察时，除轴位图像外，还应结合矢状位、冠状位、MPR、MIP 等后处理重建图像，全面评估病变累及的部位、范围和对周围组织的压迫情况。

第二，分析这个征象。颈部出现静脉血栓时最常见的临床症状是颈部的肿胀和疼痛，可能会伴随

头晕的现象，有的患者会出现吞咽困难及声音嘶哑的表现。颈静脉充盈缺损可造成肺栓塞或者颈静脉系统淤血，导致严重后果，因此出现以上临床症状后应该高度重视。在 CT 图像上观察到管壁增厚，管腔内未见对比剂充盈，应首先考虑是静脉血栓形成，并且结合临床分析病因，鉴别病因。图像上，主要鉴别点在于有无颈静脉内置管、病变周围是否有炎性改变等。

第三，紧密结合临床。在分析影像学征象的基础上，临床信息也能提供一定的帮助。静脉内置管、外伤/手术、肿瘤压迫及妊娠等都可造成颈静脉充盈缺损。因此，需紧密结合患者的临床及影像学检查等，综合作出诊断。

【疾病鉴别】

颈静脉充盈缺损征象鉴别诊断思维导图见图10-1-20。

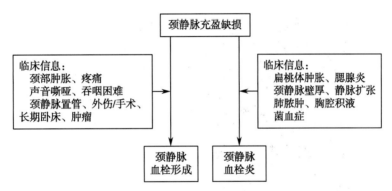

图 10-1-20 颈静脉充盈缺损征象鉴别诊断思维导图

（张龙江　张永高）

第二节　上 肢 动 脉

一、锁骨下动脉狭窄闭塞

【定义】

锁骨下动脉狭窄闭塞是指各种原因导致锁骨下动脉发生狭窄或闭塞，使血流受阻，出现椎-基底动脉缺血和上肢缺血表现的疾病。

【病理基础】

动脉粥样硬化是所有血管严重狭窄或闭塞性病变的主要病因，锁骨下动脉也不例外。锁骨下动脉近端严重狭窄或闭塞性病变最常见的病因是动脉粥样硬化。近年来发现，动脉夹层也是造成锁骨下动脉急性闭塞的原因，与动脉粥样硬化有关。动脉夹层是指各种原因导致的动脉内膜破裂或中膜弹力纤维层病变，血液进入内膜下或中膜内导致内膜或中膜撕裂、

剥离。累及左锁骨下动脉的主要为主动脉夹层Ⅲ型（Debackey 分型）或左锁骨下动脉开口旁的内膜下出血和近年提出的不典型动脉夹层。不典型动脉夹层是指形成机制和病变形态表现均不典型，当动脉内膜有破口或溃疡时，导致血液深入动脉中层，但其远端未与动脉腔沟通，即无回腔性沟通；另一种情况是动脉壁滋养血管破裂，在动脉壁内形成血肿。

其他导致锁骨下动脉盗血综合征的少见原因包括：动脉性疾病，如非特异性炎症、Takayasu 病、颞动脉炎，以及主动脉弓或者锁骨下动脉先天性损害，都是少见的病因；青年患者以动脉炎多见；而动脉受压也是病因之一，可发生于任何年龄。另外，还有医源性因素，如 Fallot 四联征的患者在进行 Blalock-Taussig 术时，结扎锁骨下动脉后也可以出现锁骨下动脉窃血综合征的临床表现。

【征象描述】

1. **X 线表现**　不作为主要检查手段，无典型征

象。锁骨下动脉狭窄闭塞在 X 线上不易显示,不作为常规检查手段。

2. **超声表现** 通过经颅多普勒超声(transcranial Doppler,TCD)检测颈部血管及血流,可见椎动脉反向血流信号,疑诊者应行患侧束臂试验。彩色多普勒超声可见锁骨下动脉起始部狭窄或闭塞,狭窄处可见血流紊乱,流速增高,狭窄远端动脉则呈低阻改变;椎动脉血流反向,束臂试验可增加阳性检出率。

3. **CT 表现** CT 血管成像(computed tomography angiography,CTA)为目前首选的方法,可见椎动脉起始处近心端锁骨下动脉管壁粥样硬化斑块,管腔狭窄或闭塞,并可全面了解主动脉弓及其主要分支动脉的形态(图 10-2-1)。

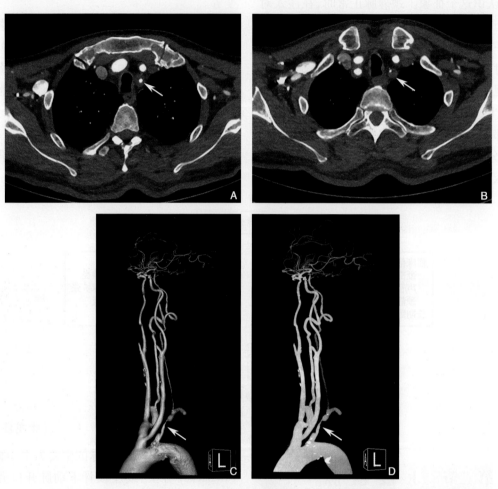

图 10-2-1 锁骨下动脉重度狭窄 CT 表现
A、B. CT 增强动脉期轴位图像示左侧锁骨下动脉重度狭窄(白箭);C. CT 增强动脉期头颈血管 VR 重建图像示左侧锁骨下动脉起始处重度狭窄(白箭);D. 头颈血管 MIP 重建图像示左侧锁骨下动脉起始处重度狭窄(白箭)

4. **MRI 表现** 磁共振血管成像(magnetic resonance angiography,MRA)为常用的无创性检查方法,可显示锁骨下动脉的解剖部位和狭窄程度(图 10-2-2)。但 MRA 图像显示的狭窄程度常会比实际的狭窄重,不能将接近闭塞的狭窄和完全闭塞区分开来。高分辨率 MR 血管成像技术可以检测斑块中的纤维帽是否薄弱、完整、斑块脂质核心情况及斑块下出血,辅助判断斑块的稳定性。

5. **DSA 表现** 为诊断的"金标准",可见椎动脉起始处近心端锁骨下动脉狭窄或闭塞,患侧椎动脉显影对比度下降,甚至可见对比剂经对侧椎动脉逆流至患侧椎动脉,并达锁骨下动脉的远心端。

【相关疾病】

锁骨下动脉狭窄闭塞可导致锁骨下动脉盗血综合征。它是指椎动脉近心端锁骨下动脉或头臂干动脉狭窄闭塞后,由于虹吸作用,引起患侧椎动脉血液逆流入上肢动脉远端内代偿,由此引发椎动脉至基底动脉缺血的一系列症状。

【分析思路】

第一,认识这个征象。锁骨下动脉近端狭窄或闭塞在 CTA 中清晰显示,由于斑块或血管炎等病因导致锁骨下动脉近端管腔狭窄,CTA 可以对血管的

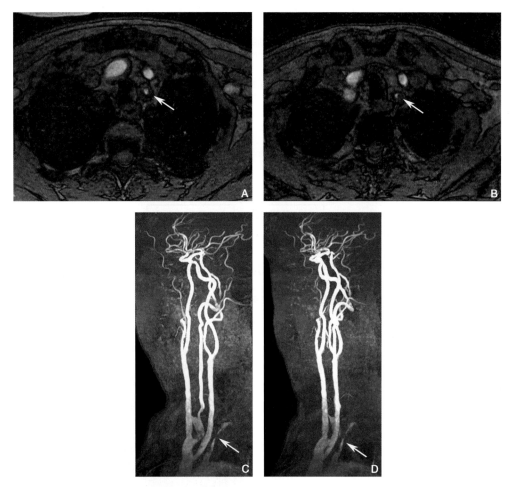

图 10-2-2　锁骨下动脉重度狭窄 MRA 表现

A、B. MRA 轴位图像示左侧锁骨下动脉重度狭窄（白箭）；C、D. 头颈血管 VR 重建图像示左侧锁
骨下动脉起始处重度闭塞（白箭）

狭窄程度进行清晰显示，一般较容易诊断。观察时，除轴位图像外，还应结合斜矢状位、冠状位等 MPR、MIP 和血管拉直等重建图像多角度分析，全面评估病变累及的部位、范围，以及狭窄的程度、有无闭塞和扩张等。

第二，分析这个征象。看到锁骨下动脉近端狭窄，如果血管管腔是偏心狭窄，首先应想到是动脉粥样硬化的原因，血管壁内形成斑块，导致锁骨下动脉近端狭窄。其次，需要进一步对血管狭窄程度进行诊断及斑块成分进行分析。当看到血管管腔节段性狭窄，管壁环形增厚并伴有强化时，应想到是管壁全层出现了炎症，因为只有全层炎症才能累及整个管壁，形成环形且均匀的增厚，这与动脉粥样硬化的偏心狭窄不同。不同病因导致的锁骨下动脉狭窄征象不尽相同，当看到锁骨下动脉近端狭窄后，需要对病因进行初步判定。

第三，紧密结合临床。临床信息对于锁骨下动脉狭窄闭塞的诊断至关重要。在分析影像学征象的基础上，需紧密结合患者的年龄、性别、是否有高血压、高脂血症、糖尿病和吸烟等，以及实验室检查，同时，还需要结合患者是否存在头晕、肢体无力等临床表现，综合作出诊断。

【疾病鉴别】

锁骨下动脉狭窄闭塞征象鉴别诊断思维导图见图 10-2-3。

二、动脉瘤样扩张

【定义】

上肢动脉瘤样扩张是由于动脉壁病变或损伤而形成动脉壁局限性或弥漫性扩张的表现，主要表现为膨胀性和搏动性肿块。

【病理基础】

动脉瘤主要分为真性或假性动脉瘤。与下肢动脉瘤相比，上肢动脉瘤的发生率要低得多，占所有外周动脉瘤不到 1%，只有 0.17% 为真性动脉瘤。真性动脉瘤的常见病理改变为中膜弹性纤维断裂、胶原纤维降解平滑肌细胞减少，动脉壁因而变薄失去弹性，而后不能耐受高压血流冲击，血管壁向外膨出

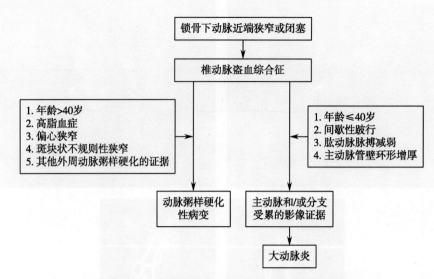

图 10-2-3 锁骨下动脉狭窄闭塞征象鉴别诊断思维导图

形成动脉瘤,但其瘤壁仍是由内膜、中膜、外膜三层构成。真性动脉瘤的主要病因包括动脉粥样硬化、遗传性疾病(如神经纤维瘤病或血管炎)。假性动脉瘤为动脉血管因某种因素破裂后的一种并发症,在血管周围形成局限和纤维包裹性血肿,且与受损的血管相沟通。假性动脉瘤的瘤壁为纤维组织,而不是正常的动脉壁结构,这是真假动脉瘤在病理上的重要区别。假性动脉瘤的主要病因包括创伤、医源性、药物滥用、细菌性心内膜炎和真菌性病变。

【征象描述】

1. **X 线表现** 不作为主要检查手段,无典型征象。上肢动脉瘤在 X 线上一般不易显示。少数动脉瘤在正、侧位 X 线平片能显示瘤体壁呈蛋壳状钙化阴影。创伤性动脉瘤有时能见到金属异物阴影。

2. **超声表现** 真性动脉瘤病变的动脉段呈梭状或囊状扩张,瘤壁由动脉壁全层组成,内壁回声可能有异常改变,如毛糙、斑块、附壁血栓等。假性动脉瘤动脉周围出现无回声肿块,形态多不规则,无明确囊壁回声,包块与动脉之间多有通道,通道口多较狭窄,病灶腔内血流呈云雾状移动,有的可见点状沉积物回声或血栓回声(图 10-2-4)。

3. **CT 表现** 真性动脉瘤 CT 表现为管壁不同程度增厚,但以管腔扩张为主,管腔内可见血栓形成,与周围组织分界清晰;增强扫描管腔可见对比剂充盈(图 10-2-5),血栓无强化。假性动脉瘤常表现为与管腔相通并突出血管腔的囊状、袋状及不规

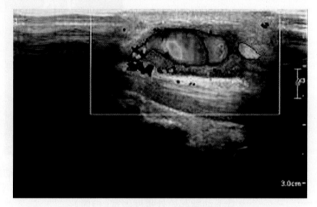

图 10-2-4 右侧肱动脉远端假性动脉瘤
超声 CDFI 图像显示尺动脉可见收缩期血流进入瘤体,舒张期返回动脉,呈漩涡状

则状影,部分与管腔不相通,呈软组织密度影(图 10-2-6A～D)。急性期瘤腔内密度不均,考虑活动性出血期,瘤腔周围界限模糊,并见低密度索条及团片影,周围组织间隙液性密度影,慢性期周围境界清楚并伴壁钙化;增强扫描可见瘤腔显影,排空较动脉管腔延迟,瘤腔内尚可发现血栓形成。较小的动脉瘤体积对周围结构无明显影像,较大的会压迫周围组织,引起血管移位、相应组织缺血。三维重建图像对于显示和评估受累的范围和程度更有优势。

4. **MRI 表现** 根据血流速度变和有无血栓形成,MRI 显示动脉瘤体信号变化差异较大。无血栓时,动脉瘤因为血流速度快而形成流空现象,T_1WI 和 T_2WI 都表现为边界清楚的低信号。有血栓时,血栓本身呈高信号或混杂信号,动脉瘤体部分呈低信号(图 10-2-6E、F)。

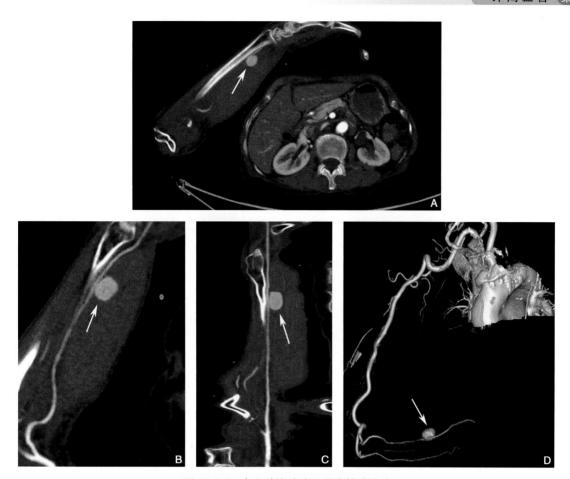

图 10-2-5 右上肢桡动脉远端真性动脉瘤
A. 右上肢 CTA 轴位图像示桡动脉远端可见瘤样突起（白箭），大小约 19mm×16mm，边缘光滑。B~D. 后处理 CPR（B）、右侧桡动脉拉直相（C）及 VR 图（D）均可清晰显示病变位置（白箭）

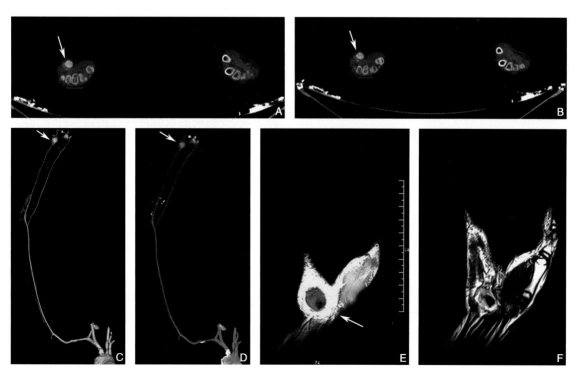

图 10-2-6 右侧肱动脉远端假性动脉瘤
A、B. 双上肢 CTA 轴位图像示右侧肱动脉远端可见类圆形软组织密度影，另见对比剂经肱动脉进入病变内，周围可见低密度影环绕（白箭）。C、D. 后处理 MIP（C）、VR 图（D）清晰显示病变位置。E、F. MRI 图像显示右手小鱼际处见一团片状混杂等/长 T_1 信号（E），混杂长短 T_2 信号（F）（白箭）。病变远端及近端似与血管影相连

【相关疾病】

上肢动脉瘤发生的常见病因包括损伤(外伤或医源性损伤)、动脉粥样硬化、感染、先天性动脉壁结构异常。其中感染性动脉瘤是一种特殊类型的动脉瘤,其主要病因是由致病微生物直接或者间接感染上肢动脉所引起的。临床对感染性上肢动脉瘤的早期诊断较困难,一些症状轻微或不典型的病例很容易漏诊或误诊。在临床治疗上先经抗感染治疗,后行瘤体切除。感染性上肢动脉瘤CT增强表现为血栓内斑片状及线状强化,且延迟扫描可持续强化,周围见软组织密度影包绕,边界不清。

【分析思路】

第一,认识这个征象。正常上肢动脉血管较细,走行较直,一旦出现不规则的管腔变化,尤其是瘤样膨出,需要尤为注意。虽然上肢动脉瘤在临床较为罕见,约占所有外周动脉瘤的1%,临床症状也不典型,但通常在CTA图像上不难发现。观察时,除轴位图像外,还应结合矢状位、冠状位、MPR、MIP等后处理重建图像,全面评估病变累及的部位、范围和对周围组织的压迫情况。

第二,分析这个征象。上肢动脉瘤患者最常见的临床症状是触及局部搏动性肿块,动脉瘤增大后可压迫神经、血管出现相应的压迫症状,出现感觉异常;伴有斑块脱落时可导致肢体远端缺血,动脉瘤破裂可引起出血,甚至失血性休克,危及生命。因此,出现以上临床症状后应该高度重视。在CT图像上观察到管壁瘤样扩张,应首先考虑动脉瘤样改变,并且结合临床分析病因,鉴别是真性还是假性动脉瘤。二者的主要鉴别点在于有无完整的瘤壁结构,在CT增强图像上,假性动脉瘤在动脉周围形成血肿并包裹周围组织,血肿与动脉相通,无血管壁结构,通常在创伤后几周内形成;真性上肢动脉瘤并不常见,与真性主动脉瘤的CT表现类似,主要为管腔局部扩大,管壁完整,管壁常伴有粥样硬化,可见附壁血栓形成。

第三,紧密结合临床。在分析影像学征象的基础上,临床信息也能提供一定的帮助。假性动脉瘤的主要病因就是医源性创伤,因此是否有过手术史至关重要。需紧密结合患者的临床及影像学检查等,综合作出诊断。

【疾病鉴别】

上肢动脉瘤样扩张征象鉴别诊断思维导图见图10-2-7。

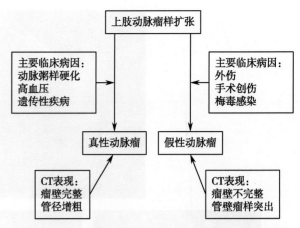

图 10-2-7 上肢动脉瘤样扩张征象鉴别诊断思维导图

(张永高)

第三节 内脏动脉

一、肾动脉粥样硬化

【定义】

肾动脉及叶间动脉的粥样硬化称肾动脉粥样硬化,是全身动脉粥样硬化的一部分,发病机制相同。

【病理基础】

肾动脉粥样硬化的典型病变是弓形动脉和小叶间动脉胆固醇晶体栓塞。在病变的初始阶段,动脉内膜内聚集了大量吞噬脂质的泡沫细胞。泡沫细胞含脂质较多时,可发生变性、坏死、崩解,脂质被释放于组织内,共同刺激周围及表面的纤维结缔组织增生并产生胶原纤维和结缔组织基质。随着病变的发展,纤维斑块深层的组织、细胞与脂质混合,形成粥样斑块,受影响的血管被明显的内膜纤维化阻塞。

【征象描述】

1. **X线表现** X线对本病的诊断价值有限。

2. **超声表现** 多普勒超声可见肾动脉狭窄部位收缩期峰值流速(PSV)明显升高,肾动脉狭窄时肾动脉PSV升高,而腹主动脉PSV无改变,因此,两者比值RAR会升高。目前,RAR及PSV已成为诊断肾动脉粥样硬化性狭窄的主要标准。在诊断参数中,直接参数包括PSV、RAR,间接参数包括收缩早期加速度、收缩早期峰值反射波、阻力指数(RI)。

3. **CT表现** CT平扫图像可于肾动脉走行区见结节状钙化斑,提示肾动脉管壁钙化斑块形成(图10-3-1A);动脉期轴位图像,动脉血管明显强化,此时可以明确观察到肾动脉管腔受压狭窄(图10-3-1B)。MSCTA三维血管重组技术包括最大密度投影(maximum intensity projection,MIP)及容积再现(vol-

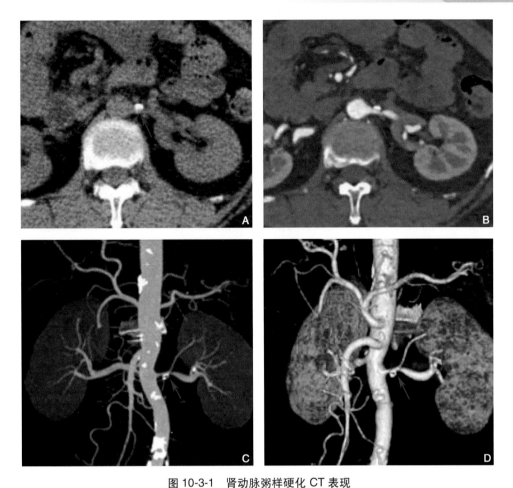

图 10-3-1 肾动脉粥样硬化 CT 表现
A. CT 平扫轴位图像示左肾动脉起始部管壁见钙化斑块(红箭);B. 动脉期轴位图同一层面示左肾动脉起始部管腔明显受压狭窄(红箭),狭窄程度>70%;C. CT 冠状位薄层 MIP 重建图像示腹主动脉壁散在钙化斑块,左肾动脉起始部钙化斑伴管腔明显狭窄(红箭);D. 薄层 VR 重建图像显示腹主动脉及各主要分支动脉相对空间位置和肾动脉狭窄程度(红箭)

ume rendering,VR)。MIP 可显示病变与血管的关系、小血管狭窄与闭塞、血管壁钙化情况(图 10-3-1C);VR 可三维立体地显示肾动脉与周围组织器官的空间关系,同时显示血管的狭窄程度(图 10-3-1D)。

4. MRI 表现 不作为主要检查手段,无典型征象。

5. DSA 表现 DSA 作为血管病变诊断的"金标准",对Ⅲ级以下肾血管分支显示清晰,其他检查方法无法相比(图 10-3-2)。在肾动脉 DSA 检查的同

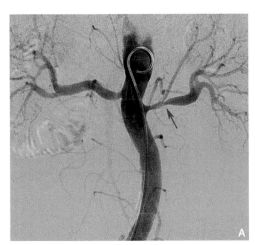
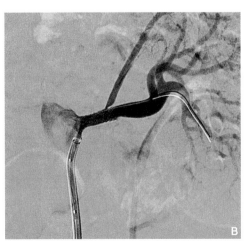

图 10-3-2 肾动脉粥样硬化 DSA 表现
A. DSA 图像示左肾动脉起始部管腔较对侧狭窄(红箭);B. 左肾动脉支架置入后改变,血流恢复通畅

时,对于符合介入治疗适应证的患者也可以进行治疗。但肾动脉 DSA 检查有时会低估狭窄程度,并且不能反映血管壁情况,无法区分是钙化还是斑块造成的狭窄。

【相关疾病】

不同程度的肾动脉粥样斑块会导致肾动脉出现偏心性狭窄,进而发展为动脉粥样硬化性肾动脉狭窄(atherosclerotic renal arterial stenosis, ARAS);该病起病隐匿,大部分患者病程中逐渐出现高血压和肾功能损害,如果不能及时发现和诊治,会导致慢性肾脏病(chronic kidney disease, CKD),甚至引起更严重的心血管事件。一般情况以肾动脉狭窄率大于或等于 50% 为诊断标准(表 10-3-1)。肾动脉粥样硬化属于全身动脉粥样硬化的一部分,但其硬化严重程度与全身动脉粥样硬化程度并不成比例,因此有必要专门对肾动脉本身特性进行单独检查和评估。

表 10-3-1 动脉粥样硬化性肾动脉狭窄的诊断标准

定量分级	肾动脉狭窄率*
1 级	1% ~ <50%
2 级	50% ~ 75%
3 级	>75% ~ <100%
4 级	100%

* 一般以狭窄处近端血管管径为正常血管管径标准,若狭窄处位于起始部,则以远端血管管径为正常血管管径标准。肾动脉狭窄率(%)=(1−狭窄管腔直径/正常血管直径)×100%。

【分析思路】

第一,认识这个征象。正常肾动脉在肠系膜上动脉开口下方起源于腹主动脉,主干管径为 4 ~ 7mm;当肾动脉走行区管壁见结节状钙化灶时,CT 平扫通常不难发现。但当肾动脉壁软斑块形成或钙化斑块较小时,需要在增强动脉期图像上仔细观察是否有附壁充盈缺损和管腔狭窄;肾动脉狭窄的 CTA 表现为偏心或向心的钙化斑块及粥样斑块,除了可以直接看到动脉狭窄外,间接征象包括狭窄后动脉扩张、肾萎缩、肾皮质强化减低。

第二,分析这个征象。肾动脉在肾实质内是按节段分布的。一个段动脉供应一定区域的肾组织,肾段动脉分支之间在肾内没有吻合,故一支段动脉发生血流障碍时,它供应的肾组织会发生坏死。因此影像上确认肾动脉壁斑块形成后,应进一步对原始轴位图像进行各方位的 MPR、VR 等重建图像,多角度分析,全面评估病变累及的范围和血管管腔的狭窄程度,同时根据肾动脉粥样硬化的程度进行定量分级。

第三,紧密结合临床。肾动脉粥样硬化除了进行精准的影像诊断外,早期的临床筛查对于遏制患者病情发展、改善患者预后也具有十分重要的意义,同时患者的相关表现也为肾动脉粥样硬化症的影像诊断提供了临床依据。

【疾病鉴别】

肾动脉粥样硬化征象鉴别诊断思维导图见图 10-3-3。

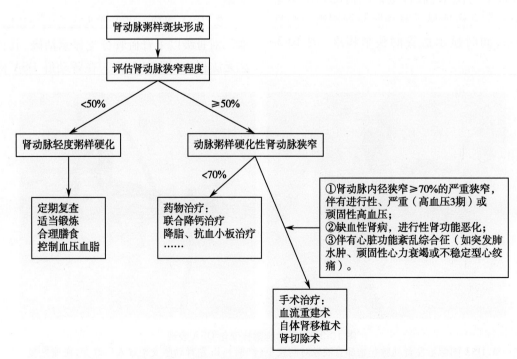

图 10-3-3 肾动脉粥样硬化征象鉴别诊断思维导图

二、纤维肌发育不良

【定义】

纤维肌发育不良(fibromuscular dysplasia,FMD)是一种特发性、节段性、非炎症性、非动脉粥样硬化性的血管疾病,最常发生于肾动脉,导致肾动脉纤维肌发育不良(renal artery FMD,RA-FMD)。

【病理基础】

FMD的病理分型及血管造影表现见表10-3-2。

表 10-3-2 FMD 病理分型和血管造影表现

分型	患病率/%	病理改变	血管造影表现
中膜纤维肌性结构不良型			
中膜纤维增生	70~80	增厚区纤维增生、胶原沉积,中膜增厚和变薄区交替出现,而内膜、内弹力层和外膜可正常	典型"串珠样"改变,"珠"直径一般大于正常动脉直径
中膜周围纤维增生	10~15	中膜和外膜交界处大量胶原沉积,形成弹性组织均质环,而中膜和内膜的弹性组织正常	局灶性狭窄(有时为多发性缩窄),常伴较大侧支循环形成,其"串珠"数量通常比中膜纤维增生时少,且"珠"直径一般小于正常动脉直径
中膜过度增生	1~2	平滑肌向心性增生,无纤维化	平滑型狭窄,易和内膜纤维增生混淆
内膜纤维增生	<10	胶原在血管内膜沉积,无脂质和炎性成分,内弹力板断裂	光滑长狭窄或局灶的带状狭窄
外膜纤维增生	<1	胶原取代外膜的纤维组织,形成致密外套,并可能延伸到周围组织	高度局限性的管状狭窄

【征象描述】

1. **X线表现** X线对本病诊断价值有限。

2. **超声表现** 多普勒超声为首选的FMD筛查方法,但因操作者依赖性及个体差异(如肥胖或肠气干扰)较难发现内脏动脉FMD的影像学特征。探及动脉主干或分支血流加速并远心端小慢波,提示血管狭窄,动脉瘤样结构内见红蓝交替漩涡状血流信号,也可见走形迂曲的血管、夹层等。

3. **CT表现** CTA及后处理能显示FMD病变血管的形态、程度及范围,有无动脉瘤、夹层等。CTA可见受累动脉呈"串珠样"改变或局限性狭窄,管腔呈同心性狭窄,管壁光滑或同心圆样均匀增厚,管壁多无斑块(图10-3-4),增强后动脉期增厚处血管壁不强化,静脉期轻度强化;还可观察到动脉瘤样扩张,夹层"双腔样"改变,伴血栓或血肿时,动脉瘤内或夹层假腔内无对比剂显影;血管腔严重狭窄或闭塞时,可见内脏局部或整体梗死、萎缩。

4. **MRI表现** MRA是CTA禁忌患者的首选检查,FMD在MRA上的表现类似CTA。

5. **DSA表现** DSA是FMD影像诊断的"金标准",能准确评估动脉狭窄程度。临床上FMD分为多灶型和局灶型,多灶型指单支血管2处及以上管腔狭窄,典型者呈"串珠样"改变;局灶型又分为单灶型(管腔狭窄长度<1cm)和管型(管腔狭窄长度≥1cm)。

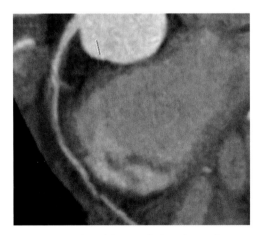

图 10-3-4 动脉纤维肌发育不良 CT 表现
冠脉 MIP 图像示左冠状动脉主干及前降支多发管腔狭窄伴管壁均匀增厚,前降支中段管腔重度狭窄

RA-FMD好发于肾动脉干中远段及分支,多灶型多见。造影下可见动脉"串珠样"改变或局灶性狭窄后管腔扩张,右侧好发,约40%累及双侧;伴肾动脉瘤形成时,可见瘤样结构显影;动脉内见无对比剂填充的条带影、线样影,动脉呈"双腔样"改变,提示有夹层,夹层位置不随血流改变,但可发生形态改变;管腔严重狭窄或闭塞时,可有侧支循环、肾萎缩等。

【相关疾病】

"串珠样"改变需与动脉痉挛及伪影鉴别,FMD

的"珠"大小不一,而动脉痉挛和伪影动脉规律性波动、"珠"大小一致,且动脉痉挛好发于冠状动脉及脑部动脉。局灶性FMD需与大动脉炎、动脉粥样硬化等常见疾病相鉴别。大动脉炎好发于主动脉弓及其分支,狭窄处管壁呈同心均匀增厚,活动期管壁明显增厚、强化,非活动期管壁无强化;动脉粥样硬化累及动脉起始部位、近段及分叉处,表现为动脉壁斑块伴管腔偏心性狭窄,炎性斑块可有轻度不均匀强化。

【分析思路】

第一,认识这个征象。约80%的FMD呈"串珠样"改变,非"串珠样"多灶型及局灶型FMD约占20%。

第二,分析这个征象。FMD需排除动脉粥样硬化、大动脉炎等疾病后方可诊断。结合临床信息确诊多灶性FDM较容易。局灶性FMD较难诊断,中青年女性内脏动脉出现局灶性狭窄且管壁光滑或同心圆样增厚,管壁轻度强化,需考虑到FMD,伴动脉瘤、夹层,炎性标记物阴性时,FMD的可能性更高;大动脉炎好发于40岁以下,多见于主动脉弓及其分支,狭窄处管壁均匀增厚,多有炎性指标的升高,管壁明显增厚强化或无强化;动脉粥样硬化好发于老年人,表现为全身多处动脉管壁钙化或非钙化斑块伴管腔偏心性狭窄,可伴有高血压、高血脂等。若仅有动脉瘤、夹层、动脉闭塞等表现,不足以诊断FMD,需要全身其余动脉确诊的证据。

第三,紧密结合临床。FMD应结合临床信息(如年龄、性别等)作出排除性诊断,当患者具备以下条件时提示FMD:①中青年人,尤其育龄女性;②病变位于动脉干中远段及其主要分支,呈"串珠样"改变或局限性狭窄;③难治性高血压;④炎性指标阴性(如C反应蛋白、白细胞、血沉等);⑤动脉瘤、夹层;⑥除外大动脉炎等所致的动脉狭窄。

【疾病鉴别】

纤维肌发育不良征象鉴别诊断思维导图见图10-3-5。

三、夹层

【定义】

内脏动脉夹层是指内脏动脉管腔被撕脱的内膜片分割为真腔和假腔。

【病理基础】

内脏动脉多为中动脉,管壁由内膜、中膜和外膜组成。病理基础为内源性或外源性因素导致内脏动脉中膜发生囊性坏死或萎缩变性,在血流冲击下继发内膜破损,血液经内膜破口进入内膜-中膜之间,并使裂口沿血管长轴方向扩展,形成夹层。原先的血管腔称为真腔,内膜撕裂后血液涌入内膜-中膜之间掀开形成的腔称为假腔。有时会在远侧再发生破口,使假腔内的血液流回真腔。

【征象描述】

1. **X线表现** X线对本病诊断价值有限。

2. **超声表现** 二维超声纵切面扫查时内脏动

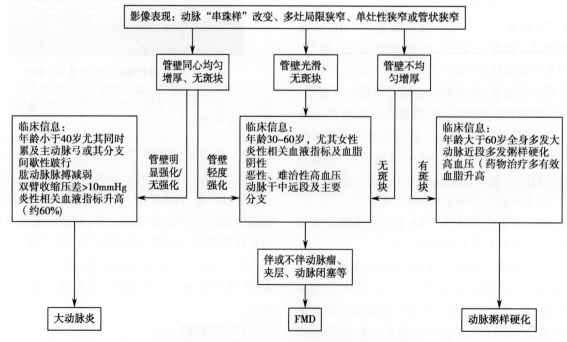

图10-3-5 纤维肌发育不良征象鉴别诊断思维导图

脉夹层可表现为动脉内径增宽,管腔内见撕脱的条带状稍高回声内膜片随心动周期摆动(图10-3-6),横切面呈"双环状"。在CDFI上,真腔内见类似正常动脉的血流信号,假腔内血流不规则或无血流。

PW检查:真腔内血流频谱与正常动脉相似,假腔内血流频谱呈低速(真腔狭窄时频谱呈高尖波形)。超声只能观察内脏动脉主干,尤其是主干近端的病变,对主干远端及分支病变显示困难。

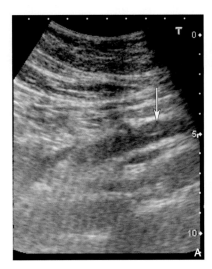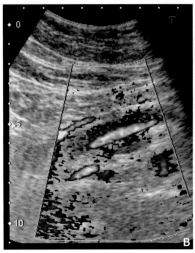

图10-3-6 孤立性肠系膜上动脉夹层超声表现
A.肠系膜上动脉纵切面管腔内见稍高回声的撕脱内膜片(白箭);B.CDFI图像真腔内见血流信号,假腔内未见明显血流信号

3. **CT表现** 可分为孤立性内脏动脉夹层和主动脉夹层累及内脏动脉两种。CT平扫对小的夹层难以显示,有时可出现血管增粗、周围腹腔脂肪模糊或钙化内膜内移位等征象。典型的夹层在CTA上可见撕脱的内膜片及真腔和假腔,内膜片表现为条片状充盈缺损,真腔与正常血管腔相延续,假腔一端或两端与真腔相通,假腔宽度常大于真腔,常合并管腔局部瘤样扩张,假腔内血流缓慢易形成血栓,当假腔内血栓形成时表现为血管增粗、边缘模糊,可见沿血管长轴走行的新月形充盈缺损(图10-3-7)。主动脉夹层累及内脏动脉则表现为主动脉内撕脱的内膜片延续进入内脏动脉管腔,真腔和假腔分别与主动脉的真腔和假腔相延续

(图10-3-8)。孤立性内脏动脉夹层最多发生于肠系膜上动脉,主动脉夹层则最多累及髂动脉和腹腔干。

4. **MRI表现** 在高分辨率血管MRI扫描上,内膜片表现为线状等信号影,由于真腔内血流速度较快,表现为流空的极低信号,假腔内血流较慢时信号高于真腔,当假腔两端均与真腔相通且血流较快时,亦表现为流空信号。急慢性血栓高分辨率血管MRI上表现出不同的信号,可帮助判断假腔内血栓形成的时间。增强MRA表现与CTA类似。

5. **DSA表现** DSA是内脏动脉夹层诊断的"金标准",可显示内脏动脉主干及其分支的通畅情况和血管扩张情况(图10-3-9)。

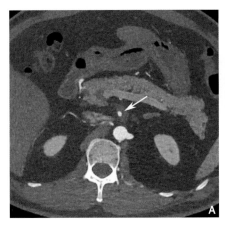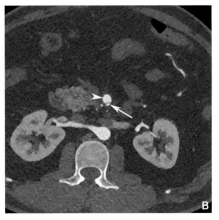

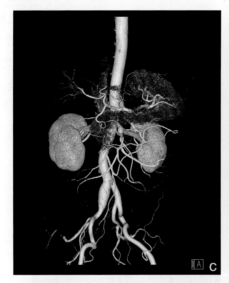
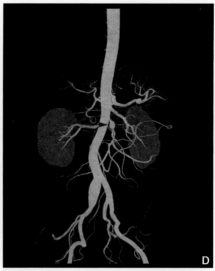

图 10-3-7　孤立性肠系膜上动脉夹层 CTA 表现

A. CTA 轴位图像显示肠系膜上动脉近段管腔增粗,管腔内见新月形充盈缺损(白箭)。B. 中段管腔内见撕脱的内膜片,表现为条片状充盈缺损(白箭),可见真腔和假腔形成,假腔(白箭头)宽度大于真腔。C、D. VRT 图像(C)及 MIP 图像(D)见肠系膜上动脉中段局部瘤样扩张(红箭),肠系膜上动脉远端分支显示良好

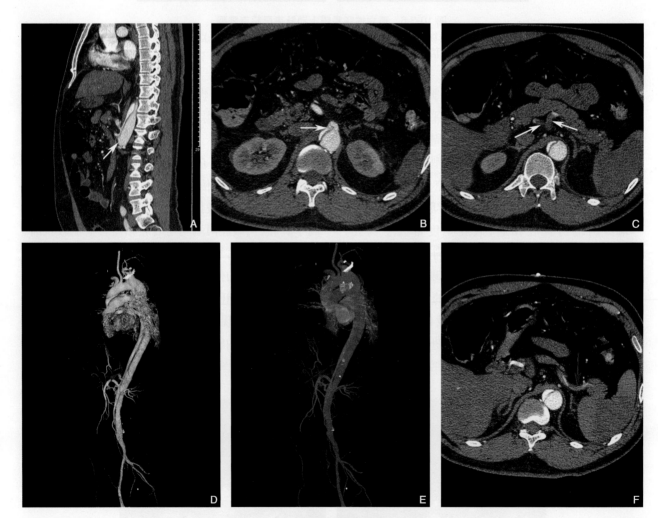

图 10-3-8　主动脉夹层累及腹腔干 CT 表现

A~C. CTA 矢状位(A)和轴位(B)显示主动脉夹层撕脱的内膜延续进入腹腔干管腔(白箭),腹腔干多数由假腔供血,分支处和脾动脉、肝总动脉起始处可见条片状充盈缺损(C,白箭),提示血栓形成。D、E. VRT 图像(D)及 MIP 图像(E)见主动脉夹层累及腹腔干,腹腔干分支处中断(红箭)。F. 另一层面轴位图像见脾动脉远段局部血栓形成,管腔中断(红箭),脾脏实质密度不均,提示脾梗死

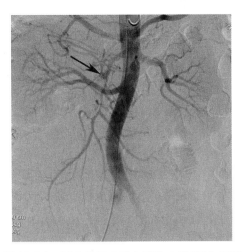

图 10-3-9　孤立性肠系膜上动脉夹层 DSA 表现
同一患者的 DSA 图像,明确显示肠系膜上动脉中段局部瘤样扩张(红箭)

【相关疾病】

内脏动脉夹层的发生目前认为与多种疾病相关,包括动脉粥样硬化、纤维肌发育不良、先天性结缔组织疾病、特发性中膜囊性坏死、动脉炎、高血压、外伤及医源性损伤等。内脏动脉夹层合并血栓形成时,应与栓塞、附壁血栓相鉴别,栓塞多发生于有原发病的患者,栓子多为心源性,表现为内脏动脉及其分支中断或充盈缺损;附壁血栓常见于高血压病史的老年患者,由于斑块内出血或表面血栓形成而致血管狭窄加重,动脉壁常有钙化,无破口及撕脱的内膜,血栓通常欠规则且不连续。

【分析思路】

第一,认识这个征象。内脏动脉夹层的影像表现特异,大多数情况下发现撕脱的内膜片和真假腔,或发现管腔内规则连续的新月形充盈缺损并不难。

第二,分析这个征象。首先判断内脏动脉夹层是孤立性的还是由主动脉夹层累及所致。若为后者,主动脉夹层是危及生命的严重心血管事件,需启动危急值报告流程,诊断时需明确受累内脏动脉的供血来源及供血器官是否有缺血。若为前者,则需明确假腔出入口位置、假腔是否有血栓形成、真腔的狭窄程度、有效供血、分支血管受累及相应供血器官的情况,当肠系膜上动脉夹层合并真腔狭窄闭塞时,可引起供血小肠的肠壁缺血坏死,继而引发肠梗阻、肠穿孔等急腹症;当夹层导致肾动脉狭窄闭塞时,可能会导致肾实质灌注减低、肾梗死等。当夹层合并动脉瘤时,则需警惕动脉瘤破裂的风险。部分慢性内脏动脉夹层的患者在随访过程中需观察真腔和假腔的变化情况、假腔内血栓情况等。

第三,紧密结合临床。主动脉夹层累及内脏动脉的患者通常症状明显,可表现为剧烈胸背痛、呼吸困难、下肢无力等。孤立性内脏动脉夹层的患者可无明显症状,常因其他疾病行腹部 CT 检查时发现,部分患者可急性起病,表现为突发上腹剧痛、恶心、呕吐等,部分则表现为慢性长期腹痛、腹胀,当患者因上述症状就诊时,需考虑到内脏动脉夹层的可能性。此外还需结合患者的年龄、性别、症状、体征、实验室检查、基因检测等,探究夹层的病因,得出综合诊断,以寻求更合理的治疗方式。多数孤立性内脏动脉夹层可长期稳定存在,在处置时可选择动态观察、定期随访。

【疾病鉴别】

内脏动脉夹层鉴别诊断思维导图见图 10-3-10。

四、结节性多动脉炎

【定义】

结节性多动脉炎(polyarteritis nodosa,PAN)是一种系统性坏死性血管炎,主要累及中、小动脉,任何

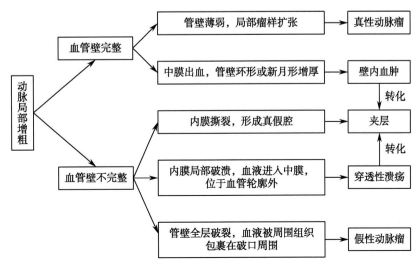

图 10-3-10　内脏动脉夹层鉴别诊断思维导图

系统器官的动脉均可受累。

【病理基础】

组织学特征为肌动脉节段性全层炎症,浸润细胞包括多形核白细胞和单核细胞。可观察到血管内膜增生和纤维素样坏死,管腔内血栓形成。因血管壁内弹力层破坏,在狭窄处近端因血管内压力增高,血管扩张形成小动脉瘤。单个样本中常发现不同阶段的病变并存。

【征象描述】

1. X 线表现　X 线对本病的诊断价值有限。

2. 超声表现　中等血管受累者可见微动脉瘤、管腔不规则、狭窄或闭塞。小血管受累者探测困难。

3. CT 表现　CT 可显示动脉瘤破裂后出血或血肿形成,动脉狭窄或闭塞引起脏器缺血或局灶性梗死,PAN 肾脏受累最多见。以肾脏为例,平扫 CT 显示肾脏弥漫性增大、密度减低,动态 CT 成像可见多个小楔形低强化区域,可能为 PAN 所致多发肾皮质梗死,平衡期显示肾脏皮髓质分界不清。CTA 可显示多发性动脉瘤,也可以显示中小动脉不规则、狭窄、扩张和闭塞。

4. MRI 表现　同样以肾脏为例,MRI 显示肾脏弥漫增大,在 T_2 加权图像上显示弥漫性高信号,动态 MRI 增强成像可见多个小楔形低强化区域,反映了这些区域由于梗死而缺乏血流。MRA 包括应用对比剂增强 MRA 及非对比剂增强 MRA,其中三维 CE-MRA 血管成像效果较好,可与 DSA 相似。

5. DSA 表现　DSA 检查通常具有诊断意义,可发现较大血管中存在多发性动脉瘤和不规则缩窄伴较小穿通支动脉闭塞。

【相关疾病】

结节性多动脉炎属于中血管炎,诊断标准见表 10-3-3。其他可能累及中血管的血管炎还包括白塞病、IgA 血管炎、冷球蛋白性血管炎等免疫复合物性小血管炎,以及肉芽肿性多血管炎、显微镜下多血管炎、嗜酸性肉芽肿性多血管炎等 ANCA 相关性血管炎。另外,可能累及中血管的非炎症性病变包括血栓闭塞性脉管炎、系统性硬化、纤维肌发育不良、节段性动脉中膜溶解等。

表 10-3-3　结节性多动脉炎的诊断标准

疾病名称	诊断标准	诊断依据
结节性多动脉炎	体重减轻 4kg 以上,无法用其他原因解释	
	网状青斑	
	睾丸疼痛或触痛	
	肌痛(除外肩部和骨盆带肌痛)、肌无力、腿部肌肉触痛,或多神经病	3 个以上标准(灵敏度 82%,特异度 87%)
	单神经病或多神经病	
	舒张压大于 90mmHg	
	血清尿素氮水平升高(>40mg/dL 或 14.3mmol/L)或肌酐水平升高(>1.5mg/dL 或 132μmol/L)	
	血清抗体或抗原血清学检查示 HBV 感染证据	
	特征性动脉造影异常,不是由非炎性疾病过程所致	
	小动脉或中动脉活检发现多形核细胞	

【分析思路】

第一,认识这个征象。当 CT 上发现内脏中小动脉的小动脉瘤或狭窄、闭塞等异常时,很容易怀疑 PAN,但增强 CT 往往只能发现动脉闭塞或动脉瘤破裂导致内脏缺血和/或出血的影像征象,因此需使用高分辨 CT 仔细观察中小动脉的异常,并全面评估病变累及的部位及范围。

第二,分析这个征象。小动脉瘤或动脉狭窄、闭塞等异常并非 PAN 所特有,需鉴别可能累及中小血管的其他血管炎及非炎症性病变。了解各种病变的受累血管及影像学表现有助于进行鉴别诊断。PAN 通常累及中等大小的动脉,也可累及小动脉,但基本不累及微动脉、毛细血管和微静脉。小血管炎通常累及更小的血管,且微动脉瘤在 CTA 中较难识别且出现概率更低;白塞病患者可同时在各种大小的动脉和静脉系统发生血管炎,且静脉更易受累,此外,动脉异常通常表现为动脉瘤,很少有血栓形成。血栓闭塞性脉管炎容易侵犯四肢中小动脉及静脉,呈节段性血栓闭塞。FMD 的腹部血管造影可呈现典型的"串珠状"表现,这一特征性表现有助于鉴别诊断。

第三,紧密结合临床。随着腹部 CT 或 MRI 检查的普及,有越来越多的患者偶然发现中动脉异常,不可单凭影像学检查结果误诊这种少见疾病,尤其是没有同时出现与生理学相符的临床表现时。因此在分析影像学征象的基础上,需紧密结合患者的症状、体征、实验室检查和组织病理学检查等,综合作出诊断。

【疾病鉴别】

结节性多动脉炎鉴别诊断思维导图见图 10-3-11。

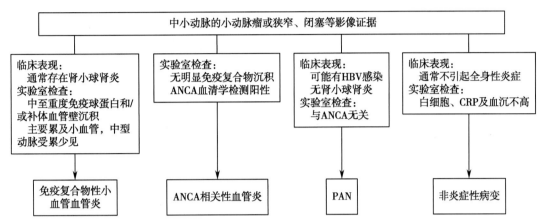

图 10-3-11　结节性多动脉炎鉴别诊断思维导图

五、动静脉瘘

(一) 肝动脉-门静脉瘘

【定义】

肝动脉-门静脉瘘是指肝固有动脉与门静脉之间形成异常吻合支。

【病理基础】

肝动脉-门静脉瘘分为器质性或功能性,其病理基础为各种原因导致肝动脉与门静脉直接沟通。由于动静脉间压力不对等,使肝脏血流动力学发生改变,局部肝动脉血流重新分布,直接流入局部门静脉,在肝段、亚段和小叶间可出现局部异常灌注。

【征象描述】

1. X 线表现　X 线对本病的诊断价值有限。

2. 超声表现　门静脉及肝动脉管径增宽,彩色多普勒可见门静脉内出现高速动脉化血流频谱,流速常>60cm/s。

3. CT 表现　CT 诊断肝动脉-门静脉瘘的直接征象是动态增强扫描时在动脉期可见门静脉主干和/或其属支提早显影,甚至可以直接显示畸形的供血动脉和引流静脉。CT 平扫时通常呈等密度。在动脉早期时,对比剂经肝动脉进入畸形血管团,出现异常强化的血管团影,同时由于动静脉分流,局部血流重新分布,病变周围可出现一过性的局部(肝段、亚段或小叶)异常灌注增强,具体表现为肝脏边缘的楔形、三角形高灌注区(图 10-3-12A)。随着时间延长,正常门脉属支和肝血窦显影,病变区强化程度相对减弱,逐渐恢复正常或接近门脉期的强化程度,故

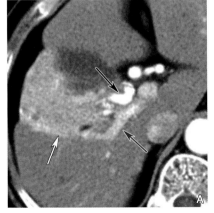
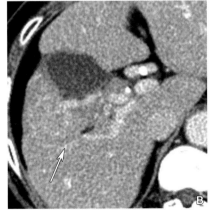
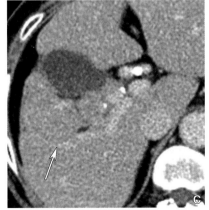

图 10-3-12　肝动脉-门静脉瘘 CT 表现

A. CT 增强动脉期轴位图像示高密度的楔形高灌注区(白箭),增粗肝右动脉(黑箭)和早显影门脉右支(灰箭);B. 门脉期轴位图同一层面示病变区强化程度相对减弱,呈等密度或稍高密度(白箭);C. 平衡期轴位图同一层面示病变区呈等密度(白箭)

在动脉晚期和门脉期表现为强化范围缩小,呈等密度或稍高密度(图10-3-12B),而随着时间继续延长至平衡期,病变呈等密度改变(图10-3-12C)。

4. **MRI 表现** 肝动脉-门静脉瘘在 MRI 中的表现形态与 CT 类似,平扫时通常呈等 T_1WI、T_2WI 信号。MRI 动态增强时,动脉期肝内门静脉分支显影而主干未显影,或门脉分支及主干均显影而肠系膜上静脉、脾静脉未显影,或门静脉分支远端信号明显高于分支近端信号,这些影像学表现被认为是 MRI 中肝动脉-门静脉瘘的经典表现(图10-3-13)。

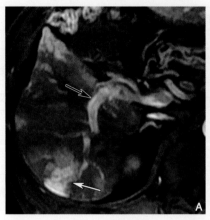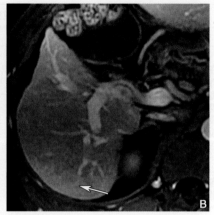

图 10-3-13 肝动脉-门静脉瘘 MRI 表现
A. MRI 动态增强动脉期轴位图像显示门脉右支早期显影(黑箭)伴周围斑片灌注异常(白箭);B. 门脉期轴位图同一层面示病变区强化程度减弱,呈等信号(白箭)

5. **DSA 表现** DSA 是诊断肝动脉-门静脉瘘的"金标准",其表现为肝动脉造影时,门静脉主干和/或其分支早期显影,且可显示瘘的近端肝动脉扩张及门静脉扩张伴有侧支循环,进一步了解动静脉瘘的部位和范围,为确定治疗方式提供重要依据。

【相关疾病】

肝动静脉瘘包括肝动脉-门静脉瘘、肝动脉-肝静脉瘘和混合型肝动静脉瘘。临床上较为常见的肝动静脉瘘为肝动脉-门静脉瘘,而肝动脉-肝静脉瘘较为少见,混合型肝动静脉瘘更是罕见。肝固有动脉与肝静脉之间形成异常吻合支称为肝动脉-肝静脉瘘,其与肝动脉-门静脉瘘的影像学差别在于动态增强 CT 或 MRI 扫描时肝静脉早期显影。此外,以肝实质异常灌注为主要表现的肝动静脉瘘需要与其他引起肝实质异常灌注的生理或病理情况相鉴别。在生理因素中,如段或亚段肝动脉起源变异、迷走的胆囊静脉或胃静脉引流等所致的动脉期肝实质异常灌注,与变异或迷走血管的分布有关。门静脉主干或左右支癌栓或血栓患者动脉期也可见到受累门静脉分布区肝实质一过性高灌注表现,与门静脉栓子引起的肝动脉血流量代偿性增多有关。

【分析思路】

第一,认识这个征象。正常肝脏实质强化比较均匀,动态增强扫描时肝实质动脉期出现局部灌注异常增强,需要观察病变区的位置、形态、各期的强化演变特点,以及观察病变周围有无门静脉或肝静脉的早期显影。动脉期门静脉主干和/或分支提早显影表现为门静脉主干密度大于脾静脉或肠系膜上静脉密度,或门静脉分支密度大于主干密度,远侧分支密度大于近侧分支密度。动脉期肝静脉提早显影则表现为肝静脉主干密度大于门静脉,或肝静脉分支密度大于主干密度。此外肝动静脉瘘 CT 平扫时通常无异常密度,若发生于脂肪肝,则平扫因局部脂肪浸润较轻而表现为相对高密度。除轴位图像观察外,还应结合斜矢状位、冠状位等 MPR、MIP 重建图像,有助于显示肝动静脉瘘的典型形态。

第二,分析这个征象。肝脏由肝动脉和门静脉双重供血,肝动脉供血约占 25%,门静脉供血约占 75%。正常时血流经这两个途径进入肝脏:一部分通过腹主动脉-肝动脉-肝血窦途径,另一部分通过脾静脉或肠系膜上静脉-门静脉-肝血窦途径,因此增强扫描正常肝内血管显影具有时相性,即肝动脉最先显影,其次为门静脉、肝血窦、肝静脉。当出现动静脉瘘时,由于瘘道的存在,血流直接从动脉进入静脉,使静脉系统提前显影,因此,在动脉期见到肝静脉或门静脉及其属支早期显影,要想到动静脉瘘的存在。病变周围的楔形或三角形一过性灌注异常增强是由于肝段、亚段和小叶间动脉血流的再分布所致,反映了病变周围的血流动力学改变。

第三,紧密结合临床。临床信息对于肝动静脉瘘的诊断至关重要。在分析影像学征象的基础上，需紧密结合患者的年龄、性别、症状、体征和实验室检查等，找寻符合诊断的相关标准，综合作出诊断。

【疾病鉴别】

动静脉瘘征象鉴别思维导图见图10-3-14。

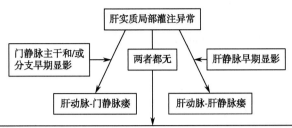

图 10-3-14　动静脉瘘征象鉴别思维导图

（二）其他内脏动静脉瘘

【定义】

动静脉瘘是指由先天发育异常或后天因素导致的动静脉之间产生不经过毛细血管床的异常交通，可发生在人体的各个组织器官，内脏中除肝动静脉瘘外，还有较为罕见的肾动静脉瘘、肠系膜上动静脉瘘等。

【征象描述】

1. **X 线表现**　X 线对本病的诊断价值有限。

2. **超声表现**　超声对血流变化敏感，二维可表现为无回声、中等回声或混合回声，彩色多普勒超声可表现为五彩镶嵌紊乱的血流信号（图10-3-15）。频谱多普勒可以显示瘘口处高速、低阻、"毛刺状"、

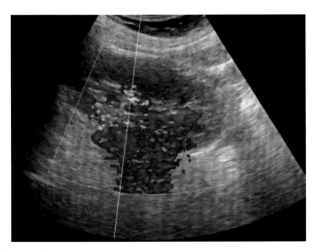

图 10-3-15　肾动静脉瘘彩色多普勒超声表现
彩色多普勒超声图像显示右肾窦下极动静脉瘘表现为五彩镶嵌紊乱的血流信号，即马赛克图案

无空窗的动静脉瘘样频谱。

3. **CT 表现**　平扫上可显示为圆形、椭圆形肿块（有时与实性肿块较难区分），部分可见血管壁钙化，增强时呈明显强化。CTA 可以显示提早显影的引流静脉及周围迂曲、扩张的流入动脉（图 10-3-16A、B），多平面重组可显示瘘口处（图 10-3-16C）。

4. **MRI 表现**　弯曲、扩张的高流量流空血管提示血管畸形，动态增强时可发现静脉早显，与 CT 表现相似。

5. **DSA 表现**　DSA 是评价动静脉瘘的"金标准"，可以详细分析分流血管结构及血流动力学（图10-3-16D）。

【相关疾病】

假性动脉瘤与动静脉瘘有搏动性包块，可见五彩血流信号、血栓，浅表时可闻及杂音等相同特点，特别是外伤时病因重叠，但两者的治疗方式不同，需要明确诊断。假性动脉瘤指动脉管壁被撕裂或穿破，血液自破口流出而被土动脉邻近的组织包裹而形成血肿，多由感染或创伤所致。假性动脉瘤的瘤壁不具备完整的动脉壁结构，由周围的纤维组织构成，形成局部血肿，其内可见偏心附壁血栓形成，CTA 表现为动脉壁偏心性瘤样膨出伴瘤颈及大量附壁血栓，若结合多平面重组技术观察到内膜片结构不完整，则为典型假性动脉瘤改变。超声表现中彩色多普勒于瘤口处可探及双期双向血流频谱为其典型表现。与假性动脉瘤相比，动静脉瘘相对少见，病因可分为先天性和后天性（外伤多见）。与假性动脉瘤超声表现不同，动静脉瘘血流自动脉瘘口高压输出，直接进入低压并与之相通的瘤状通道或和静脉腔。频谱多普勒于瘘口处及瘤样通道内探及双期单向的高速低阻动脉频谱，受累静脉内可探及动脉化频谱。

【分析思路】

第一，认识这个征象。当 CT 或 MRI 动态增强上发现动脉期所属内脏静脉和/或小分支早期显影时，需怀疑动静脉瘘的存在。CTA 可进一步观察增粗的流入动脉和迂曲、紊乱的血管团，结合斜矢状位、冠状位等 MPR、MIP 重建图像，可多角度观察，全面评估病变累及的部位、范围和瘘口情况。DSA 可以详细分析分流血管结构及血流动力学。

第二，分析这个征象。当动静脉之间存在异常交通，高压的动脉血流通过异常的交通（瘘口）直接进入低压的静脉内。在频谱多普勒上呈现一个高速、低阻、无空窗的动静脉瘘样频谱，CT 血管造影上

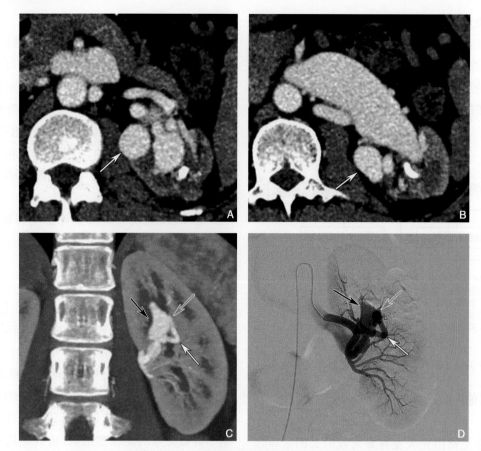

图 10-3-16 肾动静脉瘘 CTA 与 DSA 表现

A、B. CTA 轴位图像提示左肾动静脉瘘动脉段动脉瘤样扩张（白箭），左肾静脉显著扩张并早期显影。C. CTA 冠状位重建图像显示右肾动静脉瘘中迂曲扩张的流入动脉（白箭）、瘘口（灰箭）和瘤样扩张的引流静脉（黑箭）。D. DSA 动脉早期图像进一步明确上述右肾动静脉瘘中迂曲扩张的流入动脉（白箭）、瘘口（灰箭）和早期显影的瘤样扩张的引流静脉（黑箭）

可显示动静脉之间的异常沟通，并在动脉早期发现静脉显影。因此，在动脉早期见到内脏静脉及其属支早期显影，要想到动静脉瘘的存在。

第三，紧密结合临床。内脏动静脉瘘的病因分为先天性和后天性，后者以创伤多见，临床信息对于内脏动静脉瘘的诊断至关重要。在分析影像学征象的基础上，需紧密结合患者的病史、年龄、性别、症状、体征等，找寻符合诊断的相关标准，综合作出诊断。

【疾病鉴别】

内脏动静脉瘘征象鉴别诊断思维导图见图 10-3-17。

六、压迫综合征

压迫综合征（vascular compression syndromes）一般是指腹部和盆腔的血管结构被相邻的解剖结构压迫或它们导致相邻的中空脏器受压，当患者因压迫而产生相应的临床症状时，称为压迫综合征。

（一）正中弓状韧带综合征

【定义】

正中弓状韧带综合征（median arcuate ligament

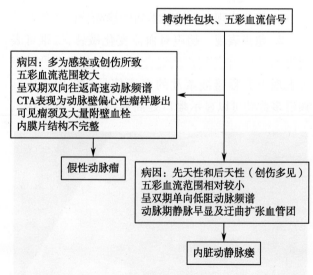

图 10-3-17 内脏动静脉瘘征象鉴别诊断思维导图

搏动性包块、五彩血流信号

病因：多为感染或创伤所致
五彩血流范围较大
呈双期双向往返高速动脉频谱
CTA表现为动脉壁偏心性瘤样膨出
可见瘤颈及大量附壁血栓
内膜片结构不完整

假性动脉瘤

病因：先天性和后天性（创伤多见）
五彩血流范围相对较小
呈双期单向低阻动脉频谱
动脉期静脉早显及迂曲扩张血管团

内脏动静脉瘘

syndrome，MALS）又称腹腔动脉压迫综合征（celiac artery compression syndrome，CACS）或 Dunbar 综合征，为正中弓状韧带（median arcuate ligament，MAL）压迫腹腔干起始部及其相邻的神经结构而引起相应的临床症状。

【病理基础】

MAL 是一条在主动脉裂孔水平（胸$_{12}$~腰$_1$）连接左右膈肌脚的弓形纤维韧带，向前越过主动脉构成主动脉裂孔前缘。腹腔干由主动脉裂孔稍下方的腹主动脉发出，一般在第 1 腰椎水平。如果腹腔干发出位置过高（靠近头侧）或 MAL 位置过低，均可能导致腹腔干受压。女性腹腔干开口更偏头侧，受 MAL 压迫的发生率更高。深呼气时，膈向头侧移动，牵拉膈脚，MAL 更容易对腹腔干造成压迫。与之相反，吸气时，膈向尾侧移动，膈脚变得松弛，压迫减轻。

【征象描述】

1. X 线表现　X 线摄影对 MALS 无诊断价值。

2. 超声表现　超声是一种有价值的无创手段，但依赖于操作者的技能水平。对 MALS 的诊断有意义的表现包括：呼气时动脉有明显的外源性压迫、血流速度加快和狭窄后扩张。一项回顾性研究显示，行双功能超声诊断时，以舒张末期流速≥350cm/s、吸气相和呼气相的脉搏容积波幅出现210%改变、腹腔动脉偏转角度50°为标准诊断 MALS，灵敏度和特异度分别为83%和100%。

3. CT 表现　MDCT 具有高空间分辨力，能显示正中弓状韧带并测量其厚度。一般认为 MAL 厚度超过 4mm 为异常。MALS 在 CTA 上的典型征象为：腹腔干起始部受弓状韧带压迫向下移位并伴局限性狭窄，狭窄主要位于血管轮廓上缘，狭窄血管节段在矢状位图像上呈"鱼钩状"（图 10-3-18）。严重狭窄患者可出现狭窄段以远血管腔扩张、侧支循环开放（来源于肠系膜上动脉分支，经胰十二指肠血管弓），偶见动脉瘤形成。需要注意的是，呼气末 MAL

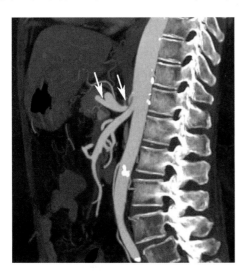

图 10-3-18　正中弓状韧带压迫腹腔干的 CT 表现
腹腔干起始部受弓状韧带压迫向下移位并伴局限性狭窄，狭窄主要位于血管轮廓上缘，狭窄血管节段在矢状位图像上呈"鱼钩状"（白箭）

对腹腔干更容易造成一过性压迫，因此在吸气末进行 CT 和 MRI 扫描更为合理。此外，轻微的血管压迫在横断位图像上难以显示，矢状位重组图像对于显示血管受压更为有利。

4. MRI 表现　与 CT 类似。

5. DSA 表现　吸气相和呼气相动脉造影是确诊 MALS 有价值的影像学检查方法。动脉造影能够确定狭窄或闭塞的腹腔干管腔，并能评估血流动力学及侧支循环，通过吸气末与呼气末动脉造影的差异推测是否存在 MALS。呼气时腹腔动脉压迫会加剧，吸气时压迫减轻。如果腹腔干动脉通畅，呼气时没有任何受压的证据，可以排除 MALS 的诊断。提示腹腔干动脉狭窄的其他表现包括：狭窄后扩张，以及经扩张的胃十二指肠动脉、腹腔动脉的逆行充盈。

【分析思路】

第一，认识这个征象。腹腔干起始部局限性狭窄，在轴位图像上通常难以显示，矢状位 MPR、MIP 显示病变较为理想，狭窄血管节段在矢状位图像上呈"鱼钩状"，严重狭窄患者可出现狭窄段以远血管腔扩张。

第二，分析这个征象。CT/MR 矢状位图像显示腹腔干起始部局限性狭窄，狭窄血管节段在矢状位图像上呈"鱼钩状"，狭窄处无动脉粥样硬化斑块，首先要考虑 MALS。进一步需要评估血管狭窄的程度，观察有无侧支循环开放（主要是来源于肠系膜上动脉的分支），并注意有无动脉瘤形成。MALS 需要与动脉粥样硬化斑块所致局部血管腔狭窄相鉴别，后者多见于 40 岁以上年龄组患者，有高血压、糖尿病等基础疾病，影像学观察到狭窄血管节段和邻近主动脉血管壁可见粥样斑块。

第三，紧密结合临床。临床信息对于 MALS 的诊断至关重要。MALS 的诊断目前缺乏统一的诊断标准，仅观察到腹腔干受压并不能诊断 MALS，除非出现血流动力学异常改变（如侧支循环形成）同时伴有临床症状，并排除了其他导致腹痛的原因。具备以下临床特征对于提示诊断有价值：①与进食及体位有关的间歇性上腹部疼痛，尤其是 20~40 岁的青年女性，体格瘦长者。②深吸气后屏气状态下 CTA 图像显示腹腔干起始部局限性管腔狭窄，矢状位图像呈"鱼钩样"改变。③邻近主动脉和腹腔干无动脉粥样硬化表现。

【疾病鉴别】

正中弓状韧带综合征鉴别诊断思维导图见图 10-3-19。

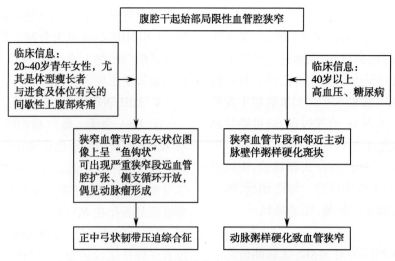

图 10-3-19 正中弓状韧带综合征鉴别诊断思维导图

（二）肠系膜上动脉综合征

【定义】

肠系膜上动脉综合征（superior mesenteric artery syndrome，SMAS）又称十二指肠血管压迫综合征、良性十二指肠淤滞症或 Wilkie 综合征，为十二指肠水平部于肠系膜上动脉（superior mesenteric artery，SMA）和腹主动脉间受压迫，引起十二指肠急、慢性梗阻而出现的一系列症状。

【病理基础】

SMA 发自腹主动脉前壁，起点多在第 1 腰椎水平，经胰颈与十二指肠水平部之间进入肠系膜根，与腹主动脉形成锐角。十二指肠水平部位于夹角之间，腹膜后脂肪填充夹角间隙，起到缓冲和支撑的作用。研究显示，SMA 与腹主动脉之间的夹角及距离正常值范围分别为 28°~65°、10~34mm。先天性或后天性因素（瘦长体格、消耗性疾病导致体重减低和腹膜后脂肪减少）造成夹角变小（<22°）或间距<8mm 时，SMA 压迫十二指肠水平部，导致管腔狭窄和梗阻。

【征象描述】

1. X 线表现 钡剂造影检查显示胃、近段十二指肠扩张及排空延迟，十二指肠水平部受压，导致钡剂通过受阻，梗阻近端黏膜皱襞显示边界截然的压迹，称"笔杆征"或"刀切征"（图 10-3-20）。梗阻近段肠管出现逆蠕动波，体位改变（俯卧位或左侧卧位）可缓解梗阻。

2. 超声表现 超声内镜（endoscopic ultrasound，EUS）可见十二指肠扩张，反复强烈的逆蠕动波，水液淤滞，提示十二指肠梗阻，但假阳性与假阴性较常见，临床诊断价值不高。EUS 除了可以观察十二指肠梗阻，还可同时测量 SMA 和腹主动脉之间的夹角

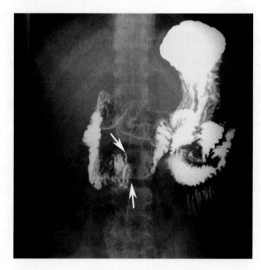

图 10-3-20 肠系膜上动脉压迫综合征的 X 线钡剂造影表现

十二指肠水平部受压，梗阻近端黏膜皱襞显示截然的压迹，称"笔杆征"或"刀切征"（白箭）

及夹角之间的距离。

3. CT 表现 通过 CT 增强观察腹主动脉、SMA 和十二指肠三者之间的解剖关系，可直观地显示十二指肠水平部受压、管腔变窄情况，并可经三维重组测量 SMA 和腹主动脉之间的夹角及距离（图 10-3-21）。

4. MRI 表现 MRI 可于横断面观察十二指肠受压情况，矢状位测量 SMA 和腹主动脉之间的夹角。

5. DSA 表现 DSA 造影能清晰显示主动脉及其分支解剖关系，准确测量主动脉和肠系膜上动脉之间的距离及夹角，但不能同时观察十二指肠肠管。

【分析思路】

第一，认识这个征象。X 线钡剂造影检查显示胃、近段十二指肠扩张及排空延迟，十二指肠水平部受压，钡剂通过受阻，梗阻近端为外形整齐的斜行压迹，称"笔杆征"或"刀切征"。梗阻近段肠管出现逆

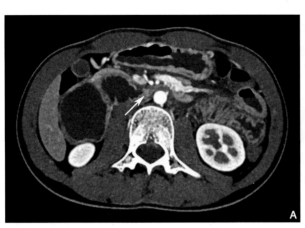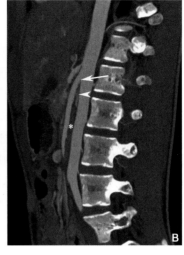

图 10-3-21　肠系膜上动脉压迫综合征的 CT 表现

A. 增强 CT 横断位图像显示十二指肠水平部于肠系膜上动脉和腹主动脉之间受压(白箭),梗阻近端肠管扩张积液。B. 增强 CT 矢状位 MIP 图像显示肠系膜上动脉与腹主动脉间夹角变小,间距变窄(白箭);十二指肠水平部(星号)和左肾静脉(白箭头)于肠系膜上动脉和腹主动脉之间受压

蠕动波,体位改变(俯卧位或左侧卧位)可缓解梗阻时,要考虑到 SMAS。CT 增强观察腹主动脉、SMA 和十二指肠三者之间的解剖关系,可直观地显示十二指肠水平部受压、管腔变窄情况,并可经三维重组测量 SMA 和腹主动脉之间的夹角及距离。

第二,分析这个征象。SMA 与腹主动脉之间的夹角及距离的正常范围分别为 28°~65°、10~34mm,当 CT/MR 显示夹角减小(< 20°)、间距减小(<8mm),同时伴十二指肠水平部受压、管腔变窄时,要考虑 SMAS。增强 CT/MR 对于排除先天性巨十二指肠、环状胰腺、炎性病变或肿瘤等疾病导致的十二指肠排空障碍很有价值。

第三,紧密结合临床。临床信息对于 SMAS 的诊断至关重要。仅观察到 SMA 和腹主动脉之间的夹角及距离变小并不能诊断 SMAS,除非出现十二指肠水平段受压变窄,同时伴有梗阻相关的临床症状。SMAS 好发于 10~39 岁的女性,对临床上体型较瘦长、反复出现餐后呕吐、改变体位可解除腹胀的患者,要高度警惕 SMAS 可能,应及时行影像学检查。

【疾病鉴别】

肠系膜上动脉综合征鉴别诊断思维导图见图 10-3-22。

(三) 胡桃夹综合征

【定义】

胡桃夹综合征(nutcracker syndrome,NCS),又称左肾静脉压迫综合征,指走行于腹主动脉和肠系膜上动脉之间或腹主动脉和脊柱之间的左肾静脉受压导致血液回流障碍而引起的一系列临床症状。

【病理基础】

正常情况下,左肾静脉穿行于腹主动脉和肠系

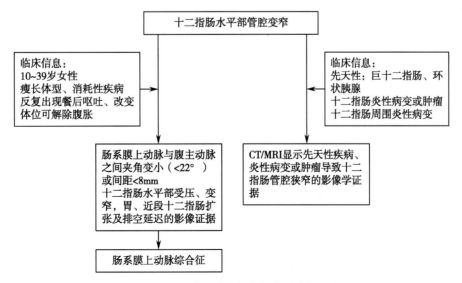

图 10-3-22　肠系膜上动脉综合征鉴别诊断思维导图

膜上动脉之间汇入下腔静脉,左肾静脉发生解剖变异时可绕行于腹主动脉后方或前后支呈环状包绕腹主动脉(0.1%~3.2%),后支位于腹主动脉与脊柱之间。根据左肾静脉的解剖位置可以将胡桃夹综合征分为两型。①前胡桃夹综合征:左肾静脉于肠系膜上动脉和腹主动脉之间,因先天性或后天性因素导致夹角变小或夹角间距离减小,而受到压迫。②后胡桃夹综合征:左肾静脉绕行于腹主动脉后方,受压于腹主动脉和椎体。左肾静脉与十二指肠水平部均位于肠系膜上动脉与腹主动脉之间的夹角间隙,因此 NCS 与 SMAS 可同时发生。

【征象描述】

1. X 线表现 CT 广泛应用于临床后,静脉肾盂造影(intravenous pyelography,IVP)和逆行尿路造影已经较少应用于 NCS 的诊断。IVP 和逆行尿路造影显示肾盂和/或输尿管扇贝状压迹(被扩张迂曲的腹膜后静脉血管压迫),对提示诊断有一定的价值。

2. 超声表现 超声作为一种无创性非侵袭性检查,经济简便,能观察左肾静脉与邻近结构的解剖关系,测量肠系膜上动脉和腹主动脉之间的夹角。多普勒超声测量左肾静脉受压狭窄处和近肾门处肾

静脉的收缩期峰值流速比值对 NCS 具有较高的诊断准确性,研究显示,以 4.7 作为阈值,其诊断 NCS 的灵敏度为 100%、特异度为 90%。此外,超声还可以用于排查先天性肾畸形、外伤、肿瘤、结石、感染性疾患及血管异常。直立位时,超声诊断 NCS 的灵敏度更高,原因主要是处于直立位时,肠管由于重力牵拉肠系膜上动脉,导致肠系膜上动脉和腹主动脉的夹角及间隙变小,对左肾静脉压迫更为明显。

3. CT 表现 增强 CT 能清晰显示肾血管结构和腹膜后解剖,在动脉期三维重组矢状位图像上测量肠系膜上动脉与腹主动脉夹角,静脉期轴位图像能评价左肾静脉受压程度。诊断 NCS 有价值的 CT 征象包括:肠系膜上动脉与腹主动脉的夹角变小(<41°)、间距变窄(2~8mm)、肾门处左肾静脉与肠系膜上动脉和腹主动脉之间的左肾静脉的径线比值大于 4.9、狭窄处肾静脉前后壁夹角大于 32°,而腹主动脉和肠系膜上动脉之间左肾静脉严重狭窄,受压部近端扩张,呈"鸟嘴征",最具诊断价值(图 10-3-23)。此外,CT 还可以显示由于左肾静脉回流障碍导致的左肾门、输尿管周围和盆腔静脉曲张,生殖腺静脉淤血扩张等伴随征象。

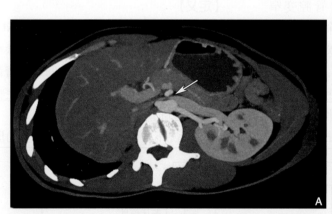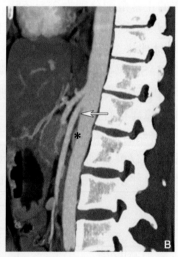

图 10-3-23 胡桃夹综合征的 CT 表现
A. 增强 CT 斜横断位 MIP 图像显示肠系膜上动脉与腹主动脉间夹角变小,间距变窄;左肾静脉于肠系膜上动脉和腹主动脉之间受压,局部呈鸟嘴样狭窄(白箭)。B. 增强 CT 矢状位 MIP 图像显示肠系膜上动脉与腹主动脉间夹角变小,间距变窄(白箭);左肾静脉(星号)于肠系膜上动脉和腹主动脉之间受压

4. MRI 表现 与 CT 相仿,因无电离辐射,对儿童和青少年 NCS 患者评价更具优势。

5. DSA 表现 肾动脉造影能清晰显示左肾静脉受压及扩张的肾门端左肾静脉,同时可显示侧支循环情况。左肾动脉造影还可除外其他血管畸形、肿瘤病变等。肾静脉造影可直接观察左肾静脉,同时测量下腔静脉内压及左肾静脉内压,当两者压差

≥3mmHg 时,可考虑左肾静脉高压。左肾静脉造影因受血液动力学及技术因素的影响可能出现假阴性,同时不易观察侧支循环。

【分析思路】

第一,认识这个征象。正常情况下,左肾静脉穿行于腹主动脉和肠系膜上动脉之间汇入下腔静脉。根据左肾静脉的解剖位置可以将胡桃夹综合征分为

两型:前胡桃夹综合征,左肾静脉于肠系膜上动脉和腹主动脉之间受到压迫;后胡桃夹综合征,左肾静脉绕行于腹主动脉后方,受压于腹主动脉和椎体间。

第二,分析这个征象。在动脉期三维重组矢状位图像上测量肠系膜上动脉与腹主动脉的夹角,静脉期轴位图像能评价左肾静脉受压程度。诊断 NCS 有价值的 CT/MR 征象包括:肠系膜上动脉与腹主动脉的夹角变小(<41°)、间距变窄(2～8mm)、肾门处左肾静脉与肠系膜上动脉和腹主动脉之间的左肾静脉的径线比值大于4.9,狭窄处肾静脉前后壁夹角大于32°,而腹主动脉和肠系膜上动脉之间左肾静脉严重狭窄,受压部近端扩张,呈"鸟嘴征",被认为最具诊断价值。同时,增强 CT/MR 有助于排除左肾下

垂、脊柱侧弯、胰腺、腹膜后肿瘤、主动脉周围淋巴结肿大、腹膜后纤维化等因素导致的左肾静脉受压。

第三,紧密结合临床。临床信息对 NCS 的诊断至关重要。仅观察到左肾静脉受压而无相应临床症状时称为"胡桃夹现象"。目前"胡桃夹综合征"的诊断尚缺乏统一标准,因左肾静脉受压而产生的临床症状严重程度不一,表现各异,常导致诊断延迟。NCS 多见于 20～39 岁体型瘦长的患者,女性略多见。临床上出现血尿(镜下血尿及肉眼血尿)、蛋白尿(儿童常表现为直立性蛋白尿)及左腹部疼痛,要高度警惕 NCS 的可能,应及时行影像学检查。

【疾病鉴别】

胡桃夹综合征鉴别诊断思维导图见图 10-3-24。

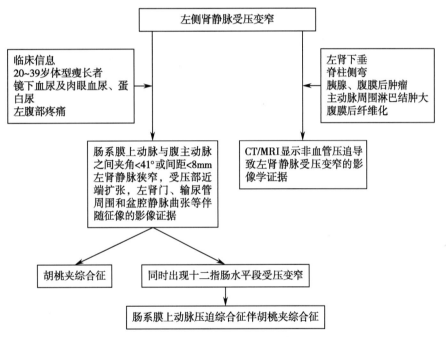

图 10-3-24 胡桃夹综合征鉴别诊断思维导图

(四)输尿管血管压迫综合征

【定义】

输尿管血管压迫综合征是指输尿管被腹膜后血管压迫导致慢性尿路梗阻而引起的一系列临床症状。卵巢静脉扩张或变异压迫输尿管导致的肾盂、输尿管积水称为卵巢静脉综合征(ovarian vein syndrome,OVS),在输尿管血管压迫综合征中最为常见。此外,睾丸静脉、髂总动脉(动脉瘤)、下腔静脉(下腔静脉后输尿管)也可能压迫输尿管导致梗阻。

【病理基础】

卵巢静脉起自卵巢,为 5～6 支蔓状静脉丛弯曲于子宫体两侧后方,向上逐渐汇合成单支卵巢静脉(正常卵巢静脉直径<6mm),与同名动脉伴行。双侧卵巢静脉沿腰大肌前方上行,右侧汇入下腔静脉,

左侧汇入左肾静脉。卵巢静脉在第 3 腰椎水平腹膜后斜行穿过输尿管,通常不压迫输尿管。OVS 的发病机制尚不明,卵巢静脉变异;妊娠时激素水平变化、子宫的压力增加引起卵巢静脉血流量增加,静脉瓣膜功能不全,管腔扩张;输尿管周围纤维化,在输尿管和血管交叉处形成包裹等被认为是导致 OVS 形成的机制。OVS 常位于右侧,与右侧输尿管更靠近右侧髂动脉和右侧卵巢静脉有关。

【征象描述】

1. X 线表现 静脉肾盂造影(intravenous pyelography,IVP)和逆行尿路造影能显示 $L_{3/4}$ 椎体水平输尿管上方的斜行外部压迹,近端输尿管积水和远端无扩张的盆腔段输尿管,肾盂和肾盏形态可保持正常。部分患者还可显示盆腔段输尿管向外移位。

2. 超声表现 经腹部或经阴道超声是泌尿生殖系统疾病筛查的一线手段。超声显示卵巢静脉直径≥6mm提示静脉曲张,多普勒超声可以显示局部血流减慢或出现逆向血流。值得注意的是,一组研究显示,多普勒超声无法明确约90%的患者的右侧卵巢静脉。

3. CT表现 增强CT排泌期图像表现为与血管

交叉导致的输尿管受压,伴有肾盂积水和梗阻水平以上近端输尿管扩张,而远端输尿管直径正常(图10-3-25)。增强CT动脉或静脉期图像能清晰显示髂动脉瘤和扩张的卵巢静脉(直径≥8mm被认为有诊断价值),对排除引起输尿管梗阻的其他原因(如尿路结石或肿瘤等)很有价值。CT检查时患者取仰卧位,此时静脉管腔塌陷,存在低估静脉曲张程度的可能。

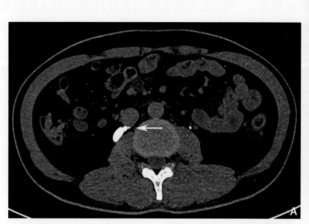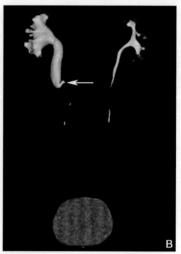

图 10-3-25 腔静脉后输尿管的 CTU 表现
A. 增强 CT 排泌期横断位显示充盈对比剂的输尿管位于下腔静脉后,输尿管局部受压(白箭)。
B. 下腔静脉后输尿管的 CTU 显示充盈对比剂的输尿管上段狭窄,局部呈钩状(白箭)

4. MRI表现 MR增强扫描结合尿路成像能全面显示肾盂、输尿管及交叉血管的解剖,诊断价值与增强CT相当。因MR无辐射,对于特殊人群(年轻妇女、儿童等)更具优势。

5. DSA表现 DSA造影能清晰显示血管解剖结构,但不能同时显示输尿管是其限度。

【分析思路】

第一,认识这个征象。IVP和逆行尿路造影显示输尿管上方斜行外部压迹伴近端输尿管积水时,需要注意输尿管血管压迫综合征的诊断。CT增强结合动脉期、静脉期和排泌期图像显示与血管交叉而受压的输尿管,伴有肾盂积水和梗阻水平以上近端输尿管扩张。

第二,分析这个征象。增强CT/MR动脉或静脉期图像显示髂总动脉瘤或扩张的卵巢静脉(直径≥8mm被认为具有诊断意义)引起输尿管梗阻。OVS需要与盆腔淤血综合征(pelvic congestion syndrome,PCS)鉴别。PCS与OVS均好发于育龄期妇女,均有卵巢静脉扩张,但PCS累及盆腔静脉丛,除卵巢静脉扩张外,子宫静脉和髂静脉均受累,病变严重者还可累及下肢静脉。

第三,紧密结合临床。临床信息对于OVS的诊

断至关重要。OVS的诊断及其病理生理意义目前存在争议。输尿管与髂动脉交叉处出现压迹并不少见,患者可以无症状或症状轻微,严重者导致腹痛、血尿,甚至肾盂肾炎。观察到输尿管受卵巢静脉压迫导致的梗阻和肾积水尚不足以诊断OVS。在分析影像学征象的基础上,紧密结合患者的临床背景和实验室检查等,并排除其他梗阻原因,如尿路结石或肿瘤狭窄,才能诊断为OVS。

【疾病鉴别】

卵巢静脉综合征鉴别诊断思维导图见图10-3-26。

(五)门脉性胆道病

【定义】

门脉性胆道病(portal biliopathy,PB),为继发于门静脉高压、门静脉海绵样变(门静脉瘤)出现的肝内外胆道(包括胆管、胆囊管、胆囊)梗阻及形态异常。

【病理基础】

肝外门静脉阻塞是PB形成的主要原因。慢性阻塞发生后,侧支循环形成并开放。解剖上与胆道直接相关的侧支循环路径包括胆管周围静脉丛和胆管旁静脉丛,前者为直径小于1mm的血管网,位于

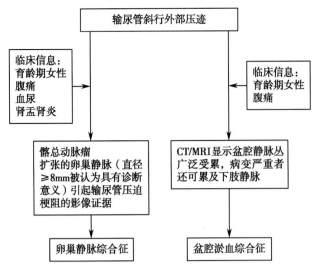

图 10-3-26　卵巢静脉综合征鉴别诊断思维导图

胆总管和肝管表面,后者位于肝十二指肠韧带内,与胆道走向平行,在肝门水平与门静脉分支交通。PB发生的机制主要有两种学说,门脉海绵样变机械压迫和胆道缺血。肝外门静脉梗阻(extrahepatic obstruction of the portal vein,EHOPV)发生后,其周围静脉侧支形成、扩张(胆囊壁及胆管周围静脉),邻近胆道受到外部压迫,引起胆道梗阻;长期存在的门静脉血栓形成会导致引流胆管的静脉硬化、继发毛细血管和小动脉损伤,导致胆道缺血性损伤并引起胆管周围炎症、纤维化而继发梗阻。两种发病机制可同时存在。

【征象描述】

1. X 线表现　X 线平片无法直接显示门脉系统梗阻,仅能显示一些由于肠系膜-门静脉系统梗阻所继发的非特异性征象,包括腹水、肠管扩张,甚至肠梗阻,肠腔内充气可以衬托出肠壁黏膜增厚、水肿。严重肠系膜缺血可能导致肠管坏死、穿孔,出现肠壁

或腹腔积气。

2. 超声表现　超声显示肝内外胆道扩张、狭窄、成角、扭曲等形态异常和门静脉海绵样变。肝门区和肝十二指肠韧带内有结节状的无回声结构,彩色多普勒提示结节内部有血流,代表胆管周围扩张、迂曲的侧支循环。胆囊静脉曲张时,曲张静脉可位于胆囊壁内、胆囊壁周围或胆囊窝内,彩色多普勒超声可显示曲张静脉与肝内门静脉分支直接交通,脉冲多普勒显示其血流为低流速连续波,符合典型门静脉血流。超声观察到肝动脉血流增加,为门静脉血流受阻后的代偿。

3. CT 表现　增强 CT 能显示肝内外胆道扩张、狭窄、成角、扭曲等形态异常和门静脉梗阻后侧支循环的形成及门静脉海绵样变,包括胆管周围、胆管旁及胆囊壁的静脉曲张(图 10-3-27)。多平面重组(multiplane reformation,MPR)、最大密度投影(maximum intensity projection,MIP)、容积再现(volume rendering,VR)等后处理工具能更好地显示曲张静脉与胆管的关系。此外,增强 CT 还有助于排除导致胆管扩张的其他原因,如胰腺肿瘤、胆道肿瘤等。

4. MRI 表现　根据胆管形态异常的不同及其病理机制,可将 PB 的 MRI 表现分为静脉曲张型、纤维化型和混合型。①静脉曲张型:胆道受曲张静脉压迫而出现多个边界光滑的外压迹,其轮廓呈"波浪形"。②纤维化型:因胆管壁纤维化而局部缩窄,近端胆管扩张,主要累及胆总管(图 10-3-28)。由于较小的胆道壁内侧支静脉扩张,使局限或弥漫性胆管狭窄伴近端不同程度扩张,管壁不规则增厚。MRI增强扫描显示纤维化增厚的胆管壁呈延迟强化,伴随的血管异常改变与有助于与胆管肿瘤鉴别。③混

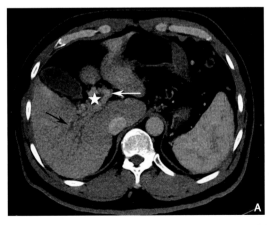
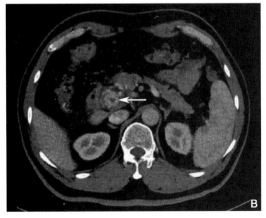

图 10-3-27　门脉性胆道病的 CT 表现

A. CT 增强门脉期横断位显示门静脉海绵样变(白箭),包绕扩张的胆总管(星号),肝右叶内胆管迂曲、扩张呈串珠状(黑箭)。B. CT 增强门脉期横断位显示胆总管下段管壁显著增厚伴明显强化,管壁内见增生血管影,呈点状高密度,局部胆总管管腔狭窄(白箭),胆总管周围见侧支循环

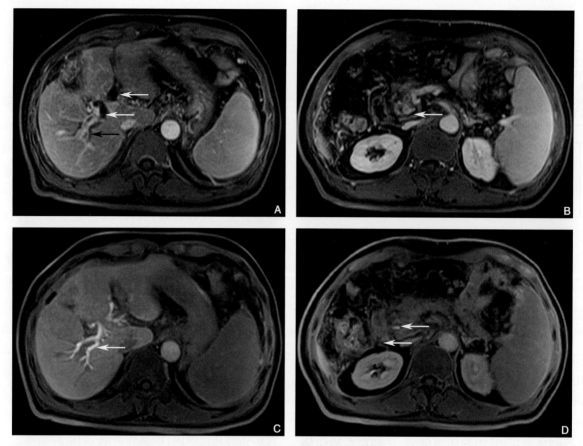

图 10-3-28　门脉性胆道病的 MRI 表现

A. MR 增强门脉期横断位显示扩张的左右肝管（白箭），肝右叶内胆管扩张、成角（黑箭）。B. MR 增强门脉期横断位显示胆总管下段管壁显著增厚伴明显强化，局部胆总管管腔狭窄（白箭），胆总管周围见侧支循环。C. MR 增强肝胆期横断位显示肝右叶胆管扩张、成角（白箭）。D. MR 增强肝胆期横断位显示胆总管下段管壁增厚伴管腔狭窄（白箭）

合型：胆管形态不规则，见多处狭窄和扩张。有时，MRCP 还能显示扩张导管内低信号圆形或卵圆形充盈缺损，为胆管壁内扩张迂曲的小静脉。

5. **DSA 表现**　无典型征象。

【分析思路】

第一，认识这个征象。在 CT 或 MR 轴位图像上仔细观察门静脉主干和/或肠系膜上静脉分支形态，判断主干和/或肠系膜上静脉梗阻、门静脉海绵样变（门静脉瘤形成）的原因。同时仔细观察肝内外胆道形态，注意有无扩张、狭窄、成角、扭曲等形态异常。观察时，除轴位图像外，还应结合斜矢状位、冠状位等 MPR、MIP 重组图像，多角度分析，全面评估病变累及的部位、范围。

第二，分析这个征象。在 CT/MR 图像上观察到肝外门静脉系统梗阻、门静脉海绵样变，同时还显示了肝内外胆道扩张、狭窄、成角、扭曲等形态异常时，要考虑到 PB 的可能。PB 的胆道受曲张静脉压迫，其轮廓可呈"波浪形"，胆管壁可因纤维化而局部缩窄。较小的胆道壁内侧支静脉扩张，在 MRCP 表现为扩张胆管内低信号圆形或卵圆形充盈缺损，为胆

管壁内扩张迂曲的小静脉凸入胆管所致。增强扫描增厚的胆管壁因纤维化而呈延迟强化，伴随的血管异常改变有助于与胆管肿瘤鉴别。

第三，紧密结合临床。在分析影像学征象的基础上，需紧密结合患者的临床背景和实验室检查等，排除导致胆管扩张的其他原因，如胰腺肿瘤、胆道肿瘤等，综合作出诊断。

【疾病鉴别】

门脉性胆道病鉴别诊断思维导图见图 10-3-29。

（六）肾盂-输尿管连接部阻塞

【定义】

肾盂-输尿管连接部阻塞（ureteropelvic junction obstruction，UPJO）为上尿道肾盂-输尿管汇合部阻塞（解剖所致或功能性）。

【解剖基础及发病机制】

UPJO 的形成可能与一些先天性和后天性原因有关，与肾盂-输尿管连接部交叉的血管压迫可能是最常见的原因。交叉血管主要是肾下极的血管节段（动脉和静脉），动脉起自主肾动脉或腹主动脉、髂动脉，静脉汇入主肾静脉或下腔静脉。交叉血管常从

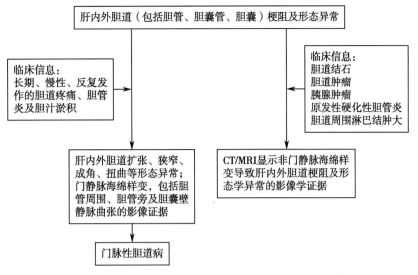

肝内外胆道（包括胆管、胆囊管、胆囊）梗阻及形态异常

临床信息：
长期、慢性、反复发作的胆道疼痛、胆管炎及胆汁淤积

临床信息：
胆道结石
胆道肿瘤
胰腺肿瘤
原发性硬化性胆管炎
胆道周围淋巴结肿大

肝内外胆道扩张、狭窄、成角、扭曲等形态异常；门静脉海绵样变，包括胆管周围、胆管旁及胆囊壁静脉曲张的影像证据

CT/MRI显示非门静脉海绵样变导致肝内外胆道梗阻及形态学异常的影像学证据

门脉性胆道病

图 10-3-29　门脉性胆道病鉴别诊断思维导图

腹侧跨越肾盂-输尿管连接部并形成压迫，导致阻塞。

由于健康人群中检出肾盂-输尿管连接部交叉血管的比例并不低，同时部分 UPJO 患者并无交叉血管压迫，因此交叉血管压迫是否是 UPJO 形成的确切原因尚无定论。

导致 UPJO 的后天性原因包括医源性损伤、炎性病变或肿瘤等。

【征象描述】

1. X 线表现　IVP 和逆行尿路造影能显示肾盂-输尿管连接部的外在压迹。肾盂扩张是 UPIO 尿路造影的主要表现，肾盏扩张程度不一。

2. 超声表现　常规超声对 UPJO 的诊断价值有限。输尿管内超声和超声造影对于显示输尿管交叉血管更为准确。

3. CT 表现　增强 CT 应采集皮质期、髓质期和排泄期，结合 MPR 和 VR 等后处理技术能充分显示肾血管与肾盂-输尿管连接部的关系及形态变化。UPJO 的 CT 特征性表现包括较大的肾盂突出肾轮廓外，形如"倒置的泪滴"，并可呈"帘状"位于肾下极血管前方，上段输尿管呈钩状（图 10-3-30）。

4. MRI 表现　MR 增强扫描结合尿路成像能全面显示肾盂、输尿管及交叉血管的解剖，诊断价值与增强 CT 相当。因 MR 无辐射，对于特殊人群（年轻妇女、儿童等）更具优势，检查时间长和价格昂贵是其不足。

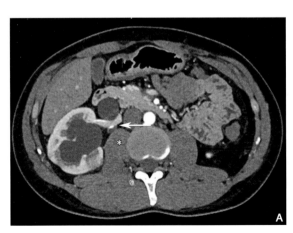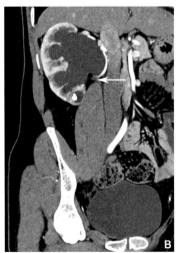

图 10-3-30　肾盂输尿管连接部阻塞的 CT 表现

A. 增强 CT 横断位显示右侧肾盂-输尿管连接部受肾血管压迫（白箭），其中输尿管呈液性密度位于肾血管和腰大肌（星号）之间，输尿管前方高密度影为肾动脉，肾动脉前方为肾静脉。B. 增强 CT 斜冠状位显示右侧肾盂-输尿管连接部受肾血管压迫（白箭），肾盂、肾盏扩张

5. **DSA 表现** DSA 造影能清晰显示血管的解剖结构,但不能同时显示输尿管。

【分析思路】

第一,认识这个征象。IVP 和逆行尿路造影显示肾盂-输尿管连接部的外在压迹和肾盂扩张时要考虑到 UPIO 可能,需要进一步行 CT 或 MR 增强检查协助诊断。

第二,分析这个征象。在 CT 或 MR 轴位图像上仔细观察肾盂-输尿管连接部形态,判断局部狭窄导致尿路梗阻的原因。同时仔细观察尿路梗阻部位周围交叉血管,与肾盂-输尿管连接部交叉血管压迫可能是最常见的原因,交叉血管主要是肾下极的血管

节段(动脉和静脉)。除轴位图像外,还应结合斜矢状位、冠状位等 MPR、MIP 重组图像,多角度分析。CT 和 MR 影像学的特征性表现包括较大的肾盂突出肾轮廓外,形如"倒置的泪滴",并可呈"帘状"位于肾下极血管前方,上段输尿管呈钩状。

第三,紧密结合临床。紧密结合患者的临床背景和实验室检查等,排除导致尿路梗阻的其他原因,如医源性损伤、炎性病变或肿瘤等,综合作出诊断。

【疾病鉴别】

肾盂-输尿管连接部阻塞鉴别诊断思维导图见图 10-3-31。

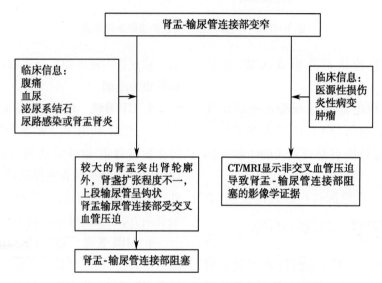

图 10-3-31　肾盂-输尿管连接部阻塞鉴别诊断思维导图

七、静脉充盈缺损

【定义】

静脉充盈缺损是指影像学检查中,静脉管腔内出现了不能为对比剂充盈的区域,代表局部有病变凸入血管腔或管腔为外来物填塞。

【病理基础】

内脏静脉充盈缺损的原因包括肿瘤性病变和非肿瘤性病变。肿瘤直接侵犯静脉、肿瘤转移至静脉管腔形成瘤栓,以及肿瘤患者高凝状态所致静脉内血栓形成,是肿瘤性病变导致内脏静脉充盈缺损的机制。静脉血栓形成的病理生理机制包括血液高凝状态、血管内皮损伤和血液滞留。与之相关的危险因素包括恶性肿瘤、手术外伤、长期制动、肥胖、老龄、口服避孕药等,基因突变所致的血栓形成倾向也是静脉血栓形成的因素。

静脉原发性肿瘤是内脏静脉受侵犯非常罕见的

原因,其中发生于大静脉的平滑肌肉瘤和静脉平滑肌瘤病占绝大多数。恶性肿瘤导致内脏静脉受侵犯较原发性肿瘤更为常见,原发性肝细胞癌、肾细胞癌和肾上腺皮质腺癌都是常见的原因。

内脏静脉出现充盈缺损还可能是由以下因素所致假象:①增强图像上血管腔内强化血流与非强化血流之间因层流而导致管腔内信号/密度不均匀,类似充盈缺损;②膈肌水平下腔静脉裂孔旁脂肪沉积,因部分容积效应导致下腔静脉出现充盈缺损假象。

【征象描述】

1. **X 线表现** 普通 X 线对静脉内血栓/癌栓的诊断价值不大。

2. **超声表现** 急性静脉血栓(14 天内)表现为血管腔内膨胀的栓子,无彩色多普勒和频谱多普勒信号。位于身体中央部位的静脉(例如下腔静脉)内栓子较难观察,一些间接征象(包括血流相位消失或对 Valsalva 试验无反应)对提示诊断有价值。急性血栓呈低回声,栓子膨大。慢性血栓(6 个月以上)

呈等或高回声,位于血管腔外周,沿血管壁分布,可造成局部血管腔狭窄、轮廓不规则,伴侧支循环形成。常规超声难以鉴别瘤栓和血栓,彩色多普勒和频谱多普勒能显示瘤栓内部的血流信号,超声造影对于瘤栓和血栓的鉴别具有较高的准确性。研究显示,超声造影鉴别原发性肝细胞肝癌合并静脉内瘤栓和血栓的灵敏度为100%,特异度为83%~92%。

表10-3-4列出了血栓和瘤栓在影像学上的鉴别要点。值得注意的是,恶性肿瘤患者多为高凝状态,静脉内充盈缺损可能是血栓和瘤栓共存。

表10-3-4 血栓与瘤栓的影像学特征

影像学特征	血栓	瘤栓
膨胀性	无或有	有
有强化(血供)	无	有
邻近肿瘤	无	有
影像特征与原发性肿瘤相似	无	有
栓子内新生血管	无	有
T_2WI 信号	低	高
DWI 显示栓子弥散受限	无	有

3. **CT 表现** 新鲜血栓在 CT 平扫图像上可以表现为管腔内稍高密度影,CT 增强扫描静脉内血栓与癌栓均呈低密度充盈缺损影。血栓栓子边缘相对规整,一般不伴管腔膨胀,新鲜血栓形成初期,栓子较为蓬松,可以伴血管腔膨胀(图10-3-32);癌栓形态多欠规则,常伴管腔膨胀。血栓无供血动脉,增强扫描无强化,而癌栓存在供血血管,增强扫描可见强化(图10-3-33)。

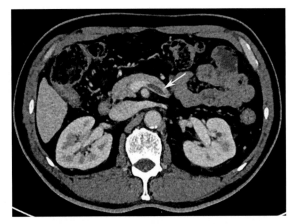

图 10-3-32 脾静脉血栓的 CT 表现
CT 增强门脉期横断位显示脾静脉内低密度充盈缺损(白箭)

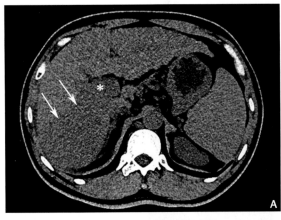

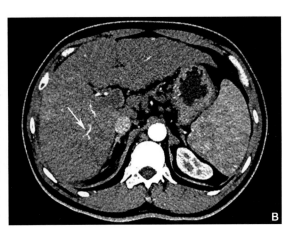

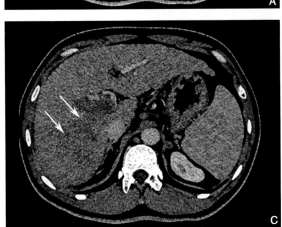

图 10-3-33 原发性肝细胞肝癌合并门静脉癌栓的 CT 表现
A. CT 平扫横断位显示肝右叶边界不清的低密度肿物(白箭),门静脉主干增粗伴密度减低(星号)。
B. CT 增强动脉期横断位显示肝右叶肿物强化,其内见迂曲肝动脉分支(白箭),门静脉主干增粗,其内栓子轻度强化。C. CT 增强门脉期横断位显示肝右叶肿物强化程度较正常肝实质减低(白箭),呈相对低密度(快进快退),门静脉主干增粗,其内栓子强化程度减低

4. **MRI 表现** 栓子及管腔形态改变与 CT 所见类似。T₂WI 图像上血栓一般呈低信号,DWI 显示无弥散受限,增强扫描无强化(图 10-3-34);T₂WI 图像上癌栓常呈高信号,DWI 显示弥散受限,增强扫描可见强化(图 10-3-35)。

5. **DSA 表现** DSA 能清晰显示血管内充盈缺

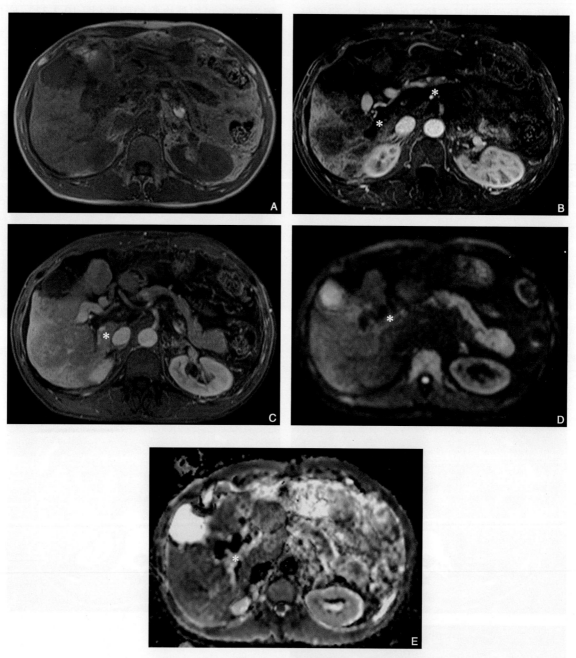

图 10-3-34 肝硬化合并门静脉血栓的 MRI 表现
A. MR 平扫横断位 T₁WI 显示门静脉右叶主支呈低信号。B. MR 增强动脉期横断位显示门静脉右叶主支腔内栓子无强化(星号)。C. MR 增强门脉期横断位显示门静脉右叶主支腔内栓子无强化(星号)。D. MR 平扫 DWI(b 值 800)横断位显示门静脉右叶主支腔内栓子呈稍高信号(星号)。E. MR 平扫 ADC 横断位显示门静脉右叶主支腔内栓子呈高信号(星号)

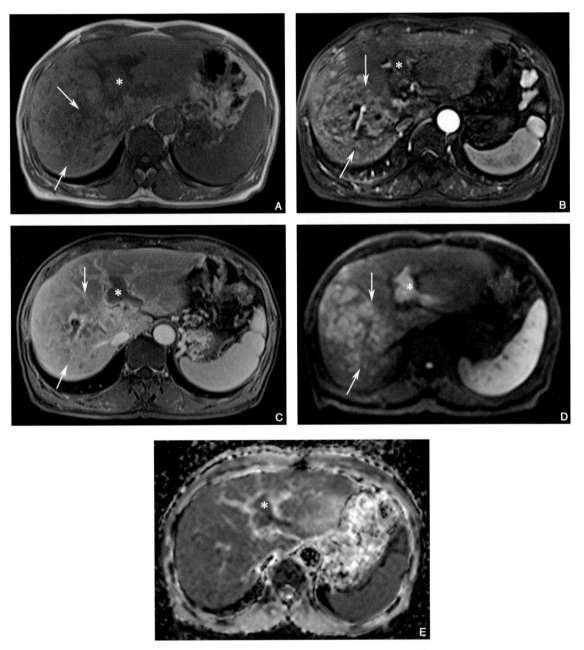

图 10-3-35 原发性肝细胞肝癌合并门静脉癌栓的 MRI 表现

A. MR 平扫横断位 T_1WI 显示肝右叶边界不清的低信号肿物（白箭），门静脉
左叶内主支增粗伴信号增高（星号）。B. MR 增强动脉期横断位显示肝右叶
肿物不均匀强化，其内见迁曲增粗的肝动脉分支（白箭），门静脉左叶内主
支腔内栓子强化（星号）。C. MR 增强门脉期横断位显示肝右叶肿物强化程
度较正常肝实质减低，门静脉左叶内主支腔内栓子强化程度减低（星号）。
D. MR 平扫 DWI（b 值为 800）横断位显示肝右叶肿物（白箭）和门静脉左叶
内主支腔内栓子均呈高信号（星号）。E. MR 平扫 ADC 横断位显示门静脉
左叶内主支腔内栓子呈低信号（星号）

损,栓子不完全堵塞管腔时,可见对比剂绕充盈缺损流过形成"轨道征"。DSA 对判断栓子性质价值有限,尤其对于恶性肿瘤侵犯血管所导致的充盈缺损,且不能全面显示血管与邻近病变的关系,使其应用受限。

【分析思路】

第一,认识这个征象。在 CT/MR 增强图像上,结合轴位、矢状位和冠状位 MPR、MIP 等后处理手段,充分显示血管内充盈缺损。静脉内充盈缺损的鉴别诊断首先需要排除增强图像上血管腔内强化血流与非强化血流之间因层流而导致管腔内信号/密度不均匀的假象,延迟增强及 MR 多参数成像和多角度观察对鉴别很有价值。明确静脉内是否有充盈缺损,进一步判断充盈缺损的性质,并分析导致充盈缺损形成的原因,对于确定治疗方案及评估患者预后非常重要。

第二,分析这个征象。血栓和瘤栓的鉴别对于评估患者病情和指导治疗非常重要,鉴别要点见表 10-3-4。

第三,紧密结合临床。与内脏静脉局部侵犯相关的常见肿瘤见表 10-3-5。在肿物巨大并侵犯内脏静脉、难以判断肿瘤起源时,需要结合患者的临床背景、危险因素、实验室检查来帮助鉴别。

表 10-3-5　与内脏静脉局部侵犯相关的肿瘤

受累静脉	常见	少见
下腔静脉	肾细胞癌	泌尿系移行上皮癌
	原发性肝细胞癌	肾脏血管平滑肌瘤
	肾上腺皮质腺癌	
	原发性静脉平滑肌肉瘤	
门静脉	原发性肝细胞癌	肝转移瘤(如直结肠癌)
	原发性肝内胆管细胞癌	原发肝肉瘤
非门脉内脏静脉	胰腺神经内分泌肿瘤	胰腺导管腺癌
盆腔静脉	直肠癌	有
	骨盆骨肉瘤	
	良性子宫平滑肌瘤病	
	子宫平滑肌肉瘤	
	原发性静脉平滑肌肉瘤	

【疾病鉴别】

静脉充盈缺损鉴别诊断思维导图见图 10-3-36。

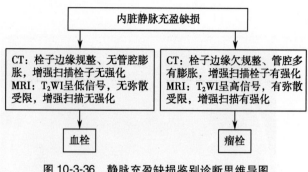

图 10-3-36　静脉充盈缺损鉴别诊断思维导图

（胡红杰　周旭辉）

第四节　下肢血管

一、下肢动脉狭窄闭塞

【定义】

下肢动脉狭窄闭塞是指由于下肢动脉血管壁病变导致的内膜增厚、管腔狭窄或闭塞,或者由于外来栓子导致的血管腔急性狭窄、闭塞。

【病理基础】

闭塞性动脉硬化(arteriosclerosis obliterans,ASO)的病理基础是动脉粥样硬化形成的粥样斑块使动脉壁弹性减低、变硬,斑块可以继发钙化、破裂、溃疡、出血等病理改变,甚至继发血栓形成,导致病变管腔狭窄、闭塞。供血不足与血管狭窄程度及局部血流速度相关。在其他因素保持不变的情况下,血管半径减少 50%,将导致血流减少为原来的 1/16。静息状态下,股动脉血流速度可以低至 20cm/s,此流速下血管半径减少 90% 才会导致血流动力学异常。运动时股动脉血流速度高达 150cm/s,此流速下血管半径减少 50% 就会导致血流动力学异常。患者症状(间歇性跛行)较轻,可能是单节段血管病变合并侧支循环,严重的肢体缺血往往是多节段血管病变所致。

急性下肢动脉栓塞(acute lower extremity arterial embolism,AE)是由于下肢动脉管腔被外来栓子(血栓、空气、脂肪、瘤栓及其他异物等)突然堵塞所致,栓子主要来源于心脏,包括房颤、冠心病、细菌性心内膜炎时心腔内、瓣膜上的血栓脱落等。主动脉瘤、近端血管壁斑块或溃疡的栓子脱落是重要原因,医源性异物栓塞下肢动脉也有报道。栓塞发生后早期动脉痉挛,继发内皮细胞变性、动脉壁退行性变、动脉管腔内继发血栓形成,严重缺血6~12小时后,出现组织坏死、肌肉及神经功能丧失。

下肢动脉狭窄、闭塞还可以由血栓闭塞性脉管炎(thromboangiitis obliterans,TAO)所致。TAO是一种以富含炎性单核细胞的血栓阻塞血管,而血管壁受累相对较轻为特征的血管炎,其病理过程分为急性期、亚急性期和慢性期。急性期:病变血管内见富含炎症细胞的血栓栓塞,多形核中性粒细胞、微脓肿和多核巨细胞常出现。亚急性期:血栓逐渐机化。慢性期:血栓机化和血管纤维化,与动脉粥样硬化性疾病类似。与动脉粥样硬化和其他血管炎的区别在于,处于任何病理进程阶段的血栓闭塞性脉管炎的血管内弹力层总能保存。

【征象描述】

1. **X线表现** X线平片可以显示粥样硬化所致的下肢动脉血管壁钙化,但无法判断血管腔狭窄的程度和范围。

2. **超声表现** 超声检查目前可以作为诊断下肢动脉狭窄的一线影像学筛查手段。二维超声可以测量内膜厚度、斑块大小、明确斑块性质,结合彩色多普勒成像和频谱多普勒可以诊断狭窄、测量狭窄程度,还可以测量收缩期峰值流速等血流动力学参数。超声诊断血管病变的准确性明显依赖于操作者的技术水平,探头压力、声束方向等差异都会影响诊断的准确性;超声多普勒只能显示大血管的病变,对于小血管的显示受到限制,对远端部分的血管评价不够准确,明显钙化也会影响血管狭窄程度和狭窄范围的评估。

3. **CT表现** ASO所致下肢动脉狭窄、闭塞的CTA表现为下肢动脉管壁多发钙化斑块,管腔凹凸不平、粗细不均,呈锯齿样或串珠样,多处管腔狭窄或闭塞。当动脉完全闭塞时表现为截断状、杯口状或鼠尾状,周围不同程度的侧支血管增粗及迂曲,以肌支明显,呈迂曲的螺旋状(图10-4-1)。血栓形成时,腔内出现充盈缺损。按狭窄处血管管径缩小至正常血管管径的百分比评估:轻度为<50%,中度为50%~74%,重度为75%~99%,完全闭塞为100%。

血栓闭塞性脉管炎的CTA表现为下肢中、小动脉呈节段性狭窄、闭塞,可双侧或单侧肢体受累,未受累段血管光滑平整,无明显钙化及斑块等粥样硬化表现。病变周围侧支血管常呈螺旋状改变(图10-4-2)。急性下肢动脉栓塞的CTA表现为栓塞处动脉突然截断,管腔内充盈缺损伴"半月征",远端动脉无对比剂充盈,周围无侧支循环代偿(图10-4-3)。

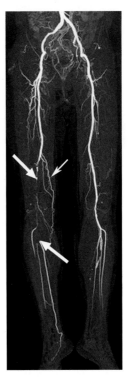

图10-4-1 下肢闭塞性动脉硬化的CTA表现
CTA显示右侧股动脉-腘动脉段血管腔闭塞(粗白箭)伴侧支循环形成(细白箭)

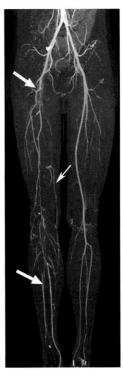

图10-4-2 血栓闭塞性脉管炎的CTA表现
CTA显示右侧股动脉-腘动脉—小腿多节段血管腔闭塞(粗白箭)伴侧支循环形成(细白箭)

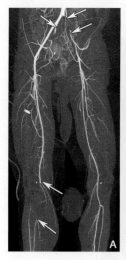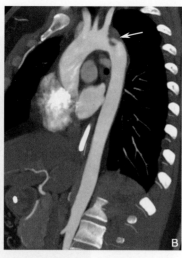

图 10-4-3 急性下肢动脉栓塞的 CTA 表现
A. CTA 显示右髂内动脉和腘动脉、左髂总动脉多节段血管腔闭塞（白箭）。B. 同一患者，主动脉 CTA 显示主动脉弓部新鲜血栓（白箭）

4. **MRI 表现** MRI 具备无创、无辐射等优点，高软组织分辨力使其能分析血管壁斑块的性质。据文献报道，CE-MRA 诊断下肢动脉严重狭窄（50% 以上）的灵敏度和特异度介于 80% ~ 100%。MRA 容易受到血流、运动、血管搏动等多种因素的干扰；检查时间长，空间分辨力较低且禁忌证相对较多是其不足，例如体内装有起搏器及铁磁性物质者均不适宜检查；幽闭恐惧症患者亦不能配合。此外，由于空间分辨力不够高，MRA 诊断膝关节以下血管狭窄的准确性受限。此外，显示血管壁钙化不敏感，成像容易受静脉显影干扰也是 MRI 的不足。

5. **DSA 表现** DSA 血管造影可以准确显示病变的部位、性质、范围和程度，但有创且有一定的并发症。在 CTA 或者 MRA 成像质量不佳时，DSA 是有力的补充手段。

【相关疾病】

下肢动脉狭窄、闭塞常见于 ASO、AE 和 TAO 几种疾病，其中 ASO 和处于亚急性期和慢性期的 TAO 需要鉴别。

【分析思路】

第一，认识这个征象。下肢动脉管壁多发钙化斑块，管腔凹凸不平、粗细不均，呈锯齿样或串珠样，多处管腔狭窄或闭塞。当动脉完全闭塞时表现为截断状、杯口状或鼠尾状，周围不同程度的侧支血管增粗及迂曲，以肌支明显，呈迂曲的螺旋状。

第二，分析这个征象。ASO 患者 CTA 显示下肢动脉多发及广泛性的动脉壁增厚、钙化及非钙化性斑块，管腔不规则狭窄与闭塞，周围侧支循环形成。TAO 患者 CTA 显示下肢中、小动脉节段性狭窄、闭塞，无钙化及斑块等粥样硬化表现，病变血管周围侧支循环呈螺旋状。急性下肢动脉栓塞的 CTA 表现：栓塞处动脉突然截断，管腔内充盈缺损伴"半月征"，远端动脉无对比剂充盈，周围无侧支循环代偿。

第三，紧密结合临床。ASO 好发于 50 岁以上人群，临床表现为典型间歇性跛行。TAO 的诊断需要结合临床背景、血管生理检查和影像学改变综合诊断。诊断要点包括：45 岁以下、有吸烟史、血管生理检查有肢体缺血的症状，并排除了自身免疫病、糖尿病、血栓形成倾向。AE 发病较急，临床表现为疼痛、无脉、苍白、感觉异常和麻痹等"5P 征"，结合病史，诊断不难。

【疾病鉴别】

下肢动脉狭窄闭塞鉴别诊断思维导图见图 10-4-4。

二、下肢动脉瘤

【定义】

下肢动脉瘤是指下肢血管发生的局限性异常扩张，以股动脉和腘动脉最为常见，主要包括真性动脉瘤、假性动脉瘤。

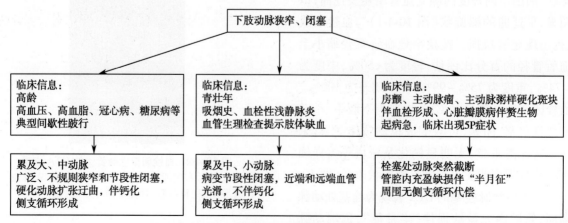

图 10-4-4 下肢动脉狭窄闭塞鉴别诊断思维导图

【病因及病理】

动脉粥样硬化是下肢动脉真性动脉瘤最常见的原因，病理特征为动脉瘤壁包含血管壁完整的内、中、外三层结构。下肢动脉真性动脉瘤不易破裂，动脉瘤壁内可形成附壁血栓，血栓脱落栓塞肢体远端动脉，也有瘤体破裂的报道。

下肢动脉假性动脉瘤多数是由损伤、感染、炎症所致。动脉管壁破裂、出血后被周围纤维组织包裹，瘤腔与受损血管相通。病理上瘤壁由纤维组织包裹形成，而无正常完整的内、中、外三层结构，瘤腔内常有血栓形成。

【征象描述】

1. X线表现　普通X线摄影对下肢动脉瘤诊断无价值。

2. 超声表现　超声是诊断下肢动脉瘤最常用和最有价值的无创影像学手段，除了显示动脉管腔瘤样扩张，还能评估瘤壁的完整性及判断是否合并瘤腔内血栓。假性动脉瘤为动脉旁囊性肿物，频谱多普勒显示瘤腔内紊乱的双相血流，在瘤体和动脉之间的通道内可探及往复征频谱（收缩期自动脉进入瘤体的高速血流和舒张期自瘤体流出的缓慢血流）。彩色多普勒有助于将动脉瘤和肿物（如Baker囊肿）鉴别开来。

3. CT表现　下肢动脉真性动脉瘤表现为局限性梭形或囊性扩张，血管腔局部异常膨大（例如腘动脉瘤的诊断标准为血管腔短径>7mm），管壁较光整，与正常动脉管壁相延续，多合并弥漫性动脉粥样硬化表现。假性动脉瘤表现为瘤体位于固有血管腔一侧，局部以缺口（瘤颈部）与固有血管腔相通，瘤腔不规则，呈囊袋状位于固有血管轮廓外，壁厚薄不一，增强后有强化（图10-4-5）。合并附壁血栓形成时，表现为瘤腔内低密度充盈缺损。

4. MRI表现　与CT类似。检查耗时较长，显示血管壁钙化不敏感，成像容易受静脉显影干扰是其不足。

5. DSA表现　DSA显示囊袋状或扭曲、梭形膨大的动脉管腔，动脉瘤合并附壁血栓时，DSA有可能显示血管腔无扩张，需要注意。

假性动脉瘤瘤腔与固有下肢动脉间可见缺口交通，假性动脉瘤的瘤腔多不规则，甚至可见多个瘤腔，对比剂经缺口进入瘤腔后流速减慢、滞留时间较长。

【相关疾病】

下肢动脉瘤以股动脉和腘动脉最为常见，包

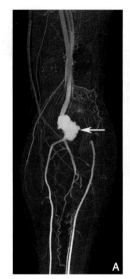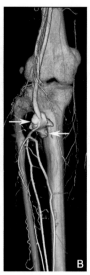

图10-4-5　下肢假性动脉瘤的CT表现

A. CT增强MIP显示右侧腘动脉旁囊状扩张的瘤体（白箭）。B. CT增强VR显示右侧腘动脉旁囊状扩张的瘤体（白箭）

括真性动脉瘤、假性动脉瘤。其中真性动脉瘤主要位于腘动脉，常合并腹主动脉瘤。假性动脉瘤最常见于股动脉，多由于外伤、医源性损伤或感染所致。

【分析思路】

第一，认识这个征象。下肢动脉瘤是指下肢血管发生的局限性异常扩张，包括梭形或囊性扩张，血管腔局部异常膨大。

第二，分析这个征象。真性动脉瘤管壁较光整，与正常动脉管壁相延续，常见弥漫性动脉粥样硬化表现。假性动脉瘤的瘤体位于固有血管腔一侧，局部以缺口（瘤颈部）与固有血管腔相通，瘤腔不规则，呈囊袋状位于固有血管轮廓外，壁厚薄不一，增强后有强化。合并附壁血栓时，表现为瘤腔内低密度充盈缺损。

第三，紧密结合临床。高龄、高血压、糖尿病合并动脉粥样硬化是下肢动脉真性动脉瘤最常见的原因。下肢假性动脉瘤多数是由损伤、感染、炎症所致。真性动脉瘤需要和假性动脉瘤鉴别。

【疾病鉴别】

下肢动脉瘤鉴别诊断思维导图见图10-4-6。

三、囊性外膜病变

【定义】

血管囊性外膜病变是一种累及血管外膜的少见良性病变，为单房或多房的囊肿附着于血管外膜，其内充满黏液样物质，也称为血管外膜囊肿。

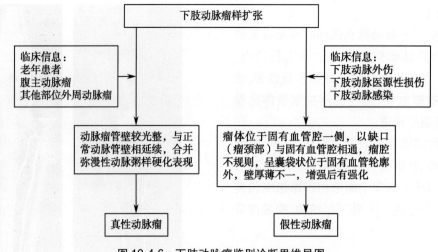

图 10-4-6 下肢动脉瘤鉴别诊断思维导图

【病理基础】

其病理变化是由血管外膜黏液细胞分泌引起的囊性改变,在压力的作用下逐渐导致血管管腔狭窄闭塞。动脉血管囊性外膜病变的男女发病比例约为 4:1,平均发病年龄 43 岁;静脉血管囊性外膜病变的男女发病比例约为 1:1,平均发病年龄 48.39 岁,但仍可在晚年发病。目前其病因及发病机制尚不清楚,存在 4 种假说:①反复创伤所致的血管囊性外膜退变;②结缔组织紊乱引起的全身系统性疾病,进而导致血管外膜变性;③在发育过程中,间充质细胞从关节间迁移至相邻的动脉或静脉外膜,黏蛋白分泌细胞形成囊肿(间充质细胞迁移理论);④关节滑膜或神经节囊肿出现撕裂或破损后,囊液流入关节分支的血管外膜内。

【征象描述】

1. **X 线表现** X 线在本病的诊断中无明显意义。

2. **超声表现** 血管囊性外膜病变的血管壁可见梭形或长条形囊性无回声区,信号均匀一致,沿管壁走行,受压可以变形,囊性包块可以向管腔内凸入,亦可以向管腔轮廓外凸出。病变内无血流信号,如果病灶多发,其内可见分隔。相应部位血管受压变窄,血流变细,收缩期血流速度加快,病变远端动脉流速正常或减低。彩色多普勒超声检查可以更清晰地显示该病大小、形态、累及范围和腘动脉血流的情况。

3. **CT 表现** CT 平扫中,血管囊性外膜病变表现为管壁周围囊性低密度灶,呈长条形或梭形,与管壁关系密切。增强扫描可见血管受压变窄,这种征象通常称为"弯刀征"。多层螺旋 CT 的独到优势在于能够重组高质量的三维图像,MPR 可以获得冠状面、矢状面及任意角度平面的图像,直观显示血管囊

性外膜病变的位置和腘动脉间的关系,为临床医师进行手术切除提供准确信息。MIP 可以很好地显示血管狭窄、闭塞后周围侧支循环形成的情况。VR 图像可以从各个角度来观察血管及周围侧支循环形成的情况,通过各种旋转切割,可以更好地观察感兴趣区,为临床治疗提供更多的信息。

4. **MRI 表现** 血管囊性外膜病变在 T_1 加权像上呈低信号,T_2 加权像上呈高信号,边界清晰,与血管关系密切。MRI 检查可以多平面清晰显示病变,冠状面可清晰显示病变与血管间的关系,同时可以很好地显示"弯刀征"。增强扫描病灶无明显强化。MRA 检查可以很好地显示血管受压、狭窄闭塞及周围侧支循环形成情况。

5. **DSA 表现** 血管囊性外膜病变在 DSA 上表现为受累血管管腔的局部狭窄,有弧形压迹,边缘光滑,同时能看到侧支循环形成。DSA 能准确显示病变的位置、范围和受累血管管腔狭窄的程度,以及与血管管壁的关系,为血管囊性外膜病变的诊断提供一定的依据,但无法准确作出定性诊断。

【分析思路】

第一,认识这个征象。下肢血管囊性外膜病变为单房或多房的囊肿附着于血管外膜,其内充满黏液样物质,病变血管壁可见梭形或长条形囊性病变,在平扫图像上通常显示为低密度影。观察时,除轴位图像外,还应结合矢状位、冠状位 MPR、MIP 等重组图像,多角度分析,全面评估病变累及的部位、范围和狭窄的程度。

第二,分析这个征象。超声检查可清晰显示血管壁上囊腔大小及血管狭窄程度,总体来说经济简便,结果可靠,具有无创、方便和廉价的特点。但对于治疗来说,CTA 或 MRA 则更为重要。其可以明确显示囊肿发生的位置、范围、邻近组织情况、血管狭窄或闭

塞程度,更有利于手术计划的制定。DSA 可以通过一些典型表现与其他造成间歇性跛行或静脉回流障碍性疾病进行鉴别,如"沙漏样外观""半月形印记"。

第三,紧密结合临床。血管囊性外膜病变的主要症状为下肢间歇性跛行。当中青年患者不合并动脉粥样硬化的危险因素而出现突发性和进展性跛行时,临床医生应提高警惕,需进一步借助影像学检查明确诊断。静脉囊性外膜病变的主要症状为肢体肿胀,此外,还可有疼痛、关节活动受限及腹股沟区肿块等临床表现。由于病变压迫静脉,早期可能会被误诊为下肢深静脉血栓形成。

【疾病鉴别】

血管囊性外膜病变需要和血管陷迫综合征、动脉栓塞等疾病相鉴别(图 10-4-7)。血管陷迫综合征是指由于血管周围的异常肌肉、纤维索带等压迫腘血管而引起的病理改变和临床表现。该病多累及青壮年,与血管囊性外膜疾病的临床表现相仿。超声检查可发现血管管腔狭窄,收缩期峰速加快,CTA 及 MRI 检查可以清晰地观察血管与周围肌肉组织之间的关系,明确导致血管狭窄闭塞的异常走行肌腱或纤维组织束。下肢血管栓塞表现为血管管腔内可见血栓充填,呈实质性回声或等密度改变,而血管囊性外膜病变表现为囊性回声或低密度,另外,MRI T_2 加权像上血管囊性外膜病变呈高信号,与血栓的等信号鉴别不困难。

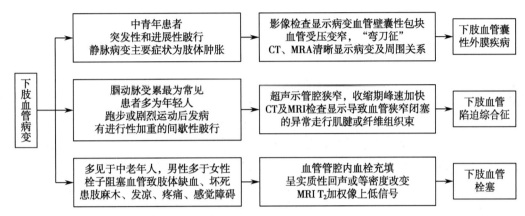

图 10-4-7　囊性外膜疾病鉴别诊断思维导图

四、动静脉瘘

【定义】

动静脉瘘(arteriovenous fistula, AVF)是指动脉和静脉之间不经过毛细血管床的一种异常交通,可由先天性或后天性原因引起。先天性是由胚胎的中胚层在发育演变的过程中,动静脉之间残留的异常通道而引起;后天性多由外伤或医源性损伤引起。先天性动静脉瘘多见于青年及儿童,常为多发性,瘘口细小,多影响骨骼和肌肉,受累肢体出现形态和营养障碍改变,常伴有浅静脉曲张,大部分患者以下肢静脉曲张就诊。后天性动静脉瘘局部可闻及杂音、触及震颤,局部出现浅静脉扩张及皮温增高,可因大量血液进入静脉而致远端组织缺血,还可因静脉回心血量增加而出现脉率加快、心脏扩大,甚至心力衰竭。

【病理基础】

先天性动静脉瘘是在胚胎发育的过程中,原始血管网持续存在,从而在不同部位形成动静脉之间的短路或交通,并且动静脉在功能上相互替代,与周围的毛细血管间有广泛的吻合。病变常累及无数的细小动脉、静脉分支血管,因而瘘口为多发性的,瘘支常细小而广泛,可累及皮肤、肌肉、神经甚至骨骼。病理上可分为干状动静脉瘘、瘤样动静脉瘘和混合型。①干状动静脉瘘:瘘口部位大都在肢体主干动脉静脉之间,存在横轴方向的交通支。多数为一个瘘口,但是也有多个细小瘘及分支。瘘口较大者,动、静脉之间血液分流较多,静脉压较高,临床上常出现杂音、震颤、静脉曲张和蜿蜒状动脉瘤。若瘘微小,临床症状较轻。②瘤样动静脉瘘:瘘口部位在动脉静脉主干之间的分支上,局部呈瘤样血管扩张,一般血液分流较少,局部无杂音,亦无震颤。③混合型:干状和瘤样动静脉瘘混合的主干之间存在多发性交通和瘤样病变。下肢动静脉瘘由于动、静脉血流量增加,刺激骨骺,致使患肢增长,软组织肥厚,伴有胀痛。因两侧下肢长短不一出现跛行,骨盆倾斜及脊柱侧弯,患肢瘘部皮温升高、多汗,远端静脉曲张、色素沉着、湿疹,甚至形成静脉性溃疡,或因远端动脉缺血致组织坏死。体检见瘘口远端的动脉搏动减弱或消失,远端肢体浅静脉显著扩张。患者常感到肢体沉重、肿胀和疼痛。有时有下腰部疼痛，这是因为肢体长度不等而出现骨盆倾斜和脊柱弯曲所致。

后天性动静脉瘘又分为直接瘘和间接瘘。邻近动脉静脉同时受伤时，创缘彼此直接对合，在数天之内就可直接交通，称为直接瘘。如动脉静脉的创口不能直接对合，而在二者之间有血肿存在，以后血肿机化，形成贯通于动脉和静脉之间的囊或管，称间接瘘。瘘的近端动脉进行性扩张和伸长；动脉壁初期有些增厚，后期发生退行性改变，平滑肌纤维萎缩，弹力纤维减少，管壁变薄，以及粥样斑块形成。如瘘孔大，邻近瘘口主干动脉可膨胀而形成动脉瘤，远端的动脉因血流量减少而缩小。同时，静脉逐渐扩张，远端可达最后一个瓣膜，近端可达腔静脉。瘘孔大时，静脉内压力骤增，外伤几星期后就可见到局部由于静脉膨胀而形成一个搏动性肿块，类似假性动脉瘤。瘘孔小时，在瘘管处静脉逐渐扩张，静脉内膜增

厚，纤维组织增生，静脉壁逐渐增厚，形成"动脉样壁"。所以，外伤后半年左右从外形上很难区分是动脉或静脉。静脉壁也发生变性，内弹力层破裂和消失。远端静脉扩张，随后，静脉瓣膜关闭不全致静脉功能不全。动静脉瘘促进大量侧支循环形成，静脉侧支循环甚至比动脉侧支循环更多，浅表静脉广泛曲张。

【征象描述】

1. X线表现　X线在下肢血管动静脉瘘的诊断中价值不大，先天性下肢动静脉瘘患者可见患肢骨骼增长、增粗。

2. 超声表现　作为初检手段，具有无创、简便、重复性好等特点，可以显示动静脉分流现象（图10-4-8），并且可以判断动静脉的瘘口、瘘口两侧动静脉血管和交通支的血流动力学特点，但是对于广泛而细小的瘘支难以清晰显示。

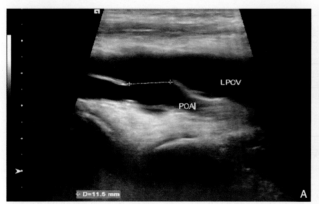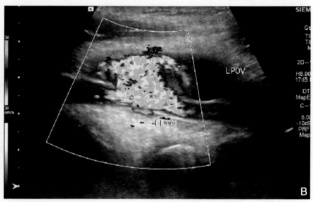

图 10-4-8　下肢腘动静脉瘘超声表现
A. 超声示左下肢腘静脉与腘动脉之间一个（约 11.5mm）破口互相交通；B. 频谱录得动静脉血流信号

3. CT 表现　主要表现为下肢动静脉间出现异常通道（图10-4-9A），异常通道近侧动脉扩张，动脉分支增多、紊乱、扭曲，病变区可出现斑块状或血管瘤样影，下肢静脉早显并增粗、扩张，周围可见多发侧支循环形成，同时可伴有下肢静脉曲张（图10-4-9B）。CTA检查可明确下肢动静脉瘘的部位、范围、累及的周围组织情况。横断面图像上可见动静脉瘘呈斑片状或瘤样血管影，早显的下肢静脉在皮下或深肌群间呈多发斑点影。常用的三维后处理技术包括MIP、MPR及VR等，MIP和MPR可以显示下肢动静脉瘘受累血管的起源、行径，瘘口的数量、大小，所在血管的准确解剖位置，动静脉瘘管腔扩张或狭窄程度，管壁病变，侧支循环和静脉曲张，以及与周围结构间的关系（图10-4-9C）；VR能从各个角度直观显示瘘口近端增粗的动脉、不规则扩张迂曲的静脉和侧支循环形成的情况（图10-4-9D）。

4. MRI 表现　主要通过 MRA 及 CE-MRA 进行诊断，与 CT 表现相似，MRA 可清晰显示瘘口，以及患肢动静脉主干增粗，分支血管增多、增粗呈蜿蜒扭曲状。CE-MRA 表现为瘘口部位可见扩张的动静脉同时显影或静脉早期显影，且较正常明显增粗。但相对而言，CE-MRA 在下肢血管病变中的应用较少，并且价格更贵，图像视野受限，检查时间更长，图像质量也可能不及 CTA 稳定，使用受到限制。

5. DSA 检查　是诊断下肢动静脉瘘的"金标准"，能够反映血管形态的动态信息，对细小血管分辨力高，能够直观准确地显示瘘口的大小、周围血管扩张及侧支循环情况（图10-4-10），有助于准确判断动静脉瘘的供血动脉及引流静脉，但是 DSA 为有创性检查，并发症多，患者接受辐射量大，且不能显示血管周围组织。

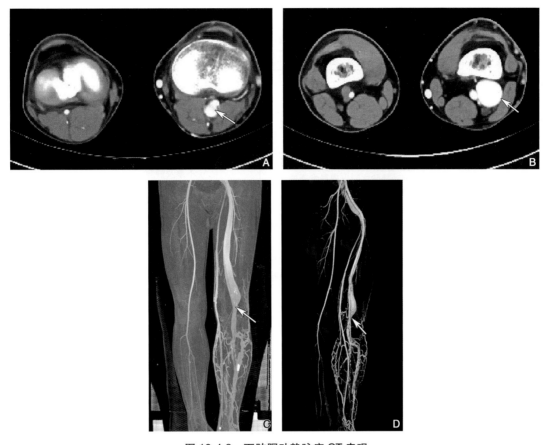

图 10-4-9 下肢腘动静脉瘘 CT 表现

A、B. 下肢血管 CTA 轴位图示左侧腘静脉腘动脉异常交通,下肢静脉早显,左侧腘静脉扩张(白箭);
C、D. MRP 及 VR 显示瘘口位置和下肢静脉曲张,周围侧支循环形成(白箭)

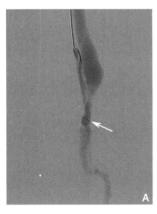 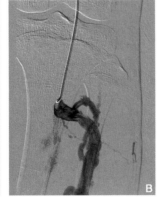

图 10-4-10 下肢腘动静脉瘘 DSA 表现

A. 下肢 DSA 图像示左侧腘静脉腘动脉异常血流通道,左侧腘静脉扩张(白箭);B. 进一步示下肢静脉曲张(白箭)

【分析思路】

第一,认识这个征象。下肢动静脉瘘为下肢动静脉间出现异常通道,因为瘘口的存在引发动静脉间血流动力学及压力的改变,进而导致瘘口邻近血管分支增多、紊乱、扭曲、扩张,在平扫上可以看到。观察时,除轴位图像外,还应结合矢状位、冠状位等 MPR、MIP后处理图像,多角度分析,可以全面评估病变累及的部位、范围,以及狭窄的程度、有无闭塞和扩张等。

第二,分析这个征象。显示动静脉瘘时,1mm 以

下层厚的效果更佳。典型的动静脉瘘诊断并不困难。彩色多普勒及 CTA 检查可明确下肢动静脉瘘的部位、范围、累及的周围组织情况,发挥着重要作用。MRA 可清晰显示瘘口,以及患肢动静脉主干增粗,分支血管增多、增粗呈蜿蜒扭曲状。

第三,紧密结合临床。先天性患者:多有典型临床表现,出生后或自幼即出现下肢软组织较肥厚且随年龄增长而加重,合并肢体粗大、增长,皮温升高等表现,患肢 X 线平片见骨骼增长、增粗,结合典型CTA、DSA 等影像学表现可诊断。后天性患者:常有外伤史或医源性创伤史,局部出现搏动、震颤、血管杂音,伴浅静脉扩张、远端组织缺血等,结合影像学检查结果不难诊断。

【疾病鉴别】

下肢动静脉瘘需要与假性动脉瘤相鉴别(图 10-4-11),动静脉瘘可见动静脉间的异常通道,累及相邻静脉,瘘口部位可见扩张的动静脉同时显影或静脉早期显影;而假性动脉瘤一般不累及静脉,动静脉之间无异常通道。CTA 检查可以显示假性动脉瘤通向瘤体的破口,通过判断相邻静脉是否受累,鉴别两者不难。

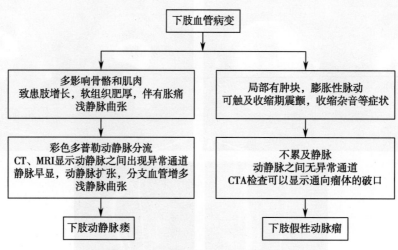

图 10-4-11 下肢动静脉瘘征象诊断思维导图

（周旭辉 王 刚）

参 考 文 献

1. Brinjikji W, Huston J 3rd, Rabinstein AA, et al. Contemporary carotid imaging: from degree of stenosis to plaque vulnerability [J]. J Neurosurg, 2016, 124(1): 27-42.

2. Kim BJ, Yang E, Kim NY, et al. Vascular tortuosity may be associated with cervical artery dissection [J]. Stroke, 2016, 47 (10): 2548-2552.

3. Paraskevas KI, Batchelder AJ, Naylor AR. Fate of Distal False Aneurysms Complicating Internal Carotid Artery Dissection: A Systematic Review [J]. Eur J Vasc Endovasc Surg, 2016, 52 (3): 281-286.

4. Morton RP, Levitt MR, Emerson S, et al. Natural history and management of blunt traumatic pseudoaneurysms of the internal carotid artery: the harborview algorithm based on a 10-year xperience [J]. Ann Surg, 2016, 263(4): 821-826.

5. Hanning U, Sporns PB, Schmiedel M, et al. CT versus MR Techniques in the Detection of Cervical Artery Dissection [J]. Journal of Neuroimaging, 2017, 27(6): 607-612.

6. Kuwabara M, Sakamoto S, Okazaki T, et al. Natural history of acute unruptured vertebral basilar artery dissection: Temporal changes in imaging findings and contributory factors [J]. Clin Neurol Neurosurg, 2022, 222: 107450.

7. Wu Y, Chen H, Xing S, et al. Predisposing factors and radiological features in patients with internal carotid artery dissection or vertebral artery dissection [J]. BMC Neurol, 2020, 20 (1): 445.

8. Kargiotis O, Siahos S, Safouris A, et al. Subclavian steal syndrome with or without arterial stenosis: a review [J]. J Neuroimaging, 2016, 26(5): 473-480.

9. Lee WS, Jean SS, Chen FL, et al. Lemierre's syndrome: A forgotten and re-emerging infection [J]. J Microbiol Immunol Infect, 2020, 53(4): 513-517.

10. Lurie JM, Png CYM, Subramaniam S, et al. Virchow's triad in "silent" deep vein thrombosis [J]. J Vasc Surg Venous Lymphat Disord, 2019, 7(5): 640-645.

11. Bolen MA, Brinza E, Renapurkar RD, et al. Screening CT Angiography of the Aorta, Visceral Branch Vessels, and Pelvic Arteries in Fibromuscular Dysplasia [J]. JACC Cardiovasc Imaging, 2017, 10(5): 554-561.

12. Evangelista A, Maldonado G, Moral S, et al. Intramural hematoma and penetrating ulcer in the descending aorta: differences and similarities [J]. Ann Cardiothorac Surg, 2019, 8 (4): 456-470.

13. Hansen ME, Springer J, Byram K. Diagnostic and Therapeutic Challenges of Vasculitis [J]. Can J Cardiol, 2022, 38(5): 623-633.

14. Aghayev A, Steigner ML, Azene EM, et al. ACR Appropriateness Criteria® Noncerebral Vasculitis [J]. J Am Coll Radiol, 2021, 18(11S): S380-S393.

15. Leckie A, Tao MJ, Narayanasamy S, et al. The Renal Vasculature: What the Radiologist Needs to Know [J]. Radiographics, 2021, 41(5): 1531-1548.

16. Cao B, Tian K, Zhou H, et al. Hepatic Arterioportal Fistulas: A Retrospective Analysis of 97 Cases [J]. J Clin Transl Hepatol, 2022, 10(4): 620-626.

17. Wang Q, Koniaris LG, Milgrom DP, et al. CT and MRI imaging and interpretation of hepatic arterioportal shunts [J]. Transl Gastroenterol Hepatol, 2019, 4: 34.

18. Maruno M, Kiyosue H, Tanoue S, et al. Renal Arteriovenous Shunts: Clinical Features, Imaging Appearance, and Transcatheter Embolization Based on Angioarchitecture [J]. Radiographics, 2016, 36(2): 580-595.

19. Gozzo C, Giambelluca D, Cannella R, et al. CT imaging find-

ings of abdominopelvic vascular compression syndromes：what the radiologist needs to know［J］. Insights Imaging，2020，11（1）：48.

20. Goodall R，Langridge B，Onida S，et al. Median arcuate ligament syndrome［J］. J Vasc Surg，2020，71（6）：2170-2176.

21. Warncke ES，Gursahaney DL，Mascolo M，et al. Superior mesenteric artery syndrome：a radiographic review［J］. Abdom Radiol（NY），2019，44（9）：3188-3194.

22. Khuroo MS，Rather AA，Khuroo NS，et al. Portal biliopathy ［J］. World J Gastroenterol，2016，22（35）：7973-7982.

23. Olson MC，Lubner MG，Menias CO，et al. Venous Thrombosis and Hypercoagulability in the Abdomen and Pelvis：Causes and Imaging Findings［J］. Radiographics，2020，40（3）：875-894.

24. Jordan D LeGout，Ryan E Bailey，Candice W Bolan，et al. Candice W Bolan，Multimodality Imaging of Abdominopelvic Tumors with Venous Invasion［J］. Radiographics，2020，40（7）：2098-2116.

25. Iftikhar J Kullo，Thom W Rooke. CLINICAL PRACTICE. Peripheral Artery Disease［J］. N Engl J Med，2016，374（9）：861-871.

26. Sibley RC 3rd，Reis SP，MacFarlane JJ，et al. Noninvasive Physiologic Vascular Studies：A Guide to Diagnosing Peripheral Arterial Disease［J］. Radiographics，2017，37（1）：346-357.

27. Peters S，Braun-Dullaeus R，Herold J. Pseudoaneurysm ［J］. Hamostaseologie，2018，38（3）：166-172.

28. Henry JC，Franz RW. Pseudoaneurysms of the peripheral arteries［J］. Int J Angiol，2019，28（1）：20-24.

29. Hariri O，Al Laham O，Alderi Y，et al. A remarkably rare case of Adventitial Cystic Disease of the Popliteal Artery in a 51-year-old Middle Eastern female-A Case Report［J］. Int J Surg Case Rep，2022，101：107811.

第十一章 静脉

第一节 肺 静 脉

一、肺静脉狭窄

【定义】

肺静脉狭窄（pulmonary venous stenosis，PVS）是指由于先天或后天获得因素造成肺静脉管腔狭窄。

【病理基础】

后天性肺静脉狭窄（acquired pulmonary venous stenosis，APVS）主要由射频消融术治疗房颤后引起，其他 APVS 的病因还包括纤维素性纵隔炎、肿瘤、结节病等。PVS 主要是由于肺静脉开口、肺外肺静脉、肺内肺静脉或肺静脉-左心房吻合口等部位出现节段性或弥漫性管腔狭窄，狭窄可由内膜过度增生、中层增厚、管壁纤维化引起，或者外压性狭窄、肿瘤侵犯和管腔内栓子等引起。

【征象描述】

1. **X线表现** 无直接 X 线征象，但肺静脉回流受阻引起肺淤血，可以出现肺部间接征象，如肺水肿、胸腔积液。

2. **超声表现** 无典型表现，经胸超声可以观察肺静脉走行和流速测量。

3. **CT表现** 肺静脉 CTA 可明确诊断 PVS，并能用于治疗前、后的影像学评估，可提供较多诊断细节，尤其是狭窄段和远、近端肺静脉分布和走行，是诊断 PVS、判断狭窄部位和程度、鉴别狭窄病因（如周围组织压迫肺静脉管壁等）和随访的主要检查手段，目前已成为确诊 PVS 的首选检查方法。根据肺静脉管腔内径狭窄的程度分为 3 型：轻度狭窄（＜50%）、中度狭窄（50%~75%）、重度狭窄（＞75%）（图 11-1-1）。

4. **MRI表现** 肺静脉 MRA 能清晰显示肺静脉走行、解剖特征（如分叉病变）、开口直径，图像接近

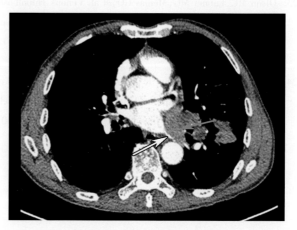

图 11-1-1 肺静脉狭窄 CT 表现

CT 增强扫描动脉期轴位图像示肺静脉受肿大淋巴结（蓝箭）外压狭窄（白箭）

肺静脉直接造影；对于临床疑似轻度狭窄的病例，可通过测定肺静脉左心房连接处流速估测压差，明确狭窄程度。

5. **DSA表现** 是一种有创性检查，包括直接肺静脉造影、肺小动脉楔入造影，是目前诊断 PVS 的"金标准"，同时还能通过心导管检查对基础血流动力学进行判断和评估。肺小动脉楔入造影可显示狭窄远心端肺静脉回流，血管走行、分布和侧支循环，但对于合并供血肺动脉分支狭窄患者较难实施。直接肺静脉造影可评估近心端血管狭窄程度、肺叶内或叶间侧支循环、介入术后残余狭窄和肺静脉回流速度，并能测定肺静脉和左心房压及跨狭窄压差。

【相关疾病】

后天获得性肺动脉狭窄主要是完全性肺静脉畸形引流矫治术后的并发症；另一重要因素是射频消融术治疗房颤，这或许与消融过程中对组织造成了高温损伤，引起纤维化和瘢痕形成；结节病或肉芽肿受累引起的外源性压迫可能导致肺静脉狭窄。纤维性纵隔炎是结核病和荚膜组织胞浆菌感染的罕见并发症，其特征是受累纵隔淋巴结周围不受控制的纤维化，可能导致周围肺静脉的侵袭和阻塞。肺静脉

附近的肿瘤可能因压迫或浸润而引起狭窄。

【分析思路】

第一,认识这个征象。正常肺静脉管腔粗细均匀,管壁不增厚,如果发现肺静脉管腔粗细不均、管壁增厚,或管腔内有充盈缺损,可出现肺静脉狭窄;肺静脉周围病变可以引起外压性或侵袭性肺静脉管腔狭窄。

第二,分析这个征象。后天获得性肺静脉狭窄主要由完全性肺静脉畸形引流术后或房颤射频消融术后引起,若有相关病史,则可诊断。结节病或肉芽肿性炎、纤维化性纵隔炎、肺静脉附近的肿瘤一般表现为压迫、浸润,易于诊断。

第三,紧密结合临床。心房纤颤射频消融术后并发肺静脉狭窄的患者,临床表现亦与肺静脉狭窄的数量及程度密切相关,轻度狭窄或单支肺静脉狭窄通常无临床症状,肺静脉多支受累,严重狭窄或闭锁主要表现为进行性呼吸困难、持续性咳嗽、反复肺部感染等症状。严重者可大量咯血,容易被误诊为肺炎、哮喘、肺栓塞或肺癌等。

【疾病鉴别】

肺静脉狭窄征象鉴别诊断思维导图见图 11-1-2。

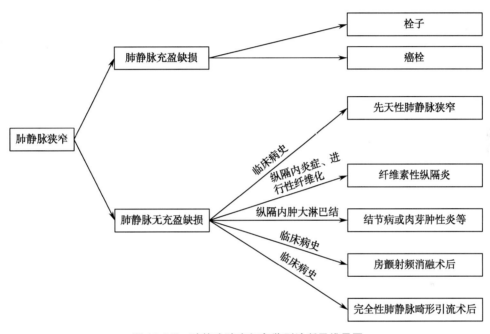

图 11-1-2 肺静脉狭窄征象鉴别诊断思维导图

二、肺动静脉沟通

【定义】

由肺动静脉血管吻合形成,因压力因素呈瘤样扩张,有较粗大的一条或多条输入肺动脉、粗大迂曲的输出肺静脉。

【病理基础】

后天性肺动静脉沟通主要由手术、创伤、长期肝硬化及肺感染等引起。

【征象描述】

1. **X 线表现** 无典型征象,肺外带可见结节样高密度影,分叶状改变,肺门处病变不易发现。

2. **超声表现** 无典型征象。

3. **CT 表现** 囊性肺动静脉畸形(pulmonary arteriovenous malformation,PAVM)在 CT 平扫上表现为圆形或轻度分叶状致密影,边界清晰、光滑密度均匀,合并出血后感染时,病灶周围可见血管样"毛刺"影。多位于肺门附近的肺内带,可见起自肺门的供血动脉与注入左心房的引流静脉。增强扫描病灶迅速强化,且与肺动脉强化程度一致,与其相连的血管显示更加清晰,左心房提前显影,延迟扫描,较大瘤囊可见对比剂排空延迟,复杂型常有对比剂残留。弥漫型肺小动静脉瘘,表现为多发"葡萄串"样小结节影,增强扫描与血管强化程度一致,常见一个或多个肺叶受累。一般供血动脉引流静脉扩张,引流静脉扩张尤著,肺静脉及左心房提前显影。CTA 及其图像后处理技术可以直观地从整体上显示病灶及与其相连的肺部血管,明确显示肺动静脉瘘瘤囊的大小、形态、部位、分布;清晰显示相通血管具体为哪一支肺动脉和肺静脉及其走向,且可准确测量供血动脉、引流静脉,以及与瘤囊相通瘘口的大小。图像后处理以最大密度投影和容积再现为主。多平面重组有助于病灶的定位;最大密度投影技术可任意角度地旋转观察肺血管走行情况和解剖关系,但复杂的

肺动静脉畸形由于动脉血管的重叠及肺静脉干扰其空间关系显示不佳。容积再现图像立体感强、直观，

空间关系较明确，对病变的空间定位和毗邻关系显示较好（图11-1-3）。

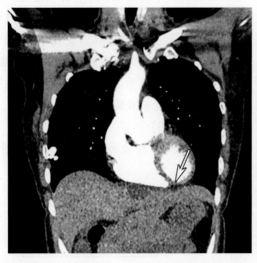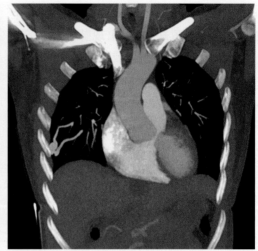

图 11-1-3 肺动静脉沟通 CT 表现
胸部 CT 增强扫描后处理图像清晰显示肺动静脉瘘及邻近的血管（白箭）

4. **MRI 表现** 由于流空效应，肺动静脉瘘内的血液表现为低信号，梯度回波快速成像技术，其内血流表现为高信号。如果肺动静脉瘘内血流缓慢，T_1WI呈中等信号，信号不均匀，T_2WI表现为高信号。

5. **DSA 表现** 是血管异常沟通诊断的"金标准"，在肺动脉注射对比剂可显示动静脉瘘的部位和大小，可见扩张、伸长、扭曲的血管。

【相关疾病】

先天性 PAVM 的发病机制有以下几种可能：①肺芽时期肺动静脉丛之间原始连接的间隔发育障碍，造成毛细血管发育不全，形成肺动静脉畸形；②胚胎期单支肺动静脉之间缺乏末梢毛细血管祥，易形成腔大壁薄的血管囊；③胚胎期多支肺动静脉之间的肺终末毛细血管床囊性扩张形成肺动静脉畸形。后天性 PAVM 可由肝硬化、外伤、手术、二尖瓣狭窄、放线菌病、结核病、血吸虫病、转移性甲状腺癌、范科尼综合征等引起。

【分析思路】

第一，认识这个征象。肺内见迂曲血管团、供血动脉及粗大的引流静脉（一条或数条）时需谨慎，增强扫描、CTA 后处理图像及 MRA 图像可以直观地从整体上显示病变及与其相连的血管。

第二，分析这个征象。典型病例易于识别。若仅表现为结节，增强扫描明显强化，强化程度与邻近血管相似，此征象需与动脉瘤及有动脉供血的肉芽肿相鉴别，动脉瘤、肉芽肿均无引流静脉。若仅表现为迂曲血管，供血动脉可为肺动脉、支气管动脉，连续观察

静脉血管，可见静脉与肺静脉主干及心房相连。

第三，紧密结合临床。肺动静脉沟通有时会发生咯血、胸痛等其他症状。咯血是由于毛细血管扩张性病变位于支气管黏膜的病损或肺动静脉瘘破裂而引起。胸痛可因病变破裂出血位于肺脏层胸膜下或血胸所致。约 25% 的病例出现神经系统症状，如抽搐、语言障碍、复视、暂时性麻木等，这可因红细胞增多、低氧血症、血管栓塞、脑脓肿和大脑毛细血管扩张病变出血而引起。因瘘的存在也可并发细菌性心内膜炎。在病变区细心听诊，约 50% 的病例可听到收缩期杂音或双期连续性杂音，其特征为杂音随吸气增强，呼气减弱。其他还有杵状指趾、红细胞增多、红细胞压积增高、动脉血氧饱和度下降。影像上表现为实性结节及与邻近肺动静脉相连时，需考虑本病。

【疾病鉴别】

肺动静脉沟通征象鉴别诊断思维导图见图 11-1-4。

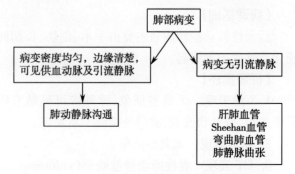

图 11-1-4 肺动静脉沟通征象鉴别诊断思维导图

（张龙江）

第二节 腔 静 脉

一、上腔静脉狭窄闭塞

【定义】

横轴位上显示上腔静脉腔内或其周围病变造成上腔静脉及其主要属支狭窄和/或闭塞,导致上腔静脉系统的血液回流受阻。

【病理基础】

导致上腔静脉狭窄闭塞的病变很多,可分为以下几大类:

1. **肿瘤性病变** 右上肺癌是导致上腔静脉狭窄闭塞最常见的原因。其次为纵隔肿瘤,包括淋巴瘤、转移瘤、胸腺瘤(癌)、生殖细胞肿瘤、右心房肿瘤等。

2. **炎症性病变** 包括感染性病变、纤维素性纵隔炎、结核、组织胞浆菌病等。

3. **医源性病变** 中央静脉置管、起搏器导线、放化疗病史等。

4. **其他** 升主动脉瘤、静脉血栓形成、结节病等。

【征象描述】

1. **X线表现** 显示纵隔右缘局部外凸或凹陷,但其对上腔静脉狭窄闭塞的诊断价值不高。

2. **超声表现** 超声显示上腔静脉管腔变窄或充盈缺损,局部血流变细或无血流回声,部分病例周围可见侧支循环形成,部分于胸壁可见多发侧支形成。但因上腔静脉部位深,周围骨质的遮挡,因此超声在上腔静脉狭窄闭塞的诊断中使用较少。

3. **CT表现** CT平扫对上腔静脉狭窄闭塞的诊断价值不大,但右肺上叶前段或纵隔病变与上腔静脉分界不清时,应行CT增强检查进一步观察上腔静脉受累情况。CT增强对于明确上腔静脉狭窄闭塞的病因具有重要价值。上腔静脉狭窄闭塞在CT增强图像上表现为近心侧的静脉内对比剂显影浅淡,甚至不显影,其远心侧的静脉及其属支扩张。胸部和上腹部多发侧支循环将含有对比剂的血液引流入下腔静脉,包括纵隔内、胸壁、椎旁等侧支循环,以奇静脉和肋间上静脉为著,表现为增粗、迂曲的血管影。对于上腔静脉狭窄闭塞的诊断思路,首先需要确定病变位于上腔静脉腔内,还是上腔静脉周围病变累及上腔静脉。上腔静脉腔内病变表现为腔内充盈缺损和/或管壁增厚(图11-2-1),最常见为静脉内

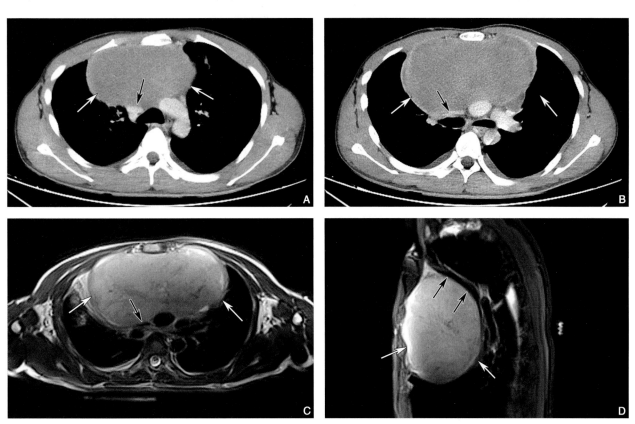

图 11-2-1 上腔静脉内充盈缺损

男,80岁,右肺癌,上腔静脉受侵。A、B. 右肺上叶软组织肿块(白箭),上腔静脉受侵并可见腔内瘤栓(黑箭);C、D.气管隆嵴水平显示右肺上叶肿块(白箭)及上腔静脉受侵(黑箭)

血栓形成,上腔静脉肿瘤和右心房肿瘤罕见。此外,中央静脉置管、起搏器导线等可造成血栓形成,如果长期留置还可引起内膜激惹和炎症,导致内膜增生,结合病史,诊断并不困难。上腔静脉周围病变累及上腔静脉导致其狭窄或闭塞的主要原因为肿瘤性病变,表现为邻近肺内或纵隔内的肿块,对上腔静脉产生压迫、侵犯,造成其管腔狭窄,甚至闭塞(图 11-2-2A、B)。纤维素性纵隔炎则表现为纵隔内局灶性或浸润性的软组织密度影,边界不清,可伴有钙化,不伴有液化坏死。

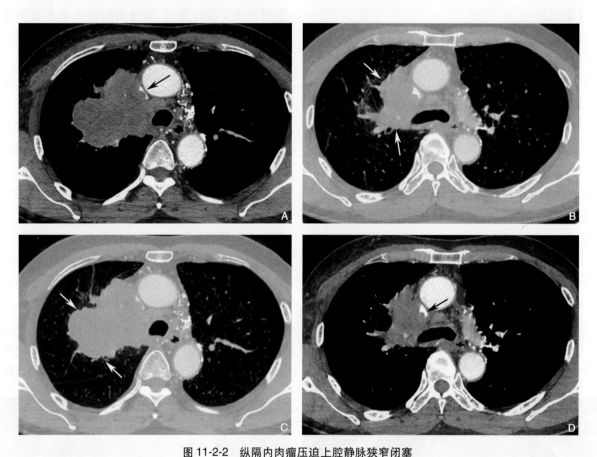

图 11-2-2　纵隔内肉瘤压迫上腔静脉狭窄闭塞
女,23 岁,运动后胸闷、憋气 3 个月。A、B. 横轴位 CT 显示纵隔内软组织密度影肿块(白箭)压迫上腔静脉致管腔变窄(黑箭);C、D. 横轴位和矢状位 T_2WI 显示纵隔内软组织肿块(白箭)压迫上腔静脉致管腔变窄(黑箭),腔内流空信号仍存在

4. MRI 表现　MRI 检查对于上腔静脉狭窄/闭塞的诊断价值有限。其中 MRV 可显示上腔静脉狭窄或闭塞,奇静脉明显增粗,多发侧支循环。MR 平扫及对比增强检查可评价其原因和邻近结构情况(图 11-2-2C、D)。上腔静脉内血栓形成表现为腔内充盈缺损,腔内流空信号消失,无强化,MR 电影成像有助于显示。肿瘤性病变在 T_1WI 上呈稍低或等信号,在 T_2WI 上多呈稍高信号,DWI 上多呈明显高信号。纤维素性纵隔炎在 T_1WI 和 T_2WI 上呈低信号或等信号,而在 T_2WI 上以低信号多见,DWI 上信号不高,有助于与肿瘤性病变相鉴别。

5. DSA 表现　上腔静脉狭窄闭塞在 DSA 上主要表现为病变部位静脉管腔变窄或腔内充盈缺损,远侧端不显影或显影浅淡,周围可见侧支循环形成。DSA 对于上腔静脉狭窄闭塞的诊断价值较高,可以显示上腔静脉狭窄闭塞的部位、范围,可以对腔内或腔外阻塞和侧支循环情况作出明确的诊断。腔内病变导致的狭窄闭塞主要表现为:①病变端呈杯口样或截断成像;②阻塞部分呈充盈缺损。腔外病变导致狭窄闭塞主要表现为:①上腔静脉阻塞部成角;②狭窄段较广泛,与正常段血管逐渐过渡;③上腔静脉呈扭曲状轮廓。但 DSA 只能显示血管轮廓及管腔内情况,无法对管壁及血管周围情况进行明确诊断,还需要通过 CT 或 MRI 检查明确诊断。

【相关疾病】

造成上腔静脉狭窄和闭塞的病因种类较多,而病变良恶性是指导治疗、判断预后的重要因素(表 11-2-1)。

表 11-2-1　上腔静脉狭窄闭塞的相关疾病

病因	良性	恶性
常见病因	血栓形成 中央静脉置管、起搏器导线等相关的血栓形成、内膜增生	肺癌 淋巴瘤 纵隔淋巴结转移
少见病因	纤维素性纵隔炎 结节病 良性肿瘤，如胸内甲状腺肿、支气管囊肿、上腔静脉脂肪瘤等 其他，如主动脉瘤等	胸腺瘤（癌） 生殖细胞类肿瘤 间皮瘤 其他恶性肿瘤，如食管癌、甲状腺癌、原发性上腔静脉肉瘤等

【分析思路】

第一，认识这个征象。上腔静脉是由左右头臂静脉于右侧第 1 胸肋结合处后方汇合而成，沿右中纵隔垂直向下走行，至第 3 肋软骨水平汇入右心房，引流头部、颈部和上肢的静脉血。正常上腔静脉在轴位图像上的形态表现多样，通常为圆形、三角形或扇形。上腔静脉在 CT 平扫检查中表现为软组织密度，难以显示和观察其内部情况。CT 增强检查和 MRI 检查可显示上腔静脉腔内、管壁和腔外异常，以及上腔静脉管腔狭窄的程度和范围。需要注意的是，CT 增强检查的动脉期通常因上腔静脉内对比剂不均而出现线束硬化伪影，从而影响上腔静脉病变的显示和观察，需要综合观察静脉期，甚至延迟期进行分析。除轴位图像外，还应结合冠状位、矢状位图像，有助于病变纵向范围的显示，以及观察病变与两侧头臂静脉、右心房等结构的关系。

第二，分析这个征象。对于上腔静脉的狭窄和闭塞，首先应该确定病变位置，并判断导致狭窄的原因是上腔静脉腔内病变，还是上腔静脉周围病变。其次需要判定病因，上腔静脉腔内病变的鉴别诊断主要是血栓形成和肿瘤性病变，上腔静脉周围病变则需要注意肿瘤性病变与纤维素性纵隔炎的鉴别。如果考虑为肿瘤性病变，还应进一步鉴别肿瘤的类型。

第三，紧密结合临床。在临床上，上腔静脉狭窄闭塞所造成的血液回流受阻产生的一组症候群，称为上腔静脉综合征（superior vena cava syndrome，SVCS），通常表现为颜面部和颈部水肿、颈静脉怒张、上肢静脉压升高、咳嗽、呼吸困难等症状和体征，甚至出现精神异常等脑水肿相关症状。上腔静脉综合征的临床表现与其狭窄闭塞的位置（以奇静脉弓为界）及侧支循环的建立情况有关。此外，上腔静脉综合征还可因病因的不同，而表现有原发疾病相关的临床表现。

【疾病鉴别】

上腔静脉狭窄闭塞征象鉴别诊断思维导图见图 11-2-3。

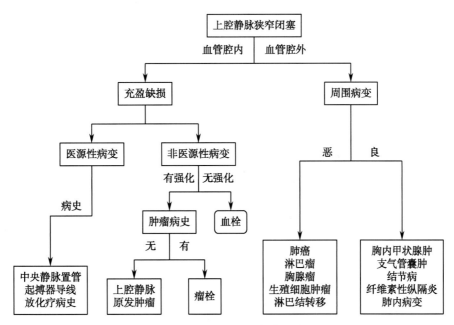

图 11-2-3　上腔静脉狭窄闭塞征象鉴别诊断思维导图

二、下腔静脉狭窄闭塞

【定义】

横轴位上显示下腔静脉腔内或其周围病变造成下腔静脉狭窄和/或闭塞,导致下腔静脉系统的血液回流受阻。

【病理基础】

下腔静脉血栓是下腔静脉狭窄闭塞的主要病因,容易导致肺动脉栓塞。下腔静脉的血栓多从盆腔及下肢深静脉血栓延伸而来,原位血栓形成相对少见。血栓形成的高危因素包括高凝状态、恶性肿瘤、静脉血淤滞、局部压迫、下腔静脉滤器植入等。

下腔静脉狭窄闭塞的另一个重要病因是肿瘤性病变。下腔静脉的原发性肿瘤罕见,腹部恶性肿瘤累及下腔静脉更为常见,如肾癌、肝癌、尿路移行细胞癌、右侧肾上腺皮质腺癌、腹膜后其他肿瘤等。恶性肿瘤可直接压迫和侵犯下腔静脉,也可在管腔内形成瘤栓。静脉内平滑肌瘤病(intravenous leiomyomatosis,IVL)是一种罕见的沿静脉血管生长的良性平滑肌瘤,通常起源于盆腔静脉,沿静脉系统蔓延,可累及髂静脉、下腔静脉和心脏。IVL生长于静脉内,通常不侵犯静脉壁。

慢性主动脉周围炎(chronic periaortitis)是一组特发性纤维炎性疾病的总称,是源自腹主动脉的纤维炎症反应扩展到腹膜后,包绕邻近组织结构,造成其狭窄闭塞,包括炎症性腹主动脉瘤(inflammatory abdominal aortic aneurysm,IAAA)、特发性腹膜后纤维化(idiopathic retroperitoneal fibrosis,IRF)和动脉瘤周围腹膜后纤维化(peri-aneurysmal retroperitoneal fibrosis,PARF),该病也是造成下腔静脉狭窄闭塞的病因之一。

【征象描述】

1. **X线表现**　因腹部脏器的重叠,X线对下腔静脉狭窄闭塞的诊断价值不高。

2. **超声表现**　超声检查显示下腔静脉管腔变窄,局部血流变少或无血流,周围可见侧支循环形成,部分于腹壁可见多发侧支形成。但因下腔静脉部位深,有部分肠管的遮挡,因此超声在下腔静脉狭窄闭塞的诊断中使用较少。

3. **CT表现**　CT平扫对下腔静脉狭窄闭塞的诊断价值不大。CT增强检查对于明确下腔静脉狭窄闭塞的病因具有重要价值。下腔静脉狭窄闭塞在CT增强检查表现为下腔静脉内充盈缺损,其远心侧的静脉及其属支显影正常,可伴有管腔扩张,奇静脉明显扩张,腹壁多发侧支循环,将含有对比剂的血液引流入上腔静脉,表现为增粗、迂曲的小血管影。对于下腔静脉狭窄闭塞的诊断,首先需要确定病变位置,即位于下腔静脉腔内,还是下腔静脉周围。下腔静脉腔内病变表现为腔内充盈缺损,主要为静脉内血栓或瘤栓,血栓通常造成管腔扩张不明显且无强化(图11-2-4),而瘤栓则常常造成管腔扩张且伴有强化。下腔静脉滤器阻塞的诊断需结合治疗史及滤器处远心侧充盈缺损,诊断并不困难。IVL则通常表现为下腔静脉内呈丝瓜络样或筛网状中等或不均匀强化的充盈缺损,可延伸至右心房或右心室,呈拐杖头状或蛇头状肿物,有时可伴有肺动脉内充盈缺损及肺部转移结节。下腔静脉周围病变则以肿瘤性病变为主,肿瘤体积通常较大,表现为邻近实质脏器(肝脏、肾脏、肾上腺等)及腹膜后的肿块对下腔静脉产生压迫、包绕、侵犯,造成其管腔狭窄闭塞,非肿瘤性病变导致下腔静脉狭窄闭塞最常见的原因为腹主动脉瘤,表现为下腔静脉旁腹主动脉管腔明显扩张,压迫下腔静脉导致其管腔变窄(图11-2-5)。CT增强检查通常为腹部实质脏器病变的常规影像学检查方法,因此下腔静脉狭窄闭塞多在腹部实质脏器病变评估中发现。慢性主动脉周围炎多发生在腰$_4$、腰$_5$水平,表现为腹膜后较均匀的软组织密度影,以腹主动脉周围为主,可伴有腹主动脉瘤形成,常累及输尿管、下腔静脉、肾动脉、肠系膜动静脉等。活动期表现为早期及中期呈中度或明显强化;非活动期则无强化或表现为渐进性轻度强化。

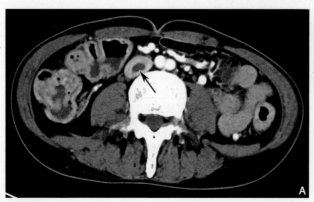

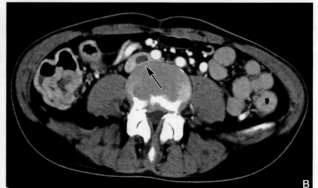

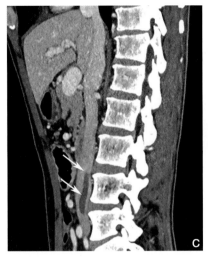
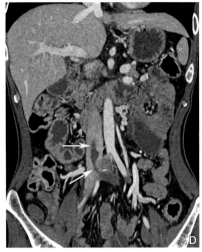

图 11-2-4　下腔静脉内充盈缺损

女,40 岁,子宫切除术后,下肢水肿,下腔静脉内血栓。A、B. 静脉期横轴位显示下腔静脉内充盈缺损(黑箭);C、D. 矢状位与冠状位显示下腔静脉内条形充盈缺损(白箭)

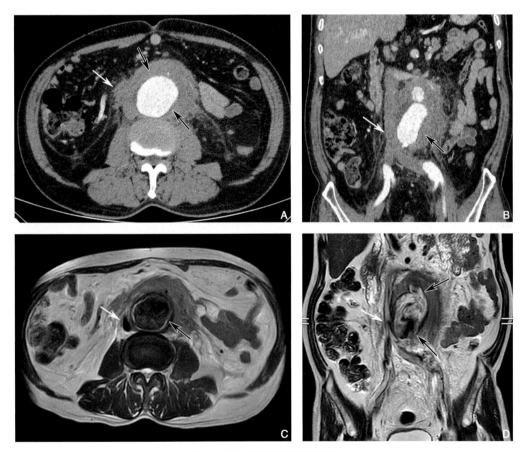

图 11-2-5　下腔静脉狭窄闭塞

男,67 岁,突发腹痛,腹主动脉瘤压迫下腔静脉致管腔狭窄闭塞。A. 横轴位 CT 增强检查显示腹主动脉瘤(黑箭)压迫下腔静脉(白箭)致管腔狭窄;B. 冠状位 CT 增强检查显示腹主动脉瘤(黑箭)压迫下腔静脉(白箭)致管腔狭窄;C. 横轴位 T_2WI 显示腹主动脉瘤(黑箭)压迫下腔静脉(白箭)致管腔狭窄,下腔静脉流空信号仍存在;D. 冠状位 T_2WI 显示腹主动脉瘤(黑箭)压迫下腔静脉(白箭)致管腔狭窄

4. **MRI 表现**　下腔静脉腔内血栓和瘤栓的鉴别,根据下腔静脉管腔是否扩张及原发性肿瘤的表现,通常不难鉴别。IVL 瘤体信号的表现多样,在 T_1WI 上呈低至中等信号,T_2WI 呈低或高信号或不均匀信号等,盆腔内静脉也多伴有明显的静脉迂曲和增粗表现。肿瘤性病变造成的下腔静脉狭窄闭塞,则主要通过原发性肿瘤的 MRI 表现进行鉴别,肿瘤在 T_1WI 上多呈稍低或等信号,在 T_2WI 上多呈稍高信号,DWI 上多呈高信号。慢性主动脉周围炎,活动期在 T_2WI 上呈高信号,增强扫描呈明显强化;非活动期则在 T_1WI 和 T_2WI 上均呈低信号,增强扫描呈渐进性轻度强化或延迟强化。

5. **DSA 表现**　是下腔静脉狭窄闭塞可靠的诊断方法,对显示下腔静脉狭窄闭塞的部位、范围、腔内或腔外阻塞,以及侧支循环情况作出明确的诊断,主要表现为静脉管腔变窄或腔内充盈缺损。腔内病变导致的狭窄闭塞主要表现为:①病变端呈杯口样或截断成像;②阻塞部分呈充盈缺损。腔外病变导致狭窄闭塞主要表现为:①下腔静脉阻塞部成角;②狭窄段较广泛,与正常段血管逐渐过渡;③下腔静脉呈扭曲状轮廓。但其只能显示血管轮廓及管腔内情况,无法评估管壁及周围病变情况,为明确诊断,还需要进一步通过 CT 或 MRI 检查进行判断。

【相关疾病】

造成下腔静脉狭窄和闭塞的病因种类较多,而病变良恶性是指导治疗、判断预后的重要因素(表 11-2-2)。

表 11-2-2　下腔静脉狭窄闭塞的相关疾病

病因	良性	恶性
常见病因	血栓形成 下腔静脉滤器相关的血栓形成	肾癌 肝癌 肾上腺皮质癌、肾上腺嗜铬细胞瘤 淋巴瘤/淋巴结转移
少见病因	良性肿瘤,如静脉内平滑肌瘤病等 慢性主动脉周围炎、下腔静脉先天性隔膜 其他,如主动脉瘤等	其他恶性肿瘤,如原发 IVC 的肉瘤、腹膜后肉瘤、恶性纤维组织细胞瘤等

【分析思路】

第一,认识这个征象。下腔静脉是由左、右髂总静脉汇合而成,沿腹主动脉右侧和脊柱右前方上行,经肝脏的腔静脉沟,穿过膈肌的腔静脉裂孔进入胸腔注入右心房,引流下肢及腹腔部分脏器的静脉血。CT 增强检查和 MRI 检查均可显示下腔静脉腔内和周围的病变,以及下腔静脉管腔的狭窄程度和范围。腹部 CT 增强检查在腹部病变中的应用广泛,是下腔静脉病变检出和诊断的常用影像学检查方法,下腔静脉的观察多在常规腹部 CT 增强检查的门静脉期和平衡期进行观察。冠状位和矢状位图像有助于病变纵向范围的显示,冠状位图像还可观察病变与两侧肾静脉、髂总静脉的关系,矢状位图像显示病变与右心房的关系更清晰。

第二,分析这个征象。对于下腔静脉的狭窄和闭塞,首先应该确定病变的位置,并判断导致狭窄的原因是腔内病变,还是周围病变。其次需要判定病因,腔内病变的鉴别诊断主要是血栓、瘤栓和 IVL,瘤栓和 IVL 往往造成下腔静脉管腔扩张,瘤栓通常表现有与原发性肿瘤类似的强化方式,IVL 则通常伴有盆腔内肿物。下腔静脉周围病变主要是邻近器官肿瘤的压迫、侵犯,如果能明确原发病灶,则诊断相对容易。

第三,紧密结合临床。在临床上,下腔静脉狭窄闭塞所造成的血液回流受阻产生的一组症候群,称为下腔静脉综合征(inferior vena cava syndrome,IVCS),通常表现为下肢肿胀和色素沉着,下肢及腹壁浅静脉扩张、精索静脉曲张,行走困难及腰腹部疼痛等症状。下腔静脉综合征的临床表现通常与狭窄闭塞的部位有关,分为上段(下腔静脉肝部)、中段(肾静脉汇入部)、下段(肾静脉以下),其中下腔静脉上段狭窄闭塞,可导致肝淤血而造成布-加综合征(Budd-Chiari syndrome,BCS)。IVL 好发于生育期及围绝经期妇女,通常有子宫肌瘤或子宫切除术史。

【疾病鉴别】

下腔静脉狭窄闭塞征象鉴别诊断思维导图见图 11-2-6。

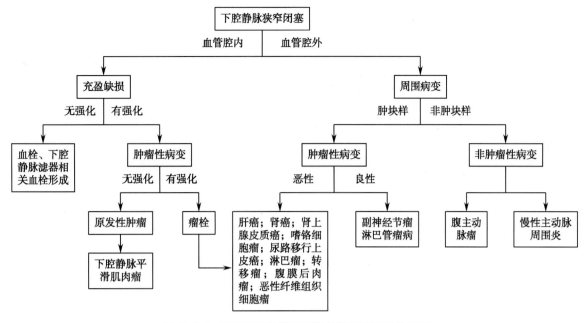

图 11-2-6　下腔静脉狭窄闭塞征象鉴别诊断思维导图

（李　东）

第三节　外周静脉

一、下肢静脉充盈缺损

【定义】

当下肢静脉内出现病变，如血栓或瘤栓形成，导致对比剂只能随血液从未被阻塞的管腔通过，而病变处的管腔因对比剂被腔内的栓子排开未被充盈，在影像学上表现为充盈缺损的征象。

【病理基础】

炎症、静脉损伤、某些药物副作用和各种原因导致的活动受限等因素，导致下肢静脉内皮细胞损伤、血流状态异常和血液凝固性增加，致使凝血和抗凝系统失衡、血小板活化和凝血因子大量被激活，造成静脉内血液异常凝结，从而导致下肢深静脉血栓形成（deep venous thrombosis，DVT）。癌细胞在生长、繁殖、转移的过程中，侵袭或堆积血管会导致瘤栓的形成，部分瘤栓也会引起血液的凝血异常，导致血管功能和血液运行障碍、异常凝血、血栓形成等。

【征象描述】

1. **X线表现**　无典型表现。

2. **超声表现**　急性血栓呈实质性低回声改变，病变处静脉管腔增宽，部分可见彩色血流沿着管壁与血栓之间一侧或两侧通过，呈"轨道征"，此为急性血栓的诊断依据。慢性血栓呈不均质中等或强回声，静脉壁增厚，管腔缩小，可见侧支循环形成。完全闭塞时彩色多普勒显示血管腔无血流信号，管腔无压扁，不完全闭塞或部分再通者管腔内见部分血流信号。（图11-3-1）

3. **CT表现**　下肢静脉CT血管成像（CT venography，CTV）需要经肘静脉或足背静脉注入对比剂，待对比剂随血流运行达下肢静脉时进行扫描和后处理成像，可清楚显示下肢静脉各段有无血栓形成，根据发病时间可将DVT分为急性期（血栓形成≤2周）、亚急性期（发病15~30天之间）、慢性期（30天以后）及后遗症期。急性期CT表现（图11-3-2）：轴位图像多表现为管腔中央类圆形低密度充盈缺损，呈"靶征"，矢状位或冠状位表现为静脉腔内长短不一的圆柱状或类圆柱状低密度充盈缺损，边缘可有线状对比剂显示形成"轨道征"，急性血栓范围较广，常伴血栓处管腔扩张。慢性期CT表现：多表现为管腔内不规则的低密度充盈缺损，呈节段性，范围多局限，血栓处管腔可见局限性管腔狭窄或闭塞，管壁不规则增厚，常伴有多发的侧支循环和增粗迂曲的浅静脉。下肢静脉血栓有时需与瘤栓相鉴别，瘤栓因存在营养供血血管，增强一般有强化，而血栓没有供血动脉，增强扫描无强化。

4. **MRI表现**　增强下肢静脉磁共振血管成像（magnetic resonance venography，MRV）需要注射对比剂。近年来非增强MRV快速发展，MRI黑血技术实现了非对比剂条件下血栓的直接成像和诊断，增强MRV和非增强MRV相结合对血栓的诊断和分期有

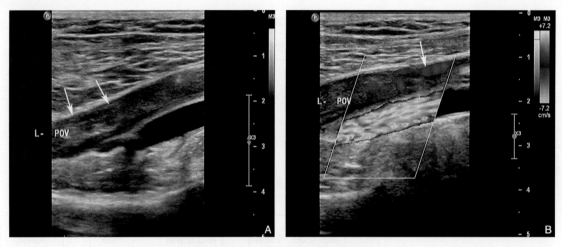

图 11-3-1　下肢静脉血栓超声图像
A. 二维声像图像示腘静脉内充盈血栓,回声不均质(白箭);B. CDFI 示腘静脉几乎闭塞,其内仅见少许血流信号(白箭),红色示腘动脉血流通畅

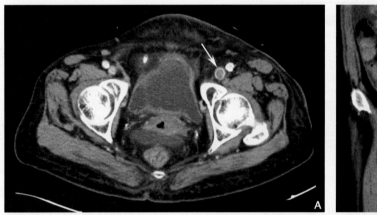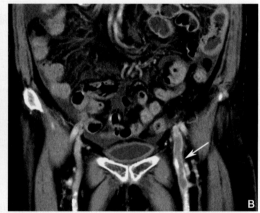

图 11-3-2　下肢静脉血栓急性期 CT 表现
A. 增强扫描静脉期轴位图像示左侧股静脉增宽,内见充盈缺损(白箭);B. 静脉期冠状位图像示左侧股静脉内充盈缺损(白箭)

更高的价值。增强 MRV 表现为:静脉管腔内充盈缺损征象,部分表现为静脉狭窄、闭塞,管壁毛糙,可伴有不同程度的侧支循环形成(图 11-3-3)。参照肌肉信号,急性期血栓多表现为管腔高信号血流内长短不一、条状等或稍高信号,可出现与静脉造影相似的"轨道征"。慢性期血栓多为低信号或等信号,伴有血管壁增厚、血管壁不规则等表现。亚急性血栓表现则介于急性与慢性之间。MRI 黑血技术成像上,急性期及亚急性期血栓在 T_1WI 图像呈不同程度的高信号,在 T_2WI 图像上信号表现多样,可呈黑色血流信号背景下的等信号、高信号或稍低信号。慢性期血栓,信号表现多样,在 T_1WI 图像上呈等信号或不同程度高信号,在 T_2WI 图像上呈高信号或高低混杂信号。

5. 顺行性下肢静脉造影　是诊断 DVT 的"金标准",表现为深静脉内不同程度的充盈缺损,发生全长或节段性闭塞时,表现为对比剂截然中断,可伴周

围侧支循环显影,管壁粗糙,管腔粗细不均,静脉瓣膜显示不清等(图 11-3-4)。

【相关疾病】

下肢静脉充盈缺损,最常见于静脉炎、静脉损伤、长期卧床、药物及其他各种因素导致的 DVT,此外还可见于恶性肿瘤所致的瘤栓形成(图 11-3-5)。DVT 按部位分:①周围型,腘静脉及小腿深静脉血栓形成;②中央型,髂、股静脉血栓形成;③混合型,全下肢深静脉血栓形成。按发病时间分为:①急性期,发病后 2 周以内;②亚急性期,发病 15 ~ 30 天之间;③慢性期,发病 30 天以后;④后遗症期;⑤慢性期或后遗症期急性发作。DVT 实验室检查血液D-二聚体常升高,临床主要表现为患肢肿胀、压痛、浅静脉曲张等,其重要的并发症为肺栓塞、血栓形成后综合征。而瘤栓形成,一般有相关恶性肿瘤病史。此外,血栓和瘤栓可依据相关影像学表现进行鉴别。

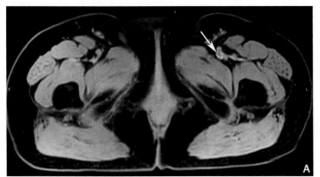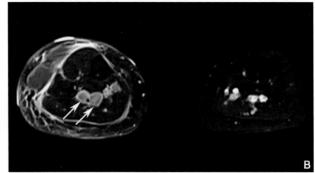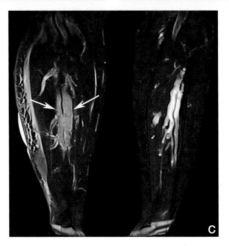

图 11-3-3　下肢静脉血栓 MRI 表现

A. 轴位增强 MRI 图像示左侧股静脉增宽,内见充盈缺损(白箭);B. 轴位 T₂WI 脂肪抑制序列示右侧腓静脉增宽,内充稍高信号充盈缺损(白箭);C. 冠状位 T₂WI 脂肪抑制序列示右侧腓静脉增宽,内充条状稍高信号充盈缺损(白箭),右小腿明显较左侧增粗

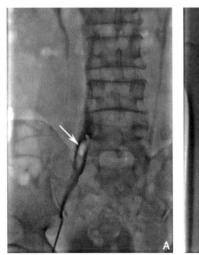

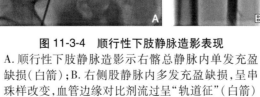

图 11-3-4　顺行性下肢静脉造影表现

A. 顺行性下肢静脉造影示右髂总静脉内单发充盈缺损(白箭);B. 右侧股静脉内多发充盈缺损,呈串珠样改变,血管边缘对比剂流过呈"轨道征"(白箭)

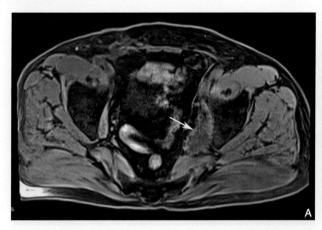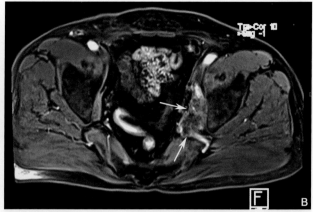

图 11-3-5 髂外静脉瘤栓图像

A. MRI 平扫 T₁WI 脂肪抑制序列示左髂外静脉走行区见条块稍低信号（稍低于肌肉）（白箭）；B. MRI 增强示左髂外静脉增宽，内见条块状不均匀强化病灶，部分突破管腔（白箭）

【分析思路】

第一，认识这个征象。正常的下肢静脉管腔通畅、管壁光滑，没有异常的狭窄或扩张。当静脉管腔内发生病变，如血栓或瘤栓形成时，下肢静脉血液回流受阻，会导致静脉在形态学及功能学上发生不同程度的改变。超声是诊断 DVT 的首选检查，根据血管腔内的异常回声改变、血管形态，不难判断。下肢静脉血栓在 CTV、MRV 上可表现为不同程度的充盈缺损，并可依据充盈缺损的形态特征、血栓信号、血管壁的形态、病变范围及侧支循环情况等，对急、慢性血栓进行判断。影像诊断时，应结合轴位图像、冠/矢状位图像多方位观察，还应联合 MPR、MIP 等重建图像，多角度分析，全面评估血栓的部位、范围、管腔狭窄程度和侧支循环的情况，掌握急性、亚急性及慢性血栓的相关影像学表现。

第二，分析这个征象。出现下肢静脉充盈缺损，需警惕 DVT，如有恶性肿瘤病史，还应与瘤栓进行鉴别。依据不同的影像学特征，对血栓的栓龄进行分析及诊断，急性期和慢性期血栓在 CTV 均表现为充盈缺损，但充盈缺损的形态不同，急性期可呈"靶征"或"轨道征"，血栓范围较广，常伴血栓处管腔扩张，而慢性期充盈缺损不规则，呈节段性，范围多局限，可伴管腔狭窄、管壁增厚和多发侧支循环形成。在 MRV 上，主要依据血栓不同时期的信号特征、血管形态及侧支循环情况来判断。在超声上，主要依据血栓不同时期的回声，静脉管腔及管壁的形态、血流信号，以及是否伴侧支循环形成来对血栓的栓龄进行判断。当下肢静脉血栓需与瘤栓相鉴别时，依据栓子是否有强化可进行初步鉴别。

第三，紧密结合临床。临床信息对下肢静脉血栓及瘤栓的诊断及鉴别诊断至关重要。在影像学征象的基础上，需紧密结合患者的年龄、既往病史、临床症状、下肢检查体征和实验室检查等，找寻符合诊断的相关标准，综合作出诊断。

【疾病鉴别】

下肢静脉充盈缺损征象鉴别诊断思维导图见图 11-3-6。

二、髂静脉压迫综合征

【定义】

髂静脉压迫综合征（iliac venous compression syndrome，IVCS），又称 May-Thurner 综合征或 Cockett 综合征，是髂静脉受压引起下肢及盆腔静脉回流障碍而出现的症候群。最常见的原因是左髂总静脉受右髂总动脉的压迫。髂静脉受压造成静脉回流障碍和下肢静脉高压，继而导致下肢静脉瓣功能不全，浅静脉曲张，可继发髂-股静脉血栓形成。

【病理基础】

IVCS 的形成主要与解剖学因素、静脉腔内异常结构等因素有关。由于髂静脉受到持续性的机械压迫和动脉的搏动刺激，造成静脉腔内异常粘连、内膜增生和纤维化，引起管腔狭窄，进而导致下肢静脉回流受阻、静脉高压及静脉瓣膜功能不全，由于下肢静脉回流障碍，可导致血液淤滞，从而继发髂-股静脉血栓形成。临床可表现为下肢肿胀、下肢静脉曲张、色素沉着等。

【征象描述】

1. **X 线表现** 无典型征象。

2. **超声表现** 先天性 IVCS 二维超声表现为左髂静脉受压处管腔变扁，前后径变小，受压的远端静脉扩张呈"喇叭口"状改变，盆腔及下肢静脉曲张，可伴侧支循环形成，髂静脉腔内可见血栓形成，彩色多

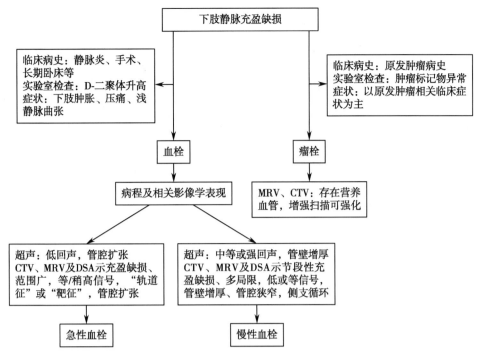

下肢静脉充盈缺损

临床病史：静脉炎、手术、长期卧床等
实验室检查：D-二聚体升高
症状：下肢肿胀、压痛、浅静脉曲张

临床病史：原发肿瘤病史
实验室检查：肿瘤标记物异常
症状：以原发肿瘤相关临床症状为主

血栓

瘤栓

病程及相关影像学表现

MRV、CTV：存在营养血管，增强扫描可强化

超声：低回声，管腔扩张
CTV、MRV及DSA示充盈缺损、范围广，等/稍高信号，"轨道征"或"靶征"，管腔扩张

超声：中等或强回声，管壁增厚
CTV、MRV及DSA示节段性充盈缺损、多局限，低或等信号，管壁增厚、管腔狭窄，侧支循环

急性血栓

慢性血栓

图 11-3-6 下肢静脉充盈缺损征象鉴别诊断思维导图

普勒血流成像（color Doppler flow imaging，CDFI）示受压狭窄处见"五彩镶嵌"持续高速血流，闭塞时彩色血流中断（图 11-3-7）。脉冲多普勒（pulsed wave Doppler，PW）可测及狭窄处高速持续性血流频谱，完全闭塞时无血流信号。继发性 IVCS 二维超声表现为髂静脉局部受压变窄，同时可探及血管周围病变，即肿块及其他压迫髂静脉的原发病灶，同侧下肢深静脉及浅静脉扩张。CDFI 示受压处髂静脉血流变细、明亮。PW 亦可测及高速连续血流频谱。

3. CT 及 MRI 表现　根据病因可将 IVCS 分为：①先天性 IVCS：髂静脉受髂总动脉骑跨压迫，最常见的是左髂总静脉受右髂总动脉压迫。②继发性 IVCS：髂总动脉瘤、腰骶椎病变、盆腔肿瘤的压迫及

邻近组织的炎症粘连等，导致髂静脉不同程度狭窄或闭塞。先天性 IVCS 在 CT 及 MRI 上多表现为左髂静脉受右髂总动脉压迫，管腔狭窄，部分管壁可增厚，狭窄远端静脉管腔扩张，下肢静脉迂曲扩张，可伴多发侧支循环形成，继发髂股静脉血栓形成时，CT（图 11-3-8）及 MR 增强（图 11-3-9）检查表现为下肢静脉内出现低密度或稍高、等或稍低信号的充盈缺损影。继发性 IVCS 除了可见到髂静脉受压后的继发表现外，还可发现盆腔内、邻近组织器官及骨质的病变。

4. DSA 表现　DSA 是诊断 IVCS 的"金标准"，能直观显示髂静脉受压的具体情况，包括受压处的管腔及管壁形态、盆腔及下肢的侧支循环、静脉瓣膜的功能等，并可明确狭窄的位置和严重程度（图 11-3-10）。

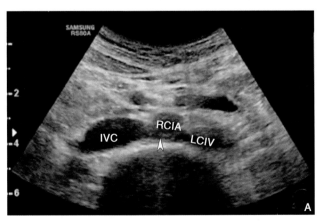
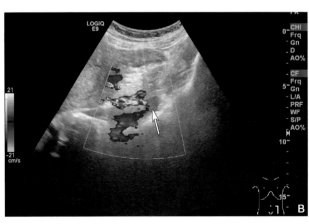

图 11-3-7　髂静脉压迫综合征超声表现
A. 二维声像图像示左髂总静脉（LCIV）受右髂总动脉（RCIA）压迫粘连（白箭头）；B. 彩色多普勒（CDFI）示左髂静脉近心端闭塞，近心端无血流信号（白箭）

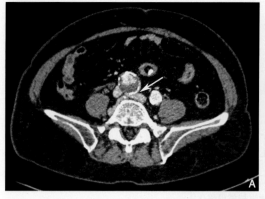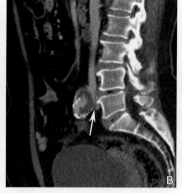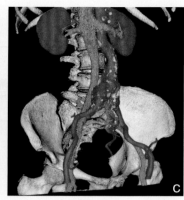

图 11-3-8　髂静脉压迫综合征 CT 表现

A. CT 增强扫描静脉期轴位图像示右髂总动脉瘤样扩张并压迫左髂总静脉(白箭);B. 矢状位 MPR 图像示右髂总动脉瘤样扩张、腰₄~腰₅椎间盘突出及腰₅椎体骨质增生共同压迫左髂总静脉(白箭);C. 三维后处理图像示右髂总动脉压迫左髂总静脉

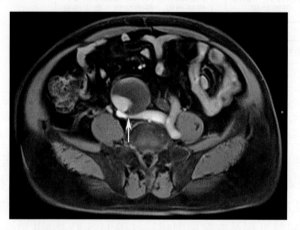

图 11-3-9　髂静脉压迫综合征 MRI 表现

MR 增强扫描静脉期轴位图像示右髂总动脉瘤并附壁血栓形成,左髂总静脉起始段受压重度狭窄(白箭)

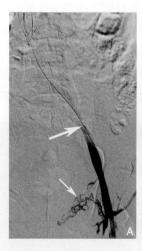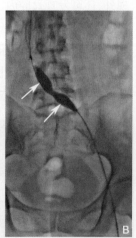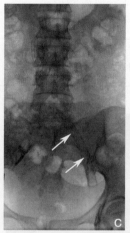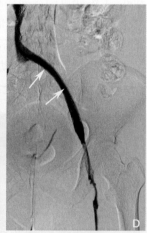

图 11-3-10　髂静脉压迫综合征 DSA 表现

A. 顺行性股静脉造影数字剪影示左髂总静脉闭塞(粗白箭),远心端侧支血管形成(细白箭);B. 经左侧股静脉置管送入球囊(白箭)对左髂总静脉闭塞段进行扩张;C. 球囊扩张闭塞段后行钛网支架置入(白箭);D. 支架置入术后,造影显示闭塞段管腔通畅(白箭)

【相关疾病】

IVCS 按病因可分为先天性及继发性两种。先天性 IVCS:髂静脉受髂动脉骑跨压迫,导致髂静脉及下肢静脉回流受阻。继发性 IVCS:盆腔肿瘤或淋巴结肿大、血肿、脓肿、髂动脉瘤、腹膜后纤维化、腰骶椎骨赘等,以及其他原因导致的髂静脉受压狭窄。IVCS 可伴髂股静脉血栓及侧支循环形成,有时需与单纯性 DVT 相鉴别。

【分析思路】

第一,认识这个征象。正常的髂静脉管腔通畅、管壁光滑,没有异常的狭窄或扩张。先天性 IVCS 以左髂总静脉受到右髂总动脉的压迫为主,通过髂静脉管腔狭窄甚至闭塞后继发的 CT、MRI、DSA 及超声上的一系列影像学表现,如狭窄远端静脉管腔扩张、下肢静脉迂曲扩张、侧支循环形成及继发髂股静脉血栓形成等征象,通常不难诊断。而继发性 IVCS,CT、MRI、DSA 及超声不仅可显示髂静脉受压的情况,CT、MRI 还能显示血管周围肿瘤、动脉瘤、骨质病变等压迫因素。

第二,分析这个征象。发现盆腔或下肢静脉迂曲扩张、多发侧支循环形成和髂股静脉内血栓形成,此时需警惕 IVCS。除了准确判断髂静脉狭窄处的管腔、管壁形态,以及明确狭窄的位置和严重程度外,还应对 IVCS 的病因进行进一步的分析和判断,准确鉴别先天性、继发性 IVCS,以及单纯性下肢深静脉血栓形成的影像学特征。

第三,紧密结合临床。临床信息对 IVCS 的病因诊断及鉴别诊断至关重要。在影像学征象的基础上,需紧密结合患者的年龄、既往病史、临床症状、体征和实验室检查等,找寻符合诊断的相关标准,综合作出诊断。

【疾病鉴别】

髂静脉压迫综合征征象鉴别诊断思维导图见图 11-3-11。

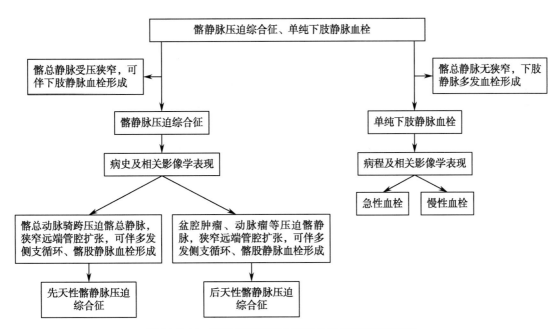

图 11-3-11　髂静脉压迫综合征征象鉴别诊断思维导图

（王荣品）

参 考 文 献

1. Topiwala KK, Patel SD, Saver JL, et al. Ischemic Stroke and Pulmonary Arteriovenous Malformations: A Review [J]. Neurology, 2022, 98 (5): 188-198.

2. Di Guardo F, Lo Presti V, Costanzo G, et al. Pulmonary Arteriovenous Malformations (PAVMs) and Pregnancy: A Rare Case of Hemothorax and Review of the Literature [J]. Case Rep Obstet Gynecol, 2019, 2019: 8165791.

3. Kaufman CS, McDonald J, Balch H, et al. Pulmonary Arteriovenous Malformations: What the Interventional Radiologist Should Know [J]. Semin Intervent Radiol, 2022, 39 (3): 261-270.

4. Kulkarni CB, Sutphin P, Iqbal S, et al. Diagnosis and Management of Persistent Pulmonary Arterio-venous Malformations following Embolotherapy [J]. Acad Radiol, 2023, 30 (3): 441-452.

5. Dhaliwal J, Hecht EM, Roditi G, et al. MR Angiography Series: MR Angiography of the Extremities [J]. Radiographics, 2022, 42 (4): E132-E133.

6. Sung HS, Choi YD, Ban JE. Pulmonary venous pathway stenosis in patient with congenitally corrected transposition of great artery [J]. Pediatr Int, 2022, 64 (1): e15347.

7. Alsoufi B. Cracking the Mystery of Pulmonary Vein Stenosis [J]. Semin Thorac Cardiovasc Surg, 2019, 31 (2): 274-276.

8. Almakadma AH, Sarma D, Hassett L, et al. Pulmonary Vein Stenosis-Balloon Angioplasty Versus Stenting: A Systematic Review and Meta-Analysis [J]. JACC Clin Electrophysiol, 2022, 8 (10): 1323-1333.

9. Zablah JE, O'Callaghan B, Shorofsky M, et al. Technical Feasi-

bility on the Use of Optical Coherence Tomography in the Evaluation of Pediatric Pulmonary Venous Stenosis[J]. Pediatr Cardiol,2022,43(5):1054-1063.

10. Nasr VG,Callahan R,Wichner Z,et al. Intraluminal Pulmonary Vein Stenosis in Children:A "New" Lesion[J]. Anesth Analg,2019,129(1):27-40.

11. Jahnke C, Spampinato RA, Oebel S, et al. Cardiovascular magnetic resonance pulmonary perfusion for functional assessment of pulmonary vein stenosis[J]. Int J Cardiol,2023, 376:147-153.

12. Nakamura Y,Sohara H,Ihara M. Pulmonary vein stenosis after HotBalloon pulmonary vein isolation of paroxysmal atrial fibrillation[J]. Heart Vessels,2021,36(11):1739-1745.

13. Jahnke C,Bollmann A,Oebel S,et al. Cardiovascular magnetic resonance pulmonary perfusion for guidance of interventional treatment of pulmonary vein stenosis[J]. J Cardiovasc Magn Reson,2022,24(1):70.

14. Frank DB,Levy PT,Stiver CA,et al. Primary pulmonary vein stenosis during infancy:state of the art review[J]. J Perinatol,2021,41(7):1528-1539.

15. Girvin F,Toy D,Escalon J. A unique case of unilateral pulmonary edema from partial anomalous pulmonary venous return in conjunction with superior vena cava stenosis[J]. Clin Imaging,2021,79:110-112.

中英文名词对照索引

CT 血管成像（computed tomography angiography，CTA）　316

B

北美症状性颈动脉内膜剥脱试验（north American symptomatic carotid endarterectomy trial，NASCET）　303

闭塞性动脉硬化（arteriosclerosis obliterans，ASO）　346

布-加综合征（Budd-Chiari syndrome，BCS）　364

C

彩色多普勒血流成像（color Doppler flow imaging，CDFI）　368

肠系膜上动脉（superior mesenteric artery，SMA）　334

肠系膜上动脉综合征（superior mesenteric artery syndrome，SMAS）　334

超声内镜（endoscopic ultrasound，EUS）　334

磁共振静脉成像（magnetic resonance venography，MRV）　314

磁共振血管成像（magnetic resonance angiography，MRA）　316

D

动静脉瘘（arteriovenous fistula，AVF）　351

动脉瘤周围腹膜后纤维化（peri-aneurysmal retroperitoneal fibrosis，PARF）　362

动脉粥样硬化性肾动脉狭窄（atherosclerotic renal arterial stenosis，ARAS）　322

动态对比度增强（dynamic contrast-enhanced，DCE）　301

短暂性脑缺血发作（transient ischemic attack，TIA）　302

多层螺旋 CT 血管成像（multi-slice spiral CT angiography，MSCTA）　300

多平面重组（multiplane reformation，MPR）　339

F

肺静脉狭窄（pulmonary venous stenosis，PVS）　356

腹腔动脉压迫综合征（celiac artery compression syndrome，CACS）　332

G

肝外门静脉梗阻（extrahepatic obstruction of the portal vein，EHOPV）　339

高分辨率磁共振血管壁成像（high resolution magnetic resonance vessel wall imaging，HRMR-VWI）　300

H

后天性肺静脉狭窄（acquired pulmonary venous stenosis，APVS）　356

胡桃夹综合征（nutcracker syndrome，NCS）　335

J

急性下肢动脉栓塞（acute lower extremity arterial embolism，AE）　346

结节性多动脉炎（polyarteritis nodosa，PAN）　327

经颅多普勒超声（transcranial Doppler，TCD）　316

颈动脉夹层（cervical artery dissection，CAD）　306

颈动脉粥样硬化（carotid atherosclerosis，CAS）　300

静脉内平滑肌瘤病（intravenous leiomyomatosis，IVL）　362

静脉肾盂造影（intravenous pyelography，IVP）　336，337

静脉血栓栓塞症（venous thromboembolism，VTE）　314

L

颅外颈动脉瘤（extracranial carotid aneurysm，ECCA）　308

卵巢静脉综合征（ovarian vein syndrome，OVS）　337

M

脉冲多普勒（pulsed wave Doppler，PW）　369

慢性肾脏病（chronic kidney disease，CKD）　322

慢性主动脉周围炎（chronic periaortitis）　362

门脉性胆道病（portal biliopathy，PB）　338

P

盆腔淤血综合征（pelvic congestion syndrome，PCS）　338

Q

髂静脉压迫综合征（iliac venous compression syndrome，IVCS）　368

R

容积再现（volume rendering，VR）　320，339

S

上腔静脉综合征(superior vena cava syndrome,SVCS) 361

深静脉血栓形成(deep venous thrombosis,DVT) 365

肾动脉纤维肌发育不良(renal artery FMD,RA-FMD) 323

肾盂-输尿管连接部阻塞(ureteropelvic junction obstruction,UPJO) 340

时间飞跃法(time of flight,TOF) 301

数字减影血管造影(digital subtraction angiography,DSA) 303

锁骨下动脉盗血综合征(subclavian steal syndrome,SSS) 312

T

特发性腹膜后纤维化(idiopathic retroperitoneal fibrosis,IRF) 362

W

无症状性颈动脉狭窄外科试验(asymptomatic carotid surgery trial,ACST) 303

无症状性颈动脉粥样硬化研究(asymptomatic carotid atherosclerotic stenosis,ACAS) 303

X

下腔静脉综合征(inferior vena cava syndrome,IVCS) 364

纤维肌发育不良(fibromuscular dysplasia,FMD) 313,323

血栓闭塞性脉管炎(thromboangiitis obliterans,TAO) 347

Y

压迫综合征(vascular compression syndromes) 332

炎症性腹主动脉瘤(inflammatory abdominal aortic aneurysm,IAAA) 362

Z

增强下肢静脉磁共振血管成像(magnetic resonance venography,MRV) 365

正中弓状韧带(median arcuate ligament,MAL) 332

正中弓状韧带综合征(median arcuate ligament syndrome,MALS) 332

最大密度投影(maximum intensity projection,MIP) 320,339

登录中华临床影像征象库步骤

▎公众号登录 >>

扫描二维码
关注"临床影像及病理库"公众号

点击"影像库"菜单
进入中华临床影像库首页

▎网站登录 >>

输入网址 medbooks.ipmph.com/yx
进入中华临床影像库首页

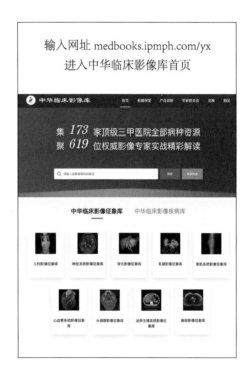

进入中华临床影像库首页

注册或登录

PC端点击首页"兑换"按钮
移动端在首页菜单中选择"兑换"按钮

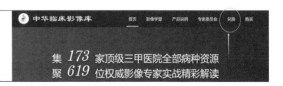

输入兑换码,点击"激活"按钮
开通中华临床影像征象库的使用权限

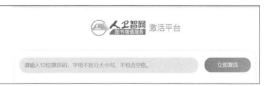